高等学校教材

口腔医学史

主　编　周学东　唐　洁　谭　静
副主编　付天星　张金军　柳　茜

编　委（以姓氏笔画排序）

于海洋　万呼春　王　军　王　虎　王　剑　王　萌
王　晴　王翰章　石　冰　叶　玲　田卫东　史宗道
付天星　包柏成　全春天　刘福祥　江　潞　汤　炜
汤亚玲　孙建勋　杜书芳　李　扬　李　伟　李　刚
李龙江　杨　征　吴亚菲　何　苗　邹　静　沈颉飞
张　壮　张金军　张凌琳　陈　宇　陈　曦　陈杨熙
陈谦明　陈新民　林云峰　罗　恩　周　瑜　周学东
项　涛　赵　熙　赵　蕾　赵志河　赵佛蓉　胡　静
胡德渝　柳　茜　洪　潇　宫　苹　祝颂松　袁　泉
徐　欣　高　路　唐　洁　黄雪莲　彭　栗　韩向龙
满　毅　谭　静　潘　剑　瞿　星

人民卫生出版社

图书在版编目（CIP）数据

口腔医学史/周学东等主编. —北京：人民卫生出版社，2013

ISBN 978-7-117-17189-2

Ⅰ.①口…　Ⅱ.①周…　Ⅲ.①口腔科学–高等教育–医学教育–教育史–中国　Ⅳ.①R78-4

中国版本图书馆CIP数据核字（2013）第070872号

人卫社官网	www.pmph.com	出版物查询，在线购书
人卫医学网	www.ipmph.com	医学考试辅导，医学数据库服务，医学教育资源，大众健康资讯

口腔医学史

主　　编：周学东　唐　洁　谭　静
出版发行：人民卫生出版社（中继线 010-59780011）
地　　址：北京市朝阳区潘家园南里 19 号
邮　　编：100021
E - mail：pmph @ pmph.com
购书热线：010-59787592　010-59787584　010-65264830
印　　刷：三河市潮河印业有限公司
经　　销：新华书店
开　　本：787×1092　1/16　印张：26.5
字　　数：674 千字
版　　次：2013 年 6 月第 1 版　　2020 年 6 月第 1 版第 4 次印刷
标准书号：ISBN 978-7-117-17189-2/R · 17190
定　　价：118.00 元

打击盗版举报电话：**010-59787491**　**E-mail：WQ @ pmph.com**
（凡属印装质量问题请与本社市场营销中心联系退换）

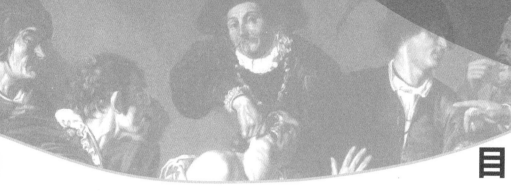

目 录

第一章 牙医学的起源

第二章 牙科学的建立

第三章　牙科学的发明与贡献

第四章　中国古代牙医学

第五章　中国现代口腔医学的建立

第六章　现代口腔医学各学科的创立与发展

第七章　中国现代口腔医学教育体系

第一章

牙医学的起源

口腔医学又称牙医学,起源于公元前7000年左右。根据世界各地古文明的文字记载,对龋病、牙周病、牙齿脱落等口腔科疾病,苏美尔人、古埃及人、古印度人、玛雅人、亚述人、阿拉伯人等都有着相同的认识与疗法。公元前7000年,印度河文明记载由技艺精湛的珠工匠使用弓钻治疗牙齿的相关疾病,说明在早期农业文明中已经出现原始的牙齿治疗方法。公元前2700年,中国人已经开始用针灸治疗龋病引起的牙痛。公元前2000年,古巴比伦人记载龋齿是由"牙齿蠕虫"造成,在古印度、埃及、日本、中国也有相似的记载,一直到欧洲中世纪这种说法仍然存在。"牙齿蠕虫"也被法国当时最杰出的外科医生Guy de Chauliac极力推荐。公元前16世纪,古埃及医学中最重要的医药记录之一"埃伯斯纸草",记载了多种牙齿疾病和牙痛的治疗措施。公元前700—公元前510年间,意大利实施了世界最早的假牙修补术。公元前100年,古罗马医疗作家驳克里索的著作De Medicina最早提出用棉绒或铅填补牙齿,同时提出了牙齿固位、牙痛的治疗、颌骨骨折的治疗和正畸治疗术。

牙医学的启蒙期从中世纪开始,直到文艺复兴时期。中世纪初期,牙科手术一般都是由受过教育的僧侣实行。理发师则因其剃头使用的工具(理发尖刀和剃须刀)有利于手术而经常担任僧侣的助手。理发师其中一部分演变为外科医生,一部分拔牙。1530年,第一本牙科手册*The Little Medicinal Book for All Kinds of Diseases and Infirmities of the Teeth*（Artzney Buchlein）在德国出版。该手册为治疗口腔疾病的理发师和外科医生所著,涵盖了诸如口腔卫生、拔牙、钻孔和安置黄金填料等许多实际问题。

第一节　古代牙医学

刀耕火种的史前,人类在漫长的演进过程中,头骨、牙齿和口腔也在发生着悄然的变化。从史前文明到近代文明,对牙科疾病的记载贯穿着人类历史。玛雅文明、尼罗河文明、爱琴文明、拉丁世界、两河文明、华夏文明……用不同的古老文字描述着各种最常见的牙科疾病,记载着世界早期牙医学的发展历程。

一、玛雅文明

玛雅文明是拉丁美洲古代印第安人文明,美洲古代印第安文明的杰出代表,以印第安玛雅人而得名。约形成于公元前1500年,主要分布在墨西哥南部、危地马拉、巴西、伯利兹以及洪都拉斯和萨尔瓦多西部地区。

玛雅人虽属于石器时代的民族，但已能娴熟的炼制及锻造黄金、银及部分青铜器，雕琢宝石的技术也非常精良。玛雅人善于将精雕的石头镶嵌在上下门牙小心制备的窝洞中，偶尔也镶嵌在臼齿上，这些镶嵌物是由各种矿物雕成，包括硬玉、黄铁矿、赤铁矿、绿松石、石英以及可萃取水银的辰砂。这些窝洞都是在活牙上，一般使用一根形似吸管的圆形坚硬管子，借由手或绳子的转动，搭配石英粉加水调成的研磨剂，直接从珐琅质钻入牙本质，切入漂亮的圆孔。由于石头镶

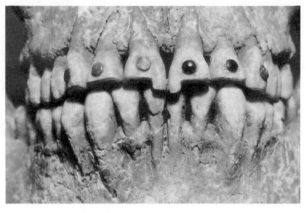

图1-1-1　公元9世纪玛雅人头颅骨，牙齿镶着翡翠和绿松石制成的镶体（摘自马文·林格. 牙齿的故事. 陈铭助, 译. 台北: 边城出版社, 2005)

嵌物完美的嵌紧在窝洞中，因此即使经过千年仍不会移位。为了增加摩擦固持力，镶嵌物与窝洞之间还要以黏着剂封闭。以现代光谱检测得知，这些残存的黏着剂是由多种矿物组成，主要成分为磷酸钙。

玛雅人也用各种方式来磨锉牙齿。大祭司兰达对玛雅文化留有多方面的记载，让我们得以了解玛雅人的风俗习惯，包括牙齿的磨锉等。他谈及玛雅人时表示:"他们有将牙齿磨成锯齿状的习惯，理由是虚荣矫饰。这项技术通常由年长的妇人操刀，使用的材料是石头及水。"

玛雅地区位于厄瓜多尔的艾丝美拉达斯境内，发现了头骨碎片，引起了研究者的争议。沙威尔（ Mashall H.Saville ）认为这是上颌骨的一部分，除了智齿外，所有的后牙都存在。有两颗前牙唇面镶有圆形黄金镶嵌物，显而易见，这两颗前牙是被硬塞入齿槽窝内，因此造成齿槽骨骨折，其中一颗前牙的牙冠近心被磨削，以便能镶进齿槽内。美国牙医史学家温伯格（ Bernhard Weinberger ）认为这是不同个体之间牙齿移植的最早例子。哥伦比亚大学研究牙齿史法斯利奇特博士（ Samuel Fastlicht ）认为骨折处没有骨头再生的迹象，牙齿移植是死后才进行的。

1931年，威尔逊·波潘诺（ Wilson Popenoe ）夫妇在洪都拉斯考古挖掘发现了约为公元600年的玛雅人下颌骨碎片，这是活体异体骨植体的最古老标本，

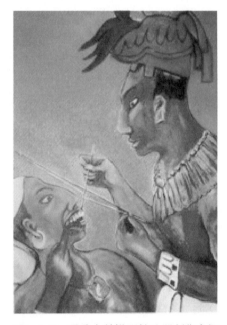

图1-1-2　玛雅人以拱型钻孔器制作窝洞

说明玛雅人在活人身上施行他体移植。巴西圣保罗巴比欧（ Amadeo Bobbio ）在植体方面深有研究，针对此碎片进行的研究发现，在三颗前牙的缺牙处，置入了三片形状似牙齿的贝壳。1970年巴比欧对碎片进行的X线片显示，在两颗植体的周围有致密骨形成，在放射学上，其骨头与今日围绕与刀形植体的骨头相似，因此可知，上述的考古发现是已知最早期的骨内他体植体。

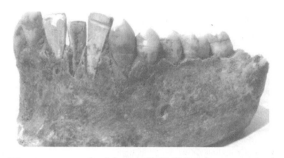

图1-1-3　1931年威尔逊·波潘诺（Wilson Popenoe）夫妇发现的下颌骨，有三片贝壳取代了自然的下颌门牙。此属公元600年代的碎片，被认为是成功的骨内他体植体的最古老标本（摘自马文·林格.牙齿的故事.陈铭助,译.台北:边城出版社,2005）

二、尼罗河文明

尼罗河文明即古埃及文明，是指在尼罗河第一瀑布至三角洲地区,时间断限为公元前5000年的塔萨文化到公元641年阿拉伯人征服埃及的历史。尼罗河流域文化为人类制定了第一部每年365日的历法；发明了复活和末日审判的神话；创立了世界上第一个大帝国；建立了在几千年内都是世界上最高的人工建筑物——大金字塔；留下了不可计数的木乃伊和纸草书文献。

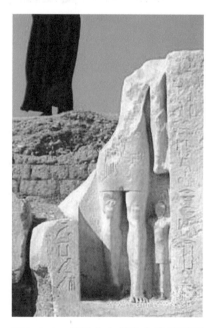

图1-1-4　埃及金字塔法老墓关于牙医的记载

早在4600年前埃及医学就已确立。医生开始对人体特定部位及器官进行专科诊疗。约2000年后,医疗行为开始区分,医生仅主治某种疾病,有治眼睛的,有治牙齿的,有些则主治肚子和隐疾。

目前所知古埃及最早的牙医是赫塞一雷,生存年代在左塞在位时期,他是一个"治疗牙病的伟大医生"。萨呼拉（Sahura）法老王赐给他最喜爱的医生尼安克西克梅（Ny-Ankh-Sekhmet）的一块石碑,进一步证实了牙科从其他医学层面独立出来的事实。在石碑底部刻着难解的碑文,还有一个小小的人物图腾"齿者"（Men-Kaoure-Ankh, a man of the tooth）。

许多埃及人深为各种牙疾所苦,即便是法老王也不例外。拔牙是当时治疗牙痛的主要方式。早期的牙医从颌骨的致密骨钻孔,以缓解化脓牙齿所引起的压力。目前所发现的众多钻过孔的头骨中,最早的年代是古王国时期,现在收藏于哈佛大学的皮博迪博物馆中。

在萨加拉附近的大墓地中也找到了新王国时期的相似发现,这是一个下颌第一大臼齿患有严重龋齿的头骨。在与牙根根尖同一高度的地方,留有两个朝向牙根尖端的完整柱形孔,深5mm、直径约2mm。这两个柱形孔完美搭配,不像是自然形成的瘘管。此头骨现收藏于巴黎的人类学博物馆。

食物粗糙是造成古代埃及人牙疾的主要原因之一,用来制作面包的谷物是主食,全都在粗糙的石头上研磨,过程中难免会混进许多砂粒,早期埃及人的饮食中大多为蔬菜,他们的土壤属沙地,所以在菜肴中也会夹带砂粒。这些都会导致咬合面的严重磨耗,牙髓暴露、脓肿或囊肿都会接踵而至。

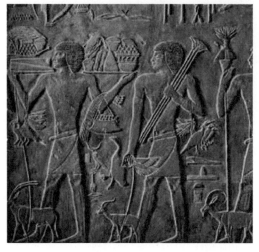

图1-1-5　埃及金字塔,图腾"齿者"

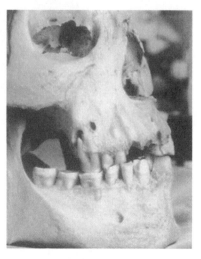

图1-1-6　古埃及"新国王"时期的头骨,牙齿咬合面严重磨损(摘自马文·林格. 牙齿的故事. 陈铭助,译. 台北: 边城出版社,2005)

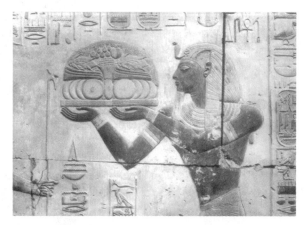

图1-1-7　法老仙帝一世时期浮雕,展示古埃及王族及平民则因咀嚼含沙量过高的面包而深受其害(摘自马文·林格. 牙齿的故事. 陈铭助,译. 台北: 边城出版社,2005)

许多古老的头骨上都可看到牙齿上有明显的外伤,部分原因应该是当时生活的不确定性,以及持续不断的战争冲突。外伤所造成的牙齿脱臼非常普遍; 咬合不正的现象也很平常,法老王的头骨更可看出上颌前牙严重外凸的情形。

古代埃及人会在莎纸草上记事,古埃及的干燥气候也让这些文献得以保存数千年。与医学相关的文献主要是记载在赫斯特(Hearst)、埃德温·史密斯(Edwin Smith)和乔治·埃伯斯(George Ebers)等纸草文稿上。其中又以乔治·埃伯斯纸草文稿数量最多且保存最完整,埃伯斯纸草成书年代在公元前1550年,纸草文稿记载许多牙科疾病的参考文献,包括牙龈

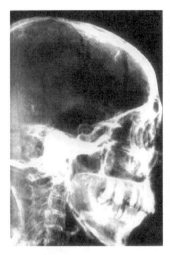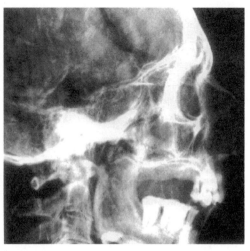

图1-1-8 左侧为法老阿勉霍特普三世的岳母修雅的头骨X线片,显示罹患了牙周病,齿列也严重崩溃。右侧为法老美伦普塔哈头骨X线片,显示下颌大部分已被牙周病破坏,牙床萎缩,所有后牙缺失(摘自马文·林格. 牙齿的故事. 陈铭助,译. 台北: 边城出版社,2005)

炎、牙髓炎及牙痛等。埃伯斯纸草文稿对于牙病治疗的记载很少,公元前7世纪的埃德温·史密斯纸草文稿中则对于骨折、下颌脱臼、上颌骨的复合性、连通骨折、颧骨穿孔及唇撕裂伤等提出了许多手术方法。

古埃及人没有口腔卫生的观念与思想,在考古中,挖掘或发现了许多梳妆和化妆的物品,但没有发现类似牙刷等牙齿清洁用品。挖掘的许多头骨显示牙齿上有严重的牙垢堆积,还有牙周崩溃及骨丧失的情形。无人清除牙齿周围的有害堆积物。

1914年,朱恩克(Hermann Junker)在吉叶陵寝发现了公元前2500年左右以金线绞绑在一起的一对大臼齿,当时金线上就有牙结石附着,有些学者认为绑线是病人生前为了巩固罹患牙周病的脆弱牙齿所做的。也有另一种可能是在用香油涂抹尸体防腐或埋葬尸体时,才用金线将松动的牙齿绑牢,以防止脱落。

1952年由法力德(Shafic Farid)所发现的用金线绑在一起的三颗牙齿。虽然牙医史学家已对该假牙做过研究,但仍无法同意这是牙齿治疗的一种形式。有学者认为,这是一种早期的牙齿置换,以右正中门牙做桥体,以两侧牙作支台齿。

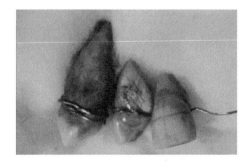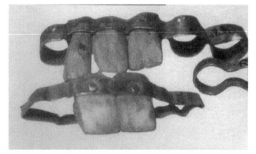

图1-1-9 1952年法力德在开罗附近发现的牙齿,是古埃及旧国王时代的固定牙桥(摘自马文·林格. 牙齿的故事. 陈铭助,译. 台北: 边城出版社,2005)

图1-1-10 1909年文森佐·圭里尼《牙医学史》,埃特鲁斯坎人佩戴的金假牙(摘自马文·林格. 牙齿的故事. 陈铭助,译. 台北: 边城出版社,2005)

三、爱琴文明

　　爱琴文明是希腊及爱琴地区古代文明的总称。古希腊的地理范围，除了现在的希腊半岛外，还包括整个爱琴海区域和北面的马其顿和色雷斯，其殖民地还扩展到亚平宁半岛、小亚细亚和塞浦路斯等地，整个文明地域涉及爱琴海、马尔马拉海、黑海和地中海沿岸。公元前5、6世纪，特别是希波战争以后，经济生活高度繁荣，产生了光辉灿烂的希腊文化，对后世有深远的影响。古希腊人在文学、戏剧、哲学、医学等诸多方面有很深的造诣。这一文明遗产在古希腊灭亡后，被古罗马人破坏性地延续下去，成为整个西方文明的精神源泉。

　　公元前6世纪之初，古希腊文明发展了一套无所不包的哲学思想系统，其中自然科学和医学是这套系统的产物。希波克拉底的学校提倡"理性医学"，与基于阿斯克勒庇俄斯崇拜的"祭司医学"同时并存。称为"阿斯克勒比昂"（asklepions）的膜拜中心也纷纷成立，其中最著名的是埃皮达鲁斯（Epidaurus）。

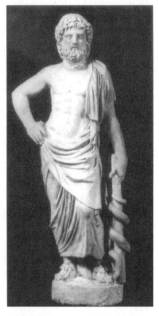

图1-1-11　希腊医神阿斯克勒庇俄斯（Asclepius），通常手持蛇杖，作为医学的图腾

　　在阿斯克勒庇俄斯的一般治疗方法十分规格化，病人首先在神圣的寺院旁放松自己，让自己融入环境之美中，并借由欣赏戏剧来丰富灵魂。然后，病人将自己呈现给祭司，祭司会给他一包催眠剂，然后带他到地板的草席或床铺上，病人会在此沉沉睡去。祭司手持圣蛇在病人半睡半醒之间探视，在此情况下，病人极有可能误将祭司当成神。祭司会告诫处于半催眠状态的病人，作为治疗过程的一部分。倘若病人幸运治愈，依照惯例，要奉献给庙方一块刻有身体患病部位的石块，上面还有一篇感谢神灵赐其康复的铭文。埃皮达鲁斯等地区都发现不少这类石碑，其中也包括刻有牙齿及颌部雕像者，显示当时已在治疗牙病。

　　希波克拉底（希腊文Ἱπποκράτης英文Hippocrates of Cos II或者 Hippokrates of Kos，约公元前460—前377年），被西方尊为"医学之父"的古希腊著名医生，西方医学奠基人。提出"体液（humours）学说"，他的医学观点对以后西方医学的发展有巨大影响。

　　希波克拉底假设人体存在四种主要液体，即血液、痰、黑胆汁及黄胆汁，同时也提出冷、热、干及湿等四种基本状态，当这些体液及其质量达到平衡时，人体就会处于健康状态。当自然平衡瓦解时，就会产生疾病。

　　关于牙齿的形成和萌发、牙齿和口腔疾病以及治疗方法等许多资料散见于希波克拉底的著作中，其中他描述了牙齿发育的方式："胚胎于子宫中吸收营养，使第一颗牙齿形成，出生之后，营养即由母乳供给。当这些牙齿脱落后，再出现的牙齿则来自于食物和饮水。第一颗牙齿的脱落约发生于7岁时，此后长出的牙齿将随人成长至终老，除非有疾病破坏。"以短句或格言写成的《论齿列》一书包含了许多关于牙齿萌发的通俗信仰，比如，"其他情况相同时，在冬天切断牙齿的小孩，最能克服萌牙期的种种困难"，以及"人在萌牙时，不会变瘦，而困倦的人将会有抽搐的危险"。

　　古代西方医生在开业时都要宣读一份有关医务道德的誓词（Hippocratic Oath）："我以阿

波罗及诸神的名义宣誓：我要恪守誓约，矢忠不渝。对传授我医术的老师，我要像父母一样敬重。对我的儿子、老师的儿子以及我的门徒，我要悉心传授医学知识。我要竭尽全力，采取我认为有利于病人的医疗措施，不给病人带来痛苦与危害。我不把毒药给任何人，也决不授意别人使用它。我要清清白白地行医和生活。无论进入谁家，只是为了治病，不为所欲为，不接受贿赂，不勾引异性。对看到或听到不应外传的私生活，我决不泄露。如果我违反了上述誓言，请神给我以相应的处罚。"这个医道规范的制定者就是希波克拉底。1948年，世界医协大会对这个誓言加以修改，定名为《日内瓦宣言》。后来又通过决议，把它作为国际医务道德规范。

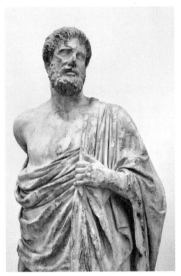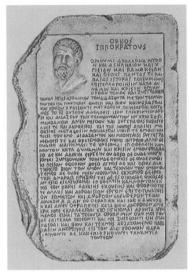

图1-1-12　希波克拉底(Hippokrates of Kos，约公元前460—公元前377年)古希腊医师及其著名医学誓言碑

四、拉丁世界

拉丁世界是指古罗马时代，通常指公元前9世纪初在意大利半岛中部兴起的文明，历经罗马王政时代、罗马共和国，于公元1世纪前后扩张成为横跨欧洲、亚洲、非洲的庞大罗马帝国。到公元395年，罗马帝国分裂为东西两部。西罗马帝国亡于476年。

在医学专业还在襁褓期时，罗马的牙科就已经开始了。公元前450年左右，一群地方法官被委以草拟一部国家法律，即"十二铜表法"。当时富有人家习惯对死去的亲人饰以黄金以荣耀死者，由于黄金稀少，年长者担心此风俗将会削弱国家的经济，因此有一条新律法严禁以黄金陪葬，唯独牙科装置例外。"土葬或火葬的尸体上，若有将牙齿串绑在一起的金线并不违法。"

罗马的医疗执行人员主要来自以下三个团体：外国人(特别是希腊人)、奴隶以及自由民。第一位在罗马以医生专业累聚名声及财富的希腊人则是阿斯克勒庇尔迪斯。他生于小亚细亚的比希尼亚，于公元前91年抵达罗马。虽然他没有受过正规的医学教育，但他在所选择的领域中取得了卓越的成就，并建立了古罗马有史以来的第一所医学校，也为创立于公元14年左右第一所真正的"医学校"奠定了基础。

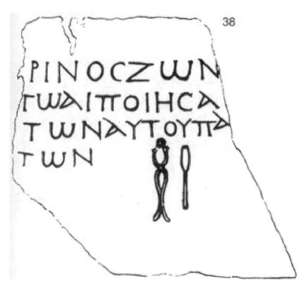

图1-1-13　契勒里诺(Chelerino),在罗马行医的希腊外科医生的墓碑,墓碑上镌刻拔牙钳和已拔下的牙齿(摘自马文·林格. 牙齿的故事. 陈铭助,译. 台北: 边城出版社,2005)

　　早期拉丁语中并没有 "牙医师" 一词,因为牙科非独立专科,而是被视为医学的一部分。罗马的医生也无法区分发生于口腔和牙齿的疾病与发生在身体其他部位的疾病,也没有非专业人士精通牙科。对罗马理理发匠所做的多种服务的调查文献中也没有提及拔牙这一项。不过,罗马皇帝提比略(Tiberius)时代的百科全书专家塞尔苏斯(Celsus,公元前25—公元50年)曾描述这一时期医生使用的外科器械,其中有拔牙钳和一种称为Tenaclum,用来拔除牙根的特殊器械。

　　塞尔苏斯撰写了一本古代最具权威的医学知识摘要《论医学》,直到近代以前都还一直被奉为基本教科书。他在书中讨论了牙科的许多方面,有关口腔卫生及萌牙困难等问题的基本治疗方法,散见于不同章节之中。塞尔苏斯形容牙痛 "是肉体与精神折磨中最痛苦的",治疗方式有许多种,包括使用各种热膏药、漱口、使用蒸汽、泻剂和缓泻药以及其他多种疗法。他建议罹患蛀牙的人,不要急着拔牙。假如牙齿最后还是难逃拔除的命运,他建议先以亚麻线或铅来填塞蛀洞,当拔牙钳的喙状端施力在牙齿上时,牙冠才不会破裂。

　　塞尔苏斯的著作中还有许多其他的主题: 例如使用锉刀来整平破裂的牙冠、新萌异位恒牙的再定位、颌骨骨折的治疗、固定松动牙齿的包扎等。他也认为口腔卫生是必需的: 牙齿上的黑色素应予刮除,再以捣碎的玫瑰叶、没食子和没药涂抹,最后再以纯酒漱口。

　　还有一位广泛撰述牙科治疗的著名罗马医生拉格斯(Scribonius Largus),他对治疗牙痛的建议,使我们更坚信古人真的认为牙虫是造成龋齿的元凶。他说:"适合治疗牙痛的方式是烟熏法,就是将天仙子的种子撒在烧炭中,然后再以热水漱口,按照上述做法,牙虫就会排出。"

　　罗马时代有医生开始执行牙科医疗行为的最具体证据见于盖伦(Claudius Galenus of Pergamum,公元前129—前199年)的著作中,他搜集了当代所有的医学知识编辑成书,其著作到文艺复兴时期以前,一直都是医学权威。盖伦遵循着希波克拉底的建议,先观察、研究,再作出诊断及订下治疗计划。不过当他声望日隆之际,他却舍弃此途,将理论和医疗根植于信仰和假设之上。他停止了解剖尸体,改以研究动物取代,也因此他提出的推论错误百出。

中世纪的医生一直盲从盖伦的论调,一直要到文艺复兴解剖学得到重视之后,才有人开始质疑盖伦的观点。

除了治疗口腔疾病和拔牙之外,罗马人也擅长使用黄金冠来复健患有龋齿的牙齿,以及使用固定的牙桥来替代缺失的牙齿。关于金线的使用,在《十二铜表法》中清楚记载,早在共和国的初期就有了修复牙科的施行。直到基督纪元时,牙科修复才有了高度发展,全口和部分活动假牙已相当常见。

罗马人非常注重口腔卫生。普遍都有使用牙齿清洁粉的习惯,调制的成分越多,他们就越喜爱。许多物质都成了牙粉的材料,包括骨头、蛋壳和牡蛎壳。将这些东西燃烧后,调以蜂蜜再磨成细粉。虽然个人偏好与迷信是左右罗马人选择牙粉的重要因素,但有些牙粉还是添加没药或硝酸钠一类的收敛剂,这意味着罗马人不仅有清洁牙齿的概念,也想到要利用药剂来强化已经松动牙齿。上流社会的罗马人对于口腔卫生的重视还胜过现代人:受邀出席晚宴的客人用餐时,桌上不仅有汤匙及刀叉,还有以金属(通常是黄金)精饰的牙签,用完餐后,还可将牙签带回家。

阿波罗尼亚是亚历山卓一位著名文官的女儿,她被逮捕后要在拒绝承认基督教义及绑在木桩上被烧死之中选择一个。当她拒绝时,有位暴民立刻打断了她的牙齿,并威胁要烧死她。眼见柴堆已升起,深知死亡已近,阿波罗尼亚要求缚紧,以便能够下跪,诉出祷文。当一切就绪,她就纵身跳入火中,表示她是依自由意志而死,为了信仰而牺牲。相传她逐渐被火吞噬之际,还呐喊着要那些为牙痛所苦的人以她的名字祈求,将会获得缓解。

对圣阿波罗尼亚的崇拜,迅速在欧洲蔓延,或许是与到处都有的牙病有关。在欧洲大陆的教堂中,几乎处处都可见到阿波罗尼亚的肖像、雕像、彩绘玻璃、壁画或刺绣。她的殉教成为许多艺术家、著名大师,以至于通俗画家的题材。

阿波罗尼亚成为牙医师的守护神。研究阿波罗尼亚的肖像,也让我们获得有关早期牙科医疗的丰富信息。她始终被描绘成手持拔牙钳(钳嘴经常夹着一颗牙齿)的形象,这些牙科器械有许多款式,有些与今日使用的大同小异;有些拔牙钳有着一支长脚,酷似铁匠的钳子。

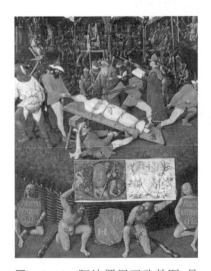

图1-1-14 阿波罗尼亚殉教图,是15世纪宗教画的主题(摘自马文·林格. 牙齿的故事. 陈铭助,译. 台北:边城出版社,2005)

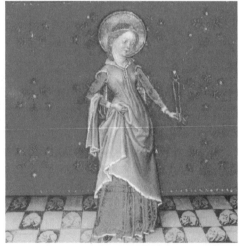

图1-1-15 摘自《伊廷尼: 谢瓦利埃时光》15世纪彩饰,图中阿波罗尼亚手持拔牙钳(摘自马文·林格. 牙齿的故事. 陈铭助,译. 台北:边城出版社,2005)

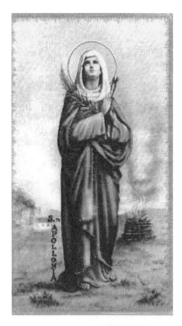

图1-1-16   牙痛女神

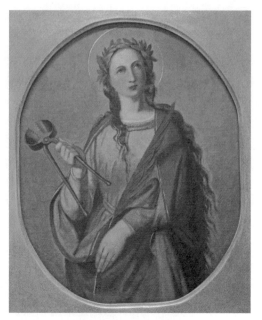

图1-1-17   牙痛女神

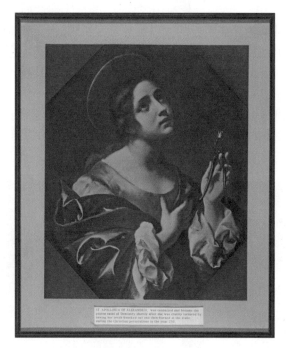

图1-1-18   牙痛女神（来自加拿大多伦多大学牙学院）

五、两河文明

两河文明又称美索不达米亚文明（Mesopotamia culture），是指在两河流域间的新月沃土（底格里斯河和幼发拉底河之间的美索不达米亚平原）所发展出来的文明，是西亚最早的文明，主要由苏美尔、阿卡德、巴比伦、亚述等文明组成。

（一）美索不达美亚人

公元前3500年到前3000年间，在底格里斯河和幼发拉底河之间的肥沃平原上，苏美人（Sumerians）建立了高度发展的文明。许多书写着楔形文字的泥板在公元前7世纪亚述国王亚述巴尼拔（Ashurbanipal）皇家图书馆的废墟中被发现，从这些泥板中，我们获得了有关美索不达米亚的医学和牙医学的许多资讯。在这个古老的文明古国中，美索不达米亚的医学，本质上还是以神秘或宗教性质的疗法为主。

在巴比伦帝国时代，医学和外科手术的发展臻于巅峰，医生以药物及简单的手术来治疗疾病。假如成功，将可风风光光接受表扬，万一悲剧发生，则要接受严厉的惩罚。这些清楚明白的规定在汉谟拉比（公元前1792—前1750年）在位期间所制定的法典中，就写在一块黑色的闪长石石碑上流传迄今。这块现在藏于巴黎罗浮宫博物馆的石碑，详细记载了对于医疗执行者应有的惩罚与奖赏：

第196条：有人若伤害了地位相等者的眼睛，他的眼睛同样要被毁。

第198条：有人若伤害了一个地位较低者的眼睛，则罚银一米纳。

第200条：有人若打掉了一个地位相等者的牙齿，他的牙齿也要被打掉。

第201条：有人若打掉地位较低者的牙齿，则罚银1/3米纳。

有趣且值得一提的是，从法典内容来看，双眼的珍贵自然可以预期，不过牙齿的地位也不遑多让。

在亚述巴尼拔图书馆的泥板中，有许多专门记载着诊断与预后的文字，牙齿的状态则被用来判定疾病的进程及病源：

如果他磨牙，那么疾病将会持续一段时间。

如果他持续磨牙，而且脸是冰冷的，那么就是经由伊丝塔（Ishtar）之神的手得病。

相信牙虫造成龋齿的观念首先出现于巴比伦（Babylonia）的文献中，同样是发现于皇家图书馆的一块泥板上，以质朴无华的诗句重现了那则神话。

在安努创造了天空之后，

地球创造了河流，

河流创造了水渠，

水渠孕育了沼泽，

沼泽孕育了虫虫。

在沙马什的面前，虫虫哭泣了，

在埃阿的面前，潸然泪下。

你将给我什么当食物？

你将给我什么去啜吮？

我将给你成熟的无花果和杏子。

成熟的无花果和杏子对我有何用处呢？

将我举于唇齿之间，

牙床任我流连，

牙齿的血液我将吸吮，

牙床的齿根我将啃噬。

（二）腓尼基人

腓尼基人是历史上一个古老的民族，生活在今天地中海东岸相当于今天的黎巴嫩和叙利亚沿海一带。虽然考古挖掘出土的材料有限,不过却已经足以证明这个民族中,有许多手艺精巧的医疗从事人员及匠师专门制作精致的牙科修复物。

1862年盖拉德(Charles Gaillardot)在挖掘西顿古城旁的一座古墓时,发现了一套属于公元前400年左右的假牙装置,其中包括了四颗自然牙齿以及用以取代两颗位于中间缺牙的雕制象牙。这两颗人工假牙用黄金线绞绑固定在邻牙上。

1901年,在西顿古城发现了一个奇特的下颌骨,年代大约是公元前500年,前牙由于严重的牙周病导致松动,所以用金线精巧的绑在一起。同时代的埃及古墓中也发现了绑着金线的牙齿,两者十分类似。

(三)希伯来人

希伯来人属古代北闪米特民族,是犹太人的祖先。历史学家们使用"希伯来人"一词来指称《旧约全书》中那些族长们的后裔,其时间即从那些族长们生活之时到公元前2000年末期征服迦南(今巴勒斯坦)为止。

早期的希伯来人非常重视牙齿的健康。旧约圣经中记载了许多关于健康牙齿的重要性,这些资料大多可上溯自公元前1000年。健康牙齿被认为是美丽,也是身体强壮的象征,脱落牙就代表身体虚弱。

对希伯来人的医学的认识来自于《摩西五经》,它包含了各种与健康有关的法律和仪式。在《耶利米哀歌》(Lamentations)中,耶利米哭道:"上帝用碎石打断我的牙齿。"《大卫的诗篇》(Psalms of David)中经常将健康的牙齿与力量画上等号。在《所罗门箴言》(Proverbs of Solomon)中,也以坏的牙齿象征虚弱,"相信吧,一个不忠实的人遭遇麻烦时,就像一颗破碎的牙齿。"在《埃及记》:"你将以命偿命,以眼还眼,以牙还牙,以手还手,以脚还脚……人若打坏了奴仆或婢女的一只眼睛,就要因为他的眼睛放他去得以自由。若打掉了奴仆或婢女的一个牙齿,就要因为他的牙齿放他去得以自由。"

早期希伯来人认为牙齿受损的确是相当严重的事。如《埃及记》所说,凡是主人犯了上述任一条罪行,奴仆都可获得自由作为补偿。不过令人讶异的是,希伯来人并没有施行任何形式的手术或修复的牙科。

古代的犹太教徒非常害怕拔牙,这点跟异教徒没有两样。塔木德经中有一段劝人不应"养成吃药的习惯,不要大步走路,才能避免拔牙。"查纳诺(Chananel)拉比更信誓旦旦地说避免拔牙是对的,他说:"当犬齿疼痛时切勿拔除,因为这会伤及眼睛。"据此推测,当时的拔牙动作可能对眼睛真的会构成危险。

六、印度河文明

古印度文明时期,也称哈拉帕文明时期,是指世界四大文明之一的古印度,约公元前3300年至前1300年。

印度的医学奠基在携带血液的七百条人类血管,除血液之外,还有类似于希腊医学体液说的三项基本要素,即胆汁、黏液以及最善变的风。三者中的任何错乱,都会导致疾病的产生。我们对早期印度牙科治疗的大部分知识都来自于《妙闻全集》,妙闻主张割除"颚部肉瘤……颚部红色肿瘤……及位于智齿上之肿瘤。"假如肿瘤长在牙龈或舌头之上,则应以划破或烧灼而不用切除来治疗。烧灼是经常使用的疗法,特别是口腔疾病。外科医生经常会使用一种特别设计的铁器,并将扁平的卵圆形末端加热烧红。他们也使用加热的液体,例如蜂蜜、油或蜡。

如同希腊的外科医生，印度的外科医生也建议使用水蛭来放血，因为"坏血会导致口腔疾病"。一次要放血的量少许。颌部骨折以复杂的绷带包扎法治疗，而下颌位移的复位方法如下：将绷紧的绷带围绕在下巴，并投予药物以驱除邪恶的风。

婆拜塔（Vagbhata）是活跃于公元650年左右的外科医生，他收集许多妙闻的学说并加以增补。他提出以蜡来填充蛀洞，并用加热探针将蜡烧完，以杀死牙虫。假如这样还无法减轻疼痛，他建议以特殊设计的拔牙钳（钳嘴像动物头）来拔掉牙齿。妙闻也描述了钝的（yantra）和尖的（sastra）的两大类外科器械。在他的著作中，记载着101种的钝器械，其中一种特殊的拔牙钳称为Dantasanka。

不同于妙闻，婆拜塔则部分提到了小孩发生病痛的原因。他认为包括发热、腹泻、咳嗽及痉挛等许多疾病，都可能是因为萌牙困难所引发。他提出了一种使用蜂蜜混合磨碎的胡椒，或以磨碎的松鸡或鹌鹑肉混合蜂蜜的治疗方法。因为萌发所产生的疾病本身会消退，他警告切勿采用激烈的手段处置，此忠告比起西方世界在18及19世纪，理发匠毫无节制地用柳叶刀切开小孩牙龈的方法要安全多了。

由于医学与宗教的信仰，印度人极为重视自己的牙齿。印度人认为口腔是通往身体的门户，因此坚决要求务必保持干净。那些文人雅士或僧侣面对着升起的太阳，1小时擦牙一次，并朗诵祈祷文，祈求神明庇祐他们及其家人。印度人都会在早餐之前先清洁牙齿、舌头及嘴巴，因为他们相信许多疾病都是由坏掉的牙齿所引起。印度人的牙刷是用新鲜嫩枝制成，将末端磨成纤维状。树枝的取得，依一年中的时节和使用者的性情而定，取用为牙刷的树枝通常带有苦味及收敛性质。

每日的例行仪式不仅限于刷牙。在固定的沐浴及排泄之后，还要使用特殊设计的器械来刮净舌头，接着在身体涂抹香油，最后用蒟酱叶、樟脑及小豆蔻或其他芳香药草制成的混合物漱口。两千年以前，希腊医生就对印度治疗口臭的洁口物相当熟悉，希波克拉底在《论妇女疾病》（On Diseases of Women）就提到一种将大茴香、莳萝及没药捣碎泡于白酒中的印度调剂。

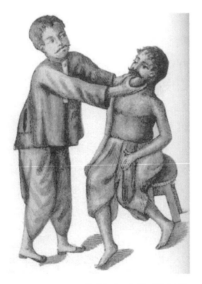 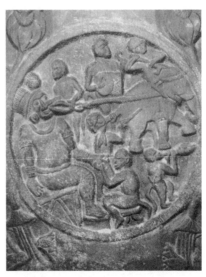

图1-1-19　19世纪中叶的印度外科医生，将脱臼的下颌复位（摘自马文·林格.牙齿的故事.陈铭助,译.台北:边城出版社,2005）　图1-1-20　此图来自帕鲁德寺的浮雕，一只象拉着缆索拔巨牙（摘自马文·林格.牙齿的故事.陈铭助,译.台北:边城出版社,2005）

////////////////////// **第二节 中世纪牙医学** //////////////////////

中世纪（约公元476—1453年），是欧洲历史上的一个时代（主要是西欧），始于西罗马帝国灭亡（公元476年）直到东罗马帝国灭亡（公元1453年），在世界范围内，封建制度占统治地位的时期。

中世纪的医学包括欧洲中世纪的医学和同时期的伊斯兰医学。在这一时期，宗教制约医疗行为，使得医学发展停滞不前；瘟疫大暴发，引起了社会、经济和政治的大变动，对瘟疫和各种疫病的研究，同时也推动了欧洲医学尤其是解剖学、外科学的长足进展，开始建立公共卫生制度，出现医院及大学医学教育；伊斯兰医学蓬勃发展，到达辉煌时期。

一、东罗马帝国

罗马帝国皇帝戴克里先（Diocletian）于公元285年将罗马帝国分成东西两区，东区的主要城市是古都拜占庭（Byzantium），公元330年君士坦丁大帝更名为君士坦丁堡（Constantinople），一跃成为东罗马帝国的正式首都。持续逾千年后，直至1453年为土耳其所攻占。

东罗马帝国时期，对医学知识的传承和发展作出了贡献。保存了早期希腊和罗马世界中的一些语言、文化及文献教科书。拜占庭的医疗人员最主要的活动是汇集整理希腊和罗马世界中较早期的知识，其中引人注目的著作有：

1. 欧里巴席尔斯（约公元352—约403年），为罗马皇帝朱利安（Julian the Apostate）的御医，完成全七册的《医学全集》，但大多散佚。内容大多改写自盖伦的著作，有关牙科的资料属于比较早期的大师作品。

2. 埃提乌斯，是查士丁尼一世（公元527—565年在位）的御医。他留下了一本内容广泛的大作《四体液》，其中详载了口腔及牙齿的疾病和治疗。

3. 亚历山大（Alexander of Tralles，公元525—605年），是拜占庭编纂者中唯一具有独创性的人。著有十二册医学书籍，反映了前辈对于使用拔牙钳拔牙的恐惧，并建议医疗执行者先以玫瑰油、沙果肉、碎明矾、硫黄、胡椒、雪松树脂及蜡的混合物，置于牙龈边缘令牙龈发炎，使牙齿松动，如此就可松动患病的牙齿，直至能以手指拔除为止。

4. 保罗（Paul of Aegina，公元625—690年），著名希腊折衷学派学者，他将古代基本的医学知识以及他那个时代牙科的清晰状态总结概述。在《论口腔疾病》（On Affections of the Mouth）一章中，他清晰判别发炎性牙龈肿和瘤性肿的不同，并描述了个别的治疗方法。他广泛且具理解性的描述，直到近代仍然是了解这些疾病的基础。他探讨了萌牙，并详述拔牙过程。保罗也阐述了如何使用锉刀，以降低凸出于邻牙的牙齿高度。他是第一位提到要清除牙结石的人，即以凿子或其他器械来清除牙垢的堆积。他积极提倡口腔卫生，并对会造成呕吐及粘牙的食物提出警告。他反对直接用牙齿咬碎硬物，坚持在每天最后进食之后是清洁牙齿的最重要时机。

正因为有保罗等进步知识分子特别是牙科医疗工作人员的倡导和积极推动，东罗马帝国时期，在拜占庭世界，牙科得以缓慢地发展。

二、伊斯兰医学

伊斯兰医学是指中世纪时期伊斯兰地区用阿拉伯文汇集的医学,伊斯兰教的文明着重在医学因为伊斯兰教徒医生对医学的各领域(包括解剖学、牙科、眼科学、药理学、药学、生理学、外科学和制药的科学)有着重大的贡献。阿拉伯人进一步发展了希腊人和罗马人的医学,将希腊的盖伦、欧里巴席尔斯(Oribasius)、艾吉纳的保罗(Paul of Aegina)、第奥库里德(Dioscorides)、希波克拉底、柏拉图、亚里士多德及阿基米德等人的科学及医学著作及旧约圣经译成了阿拉伯文。伊斯兰教医学迅速传遍整个阿拉伯帝国。

伊斯兰文献对于健康和医疗的贡献相当广泛,针对牙科的专业著作也有一些。此时期,大多数的医学著作都只是汇编古代的作品,然后再补入当时经验和实际医疗的观察所得。年代最久远的残籍是成书于公元850年的《智慧的天堂》(*Paradise of Wisdom*),作者是塔百里(Ali ibn-Sahl Rabban at-Tabari)。该书提到了牙齿的起源、口臭的治疗及牙膏的处方。直到10世纪,才有四位回教医学界的杰出人物撰写与口腔学有关的著作。

1. 西方世界称为拉吉斯(Rhazes)的艾卜白克尔(Abu-Bakr Muhammad ibn-Zakariya al-Razi,公元841—926年)著作颇丰,不过大都已佚失,仅部分被翻译。其中最伟大的著作就是《编纂》(*Liber continens*),这是古典作品的选辑,另外也增补了他个人以及当代同业的观察所得。此书记载了7世纪到10世纪期间,牙科发展情况。

拉吉斯采用许多疗法治疗牙病,如将各种药酊徐徐滴入耳朵,用以预防牙痛;用套管或小管的红热烧灼法治疗牙痛,以及采用烟熏法及使用沸油来治疗龋齿。提倡使用明矾和乳香制作填充物,并坚信收敛剂可以使松动的牙齿变牢固。他强烈反对拔牙,但若无可避免,他建议先在牙齿周围涂上砷剂,以松动牙齿。

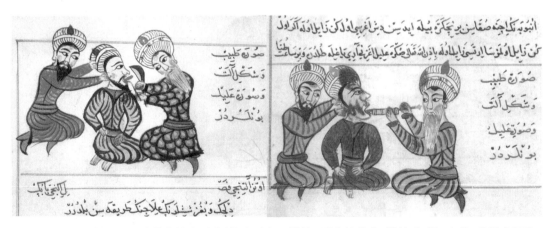

图1-2-1　阿拉伯医生用酸烧灼治疗牙痛(摘自马文·林格.牙齿的故事.陈铭助,译.台北:边城出版社,2005)

2. 阿布尔·卡西姆(Abul Kasim),是西方伊斯兰王国里最伟大的医师,西方人称为"阿布卡西斯"(Albucasis)。他撰写伟大的著作《方法论》,为医学和外科的百科全书,也是第一本详细描绘上百种外科器械并加以详细载明用途的医学专著。《方法论》部分被撷取译为拉丁文的《外科》(*De Chirurgia*)一书,使他一时名声大噪,被认为是第一位重要的口腔外科医生。

阿布卡西斯建议在做拔牙决定时，要缓慢，慎重行事，"因为这是非常高贵的器官，一旦牙齿没有了，将无法以任何完美方式补充之"。他对拔牙的方法贡献极大，他还警告说："在最初时，要尽力诊断是哪一颗牙齿发生毛病，因为病人经常为疼痛所蒙骗，并要求拔除。事后证明是完好的牙齿（这种情形经常会发生在当一位理发匠是外科医生时）。"接着他建议说："必须以一足够强韧的小刀，将牙龈自牙齿分离，再以手或轻巧的拔牙钳温和地摇动牙齿，直至松动为止。然后外科医生将病人头部夹在自己的膝部之间，使用强而有力的拔牙钳，将牙齿以直线方向拔出，如此可避免夹破牙齿。……倘牙齿已腐蚀成中空，就必须以绒布填充蛀洞，再以探针尖端将内侧塞紧，这样在施压力于器械时，牙齿不致破裂……因此，必须避免如理发匠的无知与莽撞，因为在他们的冒失鲁莽中，不会遵守上述原则，经常造成病人极大的伤害。其中最小的伤害是拔断牙齿，将残根留在齿槽中，或是在拔牙的同时，也一同将上颌骨的一部分摘除。"

阿布卡西斯还建议为松动的牙齿进行包扎，甚至更进一步建议要将已脱落的牙齿再植回，并将之紧绑于邻牙固定。他也建议当牙齿脱落后，应以牛骨所制成的人工假牙固定在完好的牙齿上，以代替缺牙。

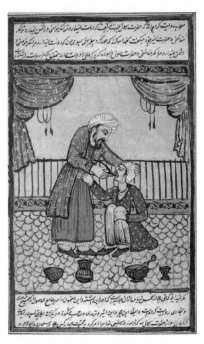

图1-2-2　18世纪末期的波斯牙医师正在拔牙

3. 阿维森纳（Avicenna，公元980—1037年）是伊斯兰学术时代的伟人，被称为"医中之王"、"中东医圣"，共有99部著作，其中传世21部，达到伊斯兰医学的巅峰。不过，在牙科治疗上，阿维森纳强调保持牙齿干净的重要性，建议可用海泡石、烧过的雄鹿角、盐以及烧过且磨成粉的蛇壳来制成多种牙膏。他讨论到萌牙时，建议在萌发困难的病例中，使用脂肪和油涂抹在牙龈上。

阿维森纳仔细检视造成牙痛的病因，在他的著作中，提到了牙虫，对此他采用烟熏法："以一份天仙子、一份韭葱之种子及两个半的洋葱混以山羊脂，揉至均匀；再由这糊状物制成药丸。在病人头部上盖住漏斗，燃烧药丸。"

他建议使用锉刀来磨短过长的牙齿，以及使用砷剂治疗牙龈瘘管及"恶臭溃疡"。阿维森纳在其著作中，对此做了许多讨论。《药典》中最有意义的一章是有关颌部骨折的治疗。阿维森纳强调，确定骨折是否得到正确复位非常重要，他说借由观察牙齿是否能够正常咬合，可以看出复位情形是否理想。当这些都完成后，他建议在颌部、头部及颈部做一种支持性的包扎，并沿着牙齿装上轻巧夹板，固定牙齿。有必要的话，可以使用黄金线

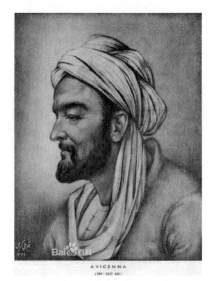

图1-2-3　阿维森纳（Avicenna，公元980—1037年）阿拉伯哲学家、医生，著有《医典》一书，广泛地论述牙科疾病的治疗

来增强绷带的稳定性。此理性完美的步骤,发轫于11世纪,与当今的治疗大同小异,为中世纪末期的口腔外科医生的治疗奠定基础。

4. 穆罕默德(公元570—632年)是伊斯兰教的创复兴者,也是伊斯兰教徒公认的伊斯兰教先知。

穆罕默德将基本的口腔卫生引进阿拉伯世界,并将之纳入伊斯兰教规仪式中。在古兰经规定的勤务中,伊斯兰教徒教人清洁身体和心灵的重要性。在祈祷之前,一天进行五次宗教沐浴是强制性的义务。此沐浴包括漱口3次或一天15次。

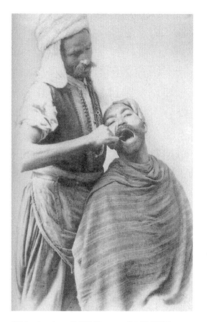

穆罕默德建议,用一种称为"席瓦克"(siwak或misswak)的天然牙刷来清洁牙齿。这是用细枝(含有碳酸钠和单宁酸成分)制成,再搭配对牙龈有益的收敛剂。首先将一根直径半寸的一种灌木的树枝剖半,浸泡在水中二十四小时,直到纤细软化分开,再剥除一部分树皮,露出浓密、硬度适中的纤维,切除"天然牙刷"的磨损纤维,又有一把新牙刷可以使用。

穆罕默德对于口腔卫生的贡献,还包括使用牙签清除牙缝的食物残渣以及用手指按摩牙龈等。时至今日,那些处理尸体的人,都要在示指上缠绕着一块干净的粗布,在入殓之前小心翼翼地帮死者清洁牙齿。

穆罕默德时代许多口腔卫生的行为迄今仍在传承,根据19世纪一位伊斯兰教的神学者阿巴丁(ibn-Abdin)的描述,下面五种情形仍然会用到席瓦克天然牙刷:①当牙齿变黄时;②当口腔的味觉改变时;③在任何时间的起床后;④祈祷前;⑤沐浴前。

图1-2-4 此图为1910年的照片,一位阿尔及利亚的牙医师,以一种叫做"锁拔"器械为病人拔牙(摘自马文·林格. 牙齿的故事. 陈铭助,译. 台北: 边城出版社,2005)

三、欧洲牙科

随着东罗马帝国的殒落,西方世界逐渐陷入无知、迷信与思维被动的泥沼中。昔日繁荣一时的拜占庭世界,贸易活动也几乎停摆,回归田地务农似乎成了维持生计的唯一途径。敌军的不断骚扰,让人民惊慌失措逃入教会中寻求庇护,教会成为阻隔野蛮人侵犯的唯一避难所。

到了公元6世纪前后,学习风气逐渐转移到了基督教牧师身上。由于思想和学习都受控于基督教,因此产生了"教会医学"(monastic medicine),医学不再根植于理性的原理上,教会也开始迫害那些想建立理性观念的人,医学的进展几乎停摆。

这一期间最著名的人物首推西班牙的伊希多尔主教,他着手编辑了一本巨大的词源百科全书《词源学》(Etymologies),并在第四册中讨论了一些医学名词,他在描述齿列时,曾使用praecisores一词来称呼门牙,因为此乃圣奥格斯丁(Saint Augustine)所定义的名词。他重蹈亚里士多德男人32颗牙齿、女人30颗牙齿的错误观念。此外,他认为牙齿的形成是发源自牙龈。

在英格兰，比德（The Venerable Bede，公元673—735年）写了一部关于基督教会历史的书，囊括了盛行于当时的医学治疗的诸多讨论。他提到牙痛的治疗，大部分采用许多药物的混合剂。他也提到了自舌下静脉放血，是治疗牙痛的一种手段。

然而，此时的病患也对巡回外科医生及江湖密医所提供的惊奇治疗、圣物的治疗力量、神圣祈求的祷告及驱除最初致病的邪魔等依赖日深。传染病大肆流行之际，大批民众在半夜里仓皇涌向教会，祈求天主保佑。

当时牙科医疗最重要的文献出自德国的圣希尔德加德（Saint Hildegard，1099—1179年）以德语命名的《身体》（Physica）一书，记载着植物、食物及矿物的各种疗效。她对牙齿的知识全来自亚里士多德学派，因为她提到，之所以会牙痛，是因为供应牙齿的动脉中流着会引发蛀牙的血液。同时她也提到牙虫，主张以燃烧的龙舌兰和没药的烟来熏除牙虫。圣希尔德加德列举了许多牙痛的疗法，包括使用龙葵和苦艾等植物制成的混合剂漱口。使用许多方式制备的糊药可用于颌部，她也建议可以用燃烧的盐和骨粉来治疗松动的牙齿。

圣希尔德加德相信简单的预防措施，坚持说牙虫的滋长是因为没有使用清洁的水漱口所致。因此，她建议每天早上起床后漱口一次，而后在一天之中漱口数次，以确保牙齿健康。她在口腔外科方面，唯一提到的就是以柳叶刀割开牙龈的脓肿，以利脓肿排出而已。

因为尚未摆脱中世纪早期的无知与迷信，西方医生依然采用多种民俗疗法，而且非常倚重植物的疗效。药草植物可以利用多种方法制备，并透过人体的多处投予获得药效。由于曼陀罗草的根酷似人身，据传可带来好运，因此被赋予极高的治疗价值，曾被古巴比伦人及埃及人都当做麻醉剂使用。公元1世纪时，罗马医生塞尔苏斯（Celsus）将这种药草煮沸后，取其汤汁来治疗牙痛。到了中世纪末期的药典，曼陀罗草的重要性更是不可同日而语。因为酷似人形也衍生出许多附会传说，到了中世纪末，对曼陀罗草的狂热席卷全欧洲，也使得该草大量被采集。

1347—1351年，欧洲暴发了一场流行迅速、破坏性极大的传染病，即流行性淋巴腺鼠疫，俗称"黑死病"。黑死病对中世纪欧洲社会的政治、经济、文化和人们的心理都造成了重大创伤，这个时期被西方学者称为"中世纪最黑暗的年代"。从医学角度，黑死病造成人口大量死亡，表明当时欧洲医学水平的落后和医疗卫生事业的不发达，但人们为消灭瘟疫所做的努力为医学的发展作出了重大贡献。瘟疫的巨大杀伤力激起社会各层的高度重视和关注。神圣罗马帝国皇帝查理四世深感非常有必要"了解这场肆虐并蹂躏欧洲各国的瘟疫的原因"，因而倍加关心大学教育的发展。他于1348年建立了布拉格大学，并在以后5年内授予奥兰治、波鲁吉亚、锡也纳、帕多瓦和路卡大学以帝国特许权。也是在这5年中，剑桥大学建立了3个新的学院，即三一学院、圣体学院和克莱尔学院，其中1352年建立的三一学院主要为研究医学和宗教服务。

新兴大学对瘟疫和各种疫病的研究，使欧洲医学尤其是解剖学和外科学有了长足进展。医学界为防治瘟疫采取了各种措施，1348年巴黎医师学会向人们建议：以香料和甘菊植物类熏蒸居室、公共庭院和人口杂居之处，以达消毒之目的；不要进食橄榄油、家禽及含有大量脂肪的肉类，尽可能进食干肉和新鲜水果；忌沐浴。1349年蒙彼利埃医师会也提出类似主张。这些措施在遏止瘟疫扩散上收到一定功效，为后来的瘟疫防治积累了宝贵的经验。

黑死病在客观上促进了医学的进步。一个名叫希利亚克的医生在教皇支持下开始解剖死者的尸体,而在此之前解剖尸体被教会视为大逆不道。希利亚克正确判断出鼠疫的两种类型,即肺鼠疫和淋巴腺鼠疫,前者通过空气传播,后者通过血液传播,前者的感染性更强。解剖学由此开始发展,西方医学逐渐认识了人体生理,进而促进了外科学的发展。

四、外科学的萌芽

教会医学的初期,医疗大多由僧侣执行。1163年颁布的"图尔敕令",明令禁止僧侣执行任何外科手术,使得施行手术的任务落到了原先协助僧侣处理外科手术的理发匠手中。理发匠原是修道院内的仆役,在1092年禁止蓄髭后,刮髭、理发就成为理发匠的主要工作,也因此被称为"理发杂役"。此后,理发匠的营业范围扩大了不少,许多外科事务都有赖其施行,例如取出白内障晶状体、切除膀胱结石、切开脓肿、放血及拔牙等。

法国理发匠工会于1210年在巴黎成立,其中部分成员要求有更多的专业知识,最后终于引发了外科医生(长袍外科医生)与世俗理发匠(短袍外科医生)之间的严重分裂。14世纪时,许多法令严禁世俗理发匠在没有通过长袍外科医生的考试下执行外科手术。有些简单的外科医疗则两者都可执行,例如放血及拔牙。然而慢慢发展下来,像放血、以吸血器吸血、灌肠、以水蛭吸血及拔牙等却全成了理发匠的独占范畴。

早期在外科的领域中,获致卓越成就的外科医生都会将他的行医心得及专业论述形诸于文字记载下来,成为后继者奉行之圭臬,其中以12世纪末萨勒诺的罗杰(Roger of Salerno)及13世纪初帕马的罗兰(Roland of Parma)最为有名。他们的著作被广为传抄,也为早期牙医治疗的做法提供了有趣的图像。自希波克拉底开始,医生以专业自许,认为除非万不得已,否则最好不要采用风险高的拔牙,并建议可以采用烟熏法及烧灼法来处置。在他们的著作中,我们得知他们处理下颌骨骨折及脱臼、自舌下静脉放血以及牙痛等的治疗方法等,包括在蛀牙内放入渡鸦粪便之类的方法。

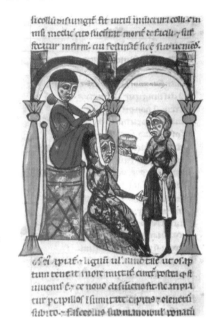

图1-2-5　一位女医生在病人下颌绑紧绷带,固定骨折或脱臼复位(摘自马文·林格. 牙齿的故事. 陈铭助,译. 台北: 边城出版社,2005)

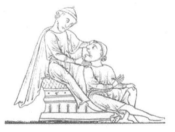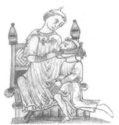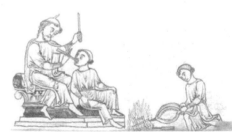

图1-2-6　这三幅图是公元13世纪Roger of Salerno的著作《实用外科学》法文版插图。分别为检查病人、绷带包扎疼痛的嘴、热铁烧灼疼痛的牙齿

第三节   文艺复兴时代

文艺复兴起于14世纪的意大利,到16世纪时已扩大至欧洲各国,其影响遍及文学、哲学、艺术、政治、科学、宗教、医学等知识探索的各个方面,这场文化运动对近代早期欧洲的产生了深刻的影响。在这一时期,医学也得到长足的发展。解剖学从外科学中分离出来,成为医学领域中独立的分支;由于解剖学的进步,外科学得到迅速的发展,出版了许多牙科文献;在艺术璀璨的文艺复兴时代,牙科的发展在众多艺术品中都有所涉及。

一、维萨里与解剖学

安德烈·维萨里(Andreas Vesalius,1514—1564年),是著名的医生和解剖学家,近代人体解剖学的创始人,维萨里与哥白尼齐名,是科学革命的两大代表人物之一。

维萨里的解剖学名著《关于人体构造》(*De humani corporis fabrica*)共 7 卷663页,含278幅精美的木刻插图,全由意大利著名画家提香(Titian)的学生负责,并在维萨里亲自监督下绘制完成,是有史以来最伟大的医学著作之一。维萨里在该书中指出盖伦解剖学中有200多处错误,阐述了心脏的结构,否定了盖伦心室中隔有孔的说法,描述了心脏瓣膜的正确结构,为血液循环的发现奠定了基础。

此书于1543年在巴塞尔出版。正如加里森(Fielding H. Garrison)在1929年出版的《医学史简介》(*An Introduction to the History of Medicine*)中所说,这本书推翻了盖伦对骨学及肌学的理论,完全以他在解剖时的亲眼所见为依据,影响当代极为深远,堪称是划时代的挑战与贡献,从而推翻了盖伦的传统理论。

《关于人体构造》一书中甚少提到牙科,但他也推翻了盖伦所坚持的牙齿非骨头之说。不过,他也认同盖伦认为牙齿一生都会生长的说法,认为对咬因丧牙而变长的牙齿,当成是牙齿的生长。

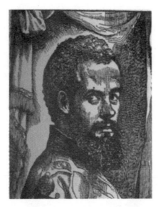
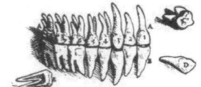

图1-3-1   维萨里的重要著作《关于人体构造》,让医学的研究和教育有了革命性的进展,关于牙体解剖的相关论述

二、达·芬奇与人体解剖

达·芬奇（1452—1519年），意大利文艺复兴三杰之一，也是整个欧洲文艺复兴时期最完美的代表。他是一位思想深邃，学识渊博、多才多艺的画家、寓言家、雕塑家、发明家、哲学家、音乐家、医学家、生物学家、地理学家、建筑工程师和军事工程师。他是一位天才，他一面热心于艺术创作和理论研究，研究如何用线条与立体造型去表现形体的各种问题；另一方面他也同时研究自然科学，为了真实感人的艺术形象，他广泛地研究与绘画有关的光学、数学、地质学、生物学等多种学科。他的艺术实践和科学探索精神对后代产生了重大而深远的影响。

达·芬奇在生理解剖学上也取得了巨大的成就，被认为是近代生理解剖学的始祖。他凭借烛光，在罗马圣灵停尸间内，先后解剖了30具以上的尸体，前后绘制了一千多幅解剖图。他掌握了人体解剖知识，从解剖学入手，研究了人体各部分的构造。他最先采用蜡来表现人脑的内部结构，也是设想用玻璃和陶瓷制作心脏和眼睛的第一人。

达·芬奇发现了血液的功能，认为血液对人体起着新陈代谢的作用，并认为血液是不断循环的。他说血液不断地改造全身，把养料带到身体各个部分，再把体内的废物带走。达·芬奇研究过心脏，他发现心脏有四个腔，并画出了心脏瓣膜。他认为老年人死因之一是动脉硬化，而产生动脉硬化的原因是缺乏运动。后来，英国科学家哈维证实和发展了达·芬奇这些生理解剖学的成果。

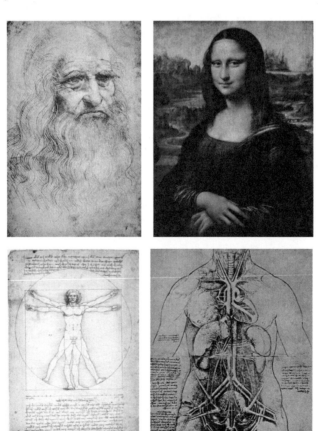

图1-3-2　达·芬奇及生理解剖图

三、外科技术的发展

外科医生工会（Guild of Barber-Surgeons）于1368年在英国成立；1462年，伦敦理发匠特许行会（Mystery of the Barbers of London）随即并入。虽然两个团体的大多数成员都是技巧纯熟的医疗执行人员，但因为缺乏专业性的强制标准，难免会发生良莠不齐的情形。例如，在都铎王朝时期，伟大的外科医生克劳斯（William Clowes）就曾对当时那些技艺不精的同业展开猛烈抨击，形容他们"和逃亡者或是流浪者无异……举止无耻，性格无知邪恶，在判断与理解上粗野残酷……简直是个糟糕至极的大杂烩，无疑的，情况并没有比一世纪以前好。在1535年以后，因为亨利八世关闭修道院，许多修士被迫离开而自力谋生，这些人都具有医学与外科的基本知识，因此也提升了外科医生的身份与地位。

15世纪初期，外科医生与理发匠的战争达到了最高峰，言论激烈，情绪高亢。最后由亨利八世出面说服双方，并成立了理发匠—外科医生皇家学会，终结了争论。亨利八世批准的皇家法令盛典，规定中载明了双方可以执业的界限：外科医生不插手剪发或刮胡子，而理发匠则禁止执行外科手术。至于双方都可执行的部分，包括拔牙、吸器放血、水蛭放血及一般放血等。

欧洲的外科技术兴起于15到16世纪之间，一方面是因为解剖学的长足进步，另一方面则是由于长年累月的战争，造成外科医生需求量大增。此外，14世纪发明的火药，也让战事更形惨烈，不论是伤患人数或受伤程度都有递增趋势。许多医疗执业者晋身至医学专业的最前线，地位等同于医界中位阶最高的医生。

（张金军　谭　静　何　苗　高　路）

第二章

牙科学的建立

随着基础科学的发展,牙医学从中世纪的启蒙期开始慢慢走向专业化、科学化。到了18世纪,皮尔·福查德出版了世界牙科第一本专著《牙科-外科学》,标志着牙科从外科中独立出来,成为专业的学术性科学。1839年世界上第一本牙科学杂志《美国牙科科学期刊》正式出版,牙科界开始有专业的期刊,1840年成立了全世界第一个牙医师的全国性组织——美国牙科外科医生协会,1840年全世界第一所牙医学院——巴尔的摩牙医学院建立,标志牙医学教育从医学院独立出来。

第一节 医学学科的发展与牙科学的萌起

16、17世纪在基础科学方面有了很大的发现,奠定了现代医学的基础,但牙科学的发展仍然处于迷信和无知之中。显微镜的发现让人类发现定植在牙面上的细菌"比整个国家的人还要多",但龋病的病因防治研究并没有因此取得重大突破。外科医生的技术和地位在该时期逐渐上升,一些牙外科的治疗取得发展,赝复学也有一些进步,但是牙医的工作主要还是由缺乏训练的理发匠进行,牙科必须等到下一个世纪,方能成为真正的科学。

16、17世纪,生理学、解剖学、比较解剖学、组织学等有了重大发现。

英国医生及解剖家哈维(Willian Harvey,1578—1657年)发现了血液循环,建立了生理学。荷兰科学家斯瓦姆默丹(Jan Swammerdam,1637—1680年)首次观测到血液中红细胞并发现神经-肌肉功能,促进了生理学的发展。

解剖学方面,维萨流斯(Andreas Vesalius,1514—1564年)被认为是现代人体解剖学的建立者,他出版了非常有影响的《人体构造》(*De humani corporis fabrica*,英文名*On the Structure of the Human Body*);铜板印刷的引进,将解剖学的构造图呈现得更为细致。随后,荷兰医生比德鲁(Govert Bidloo,1649—1713年)在阿姆斯特丹出版的《解剖学》(*Anatomia*)在解剖学领域中一枝独秀。

解剖学的进步也导致了比较解剖学与组织学两门科学的萌生。16、17世纪显微镜的发明,则为科学研究开启了新视野。

一、显微镜的发明

16世纪末荷兰的Zacharias Janssen(1580—1638年)发明了复式显微镜。1595年,

Janssen 的显微镜包含了三个可抽出的筒,而透镜被塞进了筒的末端,目镜是两面凸的凸透镜(bi-convex)而物镜是一个平凸的凸透镜(plano-convex),这在当时是非常先进的设计。使用这个手持的显微镜观察样本时,把筒往里或者往外拉。Janssen 的显微镜可以放大3~10倍。这台显微镜被称为显微镜家族中的"始祖"。

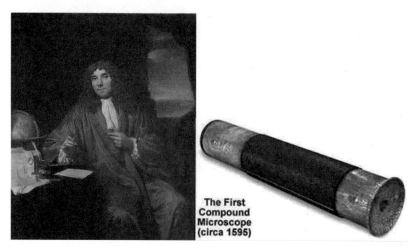

图2-1-1　列文虎克和他发明的显微镜

荷兰代尔福特(Delft)的列文虎克(Anton van Leeuwenhoek,1632—1723年)对显微镜进行了改进。列文虎克本身并不是接受正规大学训练的科学家,只是一名布商,但以自己的能力赢得了英国皇家协会(Fellow of the Rayal Society of England)成员的荣耀。终其一生,他在协会中发表了375篇论文,也在法国的"科学学会"(Académie des Sciences)发表过27篇文章。

列文虎克制作的显微镜能够将物体放大100~300倍,这些工具与我们今天公认的显微镜有所不同,是由单个小透镜构成,透镜经过精雕细磨,具有很高的放大倍数。但是这种显微镜调焦十分困难,因此每个新标本要一台新的显微镜,并将显微镜与对应的标本固定在一起,而不是像现在可以用同一台显微镜观察不同样品。当国外研究者到列文虎克实验室参观显微镜时,参观者们被要求把手放在后面,以免碰到调焦装置。

在1676年给英国皇家学会的一封信中,列文虎克描绘了他第一次观察到水中的细菌和原生动物,并已向科学界揭示了微生物的存在。但他对其显微镜制作技术秘而不宣,至今我们仍无法确切知道他所采用的照明方法。似乎是采用间接光照,即利用在标本边缘反射而非直接透过标本的光。列文虎克也不愿意失去他制作的419台显微镜中的任何一台,直到临死前他才让女儿将其中的100台送给皇家学会。1723年列文虎克去世后,无人继续完善显微镜的设计和制作,微生物学的发展也因此停滞。

列文虎克在牙科的重要发现有牙本质小管及附着在牙齿上充满微生物的"白斑"(materia alba)。早在1683年,他描绘了从自己口中取出的细菌。列文虎克在一段文章中写道:"有几位文雅的女士来我家,她们急切地想看看醋中的线虫,其中一些人看到了这些后发誓再也不食用醋了。如果有人告诉她们,人口腔牙垢上的生物比整个国家的人还要多,不知她们又会怎样?"英国皇家协会主席曾经交给他几只据说是从龋齿处获得的牙虫,透过显微镜观察。列文虎克有效地驳斥了这些是牙虫的说法,他说这些牙虫就与腐坏奶酪上的"蛆"没有什么不同。他假设说：当牙齿吃了奶酪之后，那些"蛆"就进入了龋齿内。他认为，因为当他的妻子吃光了"蛆"寄生的奶酪后，他从她已受损的牙齿中，取出了那些"蛆"。

列文虎克被认为是第一个观察并描述了微生物的存在，而在同时期的英国人罗伯特·虎克（Robert Hooke，1637—1680年）被认为第一个观察并描述了细胞的存在，他自己设计与制造的显微镜（放大倍数为40~140倍）观察了软木（栎树皮）的薄片，第一次描述了植物细胞的构造，并首次用cells（小室）这个词来称呼他所看到的类似蜂巢的极小的封闭状小室（实际上只是观察到纤维质的细胞壁）。

显微镜的发明为科学的研究开启了新视野，科学的认知又前进了一大步。

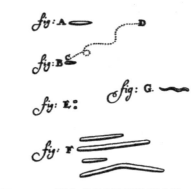

图2-1-2　列文虎克观察到的微生物

■ 二、医学的实践

在中世纪的欧洲，神学统治着一切，而医学领域里，也把古罗马名医盖伦（Claudius Galenus of Pergamum，129—200年）的著作奉为圭臬。盖伦是古罗马时期最著名最有影响的医学大师，被认为是仅次于希波克拉底（Hippokrates of Kos，约前460—前377年）的第二个医学权威。盖伦是最著名的医生和解剖学家，一生专心致力于医疗实践解剖研究、写作和各类学术活动。他曾说过，外科是一项从属于内科的艺术。但是这种"从属"的关系为中世纪外科的没落奠定了基调。内科医生禁止从事任何用手来做的治疗。因为在某些情况下，触摸人的身体是被看作不神圣的事情。所以很有可能，在人患病的时候，有身份、有地位的人是不屑于去触碰病人的身体的。在这些观点的带动下，内科医生越来越看不起从事外科治疗的人。与此同时，人体解剖被禁止，解剖学知识以盖伦著作中的论述为准——但是限于古罗马的科学技术水平，盖伦的很多观点都不正确。外科学的发展失去了解剖学的支持，停滞不前，地位进一步下降。最终，外科医生也不再从事手术，而把这个工作交给肯动手、但地位卑微的理发匠手中。这些人没有太多医学知识，只能进行诸如放血、拔牙等并不复杂的外科治疗。

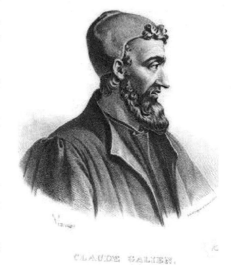

图2-1-3　盖伦画像

中世纪外科与内科的分离、对外科工作的蔑视，使得整个医学的发展都相当缓慢。此时，自古希腊、古罗马时代就从属于外科的牙科也同样衰落了，所有的工作都留给了那些被称作"拔牙者"的理发匠及江湖游医。

16、17世纪，生理学、解剖学、比较解剖学、组织学等学科有着重大发展，内科学的发展稍缓。欧洲大陆及英国的医学校教育，仍然以古典时期及阿拉伯作家的论述为基础，解剖学也不当教学。验尿法仍然大行其道,占星术如日中天,炼金术则以其不屈的魔法泛滥于医界,辟邪物也被赋予治病疗效。1696年,德国御医保罗(Christian Franz Paul)出版了《治疗排泄药物》(*Heilsame Dreck Apotheke*),理性的药物医学坠落到了谷底。他列举了无数令人作呕的材料,许多用于治疗牙疾,包括将蜂蜜与狗粪调匀可治牙齿疼痛、用老鼠粪或渡鸦粪让龋齿自行脱落等。

外科医生却在这些学科发展的背景下积极上升,他们在军中接受了大量的训练,许多理发匠-外科医生力求上进。

帕雷(Ambroise Paré,1510—1590年),法国外科医生。他是一名伟大的皇家外科医生,先后为四名国王Henry Ⅱ、Francis Ⅱ、Charles Ⅸ and Henry Ⅲ服务,被认为是外科学和现代法医病理学之父。他擅长战场医疗,特别是创伤处理;也是一名解剖学家,并发明过数件外科器械。

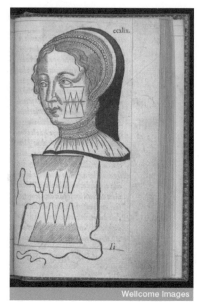

图2-1-4　帕雷与他的手绘面部手术图

1655年,外科医生与理发匠组成了"理发匠-外科医生"联盟。理发匠加入联盟后从拥有较高身份及地位的外科医生那里获得了不少临床经验。许多理发匠标榜自己精于拔牙,因此被赋予许多名字,例如德语的Zabnbrecher,意思是"牙齿破裂者",意大利语的cavadenti及法语的arracheur des dents,意思是"牙齿绑架者";而在英国,牙医师则将自己称为"牙齿手术者"(operator for the teeth)。

相关牙科的书籍也陆续出现。马尔菲(Tiberio Malfi)于1626年出版的《理发匠》(*Il barbiere*),该书内容包括放血、伤口包扎、拔牙及其他简单的外科手术。

在德国,法柏利(Wilhelm Fabry,也称William Fabry,Guilelmus Fabricius Hildanus,或Fabricius von Hilden。1560—1634年)是在此时期居领导地位的外科医生,他经常被称作"德国外科之父",是第一个受教育和科学的德国外科医生。他是医疗学校中最著名的学者之一,写了20余部医学著作。他虽然坚信古人的观点,但也是一位具有创新能力且用于实行的手术者,并发明了许多新颖器械。他将临床病例整理编成《观察与咨询》(*observationes et curations*)于1641年出版,书中记载,他使用烧灼及腐蚀剂移除颌部的肿瘤后,再使用一种木质的口腔支柱物置于牙齿上,作为分离并固定颌部之用;在另一个病例中,法柏利以线扎住肿瘤后,再用刀切除。他记录了一个常年为头痛所苦的妇女,经他拔除4颗上颌的蛀牙后,终于获得根治。

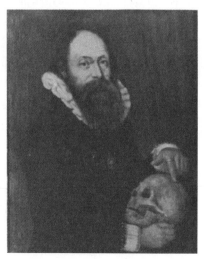

图2-1-5　法柏利(Wilhelm Fabry 1560—1634年)

随后,史卡尔提特斯(Johannes Scultetus,1595—1645年)出版了《外科器械》(*Armamentarium chirurgicum*),

随后以多种译本出版,包括1674年发行的英文版《外科医生的宝藏》(*The Chyrurgeon's Store-House*)。史卡尔提特斯是盖伦的忠诚信徒,遵循着罗马医生为病人手术的准则。他在治疗一名上颌患有囊肿的夫人时,先处以放血治疗、清洁、排汗后再涂以多种引流药膏,去除多余的"湿性体液",一切完成后,让病人卧床,将双手绑好后再切除囊肿。结果病人"流出了浓稠像蜂蜜的黄色物质,肿瘤随即消退"。史卡尔提特斯遵循着强有力的囊肿窝洞治疗方式,为期2个月,竟然获得成功。

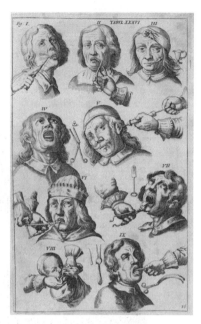

图2-1-6　《外科器械》插图

在英国,查理二世的外科御医魏士曼(Richard Wiseman,1622—1676年)在1672年的著作《几篇外科论文》(*Several Chirurgical Treatises*)提到了处理枪伤截肢、利用尿道造口缓解尿道狭窄以及封淋巴结结核的详细描述,同时他也为患者治疗牙疾。在1676年版的书中,详细记载了一位50岁体格强壮的男子,因为上颌大牙被石头击裂而剧痛继而牙齿肿大、牙齿松动。不久,牙齿因为脓肿被挤出脱落。魏士曼决定以烧灼治疗那堆"细菌",那颗牙齿居然保住了"七年之久"。在另一个肿瘤的病例中,魏士曼让"病人在亮光下,拔除原本已经松动,且被包埋在'细菌'中的牙齿"。

1685年,英国的查尔斯·艾伦(Charles Allen)撰写了《牙齿的手术者》(*The operator for the teeth*)。他极有可能是一位理发匠–外科医生,在书中提及牙齿的保存及填补牙齿,但遗憾的是填充材料的成分至今成谜。他提及拔牙,并展示了几种器械,包括他所谓的"鹈鹕"(pelican),虽然他留给我们的很少,但却是新颖的。

在意大利,德阿马托(Cinto d'Amato)于1632年出版的《勤勉发匠之所有新颖有用的医疗执行》(*New and Useful Practices of All Kinds for Diligent Barbers*)的一段描述中所提及的观念与现代牙齿保健的观念有着相通之处:"经常发生的是来自于胃部的蒸汽,会在牙齿形成沉积物。睡醒时,用粗布擦拭,就可察知。每人应于清晨清净牙齿。倘若对此不自知或以为不重要,那么牙齿就会变色并覆盖上一层牙垢,而导致蛀牙或掉牙。因此,勤勉的理发匠有必要以特殊的器械,来清除这些所谓的牙垢。"

有证据显示,在1600年底,赝复牙科的确有些真正的进展。1953年,普罗旺斯(Provence)的维桑罗曼(Vasion-la-Romaine)一位农夫太太发现了一种类似骨头的东西,经过阿维农(Avignon)"自然历史博物馆"馆长证实是一件牙桥。经过专家研究,确认是属于17世纪中期的遗物。这套牙桥是使用一块骨头刻成3颗前门牙的形状,再由银柱心黏着与缺牙两旁牙齿的根管内,固定于口腔中(可以推测手术者是将缺牙区两侧的牙齿自龈缘处切齐)。

1964年,又在距阿维农不远处发现了一个17世纪中叶、患有广泛牙周病的成人头颅骨,口中有许多的缺牙,残存的牙齿也有严重的牙槽骨丧失。在前牙区,有3颗门齿以黄金线相系固定。

但是,该时期牙科的发展较缓慢。大部分的理发匠依然对客人提供多种服务。

他们最常到的地方是小村庄或是繁忙的市集,他们撑开大伞,摆上桌椅或平台,就可以从事牙科的医疗。为了吸引客人上门,有时他们会挥舞着画有牙齿疾病的人被成功治疗的图像旗帜来自我宣传;有时还会雇佣鼓手、乐师、变戏法者或是耍花招的艺术家来吸引人群。成功的专业牙医则拥有店面,由当时的风俗画可以证实,他们的工作不只是拔牙而已。这些早期的理发匠(牙医师)也从事切开脓肿、挫平破裂牙齿、刮牙和洁牙等简单的牙科手术。

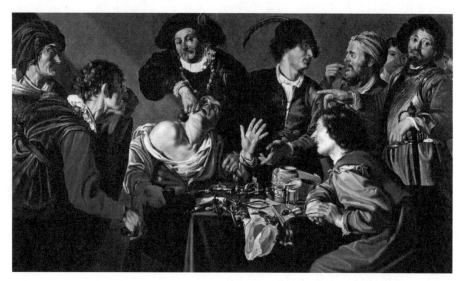

图2-1-7 17世纪牙医正在拔牙(摘自马文·林格. 牙齿的故事. 陈铭助,译. 台北: 边城出版社,2005)

这些为数众多、四处流浪的医疗者绝大多数都是缺乏训练,不学无术的江湖骗子,他们宣称可以去除牙虫,以及从头部去除石头或从口内拔出不寻常的巨牙来治疗头痛,牙科如同其他很多领域一样,都面临着一个疗法毫无根据、自吹自擂的混乱年代。哥本哈根大学雅各布巴恩斯教授(Professor Jacobaens)声称,在刮净蛀洞后,他亲眼看到了一条虫,取出后放入水中,虫还可活力充沛地游动;另一位内科医生沙姆斯(Philip Salmuth)则坚称他能用臭油驱除如蚯蚓般大的牙虫。盖兰尼(Vincenzo Guerini)在1909年的《牙医学的历史》(*History of Dentistry*)中说到:"在疼痛是由热体液所引起时,治疗即自手臂放血。第二次则投予泻剂,如果疼痛仍持续不止,则在肩胛或脊椎处拔罐,水疱会出现在耳后或颈背,并在太阳穴裹上树脂膏药。除此之外,也有许多耳疗法,以及许多针对病处实施手术的方法,最后一刻则是拔除疼痛的牙齿。"这种观念与现代牙科的观念格格不入。

18世纪以前,牙科的从业者是非专业人员,经常是理发匠和铁匠。因为没有培训或极少培训导致很多的失败病例,1685年,日耳曼联邦的布兰登堡-普鲁士(German state of Brandenbureg-Prussia)发布了官方命令,规范柏林"医疗集团"(Collegium Medicum)的业务,要求从事牙科执业之前,必须通过考试。1699年,法国国会通过了规范牙科从业人员的法律,要求从事牙科执业之前必须在圣康梅学院(College de Saint Come)通过理论考试和实践考试。

这样,在欧洲,正规的牙医开始出现。

不幸的是,法国、德国及其他国家的这些医疗规范后来都后继无力,骗子及江湖庸医依然横行泛滥。例如在法国就有一个恶名昭彰的密医,叫大汤玛斯(Le Grand Thomas),他定期往返巴黎 "行商",因为夸张的表演手法往往吸引了人潮参观,许多的画像被保留下来。有位作家生动地描述了他的外表及排场:

华丽的马背上装饰着串在一起的许多牙齿,拥有载运举世无双的汤玛斯的荣耀。一位男仆在前方,唯恐人群的欢乐和惊叫声淹没了此排场的壮观。大汤玛斯的打扮新颖而特别,纯银的帽子顶端有个圆珠,在中央处可以见到法兰西和那瓦尔(Navarre)的徽章,而在左侧则是一个太阳和一行文字: *nec pluribus impar*。他土耳其风的鲜红外套上装饰着牙齿、下巴和教堂的石头。还有,他身上还穿着代表太阳的银制护胸甲,很耀眼夺目,但也只能从侧面观赏。他的军刀有六尺长,他的随从人员包括鼓手、喇叭手和掌旗手,他们在他的面前卖力工作。他的两旁则是患者和(infusion-maker)及烘培汤药(baker)的人。

三、巴斯德消毒法

路易斯·巴斯德(Louis Pasteur,1822—1895年),法国微生物学家、化学家。他研究了微生物的类型、习性、营养、繁殖、作用等,奠定了工业微生物学和医学微生物学的基础,并开创了微生物生理学。循此前进,在战胜狂犬病、鸡霍乱、炭疽病、蚕病等方面都取得了成果。英国医生李斯特据此解决了创口感染问题。从此,整个医学迈进了细菌学时代,得到了空前的发展。美国学者麦克·哈特所著的《影响人类历史进程的100名人排行榜》中,巴斯德名列第11位,可见其在人类历史上巨大的影响力。其发明的巴氏消毒法直至现在仍被应用。

巴氏灭菌法(Pasteurization),亦称低温消毒法、冷杀菌法,是一种利用较低的温度既可杀死病菌又能保持物品中营养物质风味不变的消毒法,现在常常被广义地用于定义需要杀死各种病原菌的热处理方法。

巴氏灭菌法的产生来源于巴斯德解决啤酒变酸的问题。当时,法国酿酒业面临着一个令人头疼的问题,那就是啤酒在酿出后会变酸,根本无法饮用。而且这种变酸现象还时常发生。巴斯德在大学里学的是化学,不到30岁便成了有名的化学家,法国里尔城的酒厂老板便要求他帮助解决葡萄酒和啤酒变酸的问题,希望巴斯德能在酒中加些化学药品来防止酒类变酸。巴斯德与众不同的地方是他善于利用显微镜观察,这使他在化学上有前人没有的重要发现。所以在解决葡萄酒变酸问题时,他首先也是用显微镜观察葡萄酒,看看正常的和变酸的葡萄酒中究竟有什么不同。结果巴斯德发现,正常的葡萄酒中只能看到一种又圆又大的酵母菌,变酸的酒中则还有另外一种又小又长的细菌(后来鉴定为乳酸杆菌),营养丰富的啤酒简直就是乳酸杆菌生长的天堂。他把这种细菌放到没有变酸的葡萄酒中,葡萄酒就变酸了。采取简单的煮沸的方法是可以杀死乳酸杆菌的,但是,这样一来

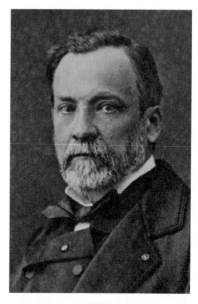

图2-1-8　路易斯·巴斯德(Louis Pasteur,1822—1895年)

啤酒也就被煮坏了。巴斯德尝试使用不同的温度来杀死乳酸杆菌,而又不会破坏啤酒本身。

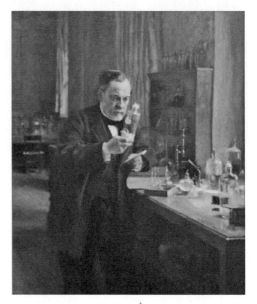

最后,巴斯德的研究结果是:以50~60℃的温度加热啤酒半小时,就可以杀死啤酒里的乳酸杆菌,而不必煮沸。于是巴斯德向酿酒厂的老板们提出建议。酿酒厂的老板们开始并不相信这个建议。巴斯德便在酒厂里做示范。他把几瓶葡萄酒分成两组,一组加热,另一组不加热,放置几个月后,当众开瓶品尝,结果加热过的葡萄酒依旧酒味芳醇,而没有加热的却把人的牙都酸软了。从此以后,人们把这种采用不太高的温度加热杀死微生物的方法叫做巴斯德灭菌法。直到今天,我们每天食用的牛奶还是采用巴斯德灭菌法来保鲜的。

1996年巴斯德逝世100周年时,全世界微生物学和医学工作者举行了许多活动来纪念他,因为他的研究成果直到今天仍然在给人类带来巨大的幸福。

图2-1-9   巴斯德在实验室

■ 四、科赫病原微生物鉴定原则

罗伯特·科赫(Heinrich Hermann Robert Koch,1843—1910年),德国医师兼微生物学家,科赫学派的重要业绩主要有三个方面:①建立了研究微生物的一系列重要方法,尤其在分离微生物纯种方面;科赫及其助手们还创立了许多显微镜技术,包括细菌鞭毛染色在内的许多染色方法、悬滴培养法以及显微摄影技术;②利用平板分离方法寻找并分离到多种传染病的病原菌,例如炭疽病菌、结核分枝杆菌和霍乱弧菌等;③在理论上,科赫于1884年提出了科赫法则(Koch's postulates)。对于结核病的研究使科赫于1905年获得诺贝尔生理学或医学奖,被视为细菌学之父。

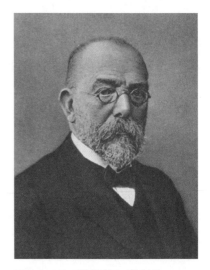

科赫出生在德国小城克劳斯塔尔,父亲为矿业官员,在哥廷根大学习医,随后参与普法战争,又在沃尔什滕小镇担任区域医疗官。在前人发现炭疽病在牛与牛之间可直接传染的现象之后,他仔细地研究这个疾病,将纯化血液样本中的成分在培养基上处理,他发现由于病原体无法长时间在宿主体外存活,因此炭疽病原会形成一种抵抗力强的内孢子。这些存于土壤中的内孢子,就是造成过去无法解释之炭疽大流行的罪魁祸首。1881年,他开始提倡并宣传外科手术工具应该以高热消毒的措施。这一发现在历史上同时也记录了人类首次发现微生物能够致病的事实,这种细菌今日称为"炭疽杆菌"。

图2-1-10   罗伯特·科赫(Heinrich Hermann Robert Koch,1843—1910年)

后来他又发现了结核分枝杆菌,并认为该菌是引起各型结核病的病原。1882年3月24日,在柏林生理协会的会议上,他宣读了自己发现结核分枝杆菌的论文,所有与会者无一批评和异议。这一天成了人类医学史上的一个重要里程碑。此后他又发现了霍乱弧菌,找到了霍乱病交叉感染的途径和治疗控制的方法。他还揭开了鼠蚤传播腺鼠的秘密,很快控制了腺鼠疫的流行。1890年,他发现了结核菌素。在科赫身边,差不多每天都有新的细菌学奇迹出现,被后人尊为细菌学鼻祖,被授予德国皇冠勋章,并因结核病研究获诺贝尔生理学或医学奖。

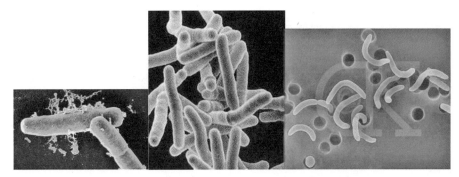

图2-1-11　分别为炭疽杆菌、结核分枝杆菌和霍乱弧菌

科赫还发明了纯培养(pure culture,培养物种只含有一种生物)技术,这项技术也对他分离细菌帮助非常大。他开始尝试将细菌悬液在马铃薯薄片表面进行划线培养,后来在固体明胶表面划线培养。但是明胶在培养温度(或体温)下会融化;某些微生物甚至在室温下也会使其融化。最后,科赫一个同事的美国妻子Angelina Hesse建议科赫在细菌培养基中加入琼脂,这就提供了一个而稳定的培养基表面,微生物可在上面铺得非常薄,部分菌体可与其他菌体拉开距离。接着,每个菌体成倍分裂,形成一个含成千上万个后代的细胞集落。科赫的培养技术沿用至今。

科赫对微生物发展最大的贡献之一是他提出了将特定疾病与特定微生物相联系定理,即科赫法则,科赫法则给科学家们提供了建立疾病微生物理论的方法,其内容如下:①在每个病例中必会找到特定的致病因子;②致病微生物一定能通过纯培养分离得到;③将该培养物接种到健康易感动物体内会引起同样疾病;④被接种的动物体内必定会发现相同的致病微生物。

科赫法则按照他们的一种微生物一种疾病的观点,提出一种疾病是由单独的一种微生物引起的假设,再确定这样的事实。这个观点也是疾病微生物理论发展中的一大进步。科赫法则后来指导龋病研究者寻找致龋菌,提出了高度致龋菌应符合以下标准:①细菌量与龋病的发生密切相关;②能够引起实验动物的感染性龋损;③产酸性和耐酸性;④能合成细胞内多糖和细胞外多糖;⑤细菌对牙面的黏附能力;⑥能够产生特异性抗体;⑦选择性限制该菌可以减少龋病的发生。

根据这一标准,后来的学者鉴定出变异链球菌为主要的致龋菌,且这一结论在很长一段时间内都在龋病病因研究中占领统治地位。

但是,现在微生物学的发展,显示这个理论的局限性。比如龋病的病因,现在新的观点是:牙菌斑的菌群比例发生了变化,产酸菌和耐酸菌如变异链球菌和乳杆菌比例增加,龋病发生。不过,科赫法则在相当长一个时期以及在很多疾病方面对微生物学及医学的发展起了很好的指导作用。

第二节　牙科学成为学术性学科的历史转变

18世纪的牙医学有了剧烈的转变。牙医学最后能成为独立的科学并非于一夜之间形成,而是历经前人好几代人的持续努力及奉献,才得以获得的成果。

一、皮尔·福查德与第一本牙科学专著

现代的牙医学成就要归功一位伟大的法国人,他将西方世界所有与牙医相关的资料系统性地整理,惠及所有的牙医师。皮尔·福查德(Pierre Fauchard,1678—1761年),1678年出生于布列塔尼(Brittany),以军医外科医生受训后,1719年定居巴黎,直至1761年去世。他被称为"现代牙科学之父",他的划时代意义的专著《外科–牙科医》(*Le Chirurgien Dentiste*),奠定了法国在牙科学领域一个多世纪的领先地位,直至19世纪下半叶才被美国取代。

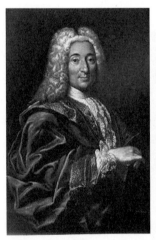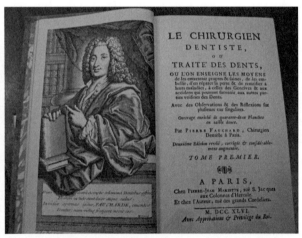

图2-2-1　牙科学的创始人皮尔·福查德画像和他编著的世界第一本牙科学专著《外科–牙科医》

《外科–牙科医》于1723年完成,但迟至5年后的1728年才出版,并于1746年再版。比起初版,第2版的材料更丰富,插图也更加精细,全书共两册,总计863页,是牙医学中最重要的一本专著,至19世纪仍是牙科领域中最具权威性的著作。德国译本于1733年出版,至于英国则直到1946年才由伟大的牙医史学家林德歇(Lilian Lindsay)翻译完成。福查德的伟大著作几乎涵盖了整个牙医学范畴,他提出了许多新观念与做法,甚至在两个半世纪后的今天依然适用。

在福查德年代,从事医疗的医生几乎都习惯于保护自己的知识和技术,但福查德唾弃这种自私自利的行为,虽然会损及他本身的利益,但他仍将他的方法公诸于世。由于深知法国牙医的训练有所缺失,福查德批评1699年成立的"考试委员"缺乏"精湛技艺会与丰富经验

的牙医师"，显示"所谓的牙医专家充其量也只是泛泛之辈而已"。不幸的是，身为牙医师又是考试委员的建言，终不被采纳。

　　他谈到了牙科解剖学、形态学以及牙齿异常。他对口腔病理学观察甚详，并举出了许多病例，以及他采用过的治疗方法。对牙齿成长的问题是他最大的兴趣，而且强调必须维持乳牙，直到乳牙自行脱落为止。他也处理了脱落牙齿后的再植及个体之间牙齿的移植。

　　龋病的病因与防治方面，他拒斥牙虫理论，并宣称说不管是肉眼或显微镜下，他都未曾见过牙虫。他坚信一早起来，舀数汤匙自己的新鲜尿液来漱口可以确保健康。（现代龋病学研究发现，尿液中的尿素可以被口腔细菌代谢产碱从而提高牙菌斑pH而防龋，福查德的主张可以算是这一发现的早期实践。）《外科-牙科医》一书中大多数着眼于实用的牙体复形学，费查详述了他去除龋齿以及铅或锡填补的方法。

　　福查德对于牙周病的简介也是独步当世。他坚信洗牙及清洁牙根表面才是牙周病的预防之道，并强烈主张预防牙医学，建议漱口药水是居家照顾的一环，同时也提供了许多调制配方。

　　他也热衷于赝复牙科学，阐述了如何制作个别牙桥、部分活动假牙和全口假牙。此外，他还提到使用人类牙齿或河马、大象的牙齿用于假牙制作上。他发明了一套无弹簧假牙，以大气压力的原理固定在口腔内，此原理在现代假牙中仍然适用。不过，当时他并没有去了解其中的原理，也没有进一步加深探讨。但是他极力要求对于假牙基底的着色与上釉，以便能更像自然牙龈，这项先驱研究鼓舞了后继者去制作出更栩栩如生且佩戴得更舒适的假牙。

　　福查德对于他所设计发明的器械以及赝复的装置，提供了可行的建言，并附以精美的插图，他对于牙科诊疗室的尊重与礼节也表示了他的看法，他认为病人不应坐在地板上，而是应该坐于稳定坚固且有舒服把手的椅子上，椅背应该有一个软枕，可依病人的高度调整上下，特别是可以针对牙医师的身高来做适当调整。

　　福查德终其一生，名声响亮且深获尊敬。他有效地将牙科自较大范畴的外科中独立出来，他厥功至伟，甚至断然地自拔牙的行业中分离，使牙科成为独立的专业，明定其义务、服务的范畴并拥有自己的名称——福查德自创"外科-牙科医"（surgeon-dentist）一词，时至今日，法国人仍用此名称来称呼他们的牙医师。

■ 二、欧美牙科学

（一）法国

　　福查德的创举是将其经验提供大家分享，使得其他的牙科外科医生得以有所遵循。接着，法国及其他国家的牙医师也开始能够对他们的知识及技术畅所欲言。

　　在巴黎执业的布农（Robert Bunon，1702—1748年），在18世纪40年代撰写了许多小册子，在书中他挑战了当时所广为信仰的"上颌犬牙不应拔除，因为这会伤及眼睛"的说法；他也斥责了妊娠妇女不可接受牙医治疗的见解，主张此时此刻，妊娠妇女更需要接受牙科的照顾。

　　莫顿（Claude Mouton）曾担任法王的牙医师，他在1746年出版了《机械牙科学》（*Essay d'odontotechnie*），这是一本关于机械牙科学（mechanical dentistry）的专门论著，又称之为"牙科技术"（dental technology）。他设计了一种可以黏着在根管内，以黄金柱心链接的黄金管，这是自早期罗马的黄金套冠（shell crown）以来，第一次发表用以保护破裂的大臼齿，以免继续被破坏的赝复装置。为了使前牙牙冠更美观，他建议在假牙唇侧上釉；他的另一项发明是利用两个黄金弹簧,固定活动牙桥,这是第一次使用钩子以固持假牙的设计。

波尔德特(Etienne Bourdet,1722—1789年),被认为是福查德之后法国最好的牙医之一。他推崇福查德的引导与奉献,并在其著作中广泛引述了福查德的论述。他在莫顿之后成为皇家牙医师,1757年出版了《牙科的研究与观察》(*Recherches er observations sur toutes les parties de l'art du dentiste*)。波尔德特改良了银汞合金的制作,主要贡献是在牙周病的研究与治疗,在本质上,如同现代的牙龈切除术。

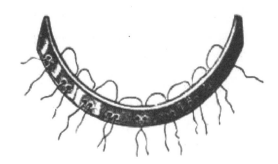

图2-2-2　波尔德特的咬合板

正畸方面,他主张拔除第一小臼以缓和口内齿列的拥挤,与当今的做法相当类似,他还使用象牙制的咬合板(splint),系以丝绳将排列不良的牙齿矫正到正常位置。

修复方面,他的新颖设计是以黄金作基底,中间凿以似牙齿齿槽窝的小洞。由齿槽往上凸出的钉子(pin),可插入自齿颈部以下被切断的自然牙齿内。不同于福查德使用钢制弹簧来固定假牙,波尔德特使用的是不会腐蚀的黄金弹簧。

齿槽外科方面,直到18世纪中叶,鹈鹕一直都是拔牙的主要工具。波尔德特率先提出一种新的拔牙口腔械"锁拔"(key),后来还风行一时。他的这项发明,大体上要归功于一位叫加兰吉奥特(Garangeot)的牙医师。波尔德特还设计了一种可以交互变换末端的"锁拔",用以拔除难拔的牙齿。

(二)德国

福查德著作的德文版问世使得德国牙科文献复活。1742年以前,德国发表的150篇论文著作,皆非出自牙医师之手,执笔者不是内科医生,就是外科医生或理发匠。

普法夫(Philp Pfaff,1716—1780年)是腓特烈大帝(Frederick the Great of Prussia)的牙医师,于1756年在柏林出版《人类牙齿及其疾病的论述》(*Abbandlung von den Zahnen des*

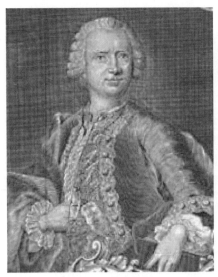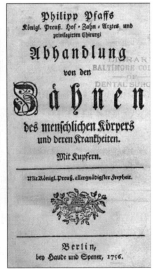

图2-2-3　普法夫与《人类牙齿及其疾病的论述》

menschlichen Körpers und deren Krankheiten），书中大部分以福查德的著作为基础，少部分为创新的论述，包括以软蜡印模、以石膏制模以及以金薄片做的套子覆盖暴露的活牙髓，不以烧灼杀死牙髓等。

其他数位德国牙医师也在牙科文献上有重要贡献，其中包括著名的巴金（Johann Bücking，1749—1838年）在1782年出版的《执业外科医生之拔牙完全手册》（*Complete Handbook on Tooth Extraction for Practicing Surgeons*），以及布伦纳（Adam Brunner）在1765年出版的《牙医师之必须知识简介》（*Introduction to the Knowledge Necessary for a Dentist*）两本著作。从布伦纳的著作中可以得知，当时假牙的制作通常委托车工及工匠负责，而牙体复形学才是牙医师的重要领域。

（三）英国

18世纪英国牙医学的发展不及欧洲大陆。1540年成立的"理发匠-外科医生协会"于1745年解散，外科医生另一组织"外科医师工会"（Surgeon's Company）也于1796年解散，并于1800年改组为"英格兰皇家外科医师学院"（Royal College of Surgeons of England）。部分想改善地位的理发匠选择了与外科医生联合，但这些理发匠仍然被称为"拔牙者"（tooth-drawer）。

从1687年艾伦的《牙齿的手术者》问世后到1742年间，在英国并没有任何有关牙医学的书籍出版。后来才由在伦敦执业的外科医生赫拉克（Joseph Hurlock），率先出版了《关于齿列之实用论述》（*A Practical Treatise upon Dentition*）一书，他在书中提到用柳叶刀切开小孩子的牙龈，让牙齿能顺利萌发。此疗法虽然缺乏令人信服的论证，但当时的确颇受欢迎。

1768年英王乔治三世的牙医师博德摩尔（Thomas Berdmore，1740—1785年）出版了《关于牙齿牙龈疾病与异常之论述》（*Treatise on the Disorders and Deformities of the Teeth and the Gums*），夸耀说他的论著都是根据自身观察而得，他还说"可供引述参考的也就只有几位以撰述闻名的法国医师而已"。博德摩尔虽然自视甚高，但对牙科医学却了无新意，事实上，他的经验可说相当狭隘。他治疗牙痛的方法主要是施以药剂，有时会用上烧灼剂，有时则是拔牙，或用铅或黄金填补蛀牙，然后再植回齿槽窝内，并自认为这是英雄式的创举。他还提到使用丝绳来矫正不良的齿列，但是在反复治疗方面却语焉不详。

在英国的医学历史中，约翰·亨特（John Hunter，1728—1793年）大名鼎鼎，无人能出其右。他是18世纪最伟大的外科医生，早年即研究牙医学，且以牙齿作为第一本主要著作的主题。

约翰·亨特诞生于苏格兰的格拉斯哥（Glasgow），在10个孩子中排行老幺。13岁丧父，因为母亲经济拮据，他只接受了初步的教育。大他10岁的哥哥威廉（William Hunter）却能够前往伦敦，并成为出色的解剖学家及产科医生，并成功地建立了一所可供外科医生研究的解剖学校，而获名声。约翰·亨特20岁那年到了伦敦工作，与哥哥一起研究。他在伦敦找到工作，负责包扎伤口及观察外科手术，后来终于成为著名的外科医生波特（Percivall Pott）的学生。1768年，他获准加入外科医师工会，在其专业生涯的早期与多位成功的牙医师成为挚友，特别是史宾斯（James Spence）和他的两个儿子以及凡·布契尔（Martin van Butchell）。凡·布契尔是当时伦敦最时髦又华丽古怪的牙医师，他也是另一位勤勉上进的牙医师雷伊（William Rae）的好友。在亨特的邀请下，1785年发表了一系列有关牙齿的演讲。

亨特仔细观察这些医师和他们的病人，并仔细研究"盗尸贼"（偷偷自坟墓抢得尸体的人）供应给他的尸体，特别是口腔及颌部。1778年，他出版了第一本伟大的著作《人类牙齿的自然：构造、使用、形成、成长与疾病之说明》（*The Natural History of the Human Teeth: Explaining Their Structure, Use Formation, Growth and Diseases*）。此书的问世即获得了热烈的反响，数年之内即有德文、荷兰文、意大利文及拉丁文等诸多译本出版。其中由帕尔姆利（Eleazar Parmly）注解的美国版本，则于1839年起，系列刊登在《美国牙科科学期刊》（*American Journal of Dental Science*）上。

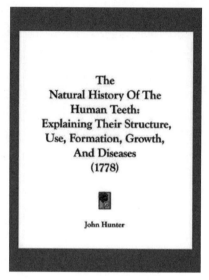

图2-2-4　《人类牙齿的自然：构造、使用、形成、成长与疾病之说明》

亨特著作的杰出之处在于精确无比的插图，而且他对解剖学的大部分论点迄今不变。他对于颌部的成长与发展，以及颌部与咬合肌网群之间的关系，更是描述得完美无缺。在科学命名上，他也有一些宝贵的贡献，其中他创造了门牙（incisors）、犬牙（cuspids）、小臼齿（bicuspids）等名词。此外，他也明确地表示他反对拔除乳牙，以利恒牙的萌出；他坚信牙齿终生不会再长大，并说已长出的牙齿，在丧失对咬牙的情形下，会再长长一些。不过他也犯了一个错误，那就是当颌部空间不足时，可以牺牲第一大臼齿来改善。

1778年亨特出版了他的第二本著作《牙齿疾病之实用论著》（*A Practical Treatise on the Diseases of the Teeth*），不过重要性远不及《人类牙齿的自然史》。书中提及的许多步骤都只是肤浅的治疗，有些甚至是不恰当的。他提到拔除化脓的大臼齿，将之煮沸后，立即放回齿槽窝内，因为他认为该牙已经"死亡"，不会再有疾病了。不过，亨特的著作中，有些论点倒是合理的。虽然他错以为蛀牙会由牙齿内部向外扩展，却能将患病的牙齿以及由"腐败所引起的蛀牙"，在不同时期的发炎状态描绘出相当精确的图谱。此外，他虽然将牙周病归因于坏血病，而未能分辨出其为局部疾病，但他提出的牙周病疗法，倒是值得称许。

（四）美国

这块殖民地在17世纪及18世纪初期间，大部分殖民地的居民从未享受过专业的医疗及牙科医疗的照顾。

医疗专业人士相当缺乏，那些少数具有读写能力且拥有些许先进教育的神职人员，就成为照料病患的主力军。

马瑟（Cotton Mather，1633—1728年）是波士顿公理教会的牧师，也是才华洋溢的饱学之士，他在1724年出版了美国第一本医学小册子《贝塞斯远的天使》（*The Angel of Bethesda*）。除了一般疾病以外，马瑟还撰写了有关口腔疾病。他列举了许多治疗牙痛的民俗疗法。

英国伟大的神职人员，也是方法学派（Methodism）理论的创始者卫斯理（John Wesley，1703—1791年）撰写了一本医学小册子《原始医学或治疗多数疾病的简

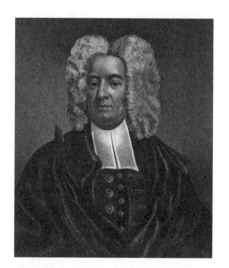

图2-2-5　马瑟（Cotton Mather，1633—1728年）

单方法》(*Primitive Physic; Or an Easy Method of Curing Most Diseases*)。著作中也包括了牙齿的相关论述: 解剖学及疾病、基本口腔卫生以及预防牙痛的简单法则等(他不认同牙虫理论)。他建议口含温水以隔绝引起牙痛的冷空气,并以盐水一天漱口三次,如此 "可以杀死使牙龈耗损的微动物(animalculae)"。为了 "缓解口腔麻痹",他建议 "彻底清洗",然后用咀嚼芥末子或以鼠尾草(wood sage)汁漱口。

当时大部分的美国人都依赖着简单的居家治疗来缓解或治疗牙疾,秘方代代相传,在广泛流通于殖民地的历书中也出现类似疗法。1736年由费城富兰克林(Benjamin Franklin)出版的一本颇受欢迎的居家医疗手册,头页中即写到:"每个人都是自己的医生,或是可怜殖民者的医生。他们提供简单平常的处方治疗自己或因气候引来的疾病,收费低廉。"除此之外,罗列于册中且广为流行的疗法是使用 "芸香汁" 滴入患有牙疼一侧的耳内,以及使用烟灰摩擦牙齿来治疗牙痛。牙痛一定曾经让这些移民苦不堪言,1747—1751年间奉命在殖民地进行科学调查的瑞典植物学家卡尔姆(Peter Kalm)将当时的观察所得记录在《北美之旅》(*Travels into North America*)一书中,他提到:"治疗牙疼的方法多如一年天数,一老妇人就可告诉你数十种方法,而且坚信疗效绝对可靠,并可快速获得缓解; 效果之快如同藉着面包与水历经一个月斋戒后,就可以消除恼人的大腹便便"。

当所有的居家疗法都失败后,拔牙就成为唯一的解决方法,而执行者则包括流动的拔牙匠、附近的医生或理发匠,或是当地的铁匠。然而,随着殖民地的日渐成长,也陆续出现了一批卓越耀眼的牙科医生,他们主要来自于工匠及技工,他们原本就熟谙精巧的工作,决定投身牙科。其中有一些人来自英国、法国,在他们尚未抵达新世界以前,就已接受过不同程度的医疗训练。

美国第一批医疗专业人士,是由马萨诸塞海湾公司(Massachusetts Bay Company)派遣到普利茅斯(Plymouth)服务居民的三名理发匠–外科医生,除了简单的医学治疗之外,他们也提供牙科照顾——拔牙。其中之一的丁莉(William Dinly),在一次前往居民小屋欲拔除一颗疼痛的牙齿途中,死于暴风雪。

在殖民时期,许多内科医生也执行牙科医疗业务。到了18世纪末叶,大部分的内科医生都能熟练使用 "锁拔"(Key)来拔牙,不过除了开一些医疗价值不明的药方之外,并没有提供额外的牙科服务。由于

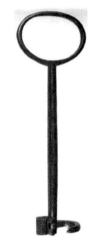

图2-2-6　早期拔牙器械——锁拔

拔牙成为内科医生的经济性医疗项目,因此新泽西州医疗协会(New Jersey Medical Society)在1766年制定了一套收费标准,明确规定 "拔一颗牙付一先令六便士"。

此时期要接受正规的大学教育非常困难,美国早期的内科医生以参加演讲会的方式来增进自己的专业技能。1787年,福尔凯医师(Dr.Fowlke)就曾经在巴尔的摩报纸上刊登广告说,他 "将举办有关解剖学、外科学、切开术(dissection)及助产术(midwifery)方法的演讲……; 此外,还有五场有关牙齿的形成、疾病和治疗手术的演讲,期能使医疗从业人员可以成为有用且专精的牙医师"。

第一位抵达殖民地执业的专业牙医师是伍芬德尔(Robert Woofendale),他声称自己是博德摩尔的学生,即前面提及的英王乔治三世的牙医师。伍芬德尔于1766年抵达纽约,并于同年11月17日的《纽约水星报》(*New York Mercury*)上刊登广告:"可以处理牙齿、齿槽窝、牙龈及颌部的所有手术,以及制作固定、几可乱真的人工假牙"。回顾过去,在18世纪中叶,每天

的报纸几乎成为这些医疗从业人员刊登广告的主要传播媒介。目前所知第一则由牙医师刊登的广告,出现于1735年1月6日的《纽约每周期刊》(New York Weekly Journal),刊登者是假发商人米尔斯(Jame Mills),他宣称:"可拔牙……并可既安全又轻易地取出破旧残牙"。不久之后,怀特布雷德(William Whitebread)也在费城刊登了一则广告,说他自己是"牙齿手术者"(operator for the teeth)。

两年后,在纽约宣称已制作完成殖民地第一套人工假牙的伍芬德尔返回英国并待了27年。在这段期间,1783年他出版了《人类牙齿之实用观察》(Practical Observations on the Human Teeth),这是继博德摩尔之后最重要的牙科教科书,并勾勒出牙医学在18世纪由英国传至美国的情况。

在伍芬德尔之后不久,贝克(John Baker)也抵达了殖民地,并在18世纪60年代末期,开始在波士顿的报纸上刊登广告。他来自爱尔兰,在爱尔兰时,他已研读了牙科,因此声称他"能以最简单的方法拔除牙齿及残根,即使是深处于牙齿窝槽之内",他也自称能以黄金或铅来填补牙齿,并治疗"坏血病"(可能是指牙周病),还能"以纯黄金制作可持续稳固数年的人工假牙"。

贝克经常四处旅行,1767—1786年间,他的广告出现在波士顿、纽约、威廉斯堡(Williamsburg)及安纳波里斯(Annapolis)的报纸上,他的顾客中有一位相当了不起的人物——乔治·华盛顿,在华盛顿的账簿中记载了贝克因为专业的服务所获得的报酬。贝克于1796年去世,生前积累了庞大财富。

在波士顿期间,贝克收了银匠雷维尔(Paul Revere)为徒。因为法国与印第安人的战争而导致奢侈品贸易萧条,让雷维尔决心改行,投身牙医。他在1768年9月5日的《波士顿公报》(Boston Gazette)上刊登广告说他可以为"那些不幸失去前牙的人提供服务",广告中还提到雷维尔师承"外科-牙医师"(Surgeon-dentist)约翰·贝克。

雷维尔执行牙科达7年之久,他当时的日志(流水账)、账册和现金簿除了明列出收入之外,也记下了他做过的各式各样的牙科诊疗,包括填充、清洁及牙齿置换(制作假牙)。雷维尔对牙科最伟大的贡献之一就是验尸鉴定:他曾经为波士顿医生瓦伦(Joseph Warren)制作了两套牙桥,瓦伦于1775年在邦克丘(Bunker Hill)战役中阵亡,英军将之葬于万人塚中。一年后,英军撤出波士顿,马萨诸塞州居民想要重新安葬他,依例打开坟墓,取出尸体,却发现尸体已腐烂得无法辨识,当时雷维尔根据他为瓦伦所做的牙桥,而确认了他的身份。这是有史以来,根据牙科证据为尸体进行法医学鉴定的首例。

在班泽明·富兰克林(Benjamin Franklin)的私人文件中,有一封是一位英国年轻移民的求助信。信中说了要向富兰克林借贷20元,以帮助一位年轻人在这个国家开始牙科执业。至于富兰克林对该封请求信如何回应,我们就不得而知了。这位在信末署名史金纳(R.C.Skinner)的年轻人,成功地在1790年顺利在纽约设立了牙科诊所行医45年。史金纳也行巡回医疗服务,每次为期数周,到过许多城市,为的是要对极需要牙科医疗的居民提供更多的服务。在他所经过的城市中,有迹可循的有奥巴尼(Albany)、巴塔维亚(Batavia)、纽约、哈特福(Hartford)及康涅狄格州(Connecticut)等。

他于1793年9月向纽约诊所(New York Dispensary)申请成为医院牙医师获得录取,他成为这个国家第一个在医院工作的牙医。史金纳医师也曾经在第一所为贫民设立的牙医门诊部,即纽约市救济院与医院(Hospital and Alms House of New York City),提供免费的专业医疗服务。1801年他出版了美国第一本有关牙科的专业书籍《人类牙齿专论》(A Treatise on the

Human Teeth），全书共26页，这是一本针对一般大众所撰写的小册子。他在书中列举了口腔卫生的金科玉律，并阐明牙科疾病的本质与治疗方法，向病人强调牙齿预防保健的必要性。此书之问世让他赢得了美国"牙科文献学之父"的尊称。

在1794年的一则报纸广告中，我们可以获知史金纳更多的执业信息：他不仅提供常规的牙科治疗，还提供对失去的眼睛、耳朵、鼻子和腿的修复治疗。他是同时期"颌面部赝复学"的先驱。

在18世纪末期，当法国也成为先进牙科医疗的中心时，有许多法国牙医师选择定居美国。第一位抵达的是玻利（Michael Poree），他在1768年8月25日的《宾夕法尼亚公报》（*Pennsylvania Gazette*）上声称他是费城的"牙齿手术者"。在玻利之后陆续抵达美国的法籍牙医师，包括勒博姆（Joseph Lebeaume），李布雷顿（LeBreton）（据说是殖民地第一位为病人装置陶瓷全口假牙的人），加尔德特（Jacques Gardette，1756—1831年）和勒梅尤（Jean Pierre LeMayeur）。

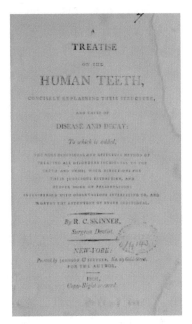

图2-2-7　《人类牙齿专论》（*A Treatise on the Human Teeth*）

加尔德特在1773—1775年间，就读于巴黎皇家医学院（Royal Medical School）。当法国政府为了保护美国革命者而派遣船只到美国时，他被派为法国海军的外科医生，他于1778年抵达美国。辞去军医后，他在罗德岛（Rhode Island）的新港（Newport）执业，后于1785年移居费城，归化美国籍后在费城开设诊所。45年后，他重返祖国，直至终老。加尔德特是第一位在美国期刊上公开发表牙科科学文章的人。他所写的《对牙齿疾病的评论》（Remarks on the Diseases of the Teeth）一文刊登在1790年5月的《美国博物馆或环球杂志》（*American Museum, or, Universal Magazine*）上。他强烈要求牙医师必须具备专业素养，他说："在许多的病例中，专业牙医师是绝对必要的：牙齿何时萌发或脱落？何时蛀牙？何时会因不规则或松动而令人苦恼？何时变成中空的等。面对这些不同情况时，只有技艺精湛的牙医师–艺术大师才能提供必要且适切的帮助"。

勒梅尤在抵达纽约前，在伦敦执业。1781年，他到达了当时尚在英军占领下的纽约。他手持介绍信，晋见英军指挥官柯林顿爵士（Sir Henry Clinton）。获录用后，随即开始了获利菲薄的牙科医疗。后来，因为看到一份反法宣言而让他愤而离开，而他的离去也引起了乔治·华盛顿的注意，并邀请他到新堡（Newburgh）总部，加入了专业医疗的行列。直到1787年，都由他负责为华盛顿看牙齿。在此期间，他也在费城、里奇蒙（Richmond）及纽约执业；于1789年归化为美国公民，定居弗吉尼亚州，直到1806年逝世为止。

伊萨克·格林伍德（Isaac Greenwood）是波士顿一位手艺精巧的象牙车工，他也制作象牙假牙，后来逐渐地将牙科当成副业，他的四个儿子都凭着本身的条件而成为出色的牙医师，包括小伊萨克·格林伍德（Issac Greenwokkd, Jr）、克拉克（Clark）、威廉·比特（William Pitt，他生前见证了"美国牙科外科医生协会"的成立），以及四子之中最优秀的约翰·格林伍德（John Greenwood）。在1789年的广告中，伊萨克·格林伍德建议大家说："拖延是危险的，要关心你的牙齿并保持健康美丽，而远离龋齿"。

约翰·格林伍德（John Greenwood，1760—1819年），早在1786年首先宣布成为牙医师，他定居纽约市，声名远播而获得乔治·华盛顿的重视。虽然无正规教育，却是一位能干的牙医师，作风前卫。他强调定期清洁牙齿的重要性，虽然他误将牙齿结石的原因归咎于呼吸，但却正确主张要定期清除牙结石。他也了解自幼年起照顾小孩牙齿的重要性，因此他提供了家长们一个前瞻性的选择，那就是以低廉费用换取全年照顾的服务。

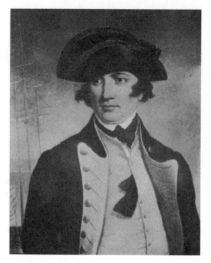

图2-2-8　约翰·格林伍德（John Greenwood，1760—1819年）

格林伍德有两点与约翰·亨特的看法相左，他不认同移植牙齿是一种痛苦的手术，也不赞成龋齿的破坏有时是源自于齿内的说法。他的执业规模庞大，声望可观，是乔治·华盛顿最后也是最信赖的牙医师。

乔治·华盛顿（George Washington，1732—1799年）一生中一直受到牙齿问题的困扰。在他22岁时，他掉了第一颗恒牙，而到他宣誓成为美国总统的时候，他口中仅剩一颗牙齿了。牙科问题甚至让他使用牙片酊来缓解。这种苦恼可以从他的一些画像中看出。

他的牙医师群是由在殖民地及联邦美国（Federal America）执业的杰出牙医师组成，包括芬达尔（Benjamin Fendall，根据记录得知，他也曾为华盛顿夫人玛莎制作了一副部分活动假牙）、约翰·贝克（John Baker）、史宾塞（Spencer）、勒梅尤（Jean Pierre LeMayeur）、加尔德特（Jacques Gardette）、史宾斯（Andrew Spence）、怀特拉克（Edward Whitlock）以及约翰·格林伍德（John Greenwood）。有时华盛顿也会请内科医生科雷克（James Craik）帮他拔除疼痛的牙齿。显然终其一生，美国国父都为牙痛所苦。47岁时，当他让皮尔（Charles Willson Peale）为他作画时，他的脸颊还留有一个可能是由脓肿牙齿所引起的瘘管，瘢痕清晰可辨。在华盛顿的日记中，记载着许多关于他牙痛发作的情形，想来将军众所周知的火爆脾气应该是与他长期患牙痛有关。

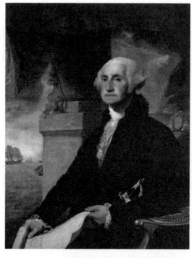

图2-2-9　"苍老面容"的华盛顿

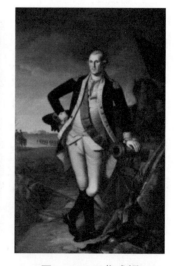

图2-2-10　华盛顿

华盛顿夫妇的私人信件就像是绵延不断的牙痛连祷文(litany),有时还包括一些不寻常的请托。

1783年,当华盛顿在新堡指挥联军时,他写信给约翰·贝克:"我会非常感激你能提供一些石膏,你可用白色粉末,在蜡中,以取得口腔模型制作假牙,并告知如何混合及使用。当你完成这些事后,我会马上送回我的牙齿模型,让你帮我制作我所需要的假牙。"

1799年,玛莎十万火急地从费城写信给她的牙医师,说她将会"万分感激怀特拉克先生为我制作一套牙齿,此假牙的前牙有些大且厚⋯⋯倘怀特拉克医生能尽快做好,我将会非常高兴,因为我现有的假牙已经不管用了"。

约翰·亚当斯(John Adams)宣称华盛顿因为经常用牙咬巴西坚果而损坏,但是现代历史学家认为是汞氧化物中毒导致的,华盛顿曾使用它们来治疗天花和疟疾等疾病。华盛顿有数副活动人工假牙,其中有四套是约翰·格林伍德所做。使用的材料有黄金、河马牙、象牙及人牙,与传说不同的是,并没有木制牙齿。

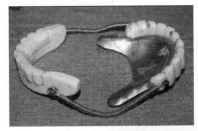
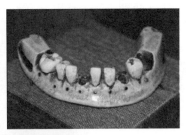
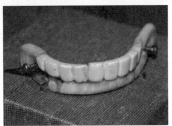

图2-2-11　华盛顿生前曾使用过的假牙

由于其中一副假牙太短,因此当史都华(Gilbert Stuart)为华盛顿作画时,他发现到华盛顿的脸颊凹陷,不得已用棉花将唇颊垫高,让脸孔表情能够更自然正常。即使如此,与华盛顿早年牙齿健在时的模样对比,这时牙齿全无的华盛顿已显得垂垂老矣。

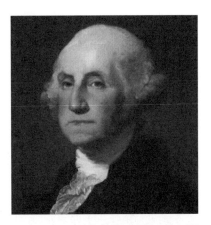

图2-2-12　画像是华盛顿仅剩一颗牙齿后所做。为了这幅画像,史都华在总统的嘴唇内,填满了吸水性的棉花,以恢复嘴巴的自然线条

三、世界第一所牙学院

一个学科的建立需要的三要素是：正式的组织、正式的专业教育和正式的学术期刊。美国在这三方面领先。19世纪前叶，整个美国仅有约300名经过培训的专业牙医，其他的是没有培训的操作者、庸医或者江湖骗子。在1839—1840年之间，美国牙科外科医生协会成立、巴尔的摩牙医学院建立以及世界上第一个的牙科期刊《美国牙科科学期刊》(*the American Journal of Dental Science*)的发行，代表牙医专业精神的铁三角在美国各地首次创立。牙医学也被提升至前所未有的卓越水平。这样的辉煌成就自然是多数牙医的辛苦贡献砌筑而成，而两位出类拔萃者，首推海顿及哈里斯。

豪里斯·海顿与查宾·哈里斯

海顿(Horace H.Hayden，1769—1844年)出生在康涅狄格州一个有教养的家庭，早年就展露出对自然与生物学的天分。他以地质学家身份开始了工作生涯，而且相关的著作都获得很高的评价。1792年，他在纽约市时为了要治疗牙齿而求诊于约翰·格林伍德(John Greenwood)。格林伍德的风范深深地吸引了这位年轻人，并让他下定决心选择牙科为终生志愿。他后来是否成为格林伍德的学生不得而知，只知道没有多久，海顿在牙医学及医学方面皆有杰出的表现。

起初，他选择在纽约北部执业，1800年搬到了巴尔的摩，在此正式独立执业之前，先在当地数一数二的牙医师汉密尔顿(Thomas Hamilton)手下担任助手。海顿迅速累积声望，并且在专业期刊发表文章，内容涵盖医学与牙科两方面，例如溃疡性扁桃体炎、婴幼儿萌牙之解剖及病理探究等。1810年负责审核会员资格的马里兰医学与外科学院(Medical and Chirurgical Faculty of Maryland)，颁给海顿全美第一张准予执行牙科医疗的牙医证书。

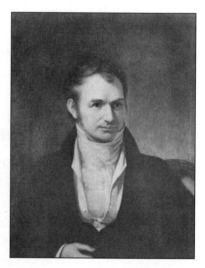

图2-2-13　豪里斯·海顿、查宾·哈里斯——世界第一所牙学院(巴尔的摩牙学院)创始人

1819年，他应邀前往马里兰大学，对医学院学生演讲牙医学，接着在1823—1825年间他也做了一系列的公开演讲。1837年费城的杰弗逊医学院(Jefferson Medical College)以及1840年马里兰大学分别颁给他荣誉医学学位，美国历史上仅有两位牙医师获此殊荣。

查宾·哈里斯(Charpin A.Harris，1806—1860年)，1806年出生于纽约州的庞贝(Pompey)小镇。1823年前往俄亥俄州的班布里奇(Bainbridge)，在其兄长约翰·哈里斯(John Harris)的指导下研读医学。1824年，他开始在俄亥俄州的格林菲尔德镇(Greenfield)正式执业。根据1828年的记载显示，他也兼行牙科医疗。

19世纪30年代初期，他离开俄亥俄州，前往巴尔的摩，正式成为海顿的门生。在他前往南方到处旅行，并于弗吉尼亚州的佛瑞德利克堡(Fredericksburg)行医一段时间之后，最后在1835年定居巴尔的摩。

哈里斯创立了文学与科学图书馆，并于1839年出版了《牙科艺术：牙科外科实用专论》(*The Dental Art*: *A Practical Treatise on Dental Surgery*)，丰富了牙科的文献，此书是牙医界已出版的最重要图书之一。

1838年，他就读于华盛顿医学院（Washington Medical College），在兄长的指导下完成医学的研究，虽然没有证据显示他正式获得了医学学位，但他仍在名字上加上"M.D."的字母缩写。可以确定的是，1843年伊利诺伊州阿尔顿（Alton）的索特列夫学院（Shurtleff College）正式颁给他荣誉"艺术硕士"（M.A）学位，因为"他在科学上所达到的成就，足可媲美于大学的研究生"。

1840年，全世界第一所牙学院——巴尔的摩牙医学院（Baltimore College of Dental Surgery）在马里兰州政府的特许下正式创立，海顿及哈里斯确立为创始人，当之无愧。这所全球仅见的专科学校在"监察委员会"统筹监督下，此委员会一共包括了9名内科医生、4名牧师及两名牙医师，分属4个学院。这两个牙医师就是海顿及哈里斯，海顿是牙科生理学及病理学的教授及学院校长，而哈里斯则是实用牙科学教授兼教务长。其中的两名内科医生是邦德（Thomas E.Bond, Jr.），他是特殊病理学及治疗学的教授，另一位是教授解剖学和生理学的巴克斯里（H.Willis Baxley）。

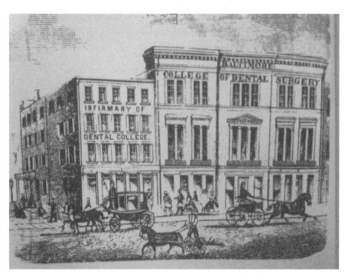

图2-2-14 1840年世界第一所牙学院成立

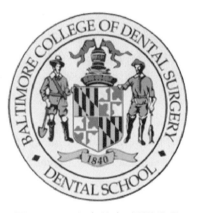

图2-2-15 巴尔的摩牙学院院徽
巴尔的摩牙学院建立于1840年，为世界上第一所牙学院

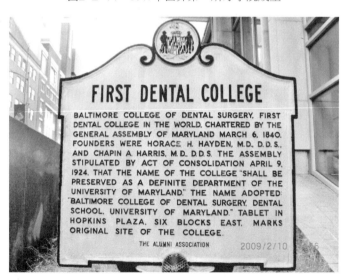

图2-2-16 巴尔的摩牙学院纪念牌

第一期招收了5位学生,11月3日开学。该校新设置了"牙医外科博士"(Doctor of Dental Surgery, D.D.S.)的学位要求标准,如果修业成绩比"牙医外科博士"低的话,则授予"M.D."(Medicinae Doctor,医学博士)。入校学生修业2年,与"M.D."的修业年限相同,每年上课4个月。其余时间则在牙科诊所接受临床实务的实习训练。最后,只有两位顺利毕业,其中之一是来自巴尔的摩的亚瑟(Robert Arthur)。他在1852年,以创设美国第三所牙医学院——费城牙科外科学院(Philadelphia College of Dental Surgery)闻名于世。此后,他又创设了宾州牙科外科学院(Pennsylvania College of Dental Surgery),并在1856年出任该学院院长。

巴尔的摩牙医学院的成立标志着牙医学教育从医学院独立出来。美国的牙医学有两种建制,一种维持独立建院,另一种则隶属于综合性大学。1876年,哈佛大学牙医学院(Harvard Dental School)成为第一所隶属于综合性大学的牙医学院,也是第一所授予牙科学博士(DMD)学位的学院。无论是一元建制,还是并行的一、二元建制,并不影响美国医科与牙科的独立性。相反,加速了美国牙科教育的深度发展。牙学院培养普通开业医师,更重要的是培养面向未来的转科医师或者研究人员。此外,美国还有专门院校培养牙科卫生士、椅旁助手、牙科实验技工等。美国的牙医学教育全面、细致,早已经形成系统。

巴尔的摩牙学院目前是马里兰大学巴尔的摩分校的组成部分。

四、美国牙科外科医生协会

海顿和哈里斯又携手合作,共同成立了美国第一个全国性的牙医学会。由于和马里兰医生的密切接触,让海顿深深体会到成立全国性牙科组织的好处。他在1817年、1829年及1838年先后三次筹组学会都告失败。后来,因为哈里斯强而有力的宣传与说服能力,才促使此构想开花结果。哈里斯首先对地区性的组织——成立于1834年的"纽约州暨纽约市之外科牙医师协会"(Society of Surgeon Dentists of the City and State of New York, SSD)展开游说,也许是参与反对声名狼藉的科罗库尔(Craw cours)银汞事件及其他密医行径,该协会在历经内部的纷扰不安后,最后在1839年解散。因此,该协会的成员以及一些来自其他州的牙医师,就在1840年成立了全世界第一个牙医师的全国性组织——美国牙科外科医生协会(American Society Dental Surgeons)。协会成员公推海顿为第一任会长,来自纽约的帕姆利(Eleazar Parmly,1797—1874年)出任副会长,哈里斯是执行秘书,布朗(Solyman Brown,1790—1876年)为记录秘书。

五、《美国牙科科学期刊》

1839年,哈里斯洞悉了具权威性之牙科期刊的重要性,便着手帮助建立了世界上第一份牙科期刊《美国牙科科学期刊》(American Journal of Dental Science)。事情的开头可以追溯到一次在布朗纽约市家中召开的会议,当时与会的哈里斯、海顿、帕姆利及其他领头的牙医师都一致同意,从事牙科医疗的牙医师需要从一份可信赖且定期出版的刊物上不断提取新知。

帕姆利、贝克(Elisha Baker)、布朗担任出版委员,而哈里斯和帕姆利则是编辑,布朗负责了第一期的编辑,而哈利斯则负责第二期,并开始寻找订户(哈利斯和帕姆利各认捐了100美元,而贝克、布朗及其余9人则各捐了50美元)。详细阐述为何需要一份如此专业的期刊:"能够对实用的牙医学所有主题,赋予尊严与重要性。对于所有教授们及整个社会裨益良多。""此一工作,在比例上,势可逐渐将密医驱逐于牙科医疗之外,增加社会大众对牙医的认知。"

创办这份期刊有个更理想主义的想法是,透过《美国牙科科学期刊》将来自各方面的最新资讯带给牙医师,而且不管他们人在哪里,大家都是可以"兄弟"相称且团结一致的专业医师。

1839年6月1日第1期的《美国牙科科学期刊》正式出版,这一期的作者群包括贝括、布朗、帕姆利以及福斯特·佛烈格(J.Foster Flagg,约西亚·佛烈格的孙子),还有布朗对哈利斯新书《牙科的艺术》(*The Dental Art*)的介绍,以及由哈利斯加注的德拉贝利(Antoine Delabarre)作品《第二齿列》(*Second Dentition*)一书的摘要等。

刊登在第一期的订阅名单出现在该期刊的最醒目处,这些在19世纪奉献专长的牙医师分布在23个州和哥伦比亚特区、英国、法国、古巴、百慕大(Bermuda)等地,其中大部分定居在美国东部的主要城市波士顿、纽约、费城及巴尔的摩。

《美国牙科科学期刊》在历经2年之后,由刚成立的"美国牙科外科医师协会"(American Society of Dental Surgeons)在1841年第2届年会中,投票通过取得该杂志的拥有权,并宣布将之列为该协会的正式杂志。

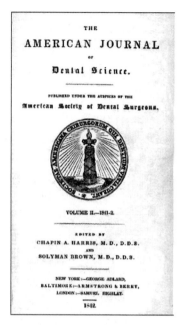

图2-2-17　1842年的一期《美国牙科科学期刊》

六、牙科学与紫色

紫色是一种高贵神秘的颜色,代表神圣、尊贵、慈爱、优雅、高贵、魅力、自傲、神秘、权威、声望、深刻和精神。

从科学角度上讲,紫色指可见光中波长比蓝色更短、波长由380nm 至440nm 的一段,也是人类从光谱中所能看到波长最短的光,比其波长更短的称为紫外线,英语称为Violet(来源于古代法语中的 Violete,意为一种开着紫色花的植物)。生活中的紫色指由红色和蓝色融合的色彩,英语称为Purple。Purple一词来自于拉丁语Purpura,是一种软体动物,古代推罗人就是从这种动物身上提取紫色染料的,这种颜色是古罗马皇族的专用颜色。

紫色系包括多种颜色,如紫藤色Wisteria,木槿紫 Mauve,铁线莲紫 Clematis,紫丁香Lilac,熏衣草紫 Lavender,紫水晶Amethyst,紫 Purple,缬草紫 Heliotrope,矿紫 Mineral violet,三色堇紫 Pansy,锦葵紫 Mallow,兰紫 Orchid,淡紫丁香 Pail lilac,浅灰紫 Grayish purple等。

在中国传统文化中,紫色是尊贵的颜色,如北京故宫又称为"紫禁城",亦有所谓"紫气东来"。"紫色"一词来自中国古代天文学家理论,象征着北极星的颜色。在古代的中国,天文学家把宇宙分成三个星座。紫星位于宇宙和天宫的中心,紫星被称为"紫色宫"为天上的神仙所居住的地方。因为皇帝认为他是"天"的儿子,所以他住的地方也要叫做"紫城"。在明清时期,百姓被禁止进入故宫,因此命名为"紫禁城"。受此影响,如今日本王室仍尊崇紫色。

在西方,紫色亦代表尊贵,象征皇室,其起源可以追溯到罗马时代,只有皇室和贵族才能着紫色的服装。因此紫色也成为罗马帝国的象征,被称为"帝国色"。与现代意义上的紫色相比,传统的紫色更接近于深红色和紫罗兰色,这种深紫色被罗马国王和皇后钟爱。

不同的颜色代表不同类型的学位,在不同的国家也不尽相同。在加拿大,紫色主要用于神学和各种领域的高级学位和学术服装。在美国的学位和学术服中,紫色用于牙医学、口腔外科学、法学等专业学位服。国际牙医师学院(International College of Dentist ICD)院士服为淡紫色。

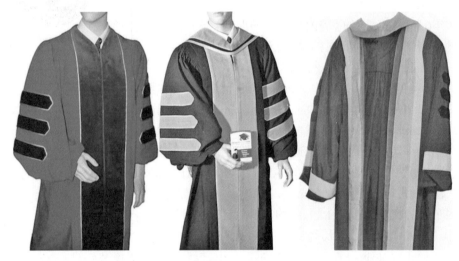

图2-2-18

(周学东　黄雪莲　林云峰)

第三章

牙科学的发明与贡献

自1728年，世界第一部牙科专著问世，到1840年世界第一所牙科学校创办，牙科学作为一门独立学科已有近300年的发展历史，是人类文明社会进步象征之一。它的发展与现代科学技术发展紧密相连，牙科学也成为医学的重要组成部分。

第一节 麻醉的发明

麻醉是指在手术或诊断性检查时采用注射、吸入或口服药物等方式达到解除病人疼痛和恐惧、并使肌组织适当松弛的医疗手段。麻醉术最早的记载源于我国，最早使用麻醉方法施行手术的是我国东汉时的医学家华佗。据《后汉书·华佗传》记载，他发明了一种叫"麻沸散"的中草药麻醉剂，曾用"麻沸散"为人剖腹割肠治病。《三国志》中记载，"若病结积在内，针药所不触及，当须刳割者，便饮其麻沸散，须臾便如醉死无所知，因破取。病若在肠中，便断肠湔洗，缝腹膏摩，四五日差，不痛，人亦不自寤，一月之间即平复矣"。可惜"麻沸散"后来失传。

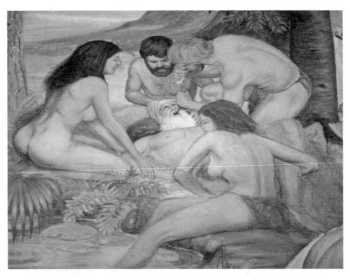

图3-1-1 古代拔牙（自加拿大多伦多大学牙学院）

现代意义上的麻醉术起源于美国，而且首先是被应用于牙科领域。1844年，美国人加德纳·考尔顿在了解了氧化亚氮（nitrous oxide，又称笑气）对人体的催眠作用后，带着氧化亚氮到美国各地演讲,并用氧化亚氮的催眠作用进行表演示范。但他在哈特福德城进行的一次表演中出现了意外情况。表演者在吸入氧化亚氮后,由于药物初期的兴奋作用,突然从半昏睡中一跃而起,神志错乱地跳过围栏追逐观众。在追逐过程中表演者的腿部不幸划破,伤口出血不止。一时间会场大乱,使得该场表演不得不匆匆收场。但表演者在追逐观众时腿部受伤的伤口没有丝毫疼痛的感觉,这一现象给在场观看表演的一位叫霍勒斯·威尔士(Horace Wells)的人留下了深刻的印象。威尔士是一位牙科医生,当时他正为如何减轻病人拔牙时的痛苦而绞尽脑汁,这场"催眠"表演引起了他对氧化亚氮可能具有麻醉作用的联想。经过几次试验后,1845年1月,威尔士在美国波士顿一家医院里公开表演了在氧化亚氮麻醉下进行无痛拔牙的手术。

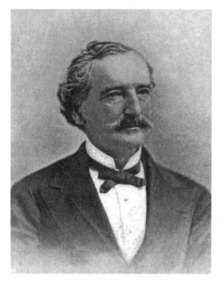

图3-1-2　加德纳·考尔顿(1814—1898年)

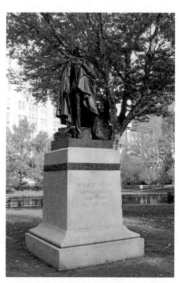

图3-1-3　霍勒斯·威尔士(1815—1848年),美国牙医,麻醉应用先驱

　　威尔士的青年助手、医学院牙科学生威廉·莫顿(William T.G.Morton)了解威尔士的全部试验过程,他仍然对麻醉的可行性深信不疑。莫顿仔细分析了威尔士的整个试验过程,发现氧化亚氮虽然具有麻醉作用,但效力比较小。他觉得应该用更好的麻醉药物,只有这样才能避免出现威尔士的意外。莫顿在医学院就读时与化学教授查尔斯·杰克逊相交甚好。莫顿向杰克逊描述了自己的想法,杰克逊向莫顿建议使用乙醚(ether),因为杰克逊自己曾在实验室吸入过它,发现竟不知不觉间睡着了。在查尔斯·杰克逊建议下,莫顿决定采用乙醚进行麻醉试验。他开始在宠物和自己身上进行实验,1846年9月30日,他终于成功应用乙醚为病人拔除了牙齿。于是经多次反复试验,莫顿终于获得了满意的麻醉效果。

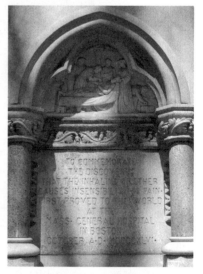

图3-1-4　威廉·莫顿(1819—1868年),美国牙医,乙醚麻醉的发明者

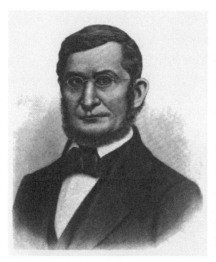
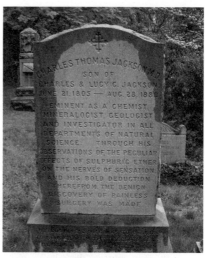

图3-1-5　查尔斯·杰克逊（1805—1880年），美国化学家和地质学家

　　乙醚是种易挥发的液体。最早在1275年就被西班牙人雷蒙德斯·卢勒（Raymundus Lullius，1232—1315年）发现。1540年，普鲁士人瓦列利乌斯·科达斯（Valerius Cordus，1515—1544年）发明了乙醚的合成方法。大约同一时期，瑞士有一位医生发现乙醚具有催眠的作用。由于莫顿用乙醚麻醉进行的手术获得成功，引起了麻省总医院外科医生亨利·比奇洛的注意，他决定为莫顿安排一次公开手术演示。

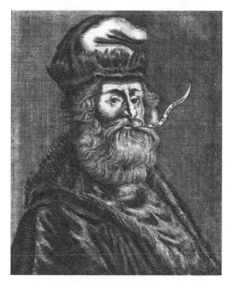
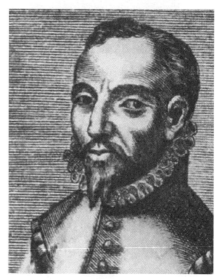

图3-1-6　雷蒙德斯·卢勒（1232—1315年），乙醚发现者

图3-1-7　瓦列利乌斯·科达斯（1515-1544年），乙醚合成法发明者

　　1846年10月16日，莫顿展示了在手术过程中使用乙醚进行麻醉的方法。在美国麻省总医院一间圆形阶梯教室内，他用乙醚浸泡过的海绵对波士顿的印刷商吉尔伯·雅培特实施麻醉。在雅培特失去意识后，在场的外科医生约翰·柯林斯·沃伦切除了雅培特下颌下方的一个血管瘤。当病人醒来并说他没感觉到疼痛时，沃伦转身得意地向现场观众说："先生们，这可不是骗人的！"

后来乙醚麻醉被广泛用于医学很多治疗领域以及牙科手术治疗当中,对医学特别是外科学发展起到了重大的推动作用。但由于长期频繁吸入化学药物的蒸气,莫顿的性格却变得十分古怪,曾因为向过路人扔酸瓶而被捕并关押在纽约市的一所监狱中。当他仍在牢房里被关押着的时候,巴黎医学会公开表彰了他是气体麻醉的发现者。作为牙科医生的威廉·莫顿,被誉为麻醉学的创始人。

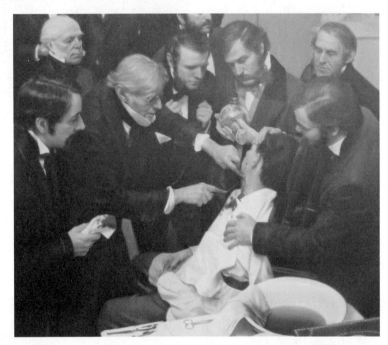

图3-1-8   1846年麻省总医院世界第一例乙醚麻醉手术

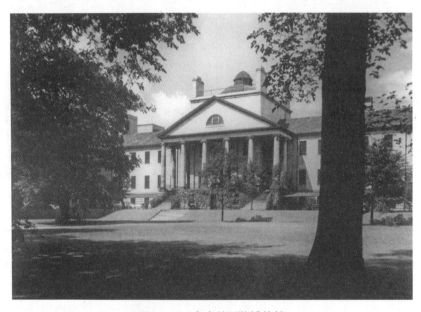

图3-1-9   麻省总医院博物馆

//////////////////////////////　**第二节　义齿的发明**　//////////////////////////////

义齿是牙齿脱落或拔除后,为恢复咀嚼、美观、发音等功能所镶补的假牙。义齿的发明种类层出不穷,但具体的时间不详。

一、木制义齿

木制义齿(wooden denture),又称木雕义齿(wooden-carved denture),其制作义齿所用的材料为木头,如黄杨木、梅木、黑柿木等,一般用凿子或者雕刻刀切削出义齿基托和人工牙的形状做成。

木制义齿的起源不详,但最早的木制义齿是在日本发现的。木制义齿是世界上最早的、同时具有改善容貌和咀嚼功能的全口义齿。木制义齿在制作上使用了蜂蜡制作的颌骨模型,这些技术可能与在公元7世纪和佛教一起传入日本的佛像雕琢技术有关。古代的佛像雕琢技术也是使用蜂蜡做模型作为佛像浇铸时的铸模,佛像雕刻使用的凿子等器具在那时也被大量开发使用。在平安王朝时期,木雕佛在日本得到大量的发展,而木制义齿的出现也和此时期一致。此外,所发现的木制义齿使用者大多是僧侣或佛教相关人士,可以认为木制义齿的使用是从僧侣开始的。

欧美最早的义齿是法国人皮尔·福查德1728年制作的全口义齿。那个时候由欧美传入的义齿完全不能咀嚼食物,仅仅主要是为恢复容貌。而在日本,到了江户时代还出现了由僧侣转变职业成为专业假牙师的专门人士,木制义齿开始对一般老百姓普及。在日本发现的最古老的木制义齿是1538(日本的天文7年)和歌山市愿成寺的一位叫佛姬的女僧人所使用的黄杨木上颌义齿。明治时期出现橡胶基托义齿后,日本的木制义齿渐渐衰落,但到明治30年左右依然在继续使用,大多数遗留下来木制义齿都是1600年(日本的延宝元年)、1700年(日本的天明6年)时期的遗物。

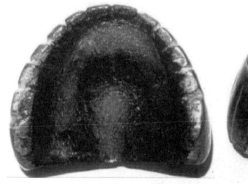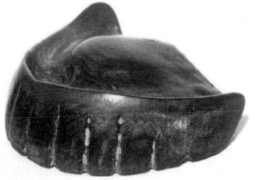

图3-2-1　佛姬使用的木制义齿,前牙后牙均用木质雕刻而成

虽然当时木制义齿已在普通大众中普及开来,但其高昂的价格及精美的制作,使用者一般是富裕的人群,每一副义齿都是用日本独一无二的精妙木雕工艺制成。由此可见日本在义齿制作上的高超技术水准。日本现存的木制义齿大约有150副,这个数字可能只是很少的一部分。平成11年8月(2000年8月)在日本三重县四日市的江户时代的兵营遗迹的发掘现

场中完整出土了大约200年前的日用品和木制义齿。这些义齿上的假牙也都是用黄杨木雕刻而成的,左右各4颗牙,义齿后牙的咬合面已经磨耗变平,前牙因为是女性用的义齿,涂了齿黑,所以稍稍呈现黑色。

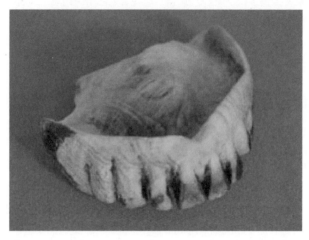

图3-2-2   日本三重县四日市出土的江户时代的木制义齿
(2000年)

一般木制义齿多用黄杨木雕刻制作,前牙有用人类拔掉的牙齿制成,后牙咬合面切削得很平坦,实际上有很多是有钉子钉进去,以防止磨耗。木制义齿多使用黄杨木制作的主要原因是黄杨木材质坚固,不易开裂。为了使雕刻工作更加容易,以及放进嘴里的义齿能更舒服,对黄杨木的加工采用了轮切方式,并在水煮沸24小时候后才开始进行雕刻,最后完成全部义齿的形态。前牙的义齿制作也有用寿山石、动物骨、象牙、人类拔掉的牙齿等材料制作。这些人工制作的义齿安上后,为了不使其与牙床之间发生摇晃,工匠在这些人工义齿前部开了孔,并用三弦的琴弦进行连接固定。女性用的木制义齿采用黑柿木,以使前牙达到日本传统的黑色效果。颌的形状制作采用蜜蜡加上松脂,白蜡,芝麻油等混合物的蜡型制作,并在此模型上完成粗制的义齿形状,义齿的精细调整采用食用色素染色、在尖锐突出的地方或导致疼痛的地方稍作修改,最后精细地完成木制义齿。

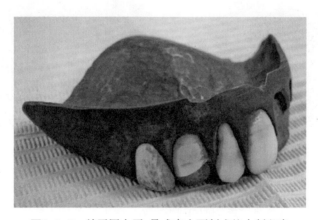

图3-2-3   前牙用人牙、骨或寿山石制成的木制义齿

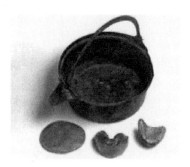

图3-2-4 使蜜蜡柔软的锅、蜡型

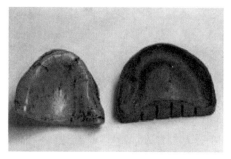

图3-2-5 根据蜡型雕刻的木制义齿

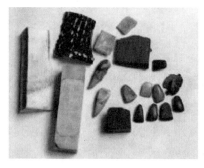

图3-2-6 前牙材料用寿山石、动物骨、人牙等

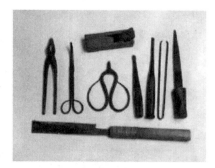

图3-2-7 木制义齿制作工具

二、硫化橡胶义齿

在牙科修复技术出现之前,牙痛的唯一的治疗方法就是拔牙。遗憾的是在当时还没有合适的材料或技术来制作令人满意的假牙。虽然陶瓷牙在那个时代已经出现,但缺乏一种耐久的和普通人负担得起的基托材料,虽然冲压的黄金,雕刻的象牙都曾经被使用来做假牙,但因价格非常昂贵,只有富贵人家才使用得起。

1843年,美国人查尔斯·顾德义发现了制作弹性橡胶的方法,即所谓硫化橡胶。当时的硫化橡胶是采用印度天然橡胶制成的。1851年,他的弟弟尼尔逊在硫化橡胶的生产制造工艺的改进上获得了专利。因为这一技术使得硫化橡胶在制作假牙基托上在世界各地得到广泛应用,并且硫化橡胶制作的假牙价格便宜,迅速取代了过去使用的那些昂贵材料。比如象牙假牙价值25金币,相当于当时一个保姆一年的工资。而相比之下,一套硫化橡胶假牙只需要6个金币。幸运的是硫化橡胶假牙的发明正好是牙科麻醉术刚开始使用后不久。此时有牙痛或拔牙痛的病人都可以在麻醉状态下轻松地将烂牙拔除,因而

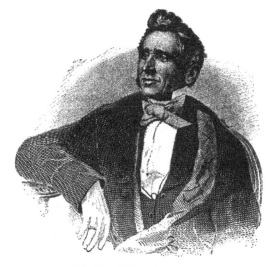

图3-2-8 查尔斯·顾德义(1800—1860年),美国人,硫化橡胶发明者

新产生了对硫化橡胶假牙的大量的需求。硫化橡胶假牙的历史意义是：第一次让假牙不再只是富人使用的奢侈品，而中产阶级人士也可以使用。

硫化橡胶是一种比较柔软的橡胶和硫的复合物，可以非常准确地吻合病人牙龈和腭部形状。硫化橡胶假牙的制作是在加上瓷牙后，由模型、未固化的硫化橡胶和牙齿三个部分被包埋进石膏内，并在硫化装置里进行处理完成。这种成品的硬质橡胶义齿坚固耐用、重量轻、适合性好。橡胶的上面靠吸附原理固位，病人可以在微笑、说话和吃饭时不用担心假牙滑落。但其主要缺点是该材料的颜色为暗红色，和天然牙龈的粉红色差异较大。为了获得类似牙龈般的粉红色，制作者只得牺牲橡胶的部分厚度。为了使假牙仍有足够的强度，还用强度更高的橡胶制作义齿，并在上镶嵌粉红色饰面观感。

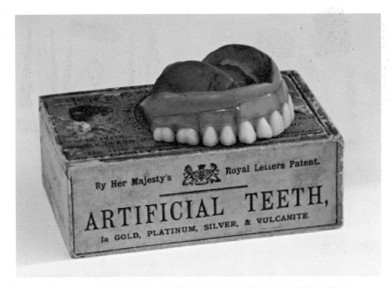

图3-2-9   硫化橡胶义齿，附粉红色陶瓷牙龈部分以改善美观

1864年，美国顾德义牙科橡胶公司成立，对硫化橡胶义齿进行了垄断性经营。当时每位牙科医生都必须支付高昂的费用来取得这种材料的使用许可证，顾德义公司还对每一副义齿收取税金。尽管许多牙科医生都购买了许可证，但全体牙医界对此专利和执照的使用持强烈的反对态度，并提出了抗议。对此，顾德义公司在美国起诉了那些持不满态度的牙科医生。1879年，顾德义公司的财务总监约西亚·培根被牙医塞穆尔·查尔方特枪杀，使得这场斗争达到了高潮。

顾德义公司的专利权行使了25年后，终于在1881年到期，硫化橡胶义齿材料在全球范围内开始得到广泛的使用。1881年，英国的橡胶义齿价格下降到了5英镑（约合一个工人一周的工资）。硫化橡胶义齿成为世界上第一个不仅有功能而且经济耐用的义齿，这标志着牙科治疗在面向广大民众的方面获得了巨大的进步。

第三节   中国古代关于牙科的发明

一、砷剂治疗牙痛

张仲景在《金匮要略》记载了以"雄黄、葶苈二味，末之，取腊日猪脂溶，以槐枝绵裹头四五枚,点药烙之",这是失活牙髓的方法,雄黄即硫化砷,是世界上最早记载用砷剂治疗龋齿的方法。之后有唐《外台秘要》记载:"必效杀齿虫方:雄黄末,以枣膏和为丸,塞牙孔中。以膏少许置齿,烧铁笼烙之,令彻热以差止"的治疗齿病方法。李时珍《本草纲目》中有"砒霜半两,醋调如糊,碗内盛,待干刮下,用粟粒大,绵裹安齿缝,来日取出,有虫自死,久患者不过三日即愈"。以上所描述的方法都是用砷剂治疗牙齿的记录,该记录所提到"粟物大"的用量,"来日取出"的用法都是很科学的。现代药理证实雌黄成分为三硫化砷,燃烧后分解氧化为三氧化二砷,即砒霜,其毒性可增加几倍。说明张仲景最早记录使用砷剂治疗牙齿方法是有科学道理的,因此至今用砷剂失活牙髓在牙体疾病的治疗中仍占有重要地位。

据文献记载,欧美各国最早应用砷剂失活牙髓是美国的斯普纳(spooner)于1936年在他的著作《健齿指针》(Guide to sound teeth)中有这方面的记载,方法是在敷药后用赤热的烙铁插入根管中破坏牙髓,与张仲景使用的方法基本相同,但在时间上要晚近两千年。

二、银膏补牙

银汞合金作为牙体修复材料已有较长的历史,据史书记载早在我国唐代就开始使用银膏来修补牙齿。《唐本草》记载了中国最早应用汞合金充填牙齿的方法:"其法用白锡和银箔及水银合成之,凝硬如银,堪补牙齿脱落",即用汞和白锡、银箔等做成的汞合金(汞齐)来做补牙的填充剂,这与今天临床使用的银汞合金有共同之处。

关于汞合金,过去认为是外国人发明的,事实是欧洲1826年法国Traveau开始用汞合金补牙,美国在19世纪30年代中期才开始应用银汞合金补牙,而在我国公元7世纪的唐朝就有使用汞合金的记载,这是我国在口腔医学方面的又一项世界性重要发明。

三、牙刷的发明

1953年在前热河省赤峰县大营子村辽代驸马卫国王墓的随葬品中出土了两把象牙制成的牙刷柄,是世界上最古老的两把牙刷,证明中国在这个时期就已经开始以植毛牙刷清洁牙齿。发现墓主人的随葬品里有两把骨制牙刷柄,同出于一个白瓷盆中,盆内还放有婆金龙纹的银碗,盆、碗、牙刷柄同出一起,作为展品曾于1956年在北京故宫博物院展出,牙刷柄长度19cm,植毛部长度2.5cm,因年代久远牙刷头部所植的毛束已经消失。但牙刷柄很完整。牙刷头部的植毛部分由8个植毛孔,分2排,每排4孔,植毛面的孔径较背面孔径略大,以便植毛。

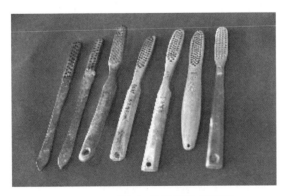

图3-3-1 千年辽代骨质植毛牙刷

在孔旁还能看得出是用金属丝结扎过的锈痕。毛束之间的等距间隔,有利于刷毛的干燥,也不容易藏污纳垢。其外形制法极类似现代的牙刷。

四、牙再植术

《太平圣惠方》记载:"治牙齿非时脱落,令牢定铜末散:熟铜末,当归,地骨皮,细辛,防风,持罗为散,和铜末同研如粉,以封齿上,日夜三度,二五日后牢定,一月内不得咬着硬物"。这是我国最早记录的齿牙再植术,也是世界上关于牙齿再植术的最早记载。书中对再植牙的适应证、方法及注意事项都记述得很清楚,这种治疗方法的出现显示出当时口腔疾病的治疗水平。

《圣济总录》中称牙齿再植术为"复安",记载:治牙齿摇落,复安令著,坚持散方:"熟铜,当归,地骨皮,细辛,防风五味药,捣研如粉,齿才落时,热粘齿槽中,贴药齿上,五日即定,一月内,不得咬硬物"。所述与《太平圣惠方》关于齿牙再植术的记载基本一样,只是记录得更具体详细,明确指出其适应证是在齿才落时,热粘齿槽中,贴药齿上。

(李　伟　周学东　付天星)

第四章

中国古代牙医学

中国口腔医学起源甚早,《诗经·卫风·硕人》中就有形容美女牙齿"齿如瓠犀",指牙齿要如同葫芦子一样整齐洁白。反之,对牙齿参差不齐者则称之为龃龉,咬合不齐者病之为齼,排列不正者称为龇,不平整者为龋,均视之为病态。殷王武丁时代的甲骨卜辞为公元前1300的记录文字,记载了"疾口""疾舌""疾言""疾齿""龋齿"等50多种与口腔疾患有关的卜辞。其中"龋"字的出现是中国最早对龋齿的记录。

先秦时代的史料显示该阶段已经注重对口腔疾病的记录,《内经·素问》介绍了恒牙的萌出时间。《论衡》记载"孔子反羽",是中国首例中切牙外翻畸形。所记载的"帝喾骈齿"以及《史记》所记载的"武王骈齿"是中国首例及第二例牙齿移位或多生牙症例。其中"颜回(公元前521—公元前409年)年29,发尽白,齿早落"的记载,说明颜回是中国有记载的首例青年型牙周变性患者。

东汉到唐宋间的1200多年历史中,中国口腔医学得到了很大的发展。在对口腔疾病的认识的同时也发明了很多口腔疾病的治疗方法。张仲景撰写了中国第一部口腔医学专著《口齿论》。《淮南子》记载的"孕见兔而子缺唇"是中国唇裂记载之始。三国北魏嵇康在《养生论》中有"齿居晋而黄"的论述,是中国也是世界对于氟牙症的最早认识。汉马王堆三号汉墓帛书中发现了治疗口腔疾病的"齿脉",帛书《五十二病方》中记载了中国最早的齿牙充填法。甘肃省武威县出土汉简记载"治千金膏药方"是中国最早的治疗齿痛用膏剂。以砷治失活牙髓法、植毛牙刷、牙齿再植术、银膏补牙四大发明为代表记载着中国古代口腔医学的发展。

明代(1368—1644年)薛己撰写《口齿类要》成为近代一本口腔专著。清朝(1644—1911年)光绪时期太医院"共设五科,口齿为其一,咽喉归口齿"。中国近代口腔临床治疗诊室的建立,最早始于晚清皇宫太医院中的牙医室采用西方口腔药品和材料治疗口腔疾患和修复牙齿缺损及牙列缺失。民间建立的近代口腔临床治疗诊室较牙医室略晚。清末年代,中国口腔医学发展虽比较缓慢,但临床上治疗的病种已涉及牙体病、牙髓病、牙周病、口腔黏膜病、口腔炎症、口腔肿瘤、颜面神经疾患以及唾液腺与颞下颌关节疾病等。

第一节 石 器 时 代

中国是世界文明古国之一,拥有五千年传统文化和悠久文明史。1965年云南省元谋人牙齿化石的出土,证明170多万年前,我们的祖先已在这片土地上繁衍生息。从猿到人类,是一个漫长的进化过程,是一个为了生存与大自然斗争发展的过程。对火的认识和使用是推动社会前进和人类发展的一个极重要的因素,从元谋猿人遗址、北京猿人周口店遗址中都发现了用火的痕迹。火的利用使人们的饮食由生食过渡到熟食,扩大了人类食物的范围,增加了身体必要的营养成分,促进了脑的发育及消化系统的进化,也促使人体器官各方面形态的明显变化。

祖先们在生产劳动中,在与大自然的斗争中开始了原始的医疗保健工作,在与疾病斗争中逐渐提高认识,并积累了丰富的医疗防治经验,为世界医学发展中作出了重大贡献。

近几十年来,全国各地古人类化石不断被发现。由于牙齿是人体中最硬的组织,不易腐烂及风化,所以古人类化石的大多数是以牙齿、颌骨、头骨的形态被发现的。因此,我们可以从考古遗迹中关于古代人类口腔疾患的考证中了解到人类发展不同阶段的颌面部特征、口腔情况及古代人类的口腔疾患。

一、旧石器时代牙病考古

人类以石器为主要劳动工具的早期泛称旧石器时代。从距今260万年延续到1万多年以前,相当于地质年代的整个更新世。在旧石器时代,人类在体质演化上经历了直立人阶段、早期智人阶段和晚期智人阶段,是人类历史上最漫长的时期,占人类发展历程的99%。在这一时期,人类完成了从猿到人的转变,并且进一步演化成为现代人。人类文化不断发展,从简单的打制石器发展到加工精致的细石器,发明了火,并且孕育了最早的农业。在旧石器时代后期(特别是中晚期),人类开始了最早的艺术创作,并开始涉足宗教和精神领域,如葬礼和仪式。

(一)龋齿化石的发现

龋齿是现代人类发病率最高的口腔疾病之一,在我国古代化石中已有发现。据曹波1990年报道,此病在我国最早可追溯到旧石器时代晚期,即新人阶段,已有龋齿化石的发现。

(二)最早牙周病和牙齿磨损症的发现

我国考古工作者于1963年在陕西省蓝田县发现了一个距今65万年前的完整猿人下颌骨化石,下颌体及外齿保存良好,在口腔疾病方面观察到了牙周病和牙齿磨损症的确切证据,这是我国猿人最早发现的患有牙周病和牙齿磨损疾病的化石。除此以外,在距今50万年前的北京猿人的颌骨化石上也可见到牙齿患有牙周病及牙齿磨损疾病。

(三)资阳人的局限性骨髓炎

1951年中国科学院考古研究所在四川省资阳县发现了我国南方的新人化石,据鉴定认为此人生前患过慢性局限性骨髓炎,这一发现为口腔疾病史提供了有价值的资料。

(四)氟牙症化石的研究

1976年在山西省高阳县发现了几个许家窑人的头骨化石,其中有一块儿童上颌骨和4颗牙齿。观察发现这就是十万年以前的氟牙症化石,它的表现与现在生活在许家窑村居民的氟牙症表现基本相同,说明许家窑村饮用水的含氟量一直很高。据周大成教授1978年观察分析,许家窑村饮用水含氟量为4.4mg/L。另外,类似于许家窑人的氟牙症化石也可在直立人时期的贵州桐梓人及晚期智人时期的贵州兴义人化石中见到,都是由于饮用水中含氟量过高而引起氟牙症的遗迹。

二、新石器时代文化遗迹中的牙病记载

文化史上新石器时代距今5000~6000年,目前我国发现的这个时期各种类型的文化遗址最多,观察到的资料极丰富,其中也有新石器时代人头骨口腔情况的报道,从中可以了解到这个时期人类口腔疾病的情况。

虽然资料来源、观察方法及术语不完全一致,但从表4-1-1中看到,在我国新石器时代的人类口腔疾病的患病率已很高,其中龋齿、牙周病已成为常见口腔疾患。并且还可见到出龋齿、重度磨损导致的并发症出现根尖病变,错颌畸形患病率可高达26.3%,并可以见到因下颌骨生长异常造成的面部不对称畸形,反映了从新石器时代开始,龋齿等主要口腔疾患已经严重危害着人类的健康。

表4-1-1 新石器时代考古人类头骨中牙齿疾病

地域、考证资料 \\ 病种	江苏 大墩子	河南 广武镇	江苏 圩墩	广东,增城、金兰寺、宝鸡、华县
	男性: 73个下颌骨附牙齿682个 女性: 40个下颌骨附牙齿353个	15个个体 附牙齿210个	48个颌骨 附牙齿938个	两个个体 56个牙列颌骨
龋齿	患龋齿率为6.4% 男>女 患龋部位邻面最多,其次颌面	患龋齿率19.5%	患龋齿率6.92% 患病率58% 乳牙列和混合牙列中未见龋齿	患病率为3.38%
牙周炎	患病率40.7% 患病牙率16.6% 男>女	患病率66.7%	患病率33.3%	患病率为11.39%
根尖病灶	患病率为8% 多由龋齿,过度磨耗所致	大多由重度磨耗所致		
磨损		釉质完全消失,牙本质大量磨损者占大多数	患病率37.5% 男>女	
阻生	一侧未萌出者占10.8% 两侧未萌出者占13.7%	可见近中倾斜埋伏阻生		第三磨牙阻生率9.8%
错颌畸形	下颌牙列拥挤者占24% $\frac{2\|2}{}$ 错位多见	前牙见到圆锥状额外牙		第2个个体 $\frac{3\|3}{}$ 牙列拥挤 $\frac{3\|1}{}$ 近中倾斜 患病率26.3% 牙齿拥挤占12.5%

注: 摘自郑麟蕃等著《中国口腔医学发展史》

三、牙齿卫生保健习俗

考古工作者通过大量石器时代人骨化石的观察,发现一些异常变形的颌骨和牙齿化石,认为这些变异情况是由于这一时期人们的一些习俗所造成的。

(一)拔牙习俗

考古工作者从江苏大墩子出土的人头骨化石中观察到超过半数的两性个体生前缺少上颌侧切牙,其牙槽骨愈合良好,看不出由于病变而拔牙的痕迹,在山东大汶口和曲阜西夏侯也都有相同的报道。这么多的个体生前缺少上颌侧切牙的资料,可以推断出由于这个时期有拔牙习俗而造成的。据观察,人们拔牙的时间大多在青春期进行的,拔牙的方法也多为敲打法。

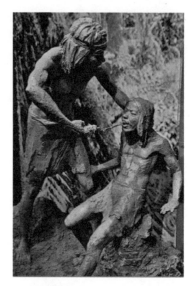

图4-1-1　拔牙习俗

我国古籍中也有许多关于拔牙的记载,《山海经》《淮南子》中有一些相关的传说。在《博物志》中记载: 我国古代相当于现在的湖南、湖北、川南、滇东、贵州、湘西等地的少数民族称为僚,唐代以后又有葛僚(仡佬)之称。他们有拔牙习俗,因此而被称为"打牙仡佬",这种习俗逐渐发展到辽宁、河南、山东等地。

不同各民族,拔牙的目的不完全一样。春秋时代《管子》谓:"昔者吴邗战,未龀不得入军门,国子摘其齿,遂入为邗国多",就是说乳牙未换完的不许参军,孩子们为参军而拔牙。晋·张华撰《博物志》说,"荆州极西南界至蜀诸民曰僚子,及长皆拔去上齿牙各一以为身饰",因美容而拔牙。中国台湾省《彰化县志》云:"女有大,断其旁二齿。以别处了子",因婚娶而拔牙。《大清一统志》贵阳府苗蛮条中记载:"父母死,子妇各打其二齿、纳诸棺中、以为永诀",这是为给父母服丧而拔牙;《新唐书》有"僚地多瘴,中者不能饮药,故自凿齿",因服药方便而拔牙。

(二)含球习俗

我国考古工作者韩成信等在鉴定新石器时代骨化石时发现了一些颌骨异常磨损变形的标本,并发现造成异常是由于口腔内长期含球的机械原因所造成的。

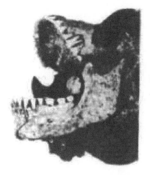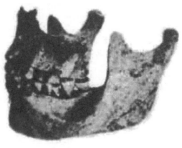

图4-1-2　含球习俗

研究者从江苏大墩子和山东充州王因地区出土的新石器时代口腔含球个体就有18个，共中有15个石球，3个陶球。球的大小与现在儿童玩的玻璃球相似，球体不是固定在口腔一侧，而是可在口腔内左右调动。因此，口腔内磨损痕迹大多左右两侧同时存在。从标本中见到最小在一个大约6岁儿童的下颌骨旁发现了陶球，说明这种习俗开始于幼年，而且多数出现在女性个体。目前文献记载中还未能发现对这种习俗含义的解释。

（三）涅齿习俗

新石器时代已经发现有些地区的人们有用某种黑色染料将牙齿染黑的习俗，我国在这一面的记载有，《魏志·倭人传》有"东海中有黑齿国"的记载，中国台湾省《风山县志》中"拔去前齿，齿皆染黑"的记载，云南省布朗族有集体涂染牙齿习俗。

日本古代涅齿习俗曾很盛行过。涅齿是用特制的"铁浆"材料涂擦牙齿。古墓中可见到涅过的牙齿，古籍中也有许多关于涅齿的记载，而且在文学艺术中都有描绘涅齿的论述、图画和歌舞，日本的明治、大正时代曾出现过涅齿磁牙及全口涅齿磁牙。

这个习俗在东南亚地区的印度尼西亚和菲律宾等国曾流行过。涅齿大都是表示美容、成年或结婚，只是各国涅齿所用的材料不同。

无论是拔牙习俗，还是含球习俗、涅齿习俗都反映了当时人们为了达到某种目的而损伤了正常的牙齿或颌骨组织，在不同程度上危害了人体的健康。

第二节　先秦时期

先秦是指秦朝建立之前的历史时代（公元前21世纪—公元前221年），经历了夏、商、西周，以及春秋、战国等历史阶段。在长达1800多年的历史中，中国的祖先创造了光辉灿烂的历史文明，其中夏商时期的甲骨文，殷商的青铜器，都是人类文明的历史标志。

一、医事制度与医学分科

关于医事制度，在周代以前，无从稽考；到了周代，始有文献可以记载。《周礼·天官》："医师上士二人，下士二人，府二人，史二人，徒二十人，掌医之政令，聚毒药以供医事。"可见当时的医师不仅为医之长，并且分为上下士，更设有府、史、徒等职，制度已经非常完备。

《周礼·天官冢宰》将医学分为四科："食医，中士三人"，主要职责是"掌合王之六食、六膳、百馐、百酱、八珍之齐"。食医，是管理饮食的专职医生，是宫廷内的营养医生，主管帝王膳食，是为王室贵族的健康长寿而专设的。"疾医，中士八人"，主要职责是"掌养万人之疾病"。疾医相当于内科医主。疾医已经不仅为王室服务，而且施治万民疾病。"疡医，下士八人"，主要职责是"掌肿疡、溃疡、金疡、折疡之祝药刮杀之齐；凡疗疡，以五毒攻之，以五气养之，以五药疗之，以五味节之"。疡医相当于外科医生，专管治疗各种脓肿、溃疡、金创、骨折等。疡医在宫廷医生中地位低于食医、疾医，属下士。兽医，下士四人，掌疗兽病，疗兽疡，凡疗兽病灌而行之。兽医主要治疗家畜之疾病或疮疡。这是我国最早的医学分科记载，开后世医学进一步分科之先河。

先秦时期还没有关于牙医的分科制度，《周礼·天官》中有"春有痟首，疾"，痟首为头疾，为五官科疾病，属于疾医治疗范围。牙病治疗也属于五官科，应属于疾医诊疗范围。

■ 二、殷墟甲骨文龋字

殷商甲骨文记载疾口、疾舌、疾言、疾齿、龋齿等50多种与口腔疾患有关的卜辞。

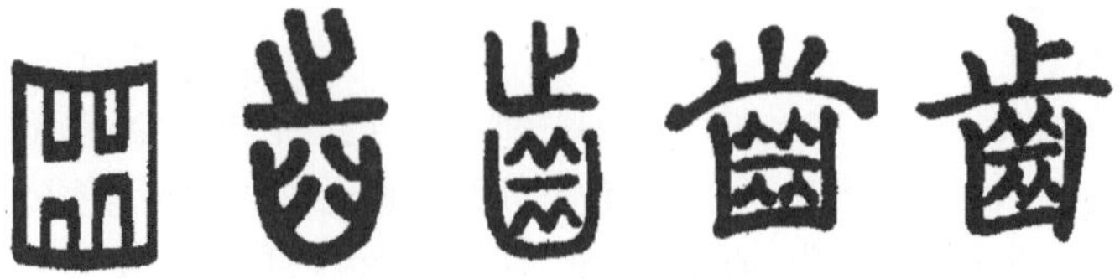

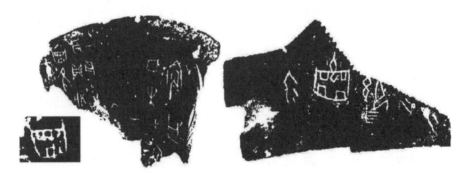

图4-2-1   齿字演变

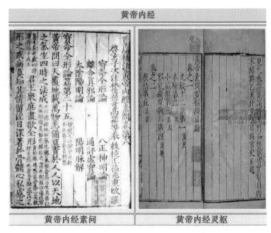

图4-2-2   齿与龋字拓片

甲骨文中"龋"字是牙齿生虫的象形,这是世界医学史上有关龋齿的最早记载,其中对于龋齿的描述证实了中国对龋齿的记载早于世界上相当多的国家。象形文——"龋"字下部是口腔中排列整齐的牙齿形象,上部是虫在蛀蚀牙齿,旁边还散落被虫蚀的牙碎屑。由此可证,中国早在殷代就有关于"龋齿"的记载。西汉名医淳于意在其诊籍中记录有口齿疾病的认识和治疗方法,即用灸法和苦参汤含漱治疗龋齿,且指出其病因为"得之风,及卧开口,食而不漱"。可见当时对口腔不洁与致龋的关系已有所认识。与此相应,埃及于公元前300—400年发现龋齿,印度与希腊对龋齿的最早记载是在公元前600年。

■ 三、《黄帝内经》牙科学知识

《黄帝内经》分《灵枢》《素问》两部分,为古代医家托轩辕黄帝名之作,为医家、医学理论家联合创作,一般认为成书于春秋战国时期。在以黄帝、岐伯、雷公对话、问答的形式阐述病机病理的同时,主张不治已病,而治未病,同时主张养生、摄生、益寿、延年。是中国传统医学四大经典著作之一(《黄帝内经》《难经》《伤寒杂病论》《神农本草经》),

图4-2-3 《黄帝内经》,为古代医家托轩辕黄帝名之作,为医家、医学理论家联合创作,一般认为成书于春秋战国时期,是中国传统医学四大经典著作之一

是我国医学宝库中现存成书最早的一部医学典籍,是研究人的生理学、病理学、诊断学、治疗原则和药物学的医学巨著。在理论上建立了中医学上的"阴阳五行学说"、"脉象学说""藏象学说"等。它的问世,开创了中医学独特的理论体系,标志着祖国医学由单纯积累经验的阶段发展到了系统的理论总结阶段。

(一)口腔解剖生理的认识

《内经》最早描述了口腔形态。《灵枢·肠胃篇》记载:"唇至齿长九分,口广二寸半。齿以后至会厌三寸半,大容五合。舌重十两,长七寸,广二寸半。"反映了当时对人体解剖的认识程度。《灵枢》中曾强调人体体表的解剖部位,可以通过切循测量予以确定。中国现代解剖学家侯宝璋教授曾就《内经》所载的解剖数据同现代解剖作了比较研究,指出《内经》的解剖基本是正确的,可见当时的解剖技术水平是很高的。

《灵枢·忧患无言》论述:"咽喉者,水谷之道也。喉咙者,气之所以上下者也。会厌者音声之户也。口唇者,音声之扇也。舌者,音声之机也。腭垂者,音声之关也。"阐述了咽喉,会厌,唇,舌、腭垂各部位与发声的关系,对其功能已经有了一些了解。

《内经·上古天真论》记载:"女子七岁肾气盛,齿更发长。……一三七,肾气平,故真牙生而长极。丈夫八岁肾气实,发长齿更,三八,肾气平均,筋骨颈强,故真牙生而长极,五八,肾气衰,发堕齿稿……八八,则齿发去。"这是关于牙萌出时间的最早论述,所提出的女子七岁,男子八岁,乳恒牙开始交换。女子……岁,男子……岁智齿萌出。这些与现代医学的认识基本一致。而且指出牙齿的生长发育与肾气的"盛""实""衰落"有密切的关系。中医认为肾为人体先天之本,主骨生髓,牙齿为骨之所余,髓之所养,肾虚则齿豁,肾固则齿坚。因此中医用补肾方法治疗口腔疾病是有理论依据的。临床观察确实取得良好的效果。

《内经》注重整体观念,认为人体结构的各个部分都不是孤立的,而且彼此相属,互有联系的。口腔是整个机体的组成部分,又是人体与外界连系的孔窍。就内脏器官与体表关系来看,口腔与五脏六腑有着密切关系,各有对应。《内经》记载:"心主舌,一在窍为舌","口唇者,脾之官也,舌者,心之官也","脾之合肉也,其荣唇也"。指出舌与心,唇与脾的关系。脾与胃相表里,通过经络胃与齿、唇相联系。书中记载:"胃足阳明之脉,入上齿中,还出挟口环唇,下交承浆,却循颐后下廉,出大迎,循颊车"等。

《内经》通过分析口、齿、唇、舌各个部位与相应脏腑之间的对应关系,阐述了口腔是整个机体的一部分,为以后通过脏腑辨证、经络辨证治疗口腔疾病奠定了基础。

(二)对龋齿、牙周病的认识

对龋齿有许多记载。《素问·缪刺论》:"齿龋,刺手阳明,不已,刺其脉入齿中,立已。"这是针刺治疗龋齿的最早记录。认为龋齿的病因是阳明热盛,牙痛时要刺手阳明经的穴位。如商阳、合谷等穴,如果不愈,刺向齿中的足阳明胃经的穴位。《灵枢·论疾诊尺篇》记载:"诊龋齿痛,按其阳之来,有过者独热,在左左热,在右右热,在上上热,在下下热。"这是介绍压阳明脉的方法检查龋齿部位。有病变的部位必单独发热。进一步对龋齿进行辨证论治。《灵枢·寒热病篇》:"臂阳明有入颅遍齿者,名曰大迎,下齿龋取之,臂恶寒补之,不恶寒泻之。足太阳有入颅遍齿者,名曰角孙,上齿龋取之,在鼻与顽前。方病之时其脉盛,盛则泻之,虚则补之。"指出手阳明大肠经入下齿,足阳明胃经入上齿,臂恶寒的多虚,故用补法,不恶寒的多实,故用泻法。

《内经》强调了人与自然界的密切关系,开始用阴阳五行学说解释人的生理、病理现象,为中医辨证施治找到了依据。在口腔疾病中《内经》首先记录了牙痛的原因。《灵枢·经脉篇》云:"大肠手阳明之脉,其支脉,一入下齿中,还出挟口,交人中,左之右,右之左,上挟鼻孔,是动则病齿痛颈肿。"《灵枢·杂病篇》记载:"齿痛,不恶清饮,取足阳明,恶清饮,取手阳明。"由此可见,《内经》对牙痛的病因及治疗作了详细的论述。

《内经》对牙周病已有了一定认识。《灵枢·经脉篇》记载:"足少阴气绝则骨枯……骨不濡则肉不能著也。骨肉不相亲则肉软却,肉软却故齿长而垢发无泽。"对牙周病的主要症状进行了论述,明确指出牙周病的病因是足少阴肾经亏损所致,有牙齿伸长、牙酿萎缩、牙石堆积等症状。故中医采用滋阴补肾方法治疗牙周病。

《内经》对口腔黏膜病的认识,《内经》记载的"口疮"病名一直沿用至今,其病因在《素问·气交变大论》:"岁金不及,炎火乃行……丹谷不成,民病口疮。"指出口疮是属于热盛肌腐之证。与目前一些中医认为口疮是由于上火所致的看法基本一致。《素问·至真要大论》记载:"诸痛痒疮,皆属于心。"据现代医学研究,确实舌尖部的溃疡与精神因素有一定的关系。《内经》称口腔糜烂为口糜。《素问·至真要大论》云:"少阳之复,大热将至,火气内发,上为日糜。"《素问·气厥论》记载:"膀胱移热于小肠,扁肠不便,上为口糜。"

所述口糜的原因,一是由于火气发于内,上炎为口腔糜烂,或是由于膀胱热邪闭塞,上发成口糜。这些认识在口糜治疗上有一定的指导作用。

《灵枢·经脉篇》记载:"肝足厥阴之脉……过阴器,连目系……其支者……从目系下颊里,环唇内。"现代医学根据白塞氏综合征可以同时在口腔、眼、生殖器三个部位发病的特点,与肝经的走行相似。考虑到本病可能与肝经有关联,所以在治疗上可以从肝经论治,采用清肝泻火,利湿解毒的治法,取得良好的效果。

(三)对其他口腔疾病的认识

1. 舌病 《内经》对舌病的记载内容很丰富。分别对舌痛,舌卷,舌强,舌纵的病因作了论述。如:舌痛《灵枢·经脉篇》云:"是主脾所生病者,舌本痛。"舌强《灵枢·经脉篇》记载:"脾足太阴之脉,是动则病舌本强,食则呕。"至今中医认为舌强的病因是心脾二经风邪所致。

《灵枢·终始篇》记载:"重舌、刺舌柱以铍针也。"说明当时已采用针刺疗法治疗重舌了。至今临床工作中此法仍被采用。

2. 口干 《素问·宣明五气论篇》记载:"五藏化液,心为汗,肺为涕,肝为泪,脾为诞、肾为唾,是谓五液。"认为诞出于口,脾所主也。唾属水精,肾所主也,故肾为唾。如果脾胃津不上乘则诞少口干,肾阴不足,阴虚津亏,口干舌燥。《灵枢·经脉篇》云:"肾足少阴之脉……是主肾所生病者,口热舌干,咽肿上气。"又云:"手阳明大肠之脉……是主津所生病者,目黄口干。"指出口干与肾经,大肠经有关,由于肾阴亏损或阳明热盛伤阴可导致口干。为以后该病的治疗奠定了理论基础。

3. 口苦 《素问·疾论篇》云:"肝气热,则胆泄口苦,筋膜干。"意思是肝热,则胆亦热,故胆气上泄而口苦。又在《素问·奇病论》记载:"有病口苦。"此人者,数谋虑不决,故胆虚,气上溢而口为之苦,治之以胆募俞。"以上论述指出口苦的病因是肝胆有热,胆气上溢而致,因此可采用清泄肝胆湿热的治疗方法。

4. 三叉神经痛 《素问·奇病论》记载,帝曰:"人有病头痛,以数岁不已,此安得之,名为何病。"歧伯曰:"当有所大寒,内至骨髓,髓者以脑为主,脑逆,故令人头痛,齿亦痛,病名厥逆。"帝曰:"善"周大成教授认为"厥逆"很可能是现代疾病的三叉神经痛。原文的"头痛数岁不已"说明这种疾病头痛几年不愈,病程很长。此病的病因认为是"所犯大寒,内至骨髓"所致,即中医的传统看法风邪所引起的。"髓以脑为主"明确指出此病是由脑所引起的病变。"脑逆"指的是邪上逆于脑,脑受寒或风所侵犯则头痛,而齿为骨之余,与脑有关,因此齿亦痛。其中"脑逆故令人头痛齿亦痛"是诊断本病为三叉神经痛的依据。

第三节　秦汉时期

秦汉时期是中国秦汉两朝大一统时期的合称。公元前221年秦灭六国,首次完成了真正意义上的中国统一,秦王政改号称皇帝,建立起中国历史上第一个中央集权制的秦朝。秦始皇废封建,立郡县,开始实行全面的统一。然而由于缺乏历史经验,秦朝二世而亡。在经过短暂的分裂之后,汉朝继之而起,并基本延续秦的制度,史称"汉承秦制"。秦汉时期是中国历史上第一个大统一时期。也是统一多民族国家的奠基时期。

汉时期已有药学专著出现,如《史记·扁鹊仓公列传》载名医公孙阳庆曾传其弟子淳于意《药论》一书。从《汉书》中的有关记载可知,西汉晚期不仅已用"本草"一词来指称药物学及药学专著,而且拥有一批通晓本草的学者,推动着中国医学的发展进步。

秦汉时期的医事制度,更趋完善。无论是医疗机构的设置,人员的编排,还是管理、考核制度的制订都达到相当高的水平。

在秦朝的国家机构中,少府为九卿之一,在少府下设六丞,《通典·职官七》:"秦有太医令丞,亦主医药,属少府。"秦始皇上朝,常有"侍医"捧药囊随行,侍奉于帝侧,以备急需。太医不但负责中央官员的疾病诊治,而且掌管地方郡县的医疗事宜。当时各地都设有医长,对太常、太医丞负责,除为各级官吏医病,还要接受地方官吏临时指派的检疫麻风病任务。药府中的药长主持药物之事,设有药藏府储存药物。秦代形成的较为系统的医事制度,对后世具有重大影响,为医事制度第一发展阶段。

西汉时期,中央医职有隶于少府和太常的区别,各设太医令为最高官职。《汉书·百官志·公卿表》有:"奉常属官有太医令丞。"又有:"少府属官,有太医令丞。"少府太医令下有太医监、侍医、为后妃诊治疾病的女医(也称乳医)、掌御用药的尚方和本草待诏;其职责发展为后来隶属于内府的药房官。太常太医令,掌诊治疾病的太医和主持药物方剂的药府。太医既负责中央官吏的疾病诊治,又掌管郡县的医疗事宜,各郡都设有医工长,对太医负责;其职责发展为后来的太医署。在药府系统中,药长主持医事,并有药藏府储存药物。考察西汉太医,首先应辨明具所属系统,否则难免讹混。诸侯国医制基本仿照中央而略有不同,典医丞,医工长二职不见于中央医制。

东汉时期,太常太医令被删汰,仅在少府设太医令、丞,掌医药政令。太医令下有员医293人、员吏19人。又有药丞主药剂,方丞主治疗。增设了三药职:中宫药长,由宦官充任,司中宫妃嫔医药事宜;尚药监和尝药太宫。皇帝医病服药由他们先尝药量的十分之二,然后进奉服用。这时医药管理有了明确分工。

一、龋齿填充术

中国马王堆汉墓3号墓出土的帛书。1973年出土于湖南长沙,放在一涂漆木匣中。有写在整幅帛上的和写在半幅帛上的两种。字体有篆、隶之分。篆书的抄写于汉高祖十一年（公元前196年）左右，隶书的约抄写于汉文帝初年。长沙马王堆三号墓出土的帛书共有28种，计12万余字，均破损严重。有《五十二病方》（附佚书4篇）、《胎产图》、《养生图》、《杂疗方》、《导引图》（附佚书2篇），其中《五十二病方》是中国已发现的最古老医书。全书为9911字，抄录于一高约24cm、长450cm长卷之后5/6部分，卷首列有目录，目录后有"凡五十二"字样，每种疾病均作为篇目标题，与后世医方书之体例相同。此书所载绝大多数为外科病，其次为内科疾病，还有少量妇儿科疾病。书中除外用内服法外，尚有灸、砭、熨、熏等多种外治法。

《五十二病方》是世界上最早的牙齿填充术的记载。关于牙齿充填记载："咸（蜡）食（蚀）齿，以榆皮、白□、美桂而并□□□□傅空（孔）□"。文中虽然有些字残缺不全，但还可以看得出它的轮廓来，其大致情况是：用榆皮、白□、美桂等药物来傅孔，即充填牙齿的龋坏部分，以保持牙齿的原貌。

《中国药学大辞典》："榆皮研末，以水调和，可用以黏物，胜于胶漆。"白□，可能是白芷，味辛温、芳香，可用以治口齿气臭及风热牙痛，再加以美桂等其他药物，就可用以傅孔，充填牙齿的龋坏部分。这是我国最早的，也是我国最原始的齿牙充填法。这个古老的齿牙充填术，可以说是我国口腔医学史上最早的齿牙填充记录。

所记载的《冥（螶）病方》，很可能是麻风病的症状。该文说："冥（螶）者，虫，所啮穿者□，其所发毋恒处，或在鼻，或在□旁，或齿龈，或在手指□□，使人鼻抉（缺）指断。治之以鲜产鱼，□而以盐财和之，以傅虫所啮之。病已，止。尝试，毋禁。令"。

马王堆汉墓帛书整理小组编者谓："螶，本义为谷物的食心虫，推测古人因本病有鼻缺指断等症状，认为虫类啮穿，因而称为螶病。从症象看，本病很可能是麻风病，笔者认为从症状来看，因为"其所发毋恒处，或在鼻，或在口旁，或齿龈"，正如瘤形麻风可以发生在口周，尤其在唇及软硬腭部发生溃疡，还可以引起牙齿松动，严重者会造成"鼻缺指断"，则构成瘤型麻风中的残毁性麻风的全身性损害。

因此，根据上述症状来推测，该症应当属于麻风病。春秋时代的经书上，虽然有了关于麻风病的论述，但毕竟不是医学文献上的记载，这次出土的帛书《五十二病方》中的有关论述，应是祖国医学文献中关于麻风病的首次记载，尤其麻风病的口腔表征，它在我国口腔黏膜病史方面，填补了这一空白。

二、中国第一例龋齿病历

淳于意（约公元前205—？年），西汉初齐临淄（今山东淄博东北）人。淳于意曾任齐太仓令，精医道，辨证审脉，治病多验。曾从公孙光学医，并从公乘阳庆学黄帝、扁鹊脉书。《史记》记载了他的二十五例医案，称为"诊籍"，是中国现存最早的病史记录，其中龋齿病例是我国第一例龋齿报告。

"齐中大夫病龋齿，臣意灸其太阳明脉，即为苦参汤，日漱三升，出入五、六日，病已，得之风，及卧开口，食而不漱"，该"诊籍"将患者名、病名、灸法、药名、用法、病程、病因等，记录得非常清楚，尤其是病因方面，谈到"及卧开口，食而不漱"，对今天龋病的治疗仍有很重要的指导意义。

三、医圣张仲景

张仲景,东汉末年著名医学家,被称为医圣。相传曾举孝廉,做过长沙太守,所以有"张长沙"之称。张仲景广泛收集医方,写出了传世巨著《伤寒杂病论》。它确立的辨证论治原则,是中医临床的基本原则,是中医的灵魂所在。在方剂学方面,《伤寒杂病论》也作出了巨大贡献,创造了很多剂型,记载了大量有效的方剂。其所确立的六经辨证的治疗原则,受到历代医学家的推崇。这是中国第一部从理论到实践、确立辨证论治法则的医学专著,是中国医学史上影响最大的著作之一,是后学者研习中医必备的经典著作,广泛受到医学生和临床大夫的重视。另有《金匮要略》在医学理论及医疗方法的发展上有重要作用,并著成了我国第一部牙医学的专著《口齿论》。

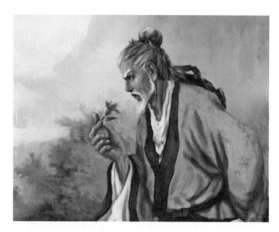

图4-3-1 张仲景(公元150—154年—公元215—219年),名机,字仲景,汉族,河南南阳人,中国东汉末年著名医学家,被后世尊为"医圣"。著成了我国第一部牙医学的专著《口齿论》

(一)砷剂治疗牙痛

张仲景在《金匮要略》记载了以"雄黄、葶苈二味,末之,取腊日猪脂溶,以槐枝绵裹头四五枚,点药烙之",这是失活牙髓的方法,雄黄即硫化砷,是世界上最早记载用砷剂治疗龋齿的方法。

(二)对"狐惑病"的认识

"狐惑病"称为白塞综合征,1937年由土耳其皮科医师白塞(Rehcet)首先报道,因为疾患先后侵犯眼、口、生殖器三个部位,又称为眼、口、生殖器三联症,是一种原因不明的皮肤黏膜综合病象。中医认为白塞综合征相当于《金匮要略》中所描述的"狐惑"一症,所谓"狐惑",是说明其症状狐疑惑乱不定,且有"蚀于喉为惑"及"蚀于阴为狐"的区别,并描述了该症的眼部症状。这是我国关于该症的最早报道,远在1800年前,能够对该症作全面论述,确实难能可贵。

(三)我国第一部口腔医学专著《口齿论》

张仲景撰写了我国第一部口腔医学专著《口齿论》,可惜的是这部书已经遗失了,现在从《后汉书艺文志》医家类、《补后汉书艺文文志》卷三、《崇文总目辑释》卷三、《通志艺文略》口齿、《宋史艺文志》子类医书中,还可以见到该书书目。由此可见,张仲景在口腔医学的发展方面,的确作出了较大贡献。

四、世界上最早关于氟牙症的记载

嵇康(224—263年,一说223—262年),字叔夜,汉族,三国时期魏国谯郡铚县(今安徽省宿州市西)。著名思想家、音乐家、文学家。正始末年与阮籍等竹林名士共倡玄学新风,官曹魏中散大夫,世称嵇中散。是一位在我国传统养生理论发展史上有较大成就的养生家,所撰《养生论》是我国古代现存文献最早的养生学专著。他的养生思想反映了当时的社会现实。他既强调养生要发挥人的主观能动性,指出防微杜渐的重要;同时也提出了一些比较切合实际的健身措施。

嵇康在《养生论》中记载有"齿居晋而黄。推此而言,凡所食之气蒸性染身,莫不相应。"

晋指今山西省,根据其描述有地方性黄斑牙的特点,他观察到住在山西的人牙齿是黄的,实际就是指现代的氟斑牙,认为这种黄牙与生活环境有关。可能是生活中的某些物质,通过饮食影响牙齿的健康。他虽没有阐明黄斑牙的病因,但已经指出了这种牙病与地理环境的特定关系。应当说嵇康是世界上最早记载氟牙症的人。

地方性氟中毒的流行在我国历史悠久。根据我国考古学家研究,在山西省阳高县许家窑村的古人类遗址中,发现了距今已有10万年的古人类化石的牙齿上有明显的黄色小窝,经研究证实为氟中毒形成的氟斑牙。这也同样说明嵇康当时所指齿黄即现在的氟斑牙,从而也说明山西是我国地方性氟中毒最早发现地区。

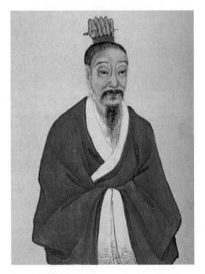

图4-3-2　嵇康(224—263年,一说223—262年),字叔夜,汉族,安徽省宿州人。著名思想家、音乐家、文学家,同时是一位在我国传统养生理论发展史上有较大成就的养生家,所撰《养生论》是我国古代现存文献最早的养生学专著

第四节　两晋南北朝时期

魏晋南北朝,又称三国两晋南北朝(220—589年),是中国历史上的一段基本分裂的时期。这个时期由220年曹丕强迫东汉汉献帝禅让,建立曹魏开始,到589年隋朝灭南朝陈而重新统一结束,共369年。这一时期,江南相对稳定,北方人民大量南迁,中国的文化中心南移,带来了先进的生产技术和生产工具,促进了经济社会的发展,推动了科学文化的进步。

一、晋代的唇腭裂治疗

在中国古代,唇裂称为"兔缺",最早记载见于汉初刘安撰《淮南子》曰:"孕见兔而子缺唇"。

晋代,已有唇腭裂整形手术的记载,《晋书·魏咏之传》有关于这方面的记载,并提出术后进流质食物,不得与人谈笑等合理的注意事项:"魏咏之,字长道,任城人也。家世贫素,而躬耕为事,好学不倦。生而兔缺。有善相者谓之曰:'卿当富贵。'年十八,闻荆州刺史殷仲堪帐下有名医能疗之,贫无行装,谓家人曰:'残丑如此,用活何为!'遂赍数斛米西上,以投仲堪。既至,造门自通。仲堪与语,嘉其盛意,召医视之。医曰:'可割而补之,但须百日进粥,不得笑语。'咏之曰:'半生不语,而有半生,亦当疗之,况百日邪!'仲堪于是处之别屋,令医善疗之。咏之遂闭口不语,唯食薄粥,其历志如此。及差,仲堪厚资遣之。"

二、针灸治疗牙病

《针灸甲乙经》是中国现存最早的一部针灸学专著，也是最早将针灸学理论与腧穴学相结合的一部著作。原名《黄帝三部针灸甲乙经》，简称《甲乙经》，晋皇甫谧（215—282年）编撰于魏甘露四年（259年），共10卷，南北朝时期改为12卷本。皇甫谧，字士安，小时名静，晚年自称玄晏先生。西晋安定朝那（今甘肃灵台人县朝那镇）人，著名医家。

卷十二之"手足阳明脉动发口齿病第六"中记载了由于足阳明经脉感受邪气而发生口齿疾病的辨证、治疗原则及其主治穴位，原文摘录如下：

诊龋痛，按其阳明之来，有过者独热，在左者左热，在右右热，在上上热，在下下热。

臂之阳明，有入齿者，名曰大迎，下齿龋取之臂，恶寒补之（一作取之），不恶泻之（《灵枢》名曰禾，或曰大迎。详大迎乃足阳明脉所发，则当云禾是也。然而下齿龋又当取足阳明大迎，当试可知耳）。

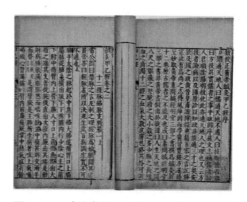

图4-4-1 《针灸甲乙经》是中国现存最早的一部针灸学专著，也是最早将针灸学理论与腧穴学相结合的一部著作。原名《黄帝三部针灸甲乙经》，简称《甲乙经》，晋皇甫谧（215—282年）编撰于魏甘露四年（259年），共10卷，南北朝时期改为12卷本

手太阳有入遍齿者，名曰角孙，上齿龋，取之在鼻与齿（一作）前。方病之时，其脉盛，脉盛则泻之，虚则补之。一曰取之眉外，方病之时，盛泻虚补。齿动痛，不恶清饮，取足阳明；恶清饮，取手阳明。舌缓羡下烦闷，取足少阴。重舌，刺舌柱以针。

上齿龋肿，目窗主之。上齿龋痛，恶风寒，正营主之。齿牙龋痛，浮白及完骨主之。齿痛，颧及二间主之。上齿龋，兑端及耳门主之。齿间出血者，有伤酸，齿床落痛，口不可开，引鼻中，龈交主之。颊肿，口急，颊车痛，不可以嚼，颊车主之。上齿龋痛，恶寒者，上关主之。厥口僻，失欠，下牙痛，颊肿，恶寒，口不收，舌不能言，不得嚼，大迎主之。失欠，下齿龋，下牙痛，肿，下关主之。齿牙不可嚼，龈肿，角孙主之。口僻不正，失欠口不开，翳风主之。舌下肿，难言，舌纵，庆不端，通谷主之。舌下肿，难以言，舌纵涎出，廉泉主之。口僻，刺太渊，引而下之。口中肿臭，劳宫主之。口中下齿痛，恶寒肿，商阳主之。齿龋痛，恶清，三间主之。口僻，偏历主之。口齿痛，温留主之。下齿龋，则上齿痛，腋门主之。齿痛，四渎主之。上牙龋痛，阳谷（一作阳溪）主之。齿龋痛，合谷主之，又云少海主之。舌纵篡下，烦闷，阴交主之。

三、我国最早的拔牙病例

在中国远古石器时代，有拔牙的习俗，多为习俗而非治病。作为治疗口腔疾患而进行的拔牙，最早见于《晋书·温峤传》中的记载。

温峤（288—329年），字泰真，一作太真，是温羡的弟弟温襜之子。太原祁县（今山西祁县）人，东晋政治家。初为司隶都官从事，后举秀才。司徒辟东阁祭酒，补上党潞令。刘琨请为平北参军，随府迁大将军从事中郎上党太守，加建威将军督护前录军事，又随府迁司空右司马，进左长史。后作为刘琨信使南渡，南渡后历官显职，参与平定了王敦、苏峻的叛乱。晋成帝即位,代应詹为江州刺史,持节都督平南将军,镇武昌。苏峻平,拜骠骑将军开府仪同三司,加散骑常侍,封始安郡公。

《晋书·温峤传》有:"峤先有齿疾,至是拔之,因中风,至镇未旬而卒,时年四十二。江州士庶闻之,莫不相顾而泣。"

这是我国口腔医学史上最早的拔牙病例,也是最早的拔牙致死病例。

● 四、王羲之与王献之的齿痛

王羲之,字逸少,号澹斋,汉族,祖籍山东琅琊后迁居会稽(绍兴),中国东晋书法家,有书圣之称。历任秘书郎、宁远将军、江州刺史。后为会稽内史,领右将军,人称"王右军"、"王会稽"。其子王献之书法亦佳,世人合称为"二王"。考二王现存字帖,父子均患有龋齿。王羲之《迁转帖》中说:"吾龋痛所作赞,又恐不任,当示毅也",龋齿很痛苦,靠毅力写完了所作的赞,恐怕写得不好。

王献之《辞中令帖》:"忽患齿痛,疼惨无赖,语迫罔知所措",牙痛得已经不知如何是好了。

● 五、剔牙签

见于《陆云与陆机书》中有"一日行曹公器物,有剔齿纤,今以一枚寄兄",但其制作方法已不可考。

1979年,江西南昌三国东吴高荣墓中出土金制剔牙签,是我国首次发现的金质剔牙签。

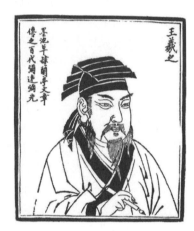

图4-4-2　王羲之,字逸少,号澹斋,汉族,祖籍山东琅琊后迁居会稽(绍兴),中国东晋书法家,有书圣之称。其《迁转帖》中有患有龋齿的记载

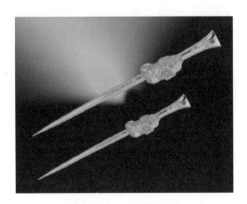

图4-4-3　金制剔牙签

第五节　隋唐时期

隋唐时期(581—907年)是我国封建社会的繁荣和统一的多民族国家的重要发展时期,始于581年隋朝建立,止于907年唐朝灭亡,历时320余年。隋朝结束南北朝的混乱局面,

重新建立了统一的多民族封建国家,并且开创了一系列的政治改革措施。唐朝,则完善了隋朝的政治体制,继承了隋朝繁荣的经济和发达的文化。这一时期,由于国力增强、生产力提高和中外交通的发展,中国封建社会的经济文化在唐初期和中期空前繁荣。科技的进步(造纸业、雕版印刷术),制度的完善,促进了这一时期医学的新发展,医药学术取得了显著的成就。

隋唐时期我国医事制度有了长足的发展,更加完备。特别是唐代,建立了集管理、医疗与教育于一身的太医署,太医署隶属于太常寺,太医署的规模相当庞大。太医令是全署的最高行政长官,总管医、针、按摩、咒禁四科的教学和考试,太医丞是太医令的助手,医监、医政是专司监察的官吏。上述人员构成太医署的"领导班子"。从有关史籍记载看,太医署下设医学和药学两个医疗教学部门:医学部各科都由博士和助教负责教学工作;药学部的府、史主管行政事务,主药和药童负责教学业务,药园师负责药园的栽培、管理,掌园专门负责药材的收藏保管。太医署的考试制度相当严格,考试按月、季、年进行,分别由各科博士、太医令、太常寺少卿主持,根据学业成绩分别授予医师、医正、医士或医人等不同称号。

一、《诸病源候论》

巢元方,隋代医家。大业中(605—616年)任太医博士、太医令。大业六年(610年),奉诏主持编撰《诸病源候论》50卷,分67门,1720论,是中国第一部专论疾病病因和证候的专书。书中分别列述了内、外、妇、儿、五官、口齿、骨伤等各科疾病的病因与证候,并讨论了一部分疾病的诊断、预后以及预防、摄生、导引按摩、外科手术等一些治疗方法。此书为我国第一部中医病因证候学专著,也是第一部由朝廷组织集体撰写的医学理论著作,在我国医学史上占有重要地位,对后世影响十分深远。

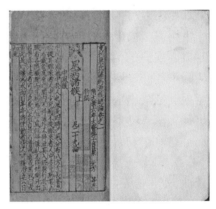

图4-5-1 《诸病源候论》为我国第一部中医病因证候学专著,也是第一部由朝廷组织集体撰作的医学理论著作,在我国医学史上占有重要地位

对牙周病病因的论述"齿动摇候,手阳明之支脉入于齿,足阳明之脉,又遍于齿,齿为骨之所终,髓之所养。经脉虚,风邪乘之,血气不能荣润,故令动摇";有关于拔牙损候的记载"拔齿而损脉者,则经血不止。藏虚而眩闷",还有龋齿、牙槽脓肿、唇裂等关于牙齿及口唇疾病的记述。

1. 口吻疮(燕口)　《诸病源候论》描述其证候为口两吻生疮,其疮色白如燕子之吻,故亦名"燕口","恒湿烂有汁"。类似今之口角炎。

2. 滞颐　亦名口下黄肥疮。《诸病源候论》指出小儿涎唾多流溢浸于颐,生疮黄汁出,浸淫肥烂。此类似小儿口周真菌感染。

3. 舌上出血候　《诸病源候论》载:"舌上出血如涌泉。"《千金要方》采用烧灼止血法治之,实为先进之技术。Rende1896年的报道为国外之最早者,Hanes1909年为该病命名。

4. 牙周病　《诸病源候论》中有牙挺候、齿动摇候、齿漏候等,分别描述了牙龈的炎性肿胀、萎缩、溢脓和牙体动摇等。

二、孙思邈牙病防治的临床实践

孙思邈(581—682年),汉族,唐朝京兆华原(现陕西耀县)人,是著名的医师,是中国乃至世界史上伟大的医学家和药物学家,被后人誉为"药王"。

《备急千金要方》,简称《千金要方》或《千金方》,30卷,是综合性临床医著。唐代孙思邈著,约成书于永徽三年(652年)。该书集唐代以前诊治经验之大成,对后世医家影响极大。

《千金翼方》,唐孙思邈撰,约成书于永淳二年(682年)。作者集晚年近30年之经验,以补早期巨著《千金要方》之不足,故名翼方。此书共30卷,北宋时期校正医书局对其传本予以校正,并刊行全国。宋代印本在明代以前失传了,所幸印版保存了下来,明朝万历年间,翰林院纂修官王肯堂奉万历皇帝之命纂刻了宋版《千金翼方》。《千金翼方》是我国历史上最重要的中医药典籍之一。

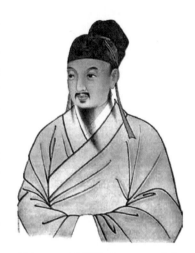

图4-5-2　孙思邈,(581—682年),汉族,陕西耀县人,是著名的医师,是中国乃至世界史上伟大的医学家和药物学家,被后人誉为"药王"

两书中分别按口、齿、唇、舌四部分论述了治疗各种口腔疾病的药物及方剂,大约记载了200多个医方,许多为后世临床工作中所采用。而且对某些疾病总结出特效的治疗药物,例如:记载"蔷薇根,角蒿为治疗口疮之神药。"近代临床工作中用蔷薇根单味或复方治疗口疮证明确有良效,反映了当时口腔疾病的治疗水平。从大量医方的记载中了解到作者用附子、细辛治疗龋齿;用生地黄治疗齿根动、痛;用盐治疗齿根肿、痛、出血;用豆蔻、丁香治疗口臭疗效甚佳。由此看出孙思邈通过多年的临床实践对口腔疾病已有深刻的认识,而且在治疗方面已有建树。

1. 口齿病共有59个药方,3个针灸治疗方法。介绍了治疗口病的注意事项:"凡口疮及齿,禁油、面、酒、酱、酸、醋、咸、腻、干枣,差后仍慎之,若不久慎,寻手再发,发即难差"。

在口疮药的用法方面,分为口服、口含、外贴、内傅等数种。其中口服方有10种,口含方7种,含咽方6种,外贴方1种,内傅方1种,及其他口腔病患疗法3种。

2. 舌病共有11个药方。

3. 唇病有洗方、口含方、针灸疗法、外傅方、特殊疗法各一。

三、《外台秘要》治牙病的药方

中国唐代由文献辑录而成的综合性医书。又名《外台秘要方》,40卷。王焘撰成于天宝十一载(752年)。本书汇集了初唐及唐以前的医学著作。对医学文献进行大量的整理工作,使前人的理论研究与治疗方药全面系统地结合起来。全书共1104门,均先论后方,载方6000余首。凡书中引用书籍都详细注明出处,保存大量唐以前医学文献,为研究中国医疗技术史及发掘中医宝库提供了极为宝贵的资料和考察依据。

《外台秘要》中的口腔医学论述,最早的引自晋代《肘后方》,其他为南北朝及隋唐时代的作品。在引用条数方面,最多的是《千金要方》,共122首,《广常方》为29首,从这里更可以看到有些作品已经佚失的概况。王焘是一位"亦官亦民"的医师,虽然对于医学的实践经验不如专业医师丰富,但他费了很大心血所保存下来的各种医学参考文献,却有着不可忽视的价值。

《外台秘要》共记载了307首口腔疾患的医方,其治疗方法分为:含法、啮法、嚼法、熨法、烙法、熏法、封法、贴法、傅法、涂法、咽法、塞法、刺法、灸法、揩法、手术法等17种。

1. 含法 以酒含之,《必效》疗牙痛方:"取桃、李、槐并白皮各等分,以酒煮含之,取定。"

去渣含之,《张文仲》疗头面风口齿痛不可忍:"椒一合,莽草十叶,熬,白术,崔李根郁李根也,独活,川芎各二两,细辛、防风各一两,右八味切,以酒三升,煮三五沸,去渣,含之,以差为度,勿咽汁。"(按:"头面风口齿痛"即三叉神经痛)

2. 咬法 痛处咬之,《千金》疗齿痛法:"生地黄一节、蒜一瓣,右二味捣,以绵裹著痛处,咬之,勿咽汁,汁尽吐出,日日为之,差止。"

《广济》疗牙痛巴豆丸方:"巴豆十枚去皮心,熬研如膏,大枣二十枚、取肉,细辛一两末,右三味相研为丸,以绵裹著所疼处,咬之。如有涕唾吐却,勿咽入喉口,日三,差。"

3. 啮法 牙痛处啮之,《必效》疗牙痛方:"取皂荚子捣末,以绵裹如弹子大,两颗于酽醋中煮,热彻于牙痛处啮之,冷即易,日三五度,以差为度。"(按:酽醋即浓汁的醋)《必效》疗牙痛方:"取东墙下朽骨,削如痛牙许大,于煻火灰中,煨烧令热,于所痛处啮之,冷即易之。"

4. 嚼法 嚼杨柳细皮法,《古今录验》疗齿痛方:"取杨柳细白皮,卷如指大,含嚼之,以枝渍痛处齿根,数过即差。"

嚼地黄、桂心法,《集验》疗齿楚疼痛方:"生地黄、桂心,右二味含,以含嚼,咽汁无妨。"

5. 熨法 蒜熨法,《必效》疗牙齿痛方:"独头蒜煨之,乘热截一头,以熨痛上,转易之,亦主虫痛。"

甑唇熨法,《千金》疗口吻疮方:"以新炊饭了甑唇,及热熨之,三十下,三两度,差止。"(按:甑(音曾zeng)为古代蒸饭用的瓦器)

6. 烙法 桃枝烙法,《崔氏》疗牙齿挺出疼痛不可忍方:"羊肾脂、泔淀各二合,牛粪绞取汁一合,甘草半两生用末之,青黛,熏黄半末两。右六味相合铜器中,微火煎五、六沸,取东引桃枝如筋大,六枝。以绵缠头,点取药,更瓦热,烙齿龈际,隔日,又烙之,不两三度,看好肉生,以差乃止。欲烙时净刮牙根上,然后为之,不尔,肉不生。十余日忌生、冷、酢、酒、肉、陈、臭,一年禁油。"(按:酢即醋)

铁篦烙法,《必效》杀齿虫方:"雄黄末,以枣膏和为丸,塞牙孔中,以膏少许置齿,烧铁篦烙之,令彻热以差止。"(按:这是以砷剂(雄黄)失活牙髓以治疗龋齿的方法)

7. 熏法 莨菪子熏法《删繁》疗龋齿虫方:"莨菪子三合,青钱七文,烧令赤,取小口并子,可令口含得者,将钱内瓶子中,取莨菪子一撮,安钱上,令爆炸声,仍以水少许淋钱上,即气出,用熏齿,冷止,三合药尽为剂,虫食龋齿风痛并用。"

黑羚羊脂、莨菪子熏法,《千金》措虫食齿根方"黑羚羊脂,莨菪子各等分,右二味和,先烧锄〇(qiong音穷,斧头上装柄的孔)便赤,内其中,烟出,以布单覆头,令烟入口熏之"。

8. 封法 莨菪子封法,《备急》疗牙齿有孔方:"莨菪子数粒,内齿中,以蜡封之,即差。"

好盐封齿法,《备急》疗齿痛龈间出血神方:"好盐熬,每夜封齿根上,沥水尽,乃叩齿三百遍,即差。忌枣、沙糖等。"

9. 贴法 地黄贴齿法,《张文仲》疗齿根欲脱落方:"取地黄,捣以绵裹,贴齿根,常含之甚妙。"

蜡片灸贴法,《千金》疗紧唇方:"以蜡片灸贴之,一宿差。"

10. **傅法**　蛇皮灰傅法,《千金》疗紧唇方:"先灸疮,烧蛇皮灰以傅之。"

矾石、胡粉傅法,《集验》疗沈唇、紧唇法:"矾石烧末和胡粉傅之,差。"

11. **涂法**　桃仁、猪脂涂法,《千金》疗冬唇干坼血出方:"捣桃仁以猪脂和涂。"鱼血墨涂法,《肘后》疗沈唇疮烂方:"以五月五日鲤鱼血墨和涂。"

12. **咽法**　三味合煎咽法,《千金》疗舌上疮方:"猪膏一升、蜜二斤、甘草如沂节三寸,右三味相和煎,相得即含枣许,咽之,日三,差止。"

鸡冠血咽法,《千金》疗舌肿法:"用雄鸡冠血,盏盛,浸舌,咽下即缩。"

13. **塞法**　马夜眼塞法,《备急》疗齿痛方:"马夜眼如米许,以绵裹,著痛齿中,断根源也。"(按:马夜眼为何物,不详)

蜡丸塞法,《姜生》疗齿痛方:"附子一分,胡椒、荜茇各二分,右三味,捣末,著齿痛上。又以散用蜡和为丸,置齿孔上,取差止。"

14. **刺法**　刺手中指法,《张文仲》疗咽喉齿诸方:"随左近左右刺手中指爪甲下,令出血,当先缚中指,令血聚刺之。"

刺手大指法,《备急》疗急喉咽舌痛者方:"随病所左右,以刀锋裁刺手大指甲后爪中,令血出即愈。"

15. **灸法**　外踝下灸法《千金》疗齿痛法:"灸外踝下高骨前交脉三壮。"中指掌后灸法,《千金》疗齿痛法:"以绳量手中指至掌后一横纹,又折为四分,量纹后当臂中灸一壮,随左右取之。"

16. **揩法**　升麻揩齿法,《张文仲》升麻揩齿方:"升麻半两,白芷、藁本、细辛、沉香各三分,寒水石六分研,右六味捣筛为散,每朝相柳枝头咬软,点取药揩齿,香而光洁。一方云:用石膏,具齿各三分,贵香一分尤妙。"

和盐揩齿法《千金》疳虫食齿方:"每旦以一捻盐内口中,以暖水含,和盐揩齿百遍,可长为之,口齿密牢。"(按:在未发明牙刷之前,一般人多用杨柳枝揩齿,这是印度传来的方法。以盐作为牙粉,用以揩齿的处方,首见于我国南北朝,直到清代光绪年间,当时的太医院,仍给慈禧开以盐为主的处方。)

17. **手术法**

(1)走马疳手术法:《养生论》云:"齿疳,其骨脆烂,其齿龈唇、口吻,变作白色,或作青、紫、黑色者,是急疳之状,死不过旬日,宜急疗之。先看唇颊边有赤、白、黑脉处,即须以针针去恶血,便烧铁蓖烙之,如此即定。"

(2)牙石除去术:《养生论》云:"附齿有黄色物,如烂骨状名为食床,凡疗齿者,看有此物,先以钳刀略去之,然后依方用药。其齿眼内附齿根者,形如鸡子膜,有如蝉翼缠着齿者,亦须细看之,不尔,其齿龈永不附着齿根也。"

第六节　宋辽金元时期

公元960年宋朝建立(公元960年至1368年),北宋定都于开封,南宋定都于临安(今杭州)。宋朝是一个关键性的朝代,它上承汉唐之风,下启明清之制。以农业为主体的宋代社会经济得到长足发展,经济的繁荣推动了人口的增长,北宋后期的人口曾达到一亿的高峰。以活字印刷的发明,火药与指南针的完善与应用为特征的宋代科技,居于世界领先的地位。

政治、科学、技术、文化的蓬勃发展为医药的进步创造了有力条件。元朝是我国蒙古族建立的统一王朝。元代的农业生产、手工业技术有所提高，但总的发展速度缓慢。全国人口总数最高时为8000万。元代的统治阶级由于民族、宗教等方面的原因，对维医、阿拉伯医都比较重视，元朝时与亚、非、欧洲国家联系空前加强，印刷术、火药、武器制造技术因而得以西传，阿拉伯、波斯的天文和医学的新成就也大量传入中国。

宋元时期的医事制度较唐代又有了很大的改进，变得更加完善。宋代把医药行政与医药业务相分离。太常寺除太医局（专管医疗、教学）外，另设翰林医官院，掌管医之政令，包括对军旅、官衙、学校派遣医官，管理医药事宜，从而结束了唐代太医署兼管医政、医疗与教学的局面，提高了办事效率。宋政府在地方各州郡、军队内部都设有医疗机构，并开办了一批慈善救济组织，如安济坊、福田院、慈幼局、漏泽局等，使医疗机构向社会化方向发展。宋政府还对药品管理和药品贸易实行国家垄断制度，国家成立了"尚药局"、"熟药所"、"民局"等机构，统一管理药品价格，协定国家处方，实行医药统一，维护正常的药品生产、供应与使用秩序。同时还颁布了一系列医药律令，如饮食卫生律令、卫生保健律令、婚姻律令、保护婴童律令等，以法律手段规范医药卫生事业。元代医事制度有了进一步的完善，开始有了比较细的医学分科，《元史·百官》"医官考试分为13科即：大方脉科、杂医科、小方脉科、风科、产科、眼科、口齿科、咽喉科、正骨科、金创科、针灸科、祝由科、禁科，程科考试，三年一次，期以八月，中选者来春二月，赴大都省试，中选者收充太医"。

一、《太平圣惠方》

中国宋代官修方书，简称《圣惠方》。全书共1670门，方16834首。包括脉法、处方用药、五脏病证、内、外、骨伤、金创、胎产、妇、儿、丹药、食治、补益、针灸等，每一病证，冠以隋代巢元方《诸病源候论》有关论述。该书所搜集的医方，较能反映北宋前期的医学水平，但因卷帙较大，流传较少。

王怀隐，河南商丘人，初为道士，精医药，住京城建隆观，太宗即位前，怀隐以汤剂治疗之。太平兴国（公元976年）初，奉宋太宗诏还俗，充任尚药奉御，为皇室医药保健服务，后晋升为翰林医官使。太平兴国三年（公元978年）吴越王遣子钱惟浚入朝，生病，王怀隐奉昭治疗而愈。同年，奉命与翰林医官院副使王佑、郑奇和医官陈昭遇等共同编纂《太平圣惠方》。

本书有关牙医学部分为卷34（牙齿病部分），卷26（口腔黏膜病部分），以及前言《口齿论》，论述了牙齿为中心的各科疾患，其中《口齿论》综述了宋以前的口腔医学概况。

《口齿论》："夫口齿者，为脏腑之门户，呼吸之机关，纳滋味以充胃肠，通津液以润经脉，故口为脾之应候，齿作骨之荣华，在乎一身，实为大要。《黄庭经》云：口为玉池。太和宫，漱咽灵液，灾不干齿，治之监牢白净，即津液美而无病矣。或揩洗所劳，

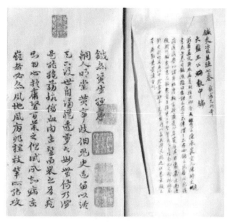

图4-6-1 《太平圣惠方》，宋王怀隐著。中国宋代官修方书，简称《圣惠方》。全书共1670门，方16 834首。反映北宋前期的医学水平，收集了大量的口齿疾病病方

招风致痛,性为踈嫩,不能矜持。滋蔓既深,损朽尤甚。又经曰:唇为飞门,齿为户门。宜发五音,摧伏诸谷。凡为病起,因口所成。含恶风以咽津,益痰澼而在膈。使心胸壅滞,毒气攻蒸,久而熏之。焉得不损。究其病本,实有多般。且疳䘌者,其齿龈,虚软而无脓血。又曰䘌者,其齿龈,触着即脓血出。又口疳,其龈不触,自然脓血出。又风疳者,其齿龈,上龈齿上齶有小孔,形如蜂窝之状。又齿疳,其齿骨脆烂,又齿龈,唇口忽变白色或作青黑色者,是急疳之状也,死不过旬日,宜急治之。先看唇颊里,有紫赤或青黑脉处,即须针去恶血,不然烙之亦好。附齿有黄黑色物,似烂骨之状者,各为齿状。凡治齿者,先看有此物,即须用疳刀掠去之。附齿有物如蝉翼,或如鸡子膜,或如丝缠着齿根,亦须用疳刀掠去之,不尔,则齿龈永不附着齿根也。"

(一)治牙痛诸方

夫牙齿疼痛者,是牙齿根引痛,牙齿是骨之余,髓之所养,手阳明之支脉,入于齿,若髓气。有方7种。

治牙疼诸方:夫牙齿者,肾之所主,若经络充实,骨髓强盛,则牙齿无病也,若气血不足,风邪所乘。有方19种。

治齿疼诸方:夫手阳明之支脉,入于齿,齿是骨之余,体之所养,若风冷客于经络,伤于骨,冷气入齿根。有方12种。

治齿风疼痛诸方:夫手阳明之支脉入于齿,齿是骨之所终,体之所养,若风冷客于经络,伤于骨髓,冷气入齿根,则齿痛也。若虫蚀齿而痛者,齿根有孔穴,虫在其间,则针灸不瘥,若敷药则虫死。有方15种。

治牙齿孔有虫诸方:夫牙齿虫者,是虫蚀于牙齿,而令疼痛也。皆牙齿根有孔穴,虫居其内,蚀一牙齿尽。有方30种。

治齿龋诸方:夫手阳明支脉入于齿,足太阳脉入于颊,遍于齿。若其经虚,风气客之,结搏齿间与气血。有方10种。

(二)口腔黏膜病诸方

治口舌生疮诸方,有方5种,为贴药、含咽、温含冷吐等治疗方法。

治重舌诸方,有方2种,为针刺出血、蒲黄敷舌上等疗法,记载了重舌的病因。

治木舌诸方,有方2种,为口服煎剂。

治舌肿强诸方,介绍了以牛黄、甘草、人参等捣细罗为散的内服方,以及该病成因。

治口舌干燥诸方,介绍了牛黄圆方及该病成因。

治口吻诸疮方,即现在所说的口角炎或口角糜烂。

治口臭诸方,有方2种,为口服散剂。

治唇疮诸方,有方2种。

治紧唇诸方,有方1种,并介绍了病因。

治唇生核诸方,有方3种,其一为手术疗法:"用刀锋决破核,出却恶血,差"。

二、《圣济总录》

《圣济总录》又名《政和圣剂总录》,200卷。是宋徽宗仿宋太宗诏编《太平圣惠方》之意的产物,但《圣济总录》在编排上已较《太平圣惠方》有明显进步。如疾病分为66门,每门之下再分若干病证,较《太平圣惠方》分1000余门清晰明了,许多疾病的归类也比较合理。其所录方剂中,丸、散、膏、丹、酒剂等明显增加,充分反映了宋代重视成药的特点。北宋末年政府主持医家编纂,以宋徽宗名义颁行。政和年间(1111—1118年),徽宗赵佶诏令征集当时民间及医家所献大量医方,又将内府所藏的秘方合在一起,由圣济殿御医整理汇编而成。全书包括内、外、妇、儿、五官、针灸、养生、杂治等,共66门,共收载药方约2万首,既有理论,又有经验,内容极为丰富。在理论方面,除引据《内经》《伤寒论》等经典医籍,亦注意结合当时的各家论说,并加以进一步阐述,在方药方面,以选自民间经验良方及医家秘方为主,疗效比较可靠。本书较全面地反映了北宋时期医学发展的水平、学术思想倾向和成就。

本书卷117~卷121为口腔医学方面的论述,共载有医方近500个,包括各种口腔疾病的病因、病理、方药及疗法。

《口齿总论》论曰:足太阴脾之经,其气通于口。足阳明胃之经,手阳明大肠之经,其脉并夹于口,故其腑脏风邪湿热,发于经脉,则于是有口吻之疾。牙齿者,骨之所终,髓之所养也。又手阳明之支脉入于齿,故骨髓之气不足,与夫阳明之脉虚,不能有所滋养,于是有牙齿之疾。牙齿之疾,其候甚多,治疗之法,固不得略也。养生方云:鸡鸣时叩齿36下,食毕令啄齿,皆宜长行之,令齿不蠹虫。又:早朝未起,漱口中玉泉,令满口咽之,啄齿二七遍,去虫牢齿。千金方曰:每旦以盐一捻,内口中,以暖水揩漱,及叩齿百偏,为之不绝,不过五日,即牢密若。此之类,皆简易可行,行之有效,不可忽也。

口齿病部分记载牙病有齿牙历蠹、齿牙疼痛、齿𧌒、虫蚀牙齿、肾虚齿风痛、齿龈肿、风疳、齿间出血、齿龈宣露、齿龋、牙齿动摇、揩齿等12种,并记载了病因、症状、处方。

三、《医说》

《医说》为南宋·张杲(1149—1227年)所撰。张杲,字季明,新安(今安徽歙县)人。为南宋著名医史专家,出生于名医世家。张杲少承家学,文化水平和理论素养也比较高,因此他一方面从事临床诊治工作,另一方面又发挥了以儒业医的特长,从事医学史料和禁方秘方的搜集整理。1224年完稿,取名为《医说》。共10卷,47门,是我国现存最早载有大量医史人物传记和医学史料的书籍。

书中有四例口腔病症的记载,分别是王子亨医吐舌、伤寒舌出、舌肿出口、舌肿满口。

第七节 明清时期

明朝(1368—1644年)由明太祖朱元璋建立,历经12世、16位皇帝明朝疆域、17朝,国祚276年,是中国历史上最后一个由汉族人建立的封建王朝。明朝初期定都于应天府(今南京),永乐十九年(1421年),明成祖朱棣迁都至顺天府(今北京),而应天府改称为南京。因明朝的皇帝姓朱,故又称朱明。1644年,李自成攻入北京,明思宗朱由检于煤山自缢,明朝灭亡。

清朝是由女真族建立起来的封建王朝,它是中国历史上继元朝之后的第二个由少数民族统治中国的时期,也是中国最后一个封建帝制国家。清代自努尔哈赤称帝至末帝溥仪,共历12帝;1616年,努尔哈赤建立后金。1636年,皇太极改国号为清。1644年,清朝定都北京。清廷先后镇压了各地的农民起义和南明抗清武装,逐步统一全国。1911年,辛亥革命爆发,清朝被推翻,从此结束了中国两千多年来的封建帝制。1912年2月12日,清帝被迫退位。自此之后,中国脱离了帝制而转入了民主革命时期。

一、医事制度

明清两代的医事制度,虽然在具体医事机构的设置、医药人员的配备等方面,有别于唐宋时期,但基本模式大体沿用宋制,并在更注重实效的基础上有所发展有所创新。

(一)明朝太医院

《明史·百官志》:太医院,院使一人(正五品),院判二人(正六品),其属御医四人(正八品),后增至十八人(隆庆五年定设十人);吏目一人(从九品,隆庆五年;定设十人),生药库惠民药局各大使一人,副使一人。太医院掌医疗之法,凡医术各十三科,医官医生专科肆业;曰大方脉,曰小方脉,曰妇人,曰创疡,曰针灸,曰眼,曰口齿,曰接骨,曰伤寒,曰咽喉,曰金镞,曰按摩,曰祝由;凡医家子弟,择师而教之,三年五年二试,再试,三试,乃黜陟之。

太祖初置医药提举司,设提举(从五品),同提举(从六品),副提举(从七品),医学教授(正九品),学正,官医,提领(从九品);寻改为太医监,设少监(正四品监承正六品)。洪武元年,改监为院,设院史,秩正三品,同知正四品,院判正五品,典簿正七品。洪武三年,置惠民药局,对设提领,州县设官医;六年,置御药局与内府,始设御医。十四年,改太医院为正五品,设令一人,丞一人,吏目一人,属官御医四人,俱如文职授散民。二十二年,后改令为院使,丞为院判。

(二)明朝御药房

洪武六年置御药房与内府;嘉靖十五年,改御药房为圣济殿,又设御药房库诏御医轮职供事;凡药辨其土宜,则其良楛,慎其条制而用之。四方解纳药品,院史收贮生药库,时其燥湿。礼部委官一员稽查之。凡诊御病,会同内臣就内局选药,连同封记药剂,具本开写药性证治市法以奏。烹调御药,院官与内臣监视,每二剂合为一,候熟,分二器;一御内臣先尝,一进御,仍置历簿,用内即铃记,细载年月缘由,以凭考察。

(三)清朝太医院

太医院设院使一人,左右院判各一人,掌医之政令,率其属以供医事;其属御医十有五人,吏目三十人,医事四十人,医员三十人,掌九科之法以治疾;医生二十六人,掌灸制之法以治药;咸给事内廷,供使发焉。医士员额,旧历自御医十员而下,有医士四十名,医生二十明,切造医生二十名;顺治十八年,题准裁医二十人,医生十名;康熙九年,乃复旧额;十四年,复裁医士二十人,医生十名,切造医生十名。二十年,题准添切造医生五名;四十七年,太医院设有御医吏目等一百零五名,每日各处该班需用一百一十名,差多人少,不敷应用,特添二十名,五十二年,裁御医二员;雍正九年,题准乃复御医十员,旧额医士二十名,医生十名;继将医生裁去,增加医士二十名,共医士四十名。

本院官士习业,旧分十一科;御医、吏目,医士、医生各专一科,曰大方脉,小方脉,伤寒科,妇人科,肠痔针灸科,眼科,口齿科,咽喉科;今痘诊归入小方脉,咽喉口齿共为一科,共设九科。

(四)清朝御药房

侍直内府,设东西御药房二所,西药房归院使、院判及御医、吏目,分班轮直,东药房归御医、吏目及医士,分班轮值。

二、《普济方》

《普济方》是由明太祖第五子周定王主持,教授滕硕、长史刘醇等人执笔汇编而成,刊于1406年,初刻本已散佚。几百年来除少数藏书家藏有一些残卷,如永乐刻本存19卷,明抄本存35卷等外,唯《四库全书》收有全文。原作168卷。是我国古代最大的一部方书编次条理清晰,内容十分丰富。自古经方,本书最为完备。《普济方》是中国历史上最大的方剂书籍,它载方竟达61 739首,也是十分宝贵的医学文献资料。

《普济方》在口腔医学方面的记载,见于其身形中的头门、口门、舌门、牙齿门。

头门记载了头痛方2方,揩齿、涅齿2方;口门载有口臭56方;舌门载有重舌、舌肿强、舌上出血等治疗方法24方;牙齿门,除了总论尚有处方926个。在卷365及卷366的婴孩唇舌口齿咽喉门中有相关儿童口腔疾患的记载。

三、中国现存最早的口齿科专著

《口齿类要》由薛己1520年撰,是中国现存最早口齿科专著。本书不分卷,论述茧唇、口疮、齿痛、舌症、喉痹、喉间杂症等十二类口齿科疾病并附验案81则,附方70首。文字内容虽然短小,但所反映的薛氏对口腔疾病以及病因机制的阐述却有独到之处。书中提供了薛氏自己的诊治经验、或朋友得惠病愈的信函,使人感到真实可靠。病案辨病明确,选方精当,加减灵活,故疗效显著。其中对口齿各科疾病认识颇有见地。如其论茧唇病时强调"若患者忽略治者不察妄用清热清毒药或用药线结去反为翻花败症矣",由此看出薛氏当时对唇癌病已有较明确认识。作者认为虽病口齿,亦应从整体上进行论治。因此所载60多首方剂多供内服。

书中对于茧唇、口疮、舌症等的认识,比较确切,对今天口腔黏膜病的治疗具有很强的参考价值。

四、李时珍与《本草纲目》

《本草纲目》,药学著作,52卷,明·李时珍撰,刊于1590年。李时珍(1518—1593年),字东璧,时人谓之李东璧。号濒湖,晚年自号濒湖山人,湖北蕲州(今湖北省黄冈市蕲春县蕲州镇)人,汉族,生于明武宗正德十三年(公元1518年),卒于神宗万历二十二年(公元1593年),中国古代伟大的医学家、药物学家。全书共190多万字,载有药物1892种,收集医方11 096个,绘制精美插图1160幅,分为16部、60类。是作者在继承和总结以前本草学成就的基础上,结合作者长期学习、采访所积累的大量药学知识,经过实践和钻研,历时数十年而编成的一部巨著。书中不仅考证了过去本草学中的若干错误,而且综合了大量科学资料,提出了较科学的药物分类方法,融入先进的生物进化思想,并反映了丰富的临床实践。本书也是一部具有世界性影响的博物学著作。

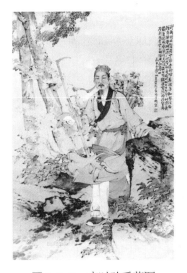

图4-7-1 李时珍采药图

　　书中按照唇、口、舌、牙齿等四个部位,记载了治疗口齿药物的总论以及数百种治疗口腔病的药物。

　　在口齿卫生保健方面,《本草纲目》提出口齿保健的食忌,认为多食甜食可致龋。"今人蒸枣多用糖、蜜拌过,久食最损脾助湿热也;啖枣多令人齿黄生蛋"。饴糖条下说:"牙蛋患者切宜忌之"。山楂条下又说:"齿龋人尤不宜也"。病症的辨证有,辨唇症状:"唇赤或肿则障热,唇青或噤则寒,唇干或裂则燥,唇动或涡则风,唇白无色则虚,唇渖湿烂则湿热"。

　　治疗方药的丰富,对口齿疾患治疗药物的搜集和整理,李时珍有突出贡献。《本草纲目》中载有治疗口齿病的药物达500余种,并在各药附方中附有相关方剂400余首。论述涉及的病种有:龋病、牙体非龋性疾病、牙髓病、根尖周病、牙龈病、牙周病、口腔黏膜病、颌骨骨髓炎、唾液腺炎等。李氏对所搜集的方药多经亲验,并在后面注明神、良、妙、瘥等。如五倍子条有"牙缝出血止者,五倍子烧存性,研末,傅"。该方引自《卫生易简方》李氏验证后指出,"傅之立止"。

　　外治法,《本草纲目》有封龈法,"齿疼出血,每夜盐末封龈上",李氏评以极验。

五、《外科正宗》

　　陈实功,明代医家(公元1555—1636年),字毓仁,号若虚,南通(今江苏)人。幼年即开始学医,于《素问》《难经》均有研读,对其中之外科更予注意,常喜用外科手术治病,日久术益精,积四十年之经验。强调内外结合以治疗外科疾患,而不能一概只用刀针之法。对外科诸证,分门别类,著成《外科正宗》,系明代的一本外科专著,成书于1617年。全书4卷,附图30余祯,100多种外科常见疾病,并附有典型病例,以"列症最详,论治最精"见称。

　　书中载有粉瘤、多骨疽、骨槽风、小儿攒牙疳、破伤风、茧唇、痰包、走马牙疳、重舌、鹅口疮、唇风等14例口腔外科症例及诊疗方法。重视局部辨证,如辩口疮:"虚火者,色淡而白斑细点,甚者陷露龟纹,……实火者,色红而满口烂斑,甚者腮舌俱肿"。

六、《证治准绳》

　　《证治准绳》又名《六科证治准绳》或《六科准绳》,明·王肯堂撰。刊于1602年。全书阐述临床各科证治为主。书中列有口病、齿病、唇病等项。将颌骨骨髓炎称作骨槽风或穿腮毒,认为"走马牙疳言患迅速,不可迟故也"。关于唇部创伤的处理,根据创伤部位提出不同方法。伤上唇者,用绢片从脑后续向前,再缚合缝定;伤下唇者,用绢片从下额兜缚。这种方法,可保证创缘的基本吻合。缝合后,又起着限制口唇运动,避免伤口过度牵拉的情况发生。唇裂修补术达到较高水平,明代出现了不少以精于修补唇裂而闻名的医生。还载有腮颊额部损伤、腮腺损伤、牙齿牙龈外伤等方面的手术方法。

七、《古今图书集成·医部全录》

　　《古今图书集成》是中国最大的一部类书,医学部分为《医部全录》。此书是《古今图书集成》中的一个部分,这是一部由清政府组织编写的大型综合性书籍,医学部分内容极为丰富。其取材广泛,既有中国医药学的基础理论,又包括了中医临床各科疾病的证治,上采秦汉医经及注释,下集近代名著及文献,堪称为医学百科全书。共520卷,分类辑录自《内经》至清初120余种医学文献,有古典医籍的注释,各种疾病的辨证论治,医学艺术,记事及医家传略等,记述系统,分门别类明确,各科证治有论有方,引证材科均一一详注出处,标明书目、篇目和作者,便于查对原书,是一部比较全面的医学文献参考书。

书中口腔医学的论述,其中卷153~卷160载有文献34种,内容涉及唇、口、齿、舌方面共计200余条,医方236条,历代医籍单方519条,针灸法123条,导引法27条,案例77例。

⬤ 八、西方牙医学的传入

从1840年鸦片战争开始,西学东渐在西方列强对中国发动侵略的特殊历史背景下展开。从文化冲突与文化交流的角度看,西学东渐对西方先进文化教育交流与传播发挥着重要的作用。西学则以科学技术为主要内容,以新式学校教育为桥梁。西方列强通过教会办校、办医院及其文化设施如图书馆、博物馆、新闻机构等,在给中国实施文化渗透的同时,也带来了西方先进的医学技术和教育理念。

在西学东渐的背景下,西医通过多种渠道传入中国。1835年,伯驾在广州创办近代中国第一所教会医院。此后,教会医疗事业不断拓展。1876年,新教在华所办教会医院有16所、诊所24所,1905年分别达到166所和241所。同时,传教士还翻译出版西医书籍,创办一系列教会医学院校和护士学校。随之,中国人也开始兴办近代医疗事业,晚清时期,也有少数中国人因出国时受西方文化影响,或因接触通商口岸的外国私人医生而认识和接受了西医。相比之下,教会医疗事业是晚清影响最大的西医事业,与其他因素一同影响了中国人西医观的演变。

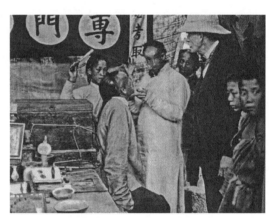

图4-7-2　清朝街头看牙

1840—1845年间,有些教会医院设立了牙科。通过这些医院的牙科或牙医诊所的活动,将西方近代口腔医学理论与技术陆续传入我国,使我国近代口腔医学开始有了发展。

我国近代口腔临床治疗诊室的建立,最早始于晚清皇宫太医院中的牙医室。

在1898年间或稍后,清皇朝建立了宫廷式的牙医室,首届主持人是陈镜容牙医师。在此牙医室中,已应用西方的口腔科药品和材料来治疗口腔疾患和修复牙齿缺损及牙列缺失。民间建立近代口腔临床治疗诊室的时间稍晚一些。1907年,英美教会派加拿大第一位牙医学传教士林则博士来成都开设牙科诊所,为平民医治口腔疾病,成为我国最早建立的西式牙科诊所。清末,

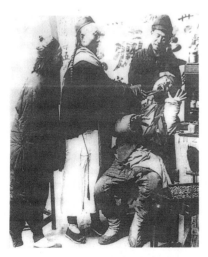

图4-7-3　清朝街头拔牙图

我国口腔医学发展虽较缓慢,但临床上治疗的病种已涉及牙体病、牙髓病、牙周病、口腔黏膜病、口腔炎症、口腔肿瘤、颜面神经疾患以及唾液腺与颞下颌关节疾病等。

第八节 中国古代诗歌艺术中的牙

中国是诗歌王国,自诗经以降,历代诗词歌赋灿若星汉,其中尤以唐宋诗词为盛。牙齿是人体容貌美的重要载体,是受到病伤后最容易引发感慨的身体部位,也是诗人们借以褒贬社会众生的题材。

从医学的角度而言,人类史是与疾病抗争的历史,而人的一生,也是与疾病抗争的一生。再从口腔医学角度看,人类史是与牙齿疾患抗争的历史,而人的一生,又可谓是与牙齿疾患抗争的一生。如此多的诗词反映了人们对待牙病的态度,或无奈、被动、叹息、感伤,或积极、坚强、豁达、坦荡或抗争,多少也反映了牙病这个与人类史同样古老的疾病在古代的普遍程度。从口腔医学的角度而言,人类史也是一部"牙痛史"。

古代文人细致入微的笔触,给我们呈现了逼真翔实的疾病症状以及发展过程,宛若触手可及。如陆游诗中,从"龋齿虽小疾"到"头痛涔涔齿动摇"到"齿摇徐自定"到"当堕未堕齿难留"到"牙齿飘浮欲半空",再到"三齿堕矣吾生休"!不光是诗人个人的"牙痛史",几乎可以说是诗人牙齿从小病到大病再到脱落,期间经历症状的减轻和加重的反复过程的一个完整病历!再如白居易的"老去齿衰嫌橘触"、"头痛牙疼三日卧",牙齿对酸食的敏感、牙髓发炎时的放散性疼痛和三日的病程都写得入木三分。

一、惜时感怀与牙

中国文学史上,唐宋诗词占据着特别重要的位置。唐宋诗词中的一些作品,可谓妇孺皆知,其影响所及非其他朝代的文学作品所能及。唐代有所谓"诗仙"(李白)、"诗佛"(王维)、"诗圣"(杜甫)之称,宋代有所谓"豪放派代表"(苏东坡、辛弃疾等)、"婉约派代表"(柳永、李清照等)之称,可谓才人辈出,杰作纷呈,恩泽古今。他们各自以不同的手法,从不同的视角,描绘那个时代的自然和社会,描绘个人的人生经历和感悟,表达个人的思想情怀。通过阅读他们的作品,我们可以在脑海里尝试着还原那个时代的自然景观和生活,由此获得审美的愉悦,我们也可以通过作品去领悟那个时代社会和个人的思想观念(包括审美观),由此获得人生启迪。

(一)暮齿

无论是在民间生活中,还是在古诗词中,牙齿都和年龄有着密切的关系。根据牙齿的萌出、生长、替换、衰老和脱落来判断人的年龄,在古代文学作品里是常见的。当然,这些判断都是不精确的,只能大概看出人的年龄范围。

在唐宋诗词中,最常提到的一个与牙齿和年龄相关的词是"暮齿"。暮,即傍晚,太阳已落山,白天的时间将要结束,常用来比喻人步入晚年,因此又有"暮年"之说,例如曹操的"烈士暮年,壮心不已"。古代口腔保健技术尚未发达,人老掉牙确实很难避免,而掉牙也常常是人老的标志之一。可能正是由于这个缘故,"暮"和"齿"才常常一起出现,代表人已经衰老,牙齿也掉得差不多了。

关于"暮齿"的诗词很多,尤其是那些表达惜时感怀的作品。古代诗人对时光的流逝是很敏感的,因为年纪越大,岁月在身上留下的痕迹越明显,比如头发花白、眼睛模糊、耳朵变聋等,而牙齿的变化也是其中重要的一点。当牙齿开始渐次脱落,自然就引发诗人对岁月不饶人的感慨,写出诸多的诗篇来描述时下境况,并勉励自己珍惜时间,发奋努力。

王维(701—761年),字摩诘,祖籍山西祁县,唐朝诗人,外号"诗佛"。今存诗400余首。王维精通佛学,佛教有一部《维摩诘经》,是维摩诘向弟子们讲学的书,王维很钦佩维摩诘,所以自己名为维,字摩诘。王维诗书画都很有名,多才多艺,精通音乐,受禅宗影响很大。他在《叹白发》中写道:"宿昔朱颜成暮齿,须臾白发变垂髫",以前青春年少时,容颜姣好,如今却人老珠黄,齿牙零落,怎么不令人悲叹心伤呢?

杜甫(712—770年),河南巩县(今巩义市)人。字子美,自号少陵野老、杜少陵等,盛唐大诗人,现实主义诗人,世称杜工部、杜拾遗,代表作"三吏"(《新安吏》《石壕吏》《潼关吏》)"三别"(《新婚别》《垂老别》《无家别》)。原籍湖北襄阳,生于河南巩县。初唐诗人杜审言之孙。唐肃宗时,官左拾遗。后入蜀,友人严武推荐他做剑南节度府参谋,加检校工部员外郎。故后世又称他杜拾遗、杜工部。他忧国忧民,人格高尚,一生写诗1500多首,诗艺精湛,被后世尊称为"诗圣"。他也在多篇诗作中提到"暮齿",如《写怀二首其一》中的"朝班及暮齿,日给还脱粟",《雨》中的"杖策可入舟,送此齿发暮",《上水遣怀》中的"孤舟乱春华,暮齿依蒲柳",《立

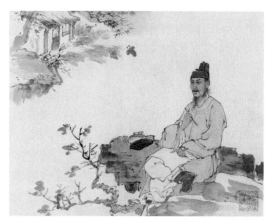

图4-8-1　杜甫(712—770年),字子美,自号少陵野老,世称"杜工部"、"杜老"、"杜少陵"等。汉族,河南巩义人。盛唐时期伟大的现实主义诗人,被世人尊为"诗圣",其诗被称为"诗史"

秋雨院中有作》中的"穷途愧知己,暮齿借前筹"。在杜甫的作品中,"暮齿"是可以活用的,不仅能作为词组出现,还能说"齿发暮""齿多暮",用"暮"来形容牙齿的凋零。

白居易(772—846年),字乐天,晚年又号香山居士,河南新郑(今郑州新郑)人,我国唐代伟大的现实主义诗人,中国文学史上负有盛名且影响深远的诗人和文学家,他的诗歌题材广泛,形式多样,语言平易通俗,有"诗魔"和"诗王"之称。官至翰林学士、左赞善大夫。有《白氏长庆集》传世,代表诗作有《长恨歌》《卖炭翁》《琵琶行》等。白居易故居纪念馆坐落于洛阳市郊。白园(白居易墓)坐落在洛阳城南琵琶峰。白居易也比较喜欢用"暮齿",比如《戒药》中的"早夭羡中年,中年羡暮齿。暮齿又贪生,服食求不死",《有感三首之一》中的"穷贱当壮年,富荣临暮齿",《把酒》中的"试数班行中,几人及暮齿?",《哭刘尚书梦得二首》中的"夜台暮齿期非远,但问前头相见无?",《渐老》中的"今朝复明日,不觉年齿暮",《新岁赠梦得》中的"暮齿忽将及,同心私自怜"。白氏的诗中可以看出当时的人寿命普遍不长,盛行长生不老的方法,而能够活到"暮齿"已经是不错的了。

韦应物(737—792年),唐代诗人。长安(今陕西西安)人。今传有10卷本《韦江州集》、2卷本《韦苏州诗集》、10卷本《韦苏州集》。散文仅存一篇。因做过苏州刺史,世称"韦苏州"。诗风恬淡高远,以善于写景和描写隐逸生活著称。韦应物也有《题从侄成绪西林精舍书斋》中的"栖身齿多暮,息心君独少"。

方干(809—888年),字雄飞,号玄英,睦州青溪(今淳安)人。为人质野,喜凌侮。每见

人设三拜,曰礼数有三,时人呼为"方三拜"。爱吟咏,深得师长徐凝的器重。一次,因偶得佳句,欢喜雀跃,不慎跌破嘴唇,人呼"缺唇先生"。方干擅长律诗,清润小巧,且多警句。其诗有的反映社会动乱,同情人民疾苦;有的抒发怀才不遇,求名未遂的感怀。文德元年(888年),方干客死会稽,归葬桐江。门人相与论德,谥曰"玄英先生",并搜集他的遗诗370余篇,编成《方干诗集》传世。《全唐诗》编有方干诗6卷348篇。宋景祐年间,范仲淹守睦州,绘方干像于严陵祠配享。方干也有"暮齿甘衰谢,逢人惜别离","古贤暮齿方如此,多笑愚儒鬓未斑"两句。

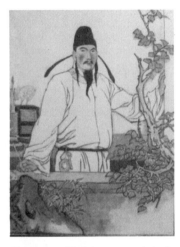

图4-8-2　韩愈(768—824年),字退之,汉族,河南省焦作人。唐代古文运动的倡导者,宋代苏轼称他"文起八代之衰",明人推他为唐宋八大家之首,其诗文中有很多关于牙齿疾患的记载

吴融,唐代诗人。字子华,越州山阴(今浙江绍兴)人。生卒年不详。昭宗龙纪元年(889年)登进士第。曾随宰相韦昭度出讨西川,任掌书记,累迁侍御史。一度去官,流落荆南,后召为左补阙,拜翰林学士,中书舍人。天复元年(901年)朝贺时,受命于御前起草诏书十余篇,顷刻而就,深得昭宗激赏,进户部侍郎。同年冬,昭宗被劫持至凤翔,吴融扈从不及,客居阌乡。不久,召还为翰林学士承旨。吴融《和杨侍郎》中有"烟霄惭暮齿,麋鹿愧初心"。

韩愈(768—824年),字退之,唐河内河阳(今河南孟县)人。自谓郡望昌黎,世称韩昌黎。唐代古文运动的倡导者,宋代苏轼称他"文起八代之衰",明人推他为唐宋八大家之首,与柳宗元并称"韩柳",有"文章巨公"和"百代文宗"之名,著有《韩昌黎集》40卷,《外集》10卷,《师说》等。韩愈也有"暮齿良多感,无事涕垂颐"之句,因为暮齿而无事流眼泪,恐怕是多愁善感的老诗人常有的情况。

王安石(1021—1086年),字介甫,号半山,封荆国公。临川人(今江西省抚州市区荆公路邓家巷人),北宋杰出的政治家、思想家、文学家、改革家、唐宋八大家之一。有《王临川集》《临川集拾遗》等存世。官至宰相,主张改革变法。诗作《元日》《梅花》等最为著名。王安石有《送赞善张轩民西归》中的"百忧生暮齿,一笑隔沧波",《次韵酬龚深甫二首》中的"芳辰一笑真难值,暮齿相思岂久堪",表达对人生忧虑的看法,认为忧虑可以让人衰老,如果老年还有诸多思虑,是不能忍受的。

文天祥(1236—1283年),吉州庐陵(今江西吉安县)人,南宋民族英雄,初名云孙,字天祥。选中贡士后,换以天祥为名,改字履善。宝祐四年(1256年)中状元后再改字宋瑞,后因住过文山,而号文山,又有号浮休道人。文天祥以忠烈名传后世,受俘期间,元世祖以高官厚禄劝降,文天祥宁死不屈,从容赴义,生平事迹被后世称许,与陆秀夫、张世杰被称为"宋末三杰"。文天祥也留下《驻惠境第七十一》中的"北风吹兼葭,送

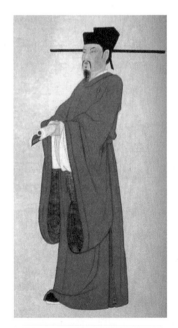

图4-8-3　文天祥(1236—1283年)字履善,又字宋瑞,自号文山,浮休道人,吉州吉水人(今属江西)人。南宋大臣,文学家,杰出的民族英雄和爱国诗人

此齿发暮",表达对时光流逝,人生易老的感慨。

(二)耆齿和耄齿

耆齿和耄齿是老人的意思。《南齐书·明帝纪》:"日者百司耆齿,许以自陈。"明代的何景明有《还自别业》诗:"成人匪故识,耆齿日凋丧。"

陆游(1125—1210年),字务观,号放翁,越州山阴(今浙江绍兴)人。南宋爱国诗人,著有《剑南诗稿》《渭南文集》等数十个文集存世,自言"六十年间万首诗",今尚存9300余首,是我国现有存诗最多的诗人。陆游在诗中使用过"耆齿"和"耄齿",例如《道室杂咏》中的"放翁耄齿犹朱颜,一物不留方寸间",《陌上》中的"天将耄齿偿贫悴,身坐虚名掇谤伤",《书南堂壁》中的"耆齿犹须几,赢然敢自期",《书日用事》中的"耄齿尤当勉,常忧寸晷移",虽然这些诗作都表明诗人已经是个耄耋老者,但作者仍然发愤图强,不愿意让时光白流。

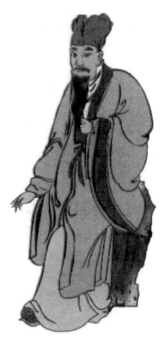

图4-8-4 陆游(1125—1210年),字务观,号放翁。汉族,浙江绍兴人。南宋著名诗人。有很多关于牙齿感怀的诗作

(三)稚齿

稚齿亦作"穉齿",指年少,少年,儿童。"稚齿"很早就出现在《列子·杨朱》:"穆之后庭,比房数十,皆择稚齿婑媠者以盈之。"《后汉书·郎颚传》:"子奇穉齿,化阿有声。"《北史·隋纪下·炀帝》:"回面内向,各怀性命之图;黄发稚齿,咸兴酷毒之叹。"清代王闿运《邓太夫人锺氏墓志铭》:"于时赠通奉府君讳友煊,方在穉齿,相有厚福。"

元稹(779—831年),生活于唐代宗大历十四年至文宗大和五年间,字微之,别字威明,唐洛阳人(今河南洛阳)。父元宽,母郑氏。为北魏宗室鲜卑族拓跋部后裔,是什翼犍之14世孙。早年和白居易共同提倡"新乐府"。世人常把他和白居易并称"元白"。元稹《杨子华画》诗之二:"故人断弦心,稚齿从禽乐。"

梅尧臣(1002—1060年),字圣俞,世称宛陵先生,北宋著名现实主义诗人。宣州宣城(今属安徽)人。宣城古称宛陵,世称宛陵先生。初试不第,以荫补河南主簿。50岁后,于皇祐三年(1051年)始得宋仁宗召试,赐同进士出身,为太常博士。以欧阳修荐,为国子监直讲,累迁尚书都官员外郎,故世称"梅直讲"、"梅都官"。曾参与编撰《新唐书》,并为《孙子兵法》作注,所注为孙子十家著(或十一家著)之一。有《宛陵先生集》60卷,有《四部丛刊》影明刊本等。梅尧臣在《除夕与家人饮》中提到"穉齿"一词:"穉齿喜成人,白头嗟更老。"小孩子长大成人很高兴,老年白发却感叹年岁老去!

王维《哭祖六自虚》:"悯凶才稚齿,赢疾主中年";白居易的《小童薛阳陶吹觱篥歌》:"嗟尔阳陶方稚齿,下手发声已如此。"

(四)壮齿

壮齿意指青壮年。左思《杂诗》:"壮齿不恒居,岁暮常慨慷。"南朝·宋·宗炳《明佛论》:"又苦其半生之美盛荣乐,得志盖益何几?而壮齿不居,荣必惧辱,乐实连忧。"《隋书·令狐熙传》:"昔在壮齿,尚不如人。况今年疾俱侵,岂可犹当重寄!"宋吴曾《能改斋漫录·记诗》:"器资诗略云:'翁行尚壮今老矣,儿昔未生今壮齿。'"

壮齿常用来反衬老年。人在壮年时,如果不能有所作为,就会担忧晚年一事无成。因此,应当趁年齿尚壮,及早大展抱负。白居易诗《曲江感秋二首》中曰"荣名与壮齿,相避如朝暮。时命始欲来,年颜已先去",《岁暮》中曰"穷阴急景坐相催,壮齿韶颜去不回"。感慨壮年时如果不能扬名立万,那么等到老年,即使有机会也无法把握了。

苏轼(1037—1101年),字子瞻,又字和仲,号"东坡居士",世人称其为"苏东坡"。眉州(今四川眉山,北宋时为眉山城)人,祖籍栾城。北宋著名文学家、书画家、词人、诗人、美食家,唐宋八大家之一,豪放派词人代表。其诗、词、赋、散文,均成就极高,且善书法和绘画,是中国文学艺术史上罕见的全才,也是中国数千年历史上被公认文学艺术造诣最杰出的大家之一。其散文与欧阳修并称欧苏;诗与黄庭坚并称苏黄;词与辛弃疾并称苏辛;书法名列"苏、黄、米、蔡"北宋四大书法家之一;其画则开创了湖州画派。苏东坡在《读仲闳诗卷,因成长句》中说"壮齿君能亲稼穑,异时我亦困耡耰",你青壮年时可以播种、可以收获,我那时候也被农业劳作所困,这自然是另一种心境了。

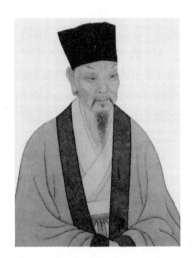

古代诗词关于惜时感怀的作品浩如烟海,与牙齿有关的当然也不仅限于内容包含"暮齿""壮齿""稚齿"等的作品。纵观诸多诗作,诗人们常常用牙齿来代表年龄。

欧阳修(1007—1073年)字永叔,号醉翁,又号六一居士。吉安永丰(今属江西)人,自称庐陵(今永丰县沙溪人)。谥号文忠,世称欧阳文忠公,北宋卓越的文学家、史学家。他在《勉刘申》中有"吾子齿尚少,加勤无自轻",《依韵和圣俞见寄》中有"吾才已愧君,子齿又先我",都是以"齿"来代表年龄的。

苏洵(1009—1066年),字明允,号老泉,眉州眉山(今属四川眉山人)。北宋文学家,与其子苏轼、苏辙合称"三苏",均被列入"唐宋八大家"。苏洵长于散文,尤擅政论,议论明畅,笔势雄健,有《嘉祐集》传世。苏洵的《答陈公美》中有"齿发俱未老,未至衰与颓",两个"未"字似乎有点庆幸尚未衰老的意思。

图4-8-5　欧阳修(1007—1072年),字永叔,号醉翁,晚年又号"六一居士",江西吉安永丰人,自称庐陵人。谥号文忠,世称欧阳文忠公,北宋卓越的政治家、文学家、史学家,"唐宋八大家"之一

黄庭坚(1045—1105年),字鲁直,自号山谷道人,晚号涪翁,又称豫章黄先生,洪州分宁(今江西修水)人。北宋诗人、词人、书法家,为盛极一时的江西诗派开山之祖。英宗治平四年(1067年)进士。历官叶县尉、北京国子监教授、校书郎、著作佐郎、秘书丞、涪州别驾、黔州安置等。黄庭坚的《次韵正仲三丈自衡山返命舍驿过外舅师厚赠答》中的"乖离略十年,发白齿龃龋",说离开大概十来年,头发苍苍,牙齿零落,令人感慨!

(五)牙齿和年龄

有关牙齿问题而感叹年岁已老的诗作很多。

王安石《酬冲卿见别》:"同官同齿复同科,朋友婚姻分最多",《致仕虞部曲江谭君挽辞》中的"岂惜埋辞追往事,齿衰才尽独伤神"。

陆游《夏日》:"齿发凋零奈尔何!年光暗里易消磨",《晚春》中的"莫因齿发悲残景,且喜柴荆是故园",《幽居示客》中的"齿发虽俱弊,神明尚有余"。

苏东坡《柏》:"当年谁所种,少长与我齿",《与欧育等六人饮酒》中的"年来齿发老未老,此去江淮东复东"和《满江红·和高子文春津道中》中的"底事年来常马上,不堪齿发行衰缺",也都以"齿"来比拟老态。

古代诗人由于牙齿随年龄衰老而总是发出各种感慨，那是落后的口腔保健水平决定的。如今，普通老百姓的口腔保健意识已经普遍提高，年老掉牙并非一定会发生的事情。不过也许正因为如此，我们再也无法回到那个诗歌光辉灿烂的鼎盛时期吧！

● 二、牙美与人体美

以一个口腔科医生的视角去品读唐宋诗词的时候，我们不禁发现，原来唐宋诗词中有不少作品都涉及牙齿的审美问题，可谓有趣、有韵、有味、有启迪。现从几个视角谈谈唐宋诗词中的牙齿审美问题。

牙齿审美是人体审美的有机组成部分有的唐宋诗词中，牙齿审美有时是作为人体整体审美不可或缺的部分加以关注的。

张鷟（约660—740年），字文成，自号浮休子，深州陆泽（今河北深县）人，唐代小说家。他于高宗李治调露年（679年）登进士第，当时著名文人骞味道读了他的试卷，叹为"天下无双"，被任为岐王府参军。此后又应"下笔成章"、"才高位下"、"词标文苑"等八科考试，每次都列入甲等。调为长安县尉，又升为鸿胪丞。其间参加四次书判考选，所拟的判辞都被评为第一名，当时有名的文章高手、水部员外郎员半千称他有如成色最好的青铜钱，万选万中，他因此在士林中赢得了"青钱学士"的雅称。这个雅号后代成为典故，成了才学高超、屡试屡中者的代称。武后证圣（695年）时，擢任御史。

张鷟《咏崔五嫂》云："奇异妍雅，貌特惊新。眉间月出疑争夜，颊上花开似斗春。细腰偏爱转，笑脸特宜嚬。真成物外奇稀物，实是人间断绝人。自然能举止，可念无方比。能令公子百重生，巧使王孙千回死。黑云裁两鬓，白雪分双齿……"读完这首诗，美丽出众、活脱可爱、魅力无穷的崔五嫂形象便跃然眼前了。中国文学中，比拟手法十分常用，常常是人物互拟，在比拟中，充分调动读者们丰富的想象力，并在想象中完成审美。这种手法很符合中国古典的审美趣味：强调味外之味、弦外之音、含蓄、回味。这首诗用了不少比喻来形容崔五嫂的容貌，其中"黑云裁两鬓，白雪分双齿"一句极为生动。用"黑云"形容崔五嫂两鬓头发之黑，用"白雪"形容她牙齿之洁白，"黑云""白雪"在每个人的脑海里都有极强烈的意象，往往与特定的自然景观联系在一起，如此比拟，实令人浮想翩翩、回味无穷！这"裁""分"二字，也是匠心独运，"裁"字令人想到鬓发梳得一丝不乱，"分"之令人想到她在甜美的微笑中，皓齿上下分呈的动态美。此诗依次提到了"眉""颊""腰""脸""发""牙"，同时也提及了当时人物之情态，读完后，脑海里基本上可以勾勒出崔五嫂的生动形象了，算是从人物整体上较全面地去描绘美了。在此，牙齿审美尽管出场较晚，然而是人的整体形象审美环节的重要组成部分。

● 三、牙美与颜面美

容貌审美中，但为了强化某一审美意向（如漂亮、年轻等），牙齿审美往往与颜面其他组织器官的审美相互呼应。牙齿审美与眼眉审美相呼应的诗比较多，而这其中又以称赞年轻女性容貌之美为多。

杜甫《城西陂泛舟》中"青蛾皓齿在楼船，横笛短箫悲远天"；《哀江头》中"明眸皓齿今何在，血污游魂归不得"。韦应物《拟古诗十二首其二》："娟娟双青娥，微微启玉齿"。陆龟蒙《相和歌辞·陌上桑》："皓齿还如贝色含,长眉亦似烟华贴"。黄庭坚《以右军书数种赠邱十四》中"眼如霜鹘齿玉冰,拥书环坐爱窗明"等,皆是通过"眼、眉、齿"之间的相呼应的描绘,来增强对象美感的。

诗词中"青娥""青蛾"同义,皆指女性用青黛颜色将眉毛描出美丽的造型,这种眉毛化妆,早在西周时已十分流行,在《诗经》和《楚辞》中便有出现,包括唐宋以降直至现代,描眉一直都是女性容貌化妆的重要部分。古代女性眉的造型以柳叶状最为经典(男子则认为"卧蚕眉"最有魅力),后来"青蛾"或"青娥"用来指代美女。"明眸"指眼睛黑白分明而又明亮之意,"皓齿"指牙齿洁白,"明眸皓齿"也被指代为年轻美貌的女子。白居易的诗有较大的反差,《秦中吟十首:不致仕》:"可怜八九十,齿坠双眸昏"句,读来颇有些感伤,读者一下子从对美丽年轻容貌的追想,跌入到耄耋之老的叹息!在此,"齿坠"与"双眸昏"又相呼应,相互强化,共同指向惆怅叹衰的审美意象。

古人除了经常将眼、眉、齿的审美一起加以关注外,也经常将牙齿与颜面部其他组织器官组合描述,以达到特定的审美效果。如牙齿也时常与头发一起描述,来代表年轻的容颜或年老的容颜。白居易《赠鸟巢和尚诗》:"空门有路不知处,头白齿黄犹念经"句,是通过牙齿和头发的变老情形来表示人老的。韩偓《赠孙仁本尊师》:"齿如冰雪发如鬐,几百年来醉似泥"。苏洵《答陈公美》:"齿发俱未老,未至衰与颓"句,倒是多了几分人犹年轻的宽慰,少了些伤感。

关于牙齿与唇、颜、耳间相互呼应的描述,有的是功能性的,有的是审美性的,也有一些诗句,读来也易懂。杜甫《复阴》中"君不见夔子之国杜陵翁,牙齿半落左耳聋",说明古人注意到牙齿脱落和耳聋在机体衰老中可能的并存现象。白居易《岁暮》:"穷阴急景坐相催,壮齿韶颜去不回",说明人年轻时"壮齿"与"韶颜"彼此的呼应关系。白居易《哭刘向书梦得二首》:"不知箭折弓何用,兼恐唇亡齿也枯",说明了唇齿之间相互依存的功能关系。欧阳修《减字木兰花》:"樱唇玉齿,天上仙音心下事"句,则是说明了唇齿间存在的审美呼应关系。

● 四、牙齿色泽与质感美

牙齿的视觉特征,应包含牙齿的色泽、质感、形态、位置几个方面,在所收集到的唐宋诗词中,反映牙齿的色泽和质感方面的诗,未见有对形态和位置特征之描述者。由此可见,在中国古代,牙齿色泽和质感的审美,是牙齿审美主要考虑的内容。

(一)以"皓齿""素齿"描述牙齿洁白的诗句

形容牙齿洁白的情形比较丰富,直接描述牙齿洁白者,有"皓齿""素齿"等,而以"皓齿"的描述最为多见,摘录如下(未全):

王洛宾"莫言无皓齿,时俗薄朱颜"

李白"自古妒峨眉,胡沙埋皓齿"

韦应物"艳曲呈皓齿,舞罗不堪风"

张祜"皓齿娇微发,青娥怨自生"

温庭筠"皓齿芳尘起,纤腰玉树春"

陆龟蒙"皓齿还如贝色含,长眉亦似烟华贴"

柳永"皓齿善歌长袖舞"

苏东坡"明眸皓齿谁复见,只有丹青余泪痕"

晁补之"青娥皓齿,云鬟花面"

王安中"美容哥皓齿,齿皓哥容美"

蔡伸"皓齿明眸矫态度"

辛弃疾"明眸皓齿,看江头,有女如云"

戴复古"欲登五候门,非皓齿细腰"

……

至于称呼"素齿"者,则只有苏东坡一人,他在《琴枕》中有"清眸作金徽,素齿为玉轸"句。显然,素齿与皓齿具有同等的审美效应。

(二)以比拟手法形容牙齿的诗句

古人的文学作品,最擅长用比拟手法来描绘人和物,在这些涉及牙齿的作品中,用以物拟物的手法来形容牙齿色泽的,不在少数,被用以比拟的物有"雪、冰、玉、霜、贝"等。这些物象的共同特征是素洁,"冰、玉、贝(有的贝)"尚有晶莹光润而质坚的感觉,很容易让人联想到有类似特质的牙齿。显然,以物拟物的手法来形容牙齿,比直白描写牙齿色泽和质地,更有趣、生动,更富想象,审美效果也更佳。在此,摘录部分诗句与大家共享:

1. 以雪拟牙者　张鷟"黑云裁两鬓,白雪分双齿",张祜"皓齿初含雪,柔枝欲断风"。

2. 以霜拟牙者　苏东坡"巉巉玉为骨,凛凛霜入齿"。

3. 以冰拟牙者　韩愈"君颐始生须,我齿清如冰",杜荀鹤"冰齿味瑶轴,只应鬼神知",苏东坡"毗陵高山锡为骨,陆子遗味泉冰齿"。

4. 以玉拟牙者　韦应物"娟娟双青娥,微微启玉齿",欧阳修"樱唇玉齿,天上仙音心下事",苏东坡"堂中美人雪争妍,粲然一笑玉齿颊""汝从何方来,笑齿粲如玉",黄庭坚"佳人何时来,为天启玉齿"。

5. 以贝拟牙者　陆龟蒙"皓齿还如贝色含,长眉亦似烟华贴",张仲方"方口秀眉编贝齿,了然炅炅双瞳子"。

6. 以冰和雪复合比拟牙者　韩偓"齿如冰雪发如鬓,几百年来醉似泥"。

7. 以玉和冰复合比拟牙者　黄庭坚"眼如霜鹘齿玉冰,拥书环坐爱窗明"。

文人中以苏东坡最值得称道,他形容牙齿的手法全面,拟物丰富,且不重复。牙齿的颜色,尚有其他描述者,如白居易"头白齿黄犹念经"、苏辙"日出暵(音汉)焦牙"等。在此,牙齿显然是以老迈或病态的状态呈现的,与前述所描绘的牙齿相比,明显欠缺审美的愉悦感。

五、文人们的牙病感怀

诗词表现出的牙病折磨反映了当时我国对牙病治疗的缺失和落后。这些诗词中提到的牙齿有"相当一部分与疾病无涉,是古人借对牙齿状态的描写,反映容颜的状态,进而折射出作者当时的心境,是构成全诗意境不可或缺的句子。如李白'皓齿终不发,芳心空自持';'皓齿信难开,沉吟碧云间'等句中的'皓齿',不仅仅形容牙齿自身之洁白,'皓齿'指代西施等女子年轻美貌"。这些诗句或许并不完全"与疾病无涉",表达诗人对美的追求和赞美。在"李杜诗篇万口传","凡有井水处,皆能歌柳词"的年代,这些文化名人的美学取向必定会对社会人群具有巨大的宣传作用和推动力。不难想象,为了达到类似"西施等女子的年轻美貌",

必定会有很大的人群会通过各种各样的手段和措施以求拥有"皓齿"。反之,这些文化名人对牙病的逼真描写以及"暮齿""齿衰"等老态的刻画,也必会给人以恐怖记忆,使其会想方设法地加以避免。因此,这些看似"与疾病无涉"的诗句,或许对医学的发展起到过不可估量的潜在影响。

(一)牙酸

牙齿敏感,不是现代人才有的疾病。古代也有些诗人饱受牙齿敏感之苦,而且用生花妙笔将牙齿的敏感症状描述下来,读到那些诗句,仿佛看到老诗人捂住腮帮子、嘶嘶地呵着气的神态。虽然幸灾乐祸不值得鼓励,但是我们还是围观一下他们吧!

白居易的牙齿不好,他在《新秋早起有怀元少尹》中写道"漆匣镜明头尽白,铜瓶水冷齿先知",秋天清早起床,看着镜子里满头白发,去漱口时牙齿酸软得要命,真是让人郁闷的事情。后来的苏东坡有"春江水暖鸭先知",可能是化用了白居易的"铜瓶水冷齿先知"。白居易还有《不如来饮酒七首之一》中的"齿伤朝水冷,貌苦夜霜严",由于牙齿有伤病,早上的水觉得很冰冷,这应该就是一种敏感症状。从口腔医学的角度,可能是由于他年纪大了,牙龈退缩,牙根暴露,遇到冷刺激就会敏感。

杨万里(1127—1206年),南宋诗人。所著《诚斋集》133卷,有《四部丛刊》影印宋钞本。又有《杨文节公诗集》42卷,清乾隆年间杨云采据明本校刻。《诚斋易传》20卷,以曝书亭影宋本为佳。《诚斋诗话》1卷,有《历代诗话续编》本。杨万里是个明显的牙齿敏感症患者,在《初夏睡起》中有"梅子留酸软齿牙,芭蕉分绿上窗纱",《怀古堂前小梅渐开四首其三》中有"老夫官满梅应熟,齿软犹禁半点酸",可见他挺喜欢吃梅子,虽然梅子会让他牙齿酸软,但是他仍然觉得自己可以忍受这点痛苦。另一首诗《和马公弼雪》中有"髯疏也被轻轻点,齿冷犹禁细细餐",还在《秋暑》中说"洗面凉已滋,漱齿痛仍逼",也能作为他牙齿敏感的佐证,而且症状还很明显,因为牙齿简直是疼痛了。当然,也可能这时他已经有牙髓炎的冷刺激疼痛症状。

韩偓(842—923年),字致尧,一作致光,小名冬郎,号玉山樵人。京兆万年(今陕西西安附近)人。10岁即席赋诗。龙纪元年(889年)始登进士第,一度出佐河中节度使幕府,回朝后拜左拾遗,迁左谏议大夫。后因忤触权臣朱温,贬濮州司马,于是弃官南下,这期间,唐王朝曾两次诏命还朝复职,皆不应。他《幽窗》中的"手香江橘嫩,齿软越梅酸",说的是牙齿遇到酸酸的梅子而酸软。

周邦彦(1056—1121年),中国北宋末期著名的词人,字美成,号清真居士,钱塘(今浙江杭州)人。历官太学正、庐州教授、知溧水县等。徽宗时为徽猷阁待制,提举大晟府。精通音律,曾创作不少新词调。作品多写闺情、羁旅,也有咏物之作。格律谨严。语言典丽精雅。长调尤善铺叙。为后来格律派词人所宗。旧时词论称他为"词家之冠"。有《清真居士集》,已佚。他在《诉衷情》中有"出林杏子落金盘。齿软怕尝酸。可惜半残青紫,犹有小唇丹",说的不是梅酸使牙齿敏感,而是杏子酸了。

陆游在《杂兴》中有"野果攒眉涩,村醪捩齿酸"一句,说明他的牙齿也是碰到酸性食物会敏感的。

(二)牙痛

白居易的牙痛是首先必须提到的。他在《病中赠南邻觅酒》中说"头痛牙疼三日卧,妻看煎药婢来扶。今朝似校抬头语,先问南邻有酒无?"可见他牙痛牵涉头部疼痛,连日卧床,妻子帮忙煎药,侍婢来扶才能坐起;今天可以抬头说话了,开口一句就是南边的邻居有没有酒。这种明显的放射痛,有可能是急性牙髓炎的症状,随着病程进展,疼痛会有所缓解。虽然疼痛缓解不代表牙病痊愈,但是还是可以让诗人松一口气了。

苏辙(1039—1112年),字子由,眉州眉山(今属四川)人。嘉祐二年(1057年)与其兄苏轼同登进士科。神宗朝,为制置三司条例司属官。因反对王安石变法,出为河南推官。哲宗时,召为秘书省校书郎。元祐元年为右司谏,历官御史中丞、尚书右丞、门下侍郎因事忤哲宗及元丰诸臣,出知汝州、再谪雷州安置,移循州。徽宗立,徙永州、岳州复太中大夫,又降居许州,致仕。自号颍滨遗老。卒,谥文定。唐宋八大家之一,与父洵、兄轼齐名,合称三苏。苏辙有一首《次远韵齿痛》,全诗如下:"元明散诸根,外与六尘合。流中积缘气,虚妄无可托。敝陋少空明,妇姑相攘夺。日出暵焦牙,风来动危魠(音tuó)。喜汝因病悟,或免终身著。更须诵楞严,从此脱缠缚。"苏辙因牙病而感悟,诗兴大发。

牙病缠身的陆游当然免不了牙痛的遭遇。他在《齿痛有感》中说"眼暗头童负圣时,齿牙欲脱更堪悲",眼花、掉头发辜负了圣明,牙齿快脱落更加令人悲伤啊!他又在《龋齿》中说"龋齿虽小疾,颇解妨食眠",龋齿虽然是小病,但很妨碍饮食睡眠,可见他虽然认为牙病不是大问题,但还是被龋齿折磨得寝食难安了。另一首诗《贫病戏书》中的"头痛涔涔齿动摇,医骄折简不能招"就更能体现这一点,老诗人不但饱受牙病、头痛之苦,还因为贫穷而不能请大夫来看病,真是悲苦的事情。

沈君烈是明代诗人,他的《咏病齿》流传甚广:"三日对书不能读,支颐摇首双闭目。半口无骨微觉肉,涎流于面下及腹。老大不好作儿哭,回声强笑吻角缩。欲设痛喻无其族,略似钝斧斫湿木。嗟乎,此牙咬菜啖豆粥,世间残颊学不熟。贵人名字呼奴仆,得毋以此消齿福,所以齿中有鬼伏?"诗人将牙痛比做"略似钝斧斫湿木"。"钝斧斫湿木"是用钝斧头一下一下砍向湿木,砍倒是没砍进去多少,却是让湿木承受着一次次致命的打击。湿木那一次次撕裂般的疼痛应该和一阵紧接一阵的牙痛感觉相类似吧,那就是生不能生、死不能死的感觉。沈君烈用"钝斧斫湿木"形容牙痛成为全诗最精彩的一句。

(三)齿落

唐代的韩愈、白居易、王周,宋代的陆游等都写齿落诗或者落齿诗,记载了他们对牙齿脱落前后的看法。细细品读他们的"齿落"诗,有时候莞尔之时,不禁为诗人们的豁达乐观击节赞赏。下面让我们欣赏他们的作品。

韩愈《落齿》:"去年落一牙,今年落一齿。俄然落七七,落势殊未已。馀存皆动摇,尽落应始止。忆初落一时,但念豁可耻。及至落二三,始忧衰即死。每一将落时,懔懔恒在已。又牙妨食物,颠倒怯漱水。终焉舍我落,意与崩山比。今来落既熟,见落空相似。余存二十余,次第知落矣。倘常岁落一,自足支两纪。如其落并空,与渐亦同指。人言齿之落,寿命理难恃。我言生有涯,长短俱死尔。人言齿之豁,左右惊谛视。我言庄周云,水雁各有喜。语讹默固好,嚼废软还美。因歌遂成诗,持用诧妻子。"

白居易《齿落辞》:"嗟嗟乎双齿,自吾有之尔,俾尔嚼肉咀

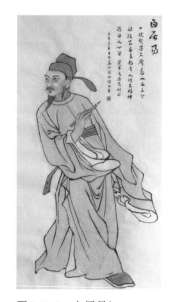

图4-8-6　白居易(772—846年)字乐天,晚年又号香山居士,河南新郑人,我国唐代伟大的现实主义诗人,中国文学史上负有盛名且影响深远的诗人和文学家。他的诗歌题材广泛,形式多样,语言平易通俗,有"诗魔"和"诗王"之称。他有很多牙齿相关的诗作,是对当时社会的感怀

蔬,衔杯漱水;丰吾肤革,滋吾血髓;从幼逮老,勤亦至矣。幸有辅车,非无龂齶。胡然舍我,一旦双落。齿虽无情,吾岂无情。老与齿别,齿随涕零。我老日来,尔去不回。嗟嗟乎双齿,孰谓而来哉,孰谓而去哉? 齿不能言,请以意宣。为口中之物,忽乎六十余年。昔君之壮也,血刚齿坚;今君之老矣,血衰齿寒。辅车龂齶,日削月朘。上参差而下魁礧,曾何足以少安。嘻,君其听哉: 女长辞姥,臣老辞主。发衰辞头,叶枯辞树。物无细大,功成者去。君何嗟嗟,独不闻诸道经: 我身非我有也,盖天地之委形;君何嗟嗟,又不闻诸佛说: 是身如浮云,须臾变灭。由是而言,君何有焉? 所宜委百骸而顺万化,胡为乎嗟嗟于一牙一齿之间。吾应曰: 吾过矣,尔之言然。"

王周,唐代诗人,其诗今以清康熙四十一年席启寓琴川书屋影刊宋本《唐诗百名家全集·王周诗集》为底本,校以清江标影刊宋书棚本《唐人五十家集·王周诗集》及《全唐诗》,另据《全唐诗外编》补诗一首。王周的《齿落词》:"己卯至庚辰,仲夏晦之暮。吾齿右排上,一齿脱而去。呼吸缺吾防,咀嚼欠吾助。年龥惜不返,日驭走为蠹。唇亡得无寒,舌在从何诉。辅车宜长依,发肤可增惧。不须考前古,聊且为近喻。有如云中雨,雨散绝回顾。有如枝上叶,叶脱难再附。白发非独愁,红颜岂私驻。何必郁九回,何必牵百虑。开尊复开怀,引笔作长句。"

陆游《齿落》:"昔闻少陵翁,皓首惜堕齿。退之更可怜,至谓豁可耻。放翁独不然,顽顿世无比,齿摇忽脱去,取视乃大喜。譬如大木拔,岂有再安理。咀嚼浩无妨,更觉巉肩美。"其实,陆游除了这篇专以"齿落"为题的诗作外,还有大量关于自己牙齿脱落的诗,比如《三齿堕歌》中的"一叶落知天下秋,三齿堕矣吾生休!"《衰叹》中的"十年三堕齿,久矣叹吾衰。"

除了唐宋诗人,明代吴俨也写过《齿落》诗:"我年六十一,已落第三齿。若更活数年,所存知有几? 刚风著唇吻。利与剑戟比,岂待入腹中,而后疾病起。譬若建重门,一扉常自启。外侮窥其间,孰御而能止。又若筑长堰,隙穴不容蚁。今已决寻丈,不竭安肯已。或言生与死,其机不在此。不见张相国,齿尽乃食乳。"

从以上古诗词中,我们可以看到,牙齿脱落对古人来说是会引起很强烈感触的事情,然而诗人们常常能从感伤中有所感悟,从而保持积极乐观的人生态度。

六、诗词中的口腔保健

虽然古代诗人们并没有科学的口腔卫生宣教,但他们当中有些是很注重口腔保健的。在唐代诗人中,张籍在《赠辟谷者》中的"朝朝空漱水,叩齿草堂间",同时提到漱口和叩齿,证明这两项口腔保健措施早在唐代已经存在。

那些保健措施对于现在而言确实有些相形见绌,尽管如此,那些勤快地"漱齿""叩齿"的诗人们仍然值得我们鼓掌。

(一)叩齿

白居易是个牙病不少的诗人,尤其是牙齿敏感很严重,也许正是如此,他在诗中多处提到"叩齿",《晨兴》:"起坐兀无思,叩齿三十六",坐着发呆的时候,也可以叩齿保健牙齿;《味道》:"叩齿晨兴秋院静,焚香冥坐晚窗深",早上起床就叩齿,晚上坐在窗下焚香冥想,也许是他的养生方法;《晚起闲行》:"起来无可作,闭目时叩齿",这说明诗人对叩齿情有独钟。

贾岛(779—843年),唐代诗人,字浪(阆)仙,唐朝河北道幽州范阳县(今河北省涿州市)人。早年出家为僧,号无本,自号"碣石山人"。据说在洛阳的时候后因当时有命令禁止和尚午后外出,贾岛做诗发牢骚,被韩愈发现其才华。后受教于韩愈,并还俗参加科举,但累举不中第。唐文宗的时候被排挤,贬做长江主簿。唐武宗会昌年初由普州司仓参军改任司户,未任病逝。贾岛,就是那位骑在驴上推敲诗句"僧敲月下门"中的"敲"是否用"推"更好,竟然阻挡韩愈队伍的诗人,也在《过杨道士居》中写道"叩齿坐明月,支颐望白云",在皎洁的月光下坐着叩齿,托着下巴看天上的白云,多么悠闲自在的生活呀!

张祜(约782—约852年),字承吉,唐代诗人,清河(今邢台清河)人。张祜约公元782年出生在清河张氏望族,家世显赫,被人称作张公子,初寓姑苏,后至长安,长庆中令狐楚表荐之,不报。辟诸侯府,为元稹排挤,遂至淮南,爱丹阳曲阿地,隐居以终,卒于唐宣宗大中六年(公元852年)。他在《丹阳新居四十韵》中说"观心知不二,叩齿问罗千",可能这里的"叩齿"是一种表达虔诚的形式了。

李咸用,约公元873年前后在世,字、里、生卒年均不详,约唐懿宗咸通末前后在世。工诗,应举不第。尝应辟为推官。咸用著有《披沙集》六卷,《文献通考》传于世。他也在《临川逢陈百年》中写道"强争龙虎是狂人,不保元和虚叩齿",可能他的意思是争强好胜、太张狂的人,不懂得保存元气,那么叩齿也对牙齿没啥好处。

南宋诗人陆游饱受牙病折磨,不过他似乎也有坚持叩齿保健的,例如《一齿动摇似不可复留有感》中的"未害朵颐临肉俎,但妨叩齿读仙经",说明他叩齿读经的习惯,不过是不是牙齿松动了才有这样的想法呢,我们就不得而知了。

(二)漱齿

漱齿是诗人们更常用的口腔保健措施。白居易的牙齿敏感症状比较严重,但是他仍然坚持漱口保健牙齿。他有"绿宜春濯足,净可朝漱齿"之句,说明他日常"漱齿"是司空见惯的,看到清泉干净,就想到可以用来漱口。谈到漱齿的还有张祜《题陆敦礼山居伏牛潭》中的"泛心何虑冷,漱齿讵忘甘",和包佶《宿庐山,赠白鹤观刘尊师》中有"春飞雪粉如毫润,晓漱琼膏冰齿寒"。

柳宗元(773—819年),字子厚,世称"柳河东",因官终柳州刺史,又称"柳柳州""柳愚溪",祖籍河东(今山西省永济市)。唐代文学家、哲学家、散文家和思想家,与韩愈共同倡导唐代古文运动,并称为"韩柳"。与刘禹锡并称"刘柳"。与王维、孟浩然、韦应物并称"王孟韦柳"。与唐代的韩愈、宋代的欧阳修、苏洵、苏轼、苏辙、王安石和曾巩,并称为"唐宋八大家"。刘禹锡、白居易等都是他的好友,交往甚蕃。柳宗元一生留诗文作品达600余篇,其文的成就大于诗。其诗多抒写抑郁悲愤、思乡怀友之情,幽峭峻郁,自成一路。最为世人称道者,是那些情深意远、疏淡峻洁的山水闲适之作。骈文有近百篇,散文论说性强,笔锋犀利,讽刺辛辣。游记写景状物,多所寄托。哲学著作有《天说》《天对》《封建论》等。柳宗元的作品由唐代刘禹锡保存下来,并编成集。有《柳河东集》《柳宗元集》。柳宗元在《晨诣超师院读禅经》中说"汲井漱寒齿,清心拂尘服",从井中汲水,用来漱口,即使水冰冷,让牙齿感到寒冷,也要这么做,说明作者读禅的诚心。

宋代诗歌也有不少提到漱齿的,如王安石《清凉寺送王彦鲁》有"莫将漱流齿,欲挂功名事",《定林》中有"漱甘凉病齿,坐旷息烦襟";苏东坡《浣溪沙》有"清泉流齿怯初尝。吴姬三日手犹香",《食柑》中有"清泉蔌蔌先流齿,香雾霏霏欲喷人",《道者院池上作》中有"井好能冰齿,茶甘不上眉",《待旦》中有"扬泉漱寒冽,激齿冰雪绕";陆游《学道》中有"晨兴取涧水,漱齿读黄庭";杨万里《试蜀中梁杲桐烟墨书玉板纸》中有"木犀煮泉漱寒齿,残滴更将添砚水",《晨炊杜迁市煮笋》中有"可菹可脍最可羹,绕齿蔌蔌冰雪声"。

苏东坡留下的文字中有许多口腔保健的论述。《东坡志林》卷《治眼齿》:前日,与欧阳叔弼、晁无咎、张文潜同在戒坛。余病目昏,将以热水洗之。文潜曰:"目忌点洗。目有病,当存之,齿有病,当劳之,不可同也。又记鲁直语云:眼恶剔决,齿便漱洁。治目当如治民,治齿当如治军,治民当如曹参之治齐,治军当如商鞅之治秦。"足见苏东坡对眼睛和牙齿的重视程度。

苏东坡发明的方法主要有:①浓茶固齿法。《漱茶说》:普通茶叶泡浓茶,饭后用来漱口,既能除烦腻,又不伤脾胃。留在牙齿缝中的肉,被茶浸漱后,自然冲出,不必用牙签剔牙。而牙齿经过茶水漱洗后,逐渐坚固密实,牙虫也自然消除。②叩齿咽津法。叩齿咽津是古人保护牙齿、保健身体

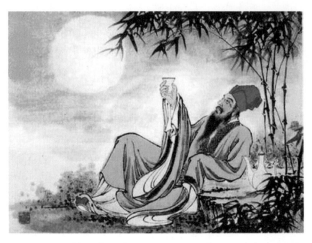

图4-8-7　苏轼(苏东坡)(1037—1101年),北宋文学家、书画家。字子瞻,号东坡居士。四川眉山人。一生仕途坎坷,学识渊博,天资极高,诗文书画皆精。"唐宋八大家"之一,留下了许多口腔保健的论述,今日仍有参考价值

的重要方法,苏东坡对这种方法颇有研究。《养生诀》:子时后,披衣坐着,面向东或南,叩齿36次。③揩齿固牙法。苏东坡《仇池笔记》中《服松脂法》:松脂以真定者为良。细布袋盛清水为沸汤煮,浮水面者,以新罩篱掠取置新水中。久煮不出者,皆弃不用。入生白茯苓末,不制,但削去皮,捣罗拌匀,每日早取三钱匕着口中。用少熟水搅漱,仍以指如常法揩齿。

(三)刷牙

"牙刷"最早见于南宋严用和《严氏济生方》:"每日清晨以牙刷刷牙,皂角浓汁揩牙旬日数更,无一切齿疾。"郭钰是元末明初诗人,他的诗作所知不多,《郭恒惠牙刷得雪字》:"老气棱棱齿如铁,曾咀奸腴喷腥血。倦游十载舌空存,欲挽银河漱芳洁。南州牙刷寄来日,去腻涤烦一金直。短簪削成玳瑁轻,冰丝缀锁银鬃密。朱唇皓齿娇春风,口脂面药生颜色。琼浆晓漱凝华池,玉麈昼谈洒晴雪。辅车老去长相依,馀论于君安所惜。但当置我近清流,莫遣孙郎更漱石"。这是一首关于牙刷的诗作。意指诗人虽老但牙齿坚硬如铁,可用牙撕咬。在外面疲倦流浪了近十年,很想捧银河水来漱漱口,让口舌清爽、面色芳洁。终于等到南方寄来的牙刷,刷过之后口腔油腻污垢清除,看来买牙刷是很值得的。刷过牙、唇红了、齿白了,春风满面。早上刷牙漱口完毕,手持玉柄麈尾高谈阔论。

郭钰《郭恒惠牙刷得雪字》详尽介绍了牙刷的形状、材质、做法等,让读者读了知道当时的牙刷形制已经完全是现代牙刷的形制了。因此,郭钰《牙刷诗》具有重要的史料价值。

虽然我们不知道诗人们用"漱齿""叩齿"来保健牙齿有什么成效,但是这些诗作确实给我们提供了很多关于诗人当时的口腔保健状况。有些不见经传的口腔保健措施,可能就蕴藏在令读者齿颊留香的诗词中。如果上面的例子还不够的话,这里还有一个很重要的记录,那是元代郭钰《静思集》中的一句:"南州牙刷寄来日,去垢涤烦一金值",证明到了元朝,"牙刷"这种名称已在诗歌里出现。

唐宋诗歌千万首,作者从口腔医学的角度进行解读,可能在某种程度上没有顾及全诗的意境,这是很遗憾之处。对这些诗词进行发掘和欣赏,还有很多工作要做,比如追踪诗人写

作的时代背景、研究当时的口腔医学水平、体验全诗的整体意境等,在此由于篇幅、时间、精力所限,力有所不逮,等日后再作补充。

（包柏成　全春天　付天星　唐　洁　赵　熙）

第五章

中国现代口腔医学的建立

从1840年鸦片战争开始,西学东渐在西方列强对中国发动侵略的特殊历史背景下展开。从文化冲突与文化交流的角度看,西学东渐对西方先进文化教育交流与传播发挥着重要的作用。西学则以科学技术为主要内容,以新式学校教育为桥梁。西方列强通过教会办校、办医院及其文化设施如图书馆、博物馆、新闻机构等,在给中国实施文化渗透的同时,也带来了西方先进的医学技术和教育理念。

1840年鸦片战争后,中国封建的、闭关自守的、与世界隔绝的状态被打破,一步一步沦为半殖民地半封建社会。四川虽有剑门险关、三峡天堑的天然保护屏障,却无法阻挡西方势力的步步推进。来自欧美各国的传教士纷纷涌入四川、进驻成都,在他们的"探险记"、"游历录"的推动下,四川更受到了世界的关注。他们发现这里的土地和河流还没有被勘测、丈量;这里的许多动物(如大熊猫,外国人就用藏文"潘达"来命名这一珍稀动物,并由此衍生出了英文Panda),植物(如水杉)在欧洲的书本中没有记载;这里边疆的少数民族给人类学研究提供了极好的材料……,在19世纪最后的25年里,一批又一批怀着实现"中华归主"梦想的传教士涌入四川,来到四川的大多数传教士是从三方面进行自己的工作计划的:传教、医药和教育。

第一节 西学东渐

西学东渐始于17世纪,经历了文艺复兴的西方,在经济及文化发展上都有了向海外殖民扩张的能力和需求。对于中国的学术界而言,这种外来的思维模式极大地拓宽了人们的科学视野,推进了中国传统科学向近代西方科学的转变,这种转变也体现在中国传统医学的各个方面。相对于古代中国传统医学对外来医学的吸收和兼并而言,近代中国医学发生了很大的变革。与古代"自然哲学传统加经验主义积累"的中国传统医学有所不同,近代中国医学是在19世纪中叶西医大规模传入中国后,在两者相互碰撞和融合的过程中形成的。在此期间,中国医学的发展还受到了政治、经济、文化等诸多因素的影响,传统的中医思想被解构,新的思想被建构,

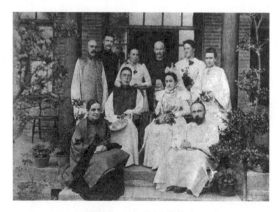

图5-1-1 在川传教士

从某种意义上来讲,中国医学发生了质的变化。

"欧风美雨"之中,西方近代医学传入四川。历史往往有惊人的相似:明末清初,西学传入四川,以传教士为媒介;19世纪西学传播的潮流中,传教士首先出现在华西坝,将现代西方医药传入。

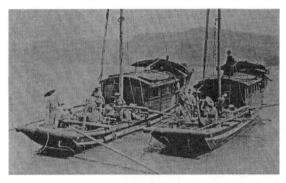 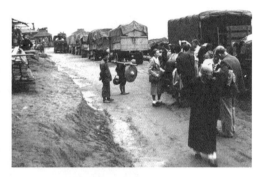

图5-1-2　传教士乘船入川　　　　　　　　图5-1-3　传教士乘车入川

早在明崇祯十三年(1640年)天主教耶稣会教士利类思(葡)、安文思(意)经剑门关入川,并以金鸡纳霜等药物为教徒治病,在四川开创了使用西药的历史。第一批基督教传教士于1877年前后进入四川,英国人侃莫(Cameron)、美国人马嘉礼(J.H.McCartney)等人在重庆、阆中等地办诊所、开药房,被视为基督教在四川医疗事业的起点。到清代宣统年间,四川已有教会医院30余家,病床1000余张,教会卫生学校20余所。其中在成都市就有:仁济男医院(四圣祠街,建于1892年)、存仁医院(陕西街,始建于1892年)、仁济女医院(惜字宫街,建于1893年)、仁济牙症医院(四圣祠街,建于1911年),其他还有乐山嘉定医院(建于1894年)、重庆仁济医院(建于1896年)、资中宏仁医院(建于1908年)等。西药亦抢滩四川各地。1903年,重庆的西药销售达银洋200万元。

一、西方人眼中的中医

在西医传入前,中国本土医学的发展已跨越了几千年的时间,在亿万大众的日常生活中具有神圣的地位。中医药源远流长,名医辈出,医药典籍丰富。随着西方近代医学在中国的传播,本土传统医学(中医)的一统局面被打破,出现了两种医学并存的竞争态势。

许多到过中国的外国人,摄下了大量的黑白照片,正是这些老照片,激怒过中国人。带着照相机的洋人,他们把镜头对准的多半是苦力、妓女、乞丐、鸦片烟鬼、囚犯,这些照片刊登在外国报纸上,看啊,这就是愚昧、野蛮、落后的中国。当西方人踏入东方古老国度,曾醉心于"救世主"的角色,许多外国人将眼前的人民描绘为"愚昧、贫穷、肮脏、迷信"。当他们审视中国文化的价值时,发出的是怀疑及嘲讽的嘘声,有些言论十分刺耳。

中医曾被医学传教士一概贬为"巫术"、"迷信"。华西医学的创始人莫尔思(W,R.Morse)肯定了中医历史的久远,赞赏中医对中草药、方剂卓有成效的贡献。然而这位学识甚深的西洋学者,一旦涉足中医学说理论,即陷入东方哲学的迷阵。阴阳学说、五行学说、经脉学说,是传统医学基础理论之一。这位来自西方的医学博士,对于经脉学说,自然以血液循环理论来验证,他指出中医的诊断,"不是建立在血液循环理论上,而是建立在虚幻的阴阳五行前提下,而这个前提是完全错误的"。对中医广泛的民间治疗,他称"他们的方法是错误的、无效的,并表现出一种落后、退化的趋势"。瞻望中医的前途,尤其悲观,"这个国家的医学,没有任何前途"。从中医的理论至实践,以及未来的前景,已被其笔下的"错误"与灰暗所笼罩。

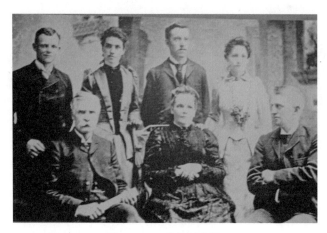

图5-1-4 莫尔思家族

《中国一瞥》(*Spend ten Minutes in China*)书中部分言论就表现了外国人在医学上的傲慢与偏见。他们认为"中国没有医学和牙医学";"人民愚昧无知,贫穷、肮脏、迷信";"既无卫生习惯,又无卫生设备,传染病流行,小儿死亡率特别高";"只有西方的医学和牙医学的教育才是拯救千万苦难患者的唯一途径,而中国政府和中国人却没有这个力量解决这个巨大的问题"。

早年的医学传教士对中医的理论和治疗成效,通常带有较强的蔑视心态,但对中医的一些治疗方法还是表示赞同。一些人还著书立说将中医介绍给世界,这也算是当时东西医学的一种双向交流吧。在20世纪30年代初期,莫尔思就将针灸以图文并茂的长篇专题论文对外作了介绍,后又有专著《中国医学》在美国纽约出版。

■ 二、中国人看西医

在西方人眼中,中医经络学说,是完全"错误的",而同时,西医又曾被中国人视为"妖术"和邪说。清朝末年,在成都流传最广,令人深信不疑的谣言,洋人的药片有疗效,是因为他们拐骗小孩,取眼熬药;西方医学在四川民众中引起过很大的反感,对于外科手术,更是被渲染成"挖心""换脑",非常恐怖,而且民众都坚信:一个人若是截肢或残废,将会把不幸带入"阴间"。

成都晚清进士刘彝铭先生的独生子是由洋医师剖腹取胎的。当时,刘夫人难产,请遍了全城的催生婆、名中医,个个都束手无策,暗中吩咐准备后事。教会医院的洋医生,比划说只要在妇人腹上杀一刀,取出胎儿,或许还有救。听到如此恐怖的手法,刘家的老老少少大惊失色,"身体发肤,受之父母,不可损伤",更怕洋人暗中会将产妇和胎儿换心偷脑。眼见产妇奄奄一息,才咬牙将人交给洋医生。谁知剖宫产十分成功,母子平安,刘家一脉单传的香火得以延续,对洋教士自然是感恩戴德。传教士想趁热打铁,要刘家改奉洋教,结果碰了一鼻子灰,刘彝铭先生义正词严地告诉洋教士说:"我刘家是书香门第,改奉异教,万万做不到"。

当时社会对西医的恐惧和怀疑现象,不得不靠医务人员通过艰苦而耐心地劝告来消除。

华西协合大学解剖用的尸体就是一个棘手的困难。

据莫尔思(W, R.Morse)回忆,医科解剖的第一具尸体带有很大的戏剧性。1914年秋的一天,不知谁将一具无名尸放在了医科楼的门口,显然又不是学校的热心人所为。整个学校都为这件事担惊受怕,怕这具无名尸给这座原本遭人误会的洋学堂引来无妄之灾。但仿佛是天意送来的这具尸体,让医科师生如获至宝,怎样也不肯放弃。最后大学还是

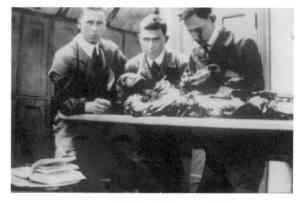

图5-1-5　莫尔思和同事正在解剖尸体

冒着风险,决定对这具尸体进行解剖。外国人懂得尸体解剖对中国人来说是一个重要而深刻的变革,于是邀请了成都的社会名流和政府官员前来参观,结果多数来宾都认为是一个很难得的开眼界机会。第二具供解剖的尸体,是经政府官员同意的被斩首的土匪。莫尔思写到:"没有人会反对使用这样的标本,因为这个可怜犯人带着他分离的头到另一个世界里去是最好不过的。当一位医生反对用砍头的方式来毁坏解剖体的重要部位时,一位政府官员恳切地建议:他将把另一个犯人尸体送来'补缺',由医生用他们认为合适的任何方式进行

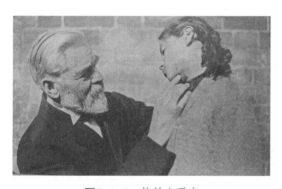

图5-1-6　传教士看病

处置。"可是,当时搬运苦力却将尸体送去埋了,他是恐惧会被"无头厉鬼"缠身,经过对苦力施加压力,苦力当晚才将尸体运到解剖室。第二天破晓后不久,这位苦力就对莫尔思说,他母亲病了他必须回家去。从此这位苦力就躲了起来不再见人。

百年前的四川,环境恶劣、卫生落后、缺医少药是普遍存在的客观现实。脚气病、霍乱、狂犬病、伤寒、天花、血吸虫病、性病、黑热病、腹泻、肺病、麻风、鼠疫等时常流行,威胁着成千上万人的健康和生命。加之一般民众因贫困而无力请医生,患病后往往请巫婆神汉或听天由命。中国著名的公共卫生之父陈志潜先生回忆:在20世纪初的成都,当草药治疗失败,市民就会以锣鼓、鞭炮、焚香等法术,为患者驱逐"病魔"。按保守的估计,当时的粗死亡率可能超过30‰,婴儿的死亡率约为200‰,预期寿命大约是35岁。产妇死亡率尤其在农村超过25%,在死亡人数中,约有41%是死于可控制疾病。

传教士医生利用他们在外科、妇产科等方面的特长,如体表良性肿瘤的切除、截肢术、外伤的止血和清创缝合,这些都是当时西医最常施行的手术。稍后,随着麻醉和无菌技术的逐步改进,西方医学在外科、眼科、妇产科、公共卫生等方面的优越性便日益突

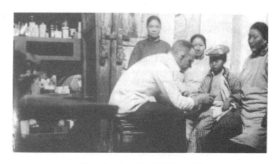

图5-1-7　接受西医治疗

出。手术的神奇和西药的速效,相对于古老而见效缓慢的中医,人们的心理防线逐渐消退,并且开始向西医靠拢。种牛痘以预防天花,奎宁治疗疟疾,还有19世纪的最后一年发明的阿司匹林……,因其相对于古老的中医显得见效快等原因,经历了一段观察和体会而使人们相信了它的科学性。

为减轻疾病、痛苦和死亡的威胁,人们也逐渐意识到用我国的传统方法处理疾病是不足的,必须寻找其他方法,人们从对西洋药丸、外科手术,由最初的惊恐、抵制,慢慢过渡到接受、相信。当时的人们治疗内科疾病仍信赖传统中医,但也肯定西方医学对外科病例很能胜任。西医的传播,不仅弥补了本土医学暴露出的不足,也开始改变四川人的就医观念和卫生习惯,到西医医院挂号门诊、重病住院治疗的人数日增。面对中国广大的需求,同时从事传教与医疗工作的传教士医生不但很快把两种角色的职能分离,而且把培养中国医生,让西医科学更快地传播。

三、西方医学在四川的试验田

仁济医院位于成都四圣祠北街,由加拿大英美会[①]创办。清光绪十八年(1892年),由加拿大人启尔德(O.L.Kilborn)、斯蒂文森(Stevenson)等组成的英美会"先遣队"抵达成都,租用四圣祠北街12号民房建立福音堂,创办西医诊所。初名福音医院,后更名仁济医院,由于只限收男病人,又称为四圣祠仁济男医院。

该医院由启尔德医生主持,以后有加拿大医生余安(R.B.Ewen)、赫尔(H.M.Hare)医生等先后加入,医务逐渐扩大。在1895年"成都教案"中,该医院被民众打毁。1896年秋,又在原址建成医院一所,始有25张男病床。1913年,得到地方政府补助1500两黄金,建成四层医院大楼。竣工后的医院大楼,建筑精致,为成都近代建筑中的典范之一。到民国初年,仁济医院有病床120张、医师11人,医技力量和设备在当时的成都乃至四川堪称一流。

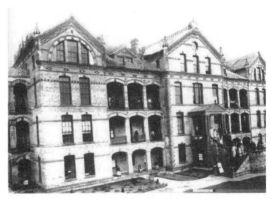

图5-1-8　四圣祠仁济男医院(1913)

在近代四川,医学传教士本着博爱牺牲的精神,放弃在本国比较优裕的生活,到偏远的中国内陆地区和广大的城乡施医送药,给老百姓减轻或免除了精神和肉体的痛苦,是值得称道的,如启尔德博士、林则博士等人,被誉为"华西医药的先驱者"。医院开展的医疗工作,客观上把西医西药以及近代医院管理制度、医学教育传入了四川。

第二节　俄侨第一齿科学校

早年哈尔滨是一个典型的中西文化合璧的城市,外国在哈尔滨兴办的各级各类学校达

---

① 英美会,后改称美道会、加拿大联合教会,Canadian Methodist Mission,缩写C. M. M.,基督教差会之一,1892年进入四川。后为华西协合大学"协合"五差会之一。

100多所，全国罕见。这里的青年学生得天独厚，不似出国，胜似出国，"中学为体，西学为用"的新式教育在哈埠蔚然成风，整整影响了几代哈尔滨人。在哈尔滨南岗区繁华的建设街步行街上，有一栋古典主义风格的建筑格外引人注目，门牌号为建设街142号，这里是哈尔滨俄侨第一齿科学校的原址，创办人俄籍法国人冯·阿尔诺里德（女）亲任校长。阿尔诺里德曾毕业于俄国别德罗奇拉女子大学及瓦拉沙齿科学院。

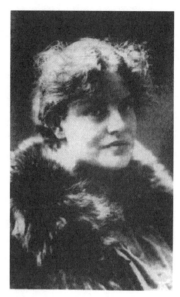

俄侨第一齿科学校成立于1911年，是专门培养齿科医生的私立学校，学制2年，当时有3个班，学生有77人，教师5人，自1911年至1931年间只招收俄侨学生，自1932年才开始招收中国学生。每年每期招收学生15~20名。1935年首届中国学生毕业，第二班在1937年毕业，两班学生约为40名。在此任教的中国籍教师有赵连壁、傅涵溪、黄东尚、唐华庭等。1938年俄侨第一齿科学校停办，并入哈尔滨医科大学，改为齿科医学部。

1928年俄侨第二齿科专门学校成立，创办人是林恩德尔外科医师，校址设在哈尔滨道里石头通街。1934年由拉脱维亚人葛拉策任学校校长。他是前苏联莫斯科大学毕业生，口腔医师。该校在建校初期全部聘请外籍教师任教，约有教师15名。1935年起才增添中国籍教师刘凤书、陈素梅等。俄侨第二齿科专门学校只招收俄籍学生，学制为两年半，其中两年讲课、半年实习。另设有技工班，学制为一年。技工班学生10名，主要招收中国籍学生。

图5-2-1　冯·阿尔诺里德

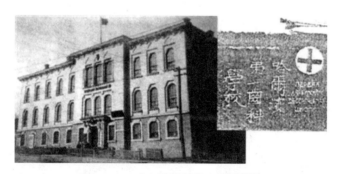

图5-2-2　哈尔滨俄侨第一齿科学校

两所俄侨第二齿科专门学校的主要课程设置相似，基础课有解剖学、牙体解剖学、生理学、病理学、药理学、拉丁文等。临床课有牙体治疗学、拔牙手术学、牙科技工学和牙体材料学等。1937年两所俄侨第二齿科专门学校有在校学生130名。其中一校82人，二校48人。任课教师34人（一校22人、二校12人）。

第三节　林则博士与中国现代口腔医学

艾西理·渥华德·林则博士（Dr.Ashley W.Lindsay），加拿大人，口腔医学教育家，中国高等口腔医学教育的创始人，对中国高等口腔医学教育的发展作出了杰出贡献。

一、林则博士入川

林则博士1884年2月24日出生于加拿大魁北克东南部的Magog镇，先后就读于Stanstead学院和多伦多大学皇家牙学院。大学就读期间，时值加拿大掀起宗教复兴运动。多伦多大学牙医学院的中国西部传教会也在大学校园里开展活动，吸引在校大学生毕业后到中国参加海外传教。通过传教会的活动开展以及Mr.E.W.Wullace的指导，林则逐渐对华西教会的工作产生了兴趣，萌发了到古老的东方帝国——中国的西部做牙医的愿望。1906年秋，林则向传教会委员会递交申请，要求在传教会的支持下去中国西部做牙医。同年，他在多伦多大学牙医学院毕业，获得了牙医学博士学位。接着，他到多伦多的西方医院进修了全身麻醉和多种小手术，以便在全面开展牙医实践工作之前的几年能有更多的付出。1907年，林则得到批准，成为加拿大第一位牙医学传教士，被派到成都。

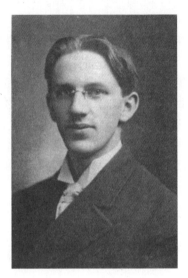

图5-3-1　林则博士

林则博士前往成都开展牙医学事业前后近半个世纪，在初期曾经遇到诸多困难。林则博士的得意门生、中国著名整形外科专家宋儒耀教授于1942年撰文描摹林则入川的艰难及面对未来的热情与憧憬。"距今三十五年前的春天，急湍的三峡江里，有一只老旧的木船。它以十分迂缓的速度，被拉着逆流前进。在这只平凡的木船里，坐着一位年轻的牙医生，林则博士，和他新结婚的夫人林铁心（A.T.Lindsay）女士。他们都是加拿大人，被加拿大基督教英美会派到成都去工作。他们面对险峻的岩壁，急湍的江水，陌生的人物，与无从琢磨的前途，不但毫无恐惧，而且怀着一颗勇敢而快活的心前进，他们经过一月的木船水程与半月的滑竿陆程，终于走完了'难于上青天'的蜀道，到达了成都。"

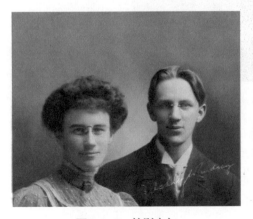

图5-3-2　林则夫妇

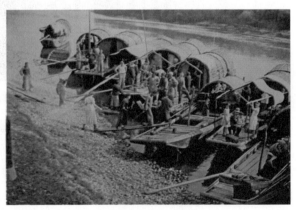

图5-3-3　林则入川

1907年5月18日，林则到达成都之后，又面临双重困境。一是语言的问题，二是信任的问题。就语言的问题，按照教会的规定，林则必须掌握中文才能给中国人看病，而短时间内掌握一门语言困难重重。信任的问题则来自于常人眼里的"市场需求"，语言的困难又无助于消除信任的障碍。在当时贫穷的中国,显性的需要是全科医生。即便是在当时的美国,最受欢迎的也是全科医生,而非像林则博士这样的专科医生。全科医生还有一个通俗的戏称"万金油",当时的世人所需要的正是这样的医生。因此,林则一到成都便受到了双重打击,迫使其回国。

林则博士遭遇到这双重困境后并没有彻底放弃,而是执着寻找转机。信任问题的转机首先来自于传教士内部。当时许多传教士的胶托假牙已经破坏,亟待修理,这位险遭"驱逐"的牙科医生由此得以停留。1907年秋,在启尔德医生的帮助下,林则博士于成都四圣祠仁济医院,借用了一个小房间,设立了仁济牙科诊所,揭开了中国现代口腔医学史新的一页。信任问题的另一个转机则来自于开诊当日的一个治疗。Kilborn医生老朋友的女儿患有十分严重、长达10年的牙槽脓肿,伴有大量的骨缺失并不断排脓。林则为这开诊的第一位病人拔除了病牙、进行了治疗,帮助她彻底恢复了健康。林则整洁、优雅的个性,手到病除的精湛技艺,很快使他声名大噪,求医者日见增多。从此,林则博士及其仁济牙科诊所取得了教会与民众的信任。病员数量的激增使得出诊的时间受到限制,推动当时深闺中患牙病的官太太、富小姐们冲破藩篱,离开深宅大院到诊所就诊。这对破除封建礼法、摒弃社会旧俗、解放女性于桎梏以及推动文明进程起到了重要作用。

1912年,林则博士的工作逐渐得到教会认可。鉴于他的勤劳、热心与民众的所需,准许他在四圣祠礼拜堂左侧,修建一所独立的牙症医院——四圣祠牙症专科医院,中国第一个口腔专科医院,林则博士任院长。1910年,华西协合大学成立。林则博士和唐茂森博士除忙于牙症医院的工作外,还为医科学生讲授牙科课程。1917年,华西协合大学牙学系成立,林则博士任系主任。1919年,牙学系正式扩建为牙学院,与医科并列,林则博士任院长,并兼口腔外科主任。1928年,牙症医院由四圣祠街迁至华西坝新址。林则博士强调口腔疾病与全身疾病的关系,特将新的专科医院更名为口腔病院(Stomatological Clinic),设有牙体修复科、牙周科、口腔外科、正牙科、小儿牙科、牙列赝复科,号称"远东第一"。

1929年,林则博士的论文《Direct Approach Mandibular Block》发表在美国牙医学杂志,他的《下齿槽神经阻滞麻醉直接注射法》被誉为"林则方法",至今被全世界通用,对世界牙科学作出了贡献。1929年,华大医科、牙科联合为医学院。医学院初设主席,由两科科长担任。1941—1950年,林则博士担任华西协合大学副校务长和最后一届校长,对华西协合大学的发展作出了卓越的贡献。

1950年,年届60岁的林则博士告别华西,返回加拿大。回国后,林则博士担任安大略省牙科联合会期刊(O.D.A.Journal)的编辑。1968年,安大略牙医协会授予他终身会员资格。1968年11月9日,林则博士在Wellesley Hospital逝世,享年84岁。

二、四圣祠牙症医院

林则博士在华西工作生活近半个世纪,为创建中国高等口腔医学教育作出了卓越的贡献,被誉为中国现代口腔医学的创始人。林则博士当年创办的华西协合大学牙学院,已经发展成为集口腔医学院、口腔医院、口腔医学研究三位一体现代口腔医学教育体系。

林则博士来华的目标非常明确,就是力图将西方现代高等牙医学教育在中国传播,他对中国高等口腔医学教育的突出贡献集中体现在他的选英才、高起点、严要求的办学理念、以及办成示范中心的目标上。

1907年秋,在启尔德医生的帮助下,林则开创了中国第一间西式牙科诊所——仁济牙科诊所。诊所设在成都四圣祠仁济医院,仅有一个小房间,"不及加拿大三流的柴房"。林则博士这样描绘:"所谓的诊所没有天花板,地板是泥坯的,雨后简直就成了泥泞。房椽被火炉产生的油烟熏成了黑色。房顶杂乱地铺着烧制的陶瓷瓦片,已经破败不堪,站在屋内,可以见着当天的太阳。诊所前屋的窗子是带格子的中国古式的纸窗户,后屋是一堵潮湿破旧的泥土墙,用

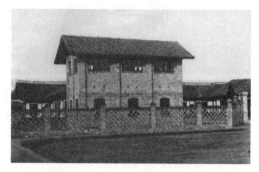

图5-3-4   仁济牙科诊所(1907)

来将诊所和紧邻的出租屋分开。但这堵围墙挡不住出租屋成天吵闹的声音,租房的人像是一直在大声的家庭争吵中生活。小屋的一头堆放着家用的煤、木头和木屑,另一头堆放着已经损坏不能使用的中式家具。"然而,林则博士正是在这间破败的诊所内,揭开了中国现代口腔医学史上的第一页。

牙症医院墙壁上曾有一幅令人捧腹的"无齿之图",描绘了一个面黄肌瘦的四川老财,手捧饭碗,开口大笑,露出口中唯一的一颗蛀牙。这幅图促进了人们对口腔卫生健康进行预防,但当时的中国严重缺医少药,不仅缺少"万金油医生",更缺少牙科专科医生。按照国际

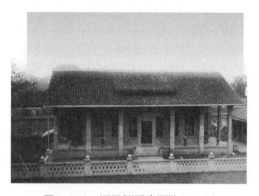

图5-3-5   四圣祠牙症医院(1912)

通行的牙医人口比来统计当时的牙医人口比全无意义,因为有着10万人口的成都,仅有林则博士一名牙医,还身兼医师、教师、助手、护士、技师数职。与同期美国芝加哥城相比,正所谓天壤之别。因此,林则博士致力于开创中国现代口腔医学史这新的一页,为中国高等口腔医学教育奠定坚实的实践基础。1909年,加拿大英美会又派毕业于多伦多大学牙学院的唐茂森博士(John E.Thompsin)来成都协助林则的工作。1912年,建立了四圣祠牙症专科医院,中国第一所口腔专科医院。

林则博士特别重视培养中国的牙科医生与牙医学教师。1912年,牙症医院建立以后,在唐茂森的合作下,牙症医院开始培训人才。招收了邓真明和刘仲儒两名中国人在牙症牙科医院学习牙科技工工艺学,作为助手。这是中国现代牙医教育的雏形。邓真明毕业后留在牙症医院工作,成为中国最早的高级牙科技工工艺学专家。1913年,林则又招收了6名学生,成立了中国第一期正式的口腔修复工艺学技师班。为期2年的学习完成后,一部分学生进入全日制继续学习,成为充分培训过的医术精湛的牙医,另外一些学生在牙症医院当助手、牙科技师或修复示范教师。

三、中国第一所高等口腔医学院

鉴于过去所训练的中国牙医生,类似于旧式的学徒,不易获得丰富的知识,所以林则与华大商酌,在大学开展牙医学教育,培养牙科学专门人才。1914年,华西协合大学设立医科,

林则博士和唐茂森博士于医科给学生开设牙科学课程。1917年，吉士道博士来到成都的牙症医院工作，单独设立牙科的条件已趋于成熟。林则博士等人利用当时华西协合大学赫斐院（现华西校区第四教学楼）建立起牙科系。1919起，牙科系正式扩建为牙学院，成为与医科并列的学科。1921年，中国第一个牙医学博士黄天启毕业。牙医学科同样吸引了许多女学生。1936年，张琼仙、黄端芳成为华西协合大学女牙学院培养的第一批女牙医博士毕业生。这些女性牙医师比男性牙医师更温柔，更受患者欢迎。

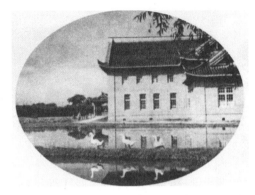

图5-3-6　华西协合大学牙学院（1917）

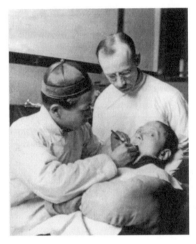

图5-3-7　唐茂森博士指导黄天启实习（1919）

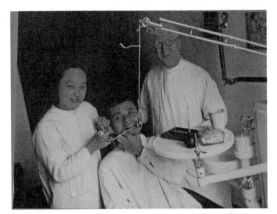

图5-3-8　吉士道博士指导王巧璋实习

林则博士从口腔疾病与全身疾病的关系出发，要求学生具备坚实的基础和熟练的技术。在安排教学计划时，特别重视基础广厚、扎实，技术训练严格、细致。牙学院刚成立进招收的头两届学生，前三年的学习课程与医科基本相同，后三年专业课包括口腔解剖学、比较解剖学、口腔组织学与胚胎学、牙科修复学、手术学、齿冠与齿桥学、特殊麻醉学、矫形学、口腔外科学、特殊病理学等。要求学无机化学要与化学系的学生在一起，学内科学要与医学专业的一样，课时相同，考试亦相同，从而保障了广泛而扎实的医学基础和临床基础。华西牙医学不仅吸引了华西协合大学中优秀的学生，还吸引了来自中国各省、世界各地的学子。

早在20世纪20年代末期，华西协合大学牙学院从前苏联、匈牙利、朝鲜、印尼等国招收留学生，是中国接受外国留学生学习现代科学技术最早的地方之一。华西协合大学牙学院的毕业生在中国以及远东的重要中心城市供不应求。

林则博士对中国口腔医学事业发展有五种期望：在中国推广现代牙医学治疗和修复、举办高等牙医学教育、开展预防牙医学、开展牙医学科学研究、要做医学家，不要当匠人。林则博士就是从这五个方面着手培养中国口腔医学的医生与教师。

林则博士提出：选英才、高标准、严要求、淘汰制的办学理念，华西协合大学牙学院实行严格淘汰制,每年用"Curve"来分析学生的各方面表现,看能否达到做一位口腔医生的要求来选留学生。每年,林则博士从毕业生中选拔优秀学生留校,并把他们陆续送到国外去进修提高。这些毕业生以后陆续成为华大牙学院各个专业或者中国各地区口腔医学的带头人。

1921年黄天启博士作为华西协合大学牙学院第一届毕业生,留校任教。此后林则于1926年、1937年两次让黄天启赴加拿大进修。黄天启相继获得多伦多大学牙医学理学士、牙医学博士学位。1928年,黄天启任华西协合大学牙学院教授。

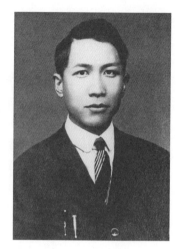

图5-3-9　黄天启毕业(1921)

1939年毕业生宋儒耀博士被送到美国宾夕法尼亚大学进修学院学习,那里是国际上著名的整形外科泰斗艾伟博士(Robert Henry Ivy)所主持的进修学院。他出色的学习情况,使得他在5年以后得到了美国医学上最高的学位:医学科学博士学位(Doctor of Medical Sciences)。他回国以后,开创了中国口腔颌面外科和整形外科,成为中国整形外科的开拓者。1948年6月9日的《China Daily》报道了他的业绩,国际上称他为"中国整形外科之父"。

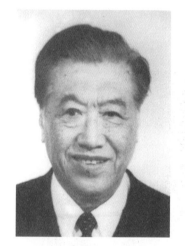

图5-3-10　宋儒耀博士

邹海帆博士于1948—1949年到美国和加拿大研修,专门和国际上的牙周病学泰斗们学习并得到他们的赏识。邹海帆博士用钢丝录音机(很大一个箱子)把上课时所有的讲演都录了下来。回国后,就创建了中国牙周病学研究室,担任口腔病研究室主任。他是中国牙周病学开拓者,曾担任过华西大学牙学院院长。

1930年毕业生毛燮均博士,曾于1936年、1947年两次赴美国进修口腔正畸学,后来成为北京大学口腔医学院的创建人。1930年毕业生陈华博士,创建了第四军医大学口腔医学院,后来成为第四军医大学口腔医学院的创建人。席应忠博士,1940年、1946年在美国进修后,回国参与创建上海交通大学口腔医学院。严开仁博士在美国进修后就留在美国,为哈佛大学正畸学教授,后来成为香港大学牙学院的创建人之一。口腔颌面外科主任胡永承博士一直在美国从医执教,曾为美国哥伦比亚大学的口腔外科教授。

林则博士认为华西协合大学的毕业生,完全可以和美国、加拿大以及其他国家牙医学院的毕业生相媲美。1931年华西协合大学在给美国的托事部的报告中为华西协合大学牙学院的成就感到自豪。报告中写道:"我们牙学院正在为全国服务。一年前,北京协和医学院要求我们一名毕业生到那里去行医及教授牙科学,

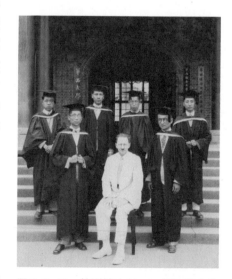

图5-3-11　林则博士与1930年的毕业生(毛燮均、陈华、席应忠、安知理、蒋祝华、东以勋)

另一位毕业生应邀到山东齐鲁大学,目前还在要另一位毕业生。与此同时,南京国民政府已经要了一名毕业生到国家卫生委员会工作。"1939年,中央大学筹建牙科时也请求华西协合大学给予帮助。今天许多中国口腔医学高端人才,当年都是出自华西的毕业生。经过林则博士及其团队的共同的努力,中国高等口腔医学事业发展蓬勃。

林则博士的教育理念是"选英才,高起点,严要求,淘汰制"。早在20世纪40年代就写过一篇文章,专门阐述了他创办高等牙医学教育的指导思想。他认为,中国牙医学所制定的教育方针和设置的课程要走在西方牙医学校的前面,要求学生学习与医科学生相等的基础生物学和医学课程,使学生认识到口腔卫生的重要与全身的关系。提出培养出来的学生首先是医学家、专科医生,而不是匠人。这项工作揭示了一个新的教育计划,为高等口腔医学教育奠定了一个高的标准,即以第一流牙医学教育为目的,成立一个示范中心,推广到全国甚至国际。林则博士深知在中国开创口腔医学事业,不是一个人能完成的。一方面他亲自担任口腔生理解剖学、口腔外科学、麻醉学、全口义齿等课程的教学;另一方面他积极努力通过教会动员更多的志愿者前来参加。

林则博士来华之始,于佑任先生题"林则博士推广牙医教育之宏绩,敝国人士每饭不忘"以赠。在华之末,著名国际友人文幼章(J.D.Endicott)评价为"他的名字作为科学的牙科学之父受到占世界人口四分之一民众们的尊敬"。1999年7月15日,华西口腔医学院在新落成的口腔教学楼前,为林则博士铸造了一尊铜像,以纪念他为中国现代口腔医学的创建与发展作出的杰出贡献。

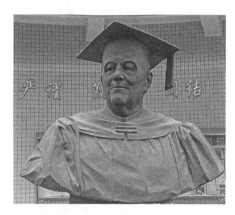

图5-3-12　林则博士铜像

第四节　大卫·克罗克特·葛维汉博士

葛维汉原名大卫·克罗克特·葛维汉(David Crockett Graham),一生兼备了多种角色,他是博学的美国浸礼会牧师、传教士、教育家、作家、考古学家、人类学家、博物学家和收藏家。葛维汉于1884生于美国阿肯色州的格林福里斯特,12岁时随家庭迁居至华盛顿州的沃拉沃拉。葛维汉在1908年获得惠特曼学院文学学士学位,然后进入罗切斯特神学院继续学习,于1911年完成了神学学士的学习,成为纽约州费尔波特第一浸礼会教堂的牧师,并加入美国浸礼会海外传教团,同年被派往中国。葛维汉于1918—1919年返回美国在芝加哥大学神学院完成了硕士学业。其间他访问了美国国家博物馆(现国家自然历史博物馆),并在接受培训后与该馆签订了收集自然历史标本的协议。1926—1927年葛维汉再次回到美国,在芝加哥大学完成了博士学业,其学位论文《四川省的宗教》随后由史密森学会发表。1930年底葛维汉又一次回到美国,先后在芝加哥大学和哈佛大学学习考古学、人类学和和语言学,同

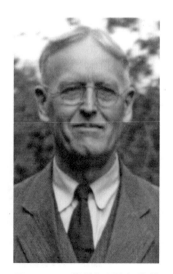

图5-4-1　葛维汉(引自维基百科网页)

年为褒扬他在自然史方面的收藏和人类学方面的研究,惠特曼学院授予他荣誉科学博士学位。

一、在中国的考古研究

来到中国后,葛维汉博士首先在浙江绍兴停留了一年,学习中文和适应中国的生活,于1913年到达叙府(今四川宜宾)进行传教至1930年。在叙期间他对中国丰富的自然资源和多样的人文宗教产生了浓厚的兴趣。自1919年得到史密森学会的资助后他利用假期在夏季到川西及其接壤的西藏和云南探险、收集标本、了解藏彝等少数民族的风俗和宗教。至1948年他收集了大量的人类学材料和动植物标本,其中包括3只送往美国的大熊猫。

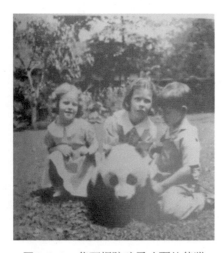 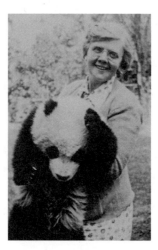

图5-4-2 华西坝陪孩子戏耍的熊猫　　图5-4-3 熊猫在国外

根据不同来源的记录显示葛维汉博士一生共收集了近40万件标本,从中被鉴定出来9个新属和超过230个新种,其中29个以他的名字命名。尽管他收集的标本数量已成定论,但他收集的标本至今仍然被用于研究,从中可能还有新的物种被发现。

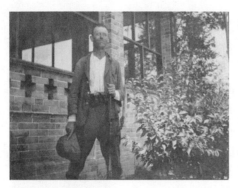 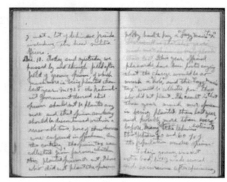

图5-4-4 1923年葛维汉从康定探险旅行回到雅安(引自史密森学会网页)　　图5-4-5 葛维汉1929年12月10日的日记记述了当时中国的鸦片问题(引自史密森学会网页)

1932年再到中国后葛维汉博士受聘华西协合大学教授人类学和考古学,并兼任大学博物馆馆长(任期1932—1941年),直至1948年退休后返回美国。在此期间葛维汉除完成大学的教学工作外,还对华西协合大学博物馆的建设作出了很大的贡献。

他还为很多考古发掘进行了指导或作出了贡献。其文章大多发表在《中国边疆》《华西边疆研究学会杂志》和其他杂志上。他成为中国西部土著民研究的专家并且帮助很多中国人社区和边疆地区保护并记录了他们的宗教、庙宇和风俗习惯。1934年葛维汉主持广汉三星堆月亮湾遗址的发掘,他以科学的方法为指导,使用了现代的仪器、工具进行发掘工作,为时2个多月,出土了约公元前1000年时期的玉器、石器、陶器等200多件,由此揭开了以后半个多世纪的三星堆考古序幕。

1948年葛维汉博士退休返回美国后,以自己在中国的学术与经历为基础进行了一年的讲学,之后便居住在科罗拉多州的恩格尔伍德,作为丹佛第一浸信会教堂的成员,他还第一个力促丹佛的白人教堂与黑人教堂之间的交流。退休后的葛维汉并没有停止研究,他将过去三十多年在中国搜集的材料整理后,写出了《川苗的故事和歌曲》《中国西南的民间宗教》和《羌族的习俗与宗教》三本最重要的专著。他的一生著述颇丰,据统计共有178篇作品发表,除了四本重要专著外,其他多以文章形式发表在《中国记录》和《华西边疆学会杂志》上。葛维汉曾经是美国文化人类学会、美国民俗协会、远东研究所成员和皇家地理学会成员,也是美国纽约动物学会终身会员。他一生除荣获两个古更赫姆奖和一个维京奖外,还获得过一枚中国红十字会奖章和一枚云南省政府的最勇敢奖章。1961年9月15日,葛维汉在美国丹佛去世,享年77岁。

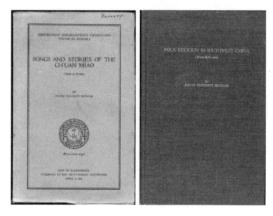

图5-4-6　葛维汉的著作

二、三星堆遗址的发现

1931年春,在广汉县传教的英国传教士董笃宜听到农民燕道诚偶然发现的一坑玉石器的消息后。立即找到当地驻军帮忙宣传保护和调查,并将收集到的玉石器交到葛维汉博士创办并担任首届馆长的华西大学博物馆保管。葛维汉博士深知这一偶然发现的考古学意义,便"以广汉遗物颇有考古价值,乃函询董君发现详情,复亲至其地考察,并商得县长罗雨苍氏及省政府教育厅之同意,从事科学化之发掘,旋因他事迁延未果"。(郑德坤:《四川古代文化史·广汉文化》)

在正式发掘之前,葛维汉博士造访了燕道诚的儿子燕青宝。燕青宝对葛维汉博士讲,因当时坑挖得太深,他和父亲燕道诚都得了一场大病,几乎死亡;幸好及时住手,不然,燕家定会暴发一场更为厉害的瘟疫。大致是出于"折财免灾"的原因吧,燕道诚将他的"意外之财"除自留部分外,大多向亲邻朋友广为分送。对此,深信科学的葛维汉博士当然不以为然,却不会因此而退却。后来,在当地百姓群起发掘玉石器,月亮湾遗址行将受到严重破坏的情况下,县长罗雨苍当即下令保护,不准自行乱挖乱掘,并以县政府的名义邀请

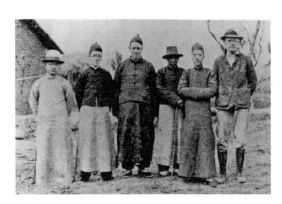

图5-4-7   葛维汉博士在三星堆合影

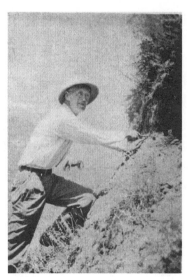

图5-4-8   葛维汉博士在田野调查

葛维汉率华西大学博物馆科学考古发掘队前来发掘遗址,其全部组织工作,则由罗本人出面主持。

1934年3月16日,发掘工作正式展开。领导发掘者除葛维汉博士外,还有华西大学博物馆馆员林名均。当时社会治安十分混乱,时有土匪夜间抢劫"肥猪"(富豪)事件发生。为了防备土匪干扰发掘工作,罗雨苍县长派出80名士兵日夜保护发掘工作队和发掘现场,派县政府李先生率领一行7人的县府工作组参与发掘现场组织及保卫工作。发掘工作终因"邻近匪风甚炽",只进行了10天便匆忙结束。考古发掘共开出数条长40英尺(约12米)、宽5英尺(约1.5米)的探沟,获得各种玉、石、陶器共600多件。事后,当葛维汉博士、林名均将它们全部移送县政府过目的时候,罗县长慷慨地说:这些器物很有科学价值,就把它们送给华西大学古物博物馆吧。

1934年,葛维汉博士将大量三星堆的出土文物与河南渑池仰韶村、辽西锦西沙锅屯、李济发掘的河南安阳殷墟的出土文物进行比较研究,整理出历史上第一份有关广汉古蜀文明遗址的考古发掘报告——《汉州发掘简报》,发表在《华西边疆研究学会会志》第6卷(1936年出版)上。葛维汉博士在《汉州发掘简报》中这样写道:"这次发现的器物,至少对研究古代东方文化和历文学者们提供了三种情况。第一:随葬器物可以帮助了解古代的葬俗、社会和宗教习俗。第二:玉、石器以及器物上的纹饰,颇能引起考古学家的兴趣。第三:出土的大量陶片,为研究四川古代陶器提供了重要资料。"

那个令人瞩目的发现是在一个挖掘约2.1m(7英尺)长、约0.9m(3英尺)深的墓坑内出土的,而且几乎所有的墓葬大小大致如此。玉刀、玉凿、玉剑、方玉以及玉璧等礼品,周代时均系死者的随葬品,玉珠也为死者的随葬物。如果它是古墓这个结论正确的话,在四川古墓中发现的器物,大约为公元前1000年的时期。

墓坑里发现的器物有绿松石、绿石或粗糙的穿孔玉珠。从玉珠的两端进行钻孔,接近玉珠半心处的孔玉珠。另外还有80多件小青玉片,因为考虑到它们一般作为装饰品粘牢在木制或皮制品上,没有串联或缝入的孔洞。这些玉刀、玉剑、玉凿等显然是祭祀用的。周代实行祭祀天地大典时,方玉象征"地",玉璧代表"天"。

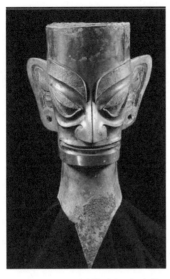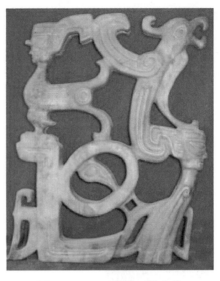

图5-4-9 三星堆青铜人头像 　　图5-4-10 三星堆玉器文物

广汉文化与华北和中原地区已知的新、旧石器时代文化之间的联系与传播很清楚地看到证据。广汉的非汉族人民受华北和中原地区的早期文化影响颇深,或者是四川的汉人或汉文化比前人所定的时期还要早些。目前的这些资料,也只能停留在暂时假设阶段,待将来找到更多的考古证据,以及广汉收藏品极为详细的第一手材料与中国其他地区的早期收藏品比较后,再来改变或确定结论。我们考虑广汉文化下限系周代初期,大约公元前1100年;但是更多的证据可以把它提前一个时期,其上限为金石并用时代。当时葛维汉博士的一些观点可能是"假设",与60年后历代考古工作者的结论完全一致,充分说明了葛维汉博士考古治学的科学严谨!

葛维汉博士主持的三星堆首次发掘的消息传到日本,使时旅居东瀛的中国著名历史学家、考古学家郭沫若兴奋不已。很快,林名均和葛维汉博士即收到郭沫若的来信,要求赠与广汉发掘的全部照片和器物图形。林名均和葛维汉博士则一一照办,毫无保留。1934年7月9日,郭沫若回信向林名均、葛维汉博士表示谢忱,并大谈他对"汉州遗址"的看法,行文中充满了对哺育他成长的故乡山水的深切眷恋;同时也看得出他当时是眉飞色舞、不无自豪之情——对古蜀文化的灿烂和悠久的喜悦!(引自屈小强《三星伴明月——古蜀文明探源》)

郭沫若的这封信全文如下:

林名均先生:

很高兴接到你和葛维汉先生的信,谢谢你们的好意,送给我如此多的照片、图片以及戴先生发表在《华西边疆研究学会会志》上的文章,并且告诉我有关发掘的详细情况。你们真是华西科学考古的先锋队。我希望将来你们能取得更大的成绩,研究古代的遗迹和建筑、雕刻、坟墓和洞穴。这一工作将产生丰硕的成果。与此同时,我也希望今后会有一系列的发掘以探索四川史前史,包括民族、风俗以及它们与中国其他区相接触的历史。这些都是十分重要的问题。我很遗憾,我不能归国协助你们的发掘。

你们在汉州发现的器物,如玉璧、玉璋、玉圭均与华北、华中发现者相似。这就是古代西蜀曾与华中、华北有过文化接触的证明。"蜀"这一名称曾先发现于商代的甲骨文,当周人克商时,蜀人曾经前往相助。此外,汉州的陶器也是属于早期的类型。你们认为汉州遗址的时代大约是西周初期的推测可能是正确的。如果将来四川其他的地方尚有发掘,它们将显示出此文化分布的区域,并提供更多的可靠的证据。

根据你们的要求,我将我写的两本有关中国考古学的书送给你们,并且请书店直接将最近出版的一本送博物馆,另一本送葛维汉先生。以后如有新作,我也将再送给你们。

现在我很忙,就此搁笔。

祝你们取得更大的成绩。

沫若

1934年7月9日

无疑,葛维汉先生对三星堆遗址的首次考古发掘及其学术贡献,是值得后人铭记的。

三、华西协合大学博物馆

1914年时任华西协合大学理学院教授的戴谦和(Daniel Sheets Dye)经学校允许开始筹办大学博物部。戴谦和教授历尽艰辛通过各种途径搜集自然人文标本,因经费困难,初期进展缓慢,后来在陶然士教授(Thomas Toriance)、叶长青(J.Huston Edjar)等人的帮助下,当时四川社会各界有识之士也慷慨捐赠,使博物部始具雏形。1932年,博物部在收集超过6000件的文物和标本后,筹备已久的华西协合大学考古、艺术和人类学博物馆正式成立。这是中国高校,更是中国西南地区第一座现代意义的博物馆,葛维汉博士任首任馆长。葛氏才学兼长,搜罗宏广,研究精审。其对广汉、四川部分汉墓、唐宋陶窑的发掘,使收录标本有正确之记录,华西考古学因之大放异彩。其采集旅行,深入边区,使本馆民族学标本,成为有系统之资料。对于西藏文物,亦极注意,所得资料,多为研究西藏文化所必备。葛维汉博士所运用不予比较,不交叉的文化研究方法,按照文化相似性来展示收藏,如在博物馆专辟了藏族神龛,清朝刺绣和其他工艺品展区。经过葛维汉努力,大量的古物经过科学分类和布展并向公众开放,吸引了越来越多的参观人士,华西协合大学考古、艺术和人类学博物馆即被誉为西南优秀的博物馆。在任职馆长十多年期间,葛维汉博士继续拓宽博物馆在文物标本搜集方面的渠道和途径,从川西、川南和康藏等地,搜集了石器,陶器,玉器,石刻,蜡染以及动植物标本等藏品,极大地丰富了华西博物馆的馆藏并形成系统。至1936年,华大的馆藏文物已有15 000余件。主要包括民族文物,川康所得之新旧石器。清代服装及刺绣七百余件,鼻烟壶四百件,瓷器约1000件,铜器、玉器、古泉,清代之珠翠及装饰品,汉俑、广汉遗物等。陈列物品分设30

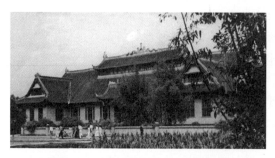

图5-4-11   华西协合大学博物馆原址

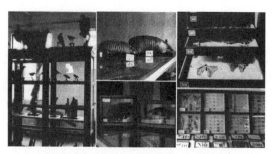

图5-4-12   华西协合大学博物馆展品

余柜。

自1929年始,博物馆主持编辑、出版、发行大型世界性学术刊物《华西边疆研究学会杂志》(*Journal of the West China Border Research Society*),至今仍是世界各国研究我国西南的人类学、民族学、考古学、地质学、古生物学、动植物分类学等学科的学者必须参考、引证的重要文献。1933年《成都国民日报》载记者所写《参观华大博物馆》一文,盛赞该馆"收藏珍贵之历史遗物甚多,永为西南最完善之博物馆"。

原华西协合大学博物馆人类与动物标本馆后为中国口腔医学博物馆的组成部分,博物馆建筑是由英国著名建筑师弗烈特·荣杜易设计。2008年汶川特大地震后重新改建,博物馆建筑中西合璧,古朴典雅,青砖黑瓦、蟠龙鹰徽、多彩窗格,堪称华西圣景。博物馆分溯源厅、起源厅、华源厅,馆藏文物3000余件,溯口腔医学发展之源,纵贯古今,博览五洲。从3000多年前殷商时期国人对龋病的象形记载,到21世纪口腔医学最新研究成果,史记精品荟萃,精英栋梁辈出,以独有之历史文化,展示中国口腔医学发展之脉络。博物馆将文物收藏、人才培养、科学研究、文化传承与创新、国际交流合作紧密结合,多层次、多视觉、立体化真实展现中国口腔医学发展之历史与辉煌之成就。

第五节 中国口腔医学史研究

一、周大成《中国口腔医学史考》

1991年2月,首都医科大学著名口腔医学专家周大成教授编写,由人民卫生出版社出版的《中国口腔医学史考》,是我国第一本口腔医学史研究的专著。《中国口腔医学史考》从史考的角度研究和阐述了人类社会发展过程中口腔医学专业的发展变化,对我国人类祖先从猿人、古人到新人的口腔变化特征进行了细微研究,并对中华民族自古以来的口腔医学重大发明及医疗制度等进行了广泛的考证研究。

周大成教授,首都医科大学口腔医学院教授,著名的口腔医学史专家。山东省寿光县人,

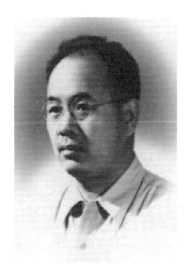

图5-5-1 周大成教授

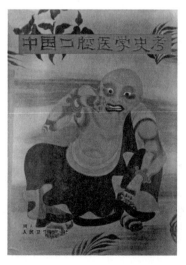

图5-5-2 周大成著《中国口腔医学史考》(1991)

年轻时曾就读于沈阳大森齿科学校及东京医科齿科学校学习齿科,以及在南满大学齿科专修为研究生,并取得日本博士学位。抗战胜利后曾在辽宁省立医院及沈阳医学院从事医疗及教学工作。1957年正式到北京市口腔医院任职,曾任口腔内科副主任,从事口腔预防及口腔医史研究工作。1988年退休。退休后仍经常指导口腔医史研究。

二、《中国口腔医学史(年表)》

1989年10月,由第四军医大学口腔医学院李刚教授、滕洪安医师和张冶医师编著,由天津科学技术出版社出版《中国口腔医学史(年表)》。该书较全面地介绍了我国口腔医学发展整个历史过程中所取得的主要成就及重大医事活动,罗列了我国古代口齿科的发展过程、近代牙医学的发展过程和现代口腔医学的发展过程。

三、《中国口腔医学发展史》

1998年11月,著名口腔医学专家郑麟蕃教授、吴少鹏教授、李辉菶教授编写,由北京医科大学、中国协和医科大学联合出版社出版《中国口腔医学发展史》一书。该书比较系统地介绍了我国口腔医学的发展过程,以中国古代口腔医学史为起点,着重介绍了我国近代与现代口腔医学的进展,并对口腔医学教育、预防保健、口腔器材与卫生用品及口腔医学会史进行了介绍。

四、《中国现代高等口腔医学教育发展史》

2011年6月,由四川大学华西口腔医学院周学东教授主编,高等教育出版社出版《中国现代高等口腔医学教育发展史》。《中国现代高等口腔医学教育发展史》以中国现代高等口腔医学教育的历史演变为研究对象,是该领域的第一本专题史书,力求突出中国特色,充分展示了百年来中国高等口腔医学教育从牙医学到口腔医学发展的历史进程。《中国

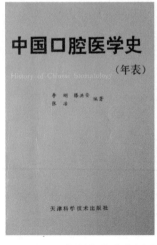

图5-5-3　李刚等编著《中国口腔医学史(年表)》(1989)

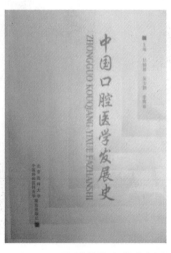

图5-5-4　郑麟蕃等主编《中国口腔医学发展史》(1998)

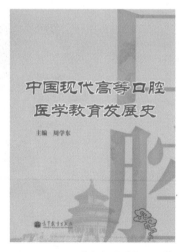

图5-5-5　周学东主编《中国现代高等口腔医学教育发展史》(2011)

现代高等口腔医学教育发展史》完整记录了我国高等口腔医学教育历史的重要资料,是百年来数代中国口腔工作者艰苦创业历程积淀的结晶。

（柳　茜　项　涛　周学东　付天星）

第六章

现代口腔医学各学科的创立与发展

////////////////////////////////   第一节 口腔解剖学   ////////////////////////////////

口腔解剖学(oral anatomy)是研究牙、口腔、颌面和颈部等部位的正常形态结构的科学,属人体解剖学的一个分支。其任务是探索和阐明牙与头颈部结构的形态特征、位置毗邻关系、生长发育规律和基本功能。

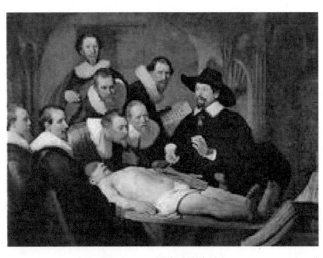

图6-1-1 早期人体解剖

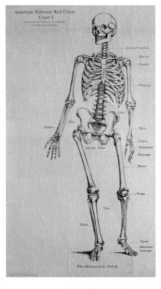

图6-1-2 人体骨骼图(1917)

口腔解剖学是伴随牙医学的出现而产生的,其研究的深入又促进了牙医学的发展。早在公元前3世纪我国的中医经典著作《黄帝内经·素问》就有"女子七岁,肾气盛,齿更发长;……三七,肾气平均,故真牙生而长极;……丈夫八岁,肾气实,发长齿更;……三八,肾气平均,筋骨劲强,故真牙生而长极;……八八,则齿发去"等关于牙列替换和萌出时间的记载。《黄帝内经·灵枢》则有关于口腔"唇至齿长九分,口广二寸半;齿以后至会厌,深三寸半,大容五合;舌重十两,长七寸,广二寸半;"的描述。唐代孙思邈的《千金翼方》第十一卷齿病第七中除记载了不同的治疗牙病和牙痛的方子外,还特别提到"治失欠颊车脱臼开张不合方:以一人捉头,着两手指牵其颐,以渐推之,令复入口中,安竹筒如指许大。不尔啮伤人指"。由这一对颞下颌关节脱位进行复位的手法可见对其解剖基础已有一定的了解。

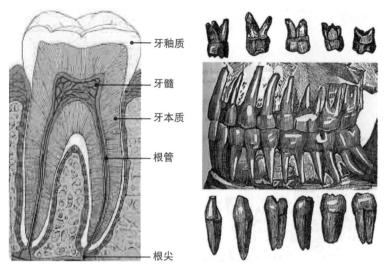

图6-1-3　牙体解剖图　　　　　　图6-1-4　牙列解剖图

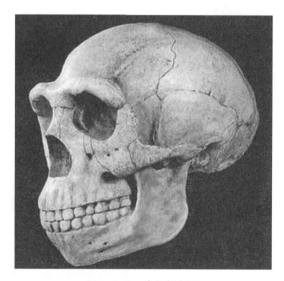

图6-1-5　头颅解剖图

一、巴托洛梅奥·尤斯塔修斯

尽管古埃及和古印度的一些文献中也有关于牙齿和口腔的记载,文艺复兴的伟人达·芬奇也描绘过外形逼真的牙齿图画,但第一个系统描述牙体解剖的是意大利医生和解剖学家巴托洛梅奥·尤斯塔修斯(Bartholomew Eusttachius)。尤斯塔修斯是与现代解剖学之父维萨里同时代的解剖学家,出生于1500年或1514年(具体不详),卒于1574年。他于1563年出版了第一本牙体解剖学专著《Libellus de dentibus》。该书准确地描述了牙体由牙冠和牙根组成,牙冠有釉质覆于牙质表面;第一次提出了牙髓、根管和牙周组织,以及人体两套牙列的发育,特别是明确提出恒牙是由牙囊而不是乳牙根发育而成;同时还描述了面肌的配布、口底的构成、舌的构造及颈部的解剖结构,并试图解释牙齿的神经支配等。因此,巴托洛梅奥·尤斯塔修斯被认为是口腔解剖学创始人。

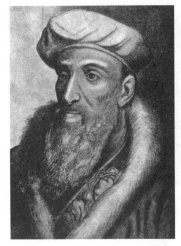

图6-1-6 托洛梅奥·尤斯塔修斯（Bartholomew Eusttachius）画像
托洛梅奥·尤斯塔修斯（Bartholomew Eusttachius，1500或1514~1574）是意大利圣塞韦里诺人，现代解剖学的创始人之一。除了率先准确地描述牙体解剖和观察到两副牙列，还首先发现连通咽部和中耳的咽鼓管，并被后人以其名命名该管。此外，他还发现了附着于听小骨的肌、画出耳蜗的完整形态、首先发现肾上腺。由于惧怕被逐出教会，尤斯塔修斯与1552年完成的解剖学版画在其生前并未被出版，直到1714年才由另一位意大利解剖生理学家出版

■ 二、约翰·亨特牙科学分类

苏格兰外科医生约翰·亨特（John Hunter，1728-1793年）。他从20岁开始到伦敦随其兄威廉·亨特从事外科工作，通过对大量尸体标本的观察于1771年出版了《The natural history of the human teeth》。他创造了切牙（incisor）、尖牙（cuspid）、前磨牙（bicuspid）和磨牙（molar）等名词，第一次根据形态对牙进行了科学的分类；该书系统地讲述了从出生开始牙的发育过程，提出避免拔除乳牙，以利于恒牙萌出的观点，同时认为牙齿一经萌出就不会再长大。亨特的另一杰出之处是他的著作中的插图非常精确。

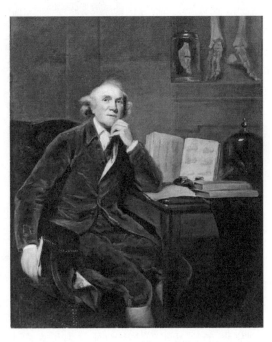

图6-1-7 约翰·亨特（John Hunter）画像
约翰·亨特（John Hunter，1728—1793年）是苏格兰当时杰出的科学家和外科医生，是最早将科学方法应用在医学领域的倡导者。亨特出生于苏格兰的考尔德伍德（位于现英国拉纳克郡），21岁时到伦敦随其兄开始学习医学，于1756年获得外科医生助理许可，8年后成为外科医生。亨特一生对医学的贡献主要包括：研究人的牙齿、广义的炎症、枪伤处理、性病、消化过程中脂肪由小肠毛细淋巴管吸收、率先完整地研究儿童发育、证实母体和胎儿的循环系统是各自独立的、揭秘淋巴系统功能等

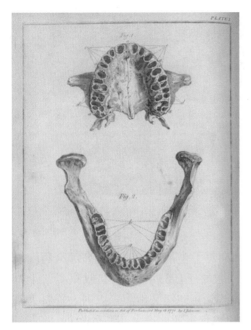

图6-1-8 《人类牙齿的自然历史》中的插图
上图：上颌牙槽窝；下图：下颌牙槽窝

三、哈利·西歇尔与第一部口腔解剖学

1949年哈利·西歇尔（Herry Sicher, 1889–1974）出版了第一部以"口腔解剖学"命名的英文专著《Oral Anatomy》。西歇尔是头颈和牙体解剖著名的学者。他出生于奥地利，于1913年在维也纳大学医学院获得医学博士学位，毕业后专攻牙科，除进行临床工作外，还进行教学和研究。当希特勒侵占奥地利后，为逃避纳粹对犹太人的迫害，在1939年移民到美国芝加哥，成为罗耀拉大学牙学院解剖系的教授和主任直至1960年退休。在《Oral Anatomy》一书中除牙体解剖外，还对头颈部解剖及其应用进行了详尽的描述，特别是其关于局部麻醉的解剖学基础成为口腔局部麻醉的经典。

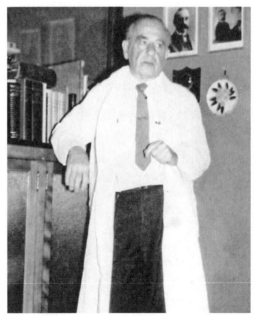

图6-1-9 哈利·西歇尔（Herry Sicher）（引自《Dentos 1943》）
哈利·西歇尔（Herry Sicher, 1889—1974年）出生于奥地利，1913年毕业于维也纳大学医学院，获得医学博士学位。西歇尔博士的研究领域包括人类学、头颈部应用解剖学、生物学、骨代谢、比较解剖学、牙合学等。其出版的《口腔解剖学》（1949）、《骨与骨骼》（1944）与《欧尔班口腔组织学与胚胎学》成为全球有影响力的教科书

四、王惠芸牙体解剖学

我国的牙医学的发展由于受到漫长的封建及半封建半殖民地社会制度的束缚，发展缓慢，口腔解剖学与其他科学一样，未能建立起一套科学的体系。直至新中国成立前，我国除华西协合大学牙学院以外仅有7所牙医学校，为数不多的学者从事口腔解剖生理口腔解剖学的研究教学和科研，没有中文的口腔解剖学专著出版。

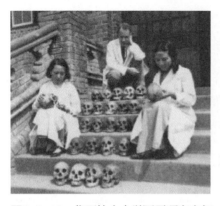
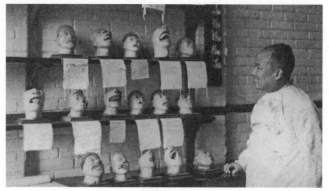

图6-1-10　华西协合大学医牙研究室解剖学研究　　　　　图6-1-11　戴述古博士制作口腔教学标本

　　新中国成立后,口腔医学得到了长足的发展,在1954年卫生部正式颁发了高等医药院校统一教学大纲之后,由王惠芸教授所著《牙体解剖学》教材于1955年出版,在收集了二十万余颗中国人牙,并进行了牙体测量和形态学研究的基础上,1958年又出版了以国人资料为基础的《牙体解剖生理学》。改革开放促进了中国科学和教育事业的进一步蓬勃发展,陈安玉教授为专科教学应用所著的第一部《口腔矫形应用解剖生理学》于1980年出版;徐樱华1990年出版了国内首部𬌗学专著——《实用𬌗学》。此外还有大量关于口腔解剖生理的中文专著与教材陆续出版。在科研方面我国的学者发表了大量的成果,如华西医科大学罗宗赉教授对颞下颌关节功能的研究、第四军医大学王惠芸教授对牙体解剖和𬌗等的研究、北京大学张震康教授对颞下颌关节和颌骨血供及颜面美学等研究、王毓英教授对𬌗与下颌运动等的研究、华西医科大学徐樱华教授对𬌗等的研究以及上海交通大学沈文微教授对口腔功能的研究等。这些研究的成果一方面充实了国人口腔解剖生理学资料,另一方面为临床应用提供了重要依据。

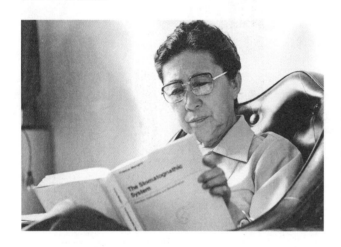

图6-1-12　王惠芸教授(1920—2011年)四川荣县人,1945年毕业于华西协合大学牙学院,获牙医学博士学位,毕业后即到前中央大学医学院牙科及牙症医院工作。20世纪50年代研究国人牙体解剖学,收集研究了20余万颗国人牙,出版专著《牙体解剖学》及《牙体解剖生理学》

（项　涛）

第二节　口腔病理学

　　口腔病理学是现代病理学发展过程中形成的一门分支学科,是研究口腔疾病的病因、发生、发展规律及其形态、功能变化的一门科学,其根本任务是探讨口腔疾病的发病机制,为预防及治疗口腔疾病提供理论基础。

一、口腔病理学的创立

19世纪中期,口腔病理学作为一门独立的学科和独立的教研室最早出现在美国巴尔的摩牙科外科大学(Baltimore College of Dental Surgery),这是全世界第一所牙医学院,创建于1840年3月6日,在马里兰州政府的特许下正式创立。该牙医学院的Thomas E.Bond 和Sir Jonathan Hutchinson教授被认为是口腔病理学创始人。Thomas E.Bond是Baltimore牙学院第一任主席,是特殊病理与治疗(Special Pathology and Therapeutics)的第一位教授,他担任Baltimore 牙学院(Baltimore College of Dental Surgery)主席30年,是19世纪口腔领域最具影响力的人之一。1859年,Thomas E.Bond成为伦敦牙科协会(Odontologic Society of London)第一位通讯会员,其在牙科领域的贡献被西方国家广泛认可;其著作《实用口腔医学论述》(《A Practical Treatise on Dental Medicine》)是第一部详细介绍口腔及颌面病理学的英文著作,他对于口腔病因学、口腔病理生理学一些见解,至今仍然广泛应用。Thomas E.Bond被称为口腔病理学之父,他的创新性建树与他提出的病理生理学、治疗对今日牙科学领域具有重要影响力,是美国现代牙科学奠基人之一,对推动美国第一代真正意义上的牙医,起到了巨大的作用,对于牙科学的发展有深远的影响。

Sir Jonathan Hutchinson 爵士是至今唯一被授予爵士称号的医学家。1861年后,他相继在Transactions of the Pathology Society of London上发表了多篇论文,这些论文也是早期记载系统性牙釉质发育不全以及先天性牙釉质发育不全最详细的文献。其在系统性疾病口腔表征的研究上作出了巨大贡献,例如先天性梅毒Hutchinson's teeth和Hutchinson's triad,癌前病变面部色素沉着Hutchison's freckle。1959年,美国口腔病理研究院(American Academy of Oral Pathology)创始人之一的Lester Cahn认为应将 Jonathan Hutchinson爵士称为"口腔病理学之父"。实际上,Hutchinson是一位生理学家,他对于口腔疾病的研究只是他众多研究中的一部分。

1822年曾在巴尔的摩、费城、伦敦执业过的牙医师科耶克(Leonard Koecker),撰写了一本专著《牙科外科学原理》(《Principles of Dental Surgery》),它对口腔病理学的发展产生了重

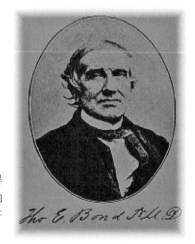

图6-2-1　Thomas E. Bond,1813年生于美国Baltimore,1830年获得Baltimore City College AM 学位,1834年获University of Maryland Medical School MD学位,1838年与妻子Anne Morris结婚,1840年成为Baltimore牙学院第一任主席

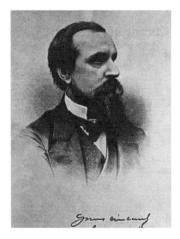

图6-2-2   Sir Jonathan Hutchinson（1828—1913年），英国外科医生、眼科专家、皮肤科专家、性病学家、病理学家

要影响,该专著被视为现代口腔病理学教材的前身。后来在德国、前苏联、东欧及西方国家相继出现讲授口腔病理学的教研室。

二、R.Gordon Agnew与中国口腔组织病理学

刘延龄(Dr.R.Gordon Agnew)加拿大人,是牙科博士、医学及药学博士、持行医证书的牙外科医师,国际著名的口腔组织病理学家,曾任国际牙医学会的副主席。1923年来到华西口腔医学院创建口腔组织病理学,并陆续开设口腔病理学、口腔组织学和牙周病学等多门课程,讲授口腔病理学、口腔组织学和牙周病学,并且成立了中国最早的口腔临床病理诊断科室。1949年以后,刘延龄博士回到美国后任加利福尼亚大学口腔病理系教授和主任。其治学严谨,教学中循循善诱,为我国培养了大批口腔专业人才,为发展我国口腔组织病理学作出了积极贡献。

刘延龄博士共发表了35篇论文,其中最有国际影响力的是1933年他和他的夫人Mary Gordon Agnew(营养学家)在《美国牙医学杂志》(JADA)上发表的《龋病的模型制造及其预防方法》。他采用控制实验动物大白鼠的饮食来造成龋病的模型,食谱多达11种,并以此为起点再探讨龋病的预防、治疗方法。文章发表后,影响极其广泛,被国际上很多学者引用。此后从1933年到1943年,他和夫人又经过了10年共同研究,在JADA上发表了《关于环境和食物对牙周病结构组织健康的影响》的论文。20世纪50年代他在加利福尼亚大学仍继续进行在华西开始的环境和食物对牙周病结构影响的研究工作,随后又开展内分泌因素对牙周病影响的研究。1959年,他在美国主持了国际口腔暨颌面部疼痛的专题会议。

刘延龄博士是一名热爱中国的外国专家,他热情地把中国的牙医学历史和现状介绍给世界。1926年,他在《华西边疆杂志》上发表文章,提出中国是最早发现牙病并有文献记载的国家;引用了《黄帝内经》上的记载,认为牙周病、龋病都是中国最早发现的;将《黄帝内经》上的牙病分为三型:风牙就是炎症,虫牙就是龋病,牙疳就是牙周病。他的文章发表以后,国际上很多专家引用他的材料。后来朱希涛教授的文章中也引用了他的有关材料。1945年,他用英文写了一篇专著,题为《第二次世界大战后中国的牙医学教育》,该书详细地讲述了其以往的教学计划,总结了华西协合大学的牙学院的办学经验和展望。

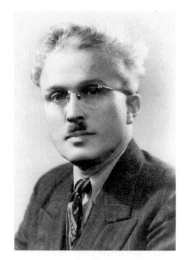

图6-2-3   刘延龄博士(Dr. R. Gordon Agnew),1921年毕业于加拿大多伦多大学牙学院。1923年来华西,中国口腔组织病理学创始人、曾任国际牙医师学院主席

三、郑麟蕃教授

郑麟蕃(1919-2009年),山东黄县(今龙口)人,是我国著名口腔医学专家、口腔医学教育家,是我国口腔组织病理学的主要奠基人之一。1947年,郑麟蕃教授亲自创建了北京大学医学院口腔系的口腔病理室,这是我国最早成立的医学研究室之一,1989年被国家教委授予全国重点学科点。历任中华医学会口腔病理学组组长。

郑麟蕃教授主编全国统编教材《口腔组织病理学》的第一、第二版,其中第二版获教育部优秀教材奖。从1959年开始招收研究生,1981年被聘为博士研究生导师,为我国培养了文化大革命后首批博士研究生。他所教过的学生很多已成为知名的专家学者和学科带头人,如:于世凤、曹采方、孟焕新等。很多著名的口腔医学专家都受过郑麟蕃教授的指导和帮助,如:张震康教授的第一篇临床研究论文是郑麟蕃教授亲自修改的;刘蜀藩教授在郑麟蕃教授的帮助与支持下,在中国内地首次发现由于咀嚼槟榔所致的口腔黏膜下纤维化病等。

郑麟蕃教授对龋齿、牙周病、口腔黏膜病等的组织病理学有较系统的研究。采用显微X线和偏光显微镜查明龋齿的再矿化存在于病变的全过程中,提出釉质龋4种破坏方式,并首先发现深层破坏重于表层、在早期龋同时存在破坏与修复现象,特别强调了外源性再钙化的意义,此成果曾获1978年全国医药卫生大会奖。在牙周病理学方面,针对严重系统病死亡者,取其牙颌部位,观察其病理组织变化,发现牙周组织中存在多种营养不良性退行性变化,从牙周病理变化中,揭示各种变性改变,阐明牙周病的发病机制与系统病之间的关系。此结果曾获1978年全国科技大会奖,1979年巴西第四届国际牙科大会荣誉奖章。在口腔黏膜病理学方面,他于20世纪80年代初即将重点放在白斑与扁平苔藓两种疾病上,其对"口腔扁平苔藓和白斑的超微结构研究"于1985年获卫生部重大医药卫生科研成果乙级奖。

图6-2-4　郑麟蕃教授,口腔医学及口腔病理学专家。山东黄县(今龙口)人。1956年加入中国共产党。1941年毕业于日本东京齿科大学。曾任北京大学医学院讲师。新中国成立后,历任北京医学院教授、口腔系主任、口腔医学研究所所长,北京医科大学口腔医学院名誉院长,卫生部医学科学委员会常委,世界卫生组织专家咨询团成员,中华医学会主任委员,世界卫生组织西太平洋地区预防口腔医学研究与训练中心主任。是第三届全国人大代表

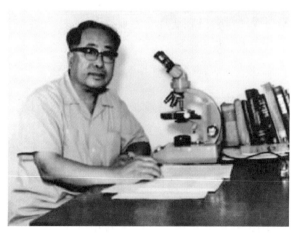

四、刘臣恒教授

刘臣恒(1917-1999年),重庆市人,我国著名口腔医学家,我国口腔病理学创始人之一。1941年毕业于华西协合大学牙医学院,获美国纽约州立大学牙医学博士学位,留校任教,是刘延龄博士的得意门生。历任华西协合大学、华西医科大学口腔组织病理学助教、讲师、副

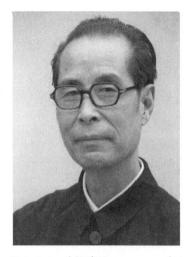

图6-2-5　刘臣恒（1917—1999年）

教授、教授,硕士研究生导师,华西大学附属口腔医院副院长、口腔组织病理学教研室主任,中华医学会口腔科学会口腔病理学组委员,《口腔组织病理学》《肿瘤诊断手册》《中国口腔医学年鉴》《华西口腔医学杂志》《国外医学·口腔医学分册》等图书及杂志编委。刘臣恒教授从事口腔组织病理学教学、科研、医疗工作50年,学术造诣高深。对于氟中毒、实验龋的动物模型和确定致龋食谱等方面的研究工作起到了领先和推动作用,对唾液腺肿瘤病理学研究,取得较好成绩。用中、英文发表多篇学术论文,参加编写《中国医学百科全书·口腔医学》《军医参考丛书·口腔学》等专著。他治学严谨,教学中循循善诱,为我国培养了大批口腔专业人才,为发展我国口腔组织病理学作出了积极贡献。

五、中华口腔医学会口腔病理学专业委员会

　　20世纪初,学者将口腔病理学介绍到中国,伴随着我国口腔医学院、系的建立,我国口腔病理学得到不断发展和壮大。第一次全国口腔医学院、系的教育会议(1954年)将口腔病理学作为口腔医学中一门重要的基础学科,列入教学计划之中并成为国家统一编写的规划教材,到目前为止已编写出版了第七版口腔病理学教材。1987年6月2日中华口腔医学会口腔病理学组在南京成立,这是我国口腔病理学发展的一个里程碑,标志着我国口腔病理学发展进入一个崭新的阶段。当时组长为郑麟蕃教授。在老一辈同仁的努力和领导下,1999年10月10~15日在苏州召开了中华口腔医学会第五届全国口腔病理学术会议,同时正式成立了中华口腔医学会口腔病理学专业委员会,主任委员为于世风教授。

（陈　宇　汤亚玲）

第三节　龋　病　学

　　龋病(dental caries)是人类最常见的牙病,引起牙齿颜色、形态、质地进行性破坏,严重影响牙齿的发音、咀嚼、语言、美容、社交等生理功能。龋病的发病率高,病程长,很容易被人们所忽视,是造成人类失牙的主要原因之一。人群中发病率高,不分年龄、性别、人种和民族、地区和职业。龋病及其并发病严重危害人的口腔及全身健康,被世界卫生组织列为人类重点防治的三大非传染性疾病,排居心血管疾病和肿瘤之后。

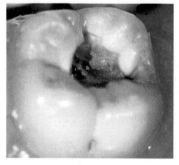

图6-3-1　龋病

　　龋病在我国的发病率很高,2005年第3次全国口腔健康流行病学调查资料表明,6岁儿童乳牙龋病的患病率为66.0%,龋均为3.5;35~44岁中年人龋病患病率为88.1%,龋均为4.5;65~74岁老年人龋病患病率为98.4%,龋均为14.7。龋病是我

国最常见的口腔疾病。

一、Antonie Philips van Leeuwenhoek微生物研究

在国外,龋病的研究历史也是很长的。巴勒斯坦考古发现旧石器时代的人头骨上有龋齿。英国考古新石器时代人头骨,2.9%的头颅有龋齿。古希腊人希波革拉第提出用放血、使用缓泻药等方法治疗龋齿疼痛。

从17世纪开始,随着西方先进近代技术的发展,尤其是显微镜的发明,使龋病病因的研究从宏观到微观,从推测到实验有了较大的发展。1683年,Van Leeuwenhoek第一次发现牙齿表面的沉淀物中含有微生物。随后的研究发现,糖的发酵产物可以溶解牙齿,提出龋病是由酸破坏牙齿产生的。

Van Leeuwenhoek研发了至少500个光学镜头,并加工制作了25台不同型号的光学显微镜,其中有9台流传至今(最大放大倍数275倍)。

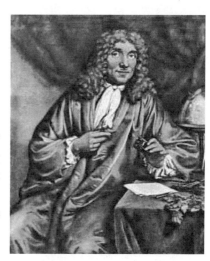

图6-3-2　Antonie Philips van Leeuwenhoek(1632—1723年),荷兰商人,著名科学家,被誉为"微生物学之父"。因改进生物显微镜及创建现代微生物学而举世闻名。Van Leeuwenhoek主要学术发现包括:1674年发现纤毛虫(infusoria);1676年发现细菌(如在人口腔中发现Selenomonads目杆状细菌);1677年发现精子细胞;1682年发现肌肉纤维的束状结构;1687年研究了咖啡豆,又发现细胞液泡。他一生并未留下任何专著

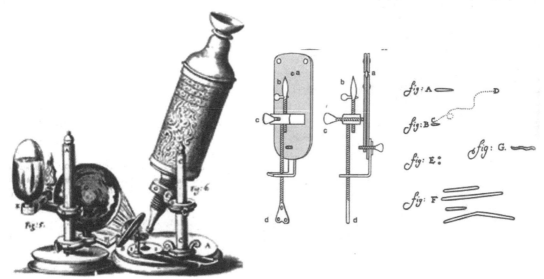

图6-3-3　Van Leeuwenhoek发明显微镜并绘制口腔微生物草图

二、Miller与龋病化学寄生学说

1890年美国学者W. D. Miller首次证明口腔细菌、酸、龋病三者的重要关系,提出龋病病因的化学细菌学说(chemico-parasitical theory)。1881-1907年期间,W.D.Miller先后发表了164篇学术论文,撰写了一系列专著,其中《人类口腔微生物》德文版《Die Mikroorganismen der Mundhohle》于1889年出版,英文版《The Micro-Organisms of the Human Mouth》于1890年出版,该书被后世视为口腔医学研究领域的传世经典。在《人类微生物学》中,Miller明确提出与龋病的发生密切相关的两个因素,即酸与细菌,并认为该学说是传统酸化学学说的扩展,指出导致牙釉质脱矿的酸是由微生物代谢产生的。

Miller在《人类口腔微生物》一书中对龋病病因学、龋坏牙本质与牙髓感染的关系进行了阐述,这些研究成果被认为是促进牙医学研究向现代口腔医学研究迈进的先河。基于“化学-细菌学说”,Miller提出了对龋病防治至今仍有深远影响的几点观点:①通过口腔卫生保健确保牙齿正常发育;②通过各种手段清除口腔和牙面残留的食物残渣,可有效降低微生物利用底物产酸脱矿作用;③通过减少易发酵碳水化合物的摄入,可有效防治龋病发生;④适当应用抗菌剂有效抑制口腔微生物的数量和活性,有利于防治龋病。值得一提的是,Miller早在19世纪便发现抗菌剂的使用只能暂时降低口腔细菌数量,进而提出合理使用抗菌剂的观点,至今对菌斑控制策略仍有深远影响。

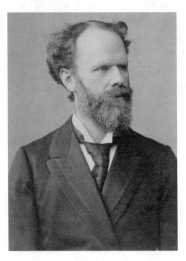

图6-3-4 W. D. Miller (1853—1907年),美国口腔微生物学家,被誉为“口腔微生物之父”。1853年生于美国俄亥俄州亚历山大市,在宾夕法尼亚牙学院学习,1879年获牙医学博士学位。1880年赴柏林大学Robert Koch实验室从事口腔微生物研究。在Robert Koch的启发下,Miller在口腔微生物学研究方面取得了巨大成就。1890年Miller首次证明口腔细菌、酸、龋病三者的重要关系,提出龋病病因的化学细菌学说

三、G.V.Black窝洞分类法

1891年,G.V.Black对龋病病理学和临床治疗学做了系统的研究。根据龋洞的部位,提出了龋洞的分类标准,成为龋病治疗的基本规则并沿用至今。

G.V.Black的研究涵盖了很多牙科的重点内容,包括银汞合金最佳成分和氟斑牙病因。他发明脚力驱动的牙钻。他也因经典的口腔体预备原则而闻名于世。术语“预防性扩展”(extension for prevention)至今仍是口腔科经典概念,这体现了Black的观点:牙医应对邻近可疑深窝沟或可疑龋作预防性扩展以利于自洁和防止继发龋。

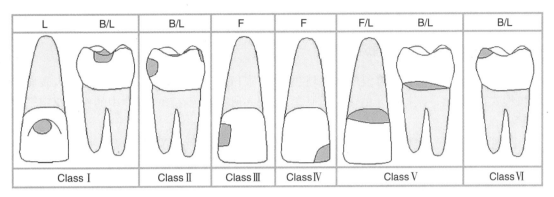

L	B/L	B/L	F	F	F/L	B/L	B/L
Class I		Class II	Class III	Class IV	Class V		Class VI

图6-3-5　G.V.Black 龋洞分类法（第六类为后人添加）

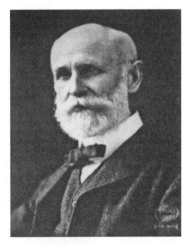

图6-3-6　Greene Vardiman Black （1836—1915年），美国现代牙科奠基人，"牙体病学之父"。1836年8月3日出生于美国伊利诺伊州温彻斯特。他的童年在农场度过，从小养成了对自然科学的极大兴趣。17岁时在他的兄弟Thomas G. Black的帮助下学习医学。1857年在J.C. Speer博士帮助下学习牙医学。美国内战期间服役做联邦侦察兵。内战结束后，返回伊利诺伊杰克逊维尔，从事牙科领域研究

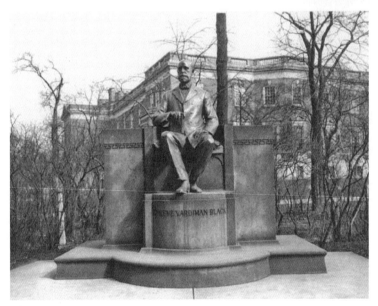

图6-3-7　林肯公园G. V. Black雕像。芝加哥，伊利诺伊（1935）。雕像由Frederick Hibbard设计并于1918年落成。雕像原位于林肯公园，芝加哥历史协会建筑东边，后移至林肯公园阿斯特北大街之前

四、J.L.Williams与牙菌斑生物膜

1897年，美国著名口腔修复学家、口腔病理学家J.L.Williams发现口腔细菌在牙齿表面以菌斑形式存在，第一次提出牙菌斑的新概念，为深入研究细菌在龋病发生中的作用奠定了重要基础。

尽管Miller的"化学–细菌学说"对龋病学研究具有划时代意义，但他却一直否认牙菌斑在龋病发生过程中的作用和意义。这可能与他和同时代口腔医学大师级人物，如G.V.Black及J.L.Williams相比临床经验不足有一定联系。尽管Miller宣称他在口腔内发现了上百种细菌，但他一直不愿承认牙菌斑在龋病发生过程中的作用，以至于在其经典的"人工龋实验"中选择使用唾液，并认为由细菌产生的酸游离于唾液中导致牙釉质脱矿。

1902年Miller接受了J.L.Williams提出的牙菌斑概念，但仍执着地认为牙菌斑内除细菌外，所谓的牙菌斑基质（matrix）不过是被细菌侵入后增厚的釉小皮（enamel cuticle），并坚持认为J.L.Williams等人所提出的"细菌需通过胶质样基质黏附于牙齿表面形成牙菌斑，并将所产生的酸局限于牙菌斑内部直接与牙釉质接触导致其脱矿"的观点缺乏科学依据。

由于Miller对于牙菌斑在龋病发生过程中重要性的否认，以至于其通过人工龋模型进行体外实验时得出了淀粉致龋能力高于蔗糖的研究结果。这一结果与其使用唾液而非膜状态牙菌斑进行实验，忽略了不同底物在牙菌斑内的扩散差异以及底物代谢时间有关。Miller认为蔗糖在口腔内会迅速溶解并被唾液冲刷掉，而淀粉样物质更易黏附于牙面，能持续产酸导致脱矿，因而会具有更强的致龋能力。

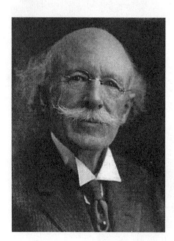

图6-3-8　James Leon Williams（1852—1932年），美国著名口腔修复学家，口腔病理学研究先驱，国际牙科研究协会（International Association for Dental Research, IADR）创始人之一，发现了牙菌斑及其在龋病发生中的重要作用。1879年以学徒身份在缅因州从事牙医职业，随后考入巴尔的摩牙学院获得牙医学博士学位。在加入缅因州牙科协会期间通过借用协会显微镜，从事了一系列与牙釉质相关的组织学和病理学研究

五、变异链球菌的发现

1924年，英国学者J.Kilian Clarke从龋洞中分离培养出变异链球菌，认为这种细菌可能与龋齿的发生有关。

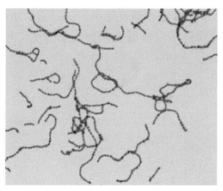
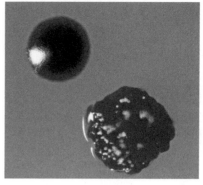

图6-3-9　变异链球菌(*Streptococcus mutans*)。革兰阳性链球菌,链长中等,或短(左);MSB选择性培养基上典型菌落多呈粗糙型,高凸、坚硬、嵌于琼脂内,边缘不整齐,色淡蓝或灰蓝,少数菌落呈光滑或黏液型(右)

六、Stephan 曲线

1939年,Fosdick从化学的角度研究酸脱矿过程,提出临界pH,认为其为有机酸引起牙釉质脱矿溶解的最低pH值。在此基础上,1940年,Stephan测定了摄入食糖后牙菌斑、唾液pH变化与时间的关系,绘制出曲线,被称为Stephan曲线。Stephan曲线成为研究细菌的致龋能力、评价食物的致龋性和人体对龋病敏感性的重要检测指标。

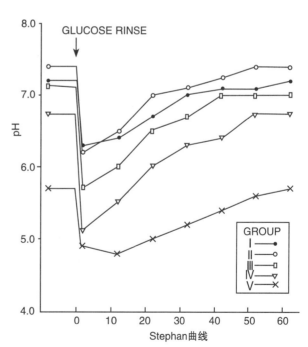

图6-3-10　Stephan曲线。蔗糖漱口后,不同龋活跃人群前牙原位菌斑pH随时间动态变化图。组Ⅰ:无龋人群;组Ⅱ:曾经患龋,但目前龋病处于静止期人群;组Ⅲ:龋轻度活跃人群;组Ⅳ:龋中度活跃人群;组Ⅴ:龋重度活跃人群

七、Orland龋病动物实验

1955年,美国学者Frank J.Orland通过无菌动物实验,首次发现无菌鼠进食可以诱导正常

小鼠产生龋病的食物并不会得龋病,然而当无菌鼠感染肠球菌单菌种时却可以得龋病,这项历史性的发现证明了微生物感染是龋病病因,而且龋病具有传染性。龋病是一种细菌性疾病,没有细菌不会发生龋齿。该结果为龋病病因的研究指出了明确的方向。

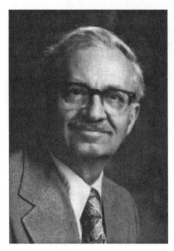

图6-3-11　Frank J. Orland (1917—2000年),1917年1月23日出生于美国纽约州,1939年和1949年在伊利诺伊大学分别获得学士学位和牙科博士学位。1945年和1949年分别获得微生物和寄生虫专业硕士和博士学位。除研究悉生动物外,他还参与了伊利诺伊州埃文斯顿氟化水的研究。1958—1969年任国际牙科研究协会(IADR)编辑、1971—1972年任IADR主席,1989年任芝加哥大学名誉教授,发表了大量学术论文和牙科历史文章,并编著了多本经典书籍

八、龋病病因的三联因素学说

1962年,Paul H.Keyes提出龋病病因的三联因素,是现代龋病病因学的雏形,同时提出龋病是一种传播性疾病。Keyes首次发现放线菌在根面龋中的作用,研制了1%氟化钠凝胶,发明局部用氟的乙烯托盘,应用后纽约奇克托瓦加学校学生龋病增加量减少了80%。1977年Paul H.Keyes与Robert Fitzgerald一起荣获年第一届IADR龋病研究奖以表彰他们在龋病研究领域的终生成就。

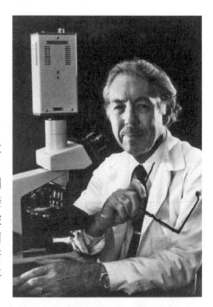

图6-3-12　Paul H. Keyes,美国著名口腔微生物学家,1941年毕业于宾夕法尼亚大学牙学院。20世纪40年代初建立叙利亚仓鼠模型,是研究龋病、牙周病病因和防治的第一个动物模型。1946年,采用牙周健康的叙利亚仓鼠,首次证明牙菌斑生长和牙周炎进展的直接关系,说明牙菌斑可能是破坏性牙周病的病因。1964年首次发现破坏性牙周病的特异病原微生物,并记录了粘放线菌做为牙周致病菌的可传染性。他改进了相差显微镜龈下菌斑视频投影以作为诊断和教学工具,首次长期研究了非外科、抗菌疗法治疗成人和青少年牙周炎患者,首次发现了碳酸氢钠和其他无机盐的抗菌作用

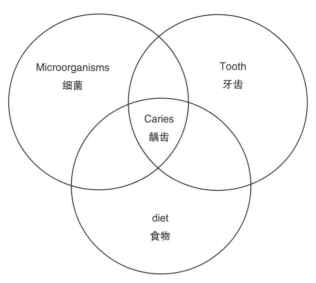

图6-3-13　龋病病因的三联因素学说。龋病的发生与菌斑、食物和宿主牙齿有关

九、Newbrun与四联因素学说

1976年,美国学者Ernest Newbrun在总结前人研究的基础上提出了龋病病因的现代学说——四联因素学说,成为较全面解释龋病发生过程中宿主、细菌、食物及时间相互作用关系的重要理论,指导着龋病的基础和临床实践。

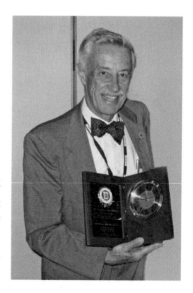

图6-3-14　Ernest Newbrun,1959年毕业于阿拉巴马大学,获牙医学博士学位,1965年毕业于加州大学旧金山分校,获生物化学博士学位,任该校名誉教授。Newbrun教授是国际知名的氟化物研究专家,美国食品与药物管理局、美国国立卫生院、美国牙科协会等专家组顾问。因其在龋病防治领域的突出贡献,先后获得包括美国牙科协会口腔公共卫生杰出贡献总统奖等奖励

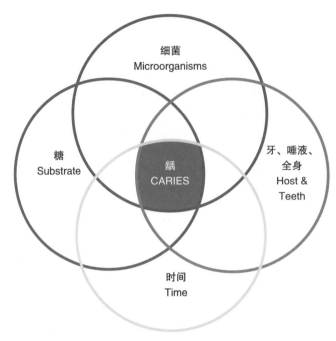

图6-3-15　龋病病因的四联因素学说：宿主、细菌、食物及时间相互作用导致龋病发生

十、Marsh与生态菌斑学说

1991年，英国著名口腔微生物学家Philip D.Marsh在论著蔗糖、氟化物、pH与牙菌斑生物膜微生态平衡中首次提出了生态菌斑学说（ecological plaque hypothesis），强调外环境因素可通过改变牙菌斑生物膜微环境，影响牙菌斑生物膜微生物菌群的动态演替方向，最终决定龋病的发生与否。生态菌斑学说为现代口腔微生态学说的建立和完善奠定了重要基础。

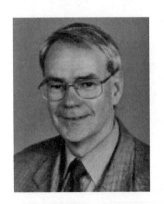

图6-3-16　Philip D. Marsh，英国著名口腔微生物学家，口腔微生态研究先驱，其代表著作《Oral Microbiology》被誉为口腔微生物学经典之作，在世界范围内广为认可。因其在龋病病因与防治领域的重要贡献，2008年获世界微创牙科大会终身成就奖

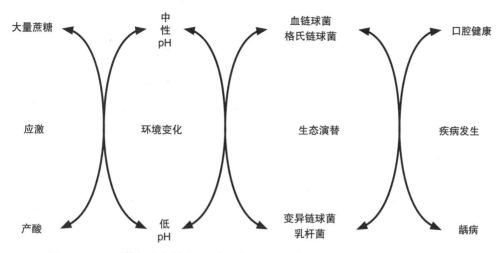

图6-3-17　牙菌斑生态学说: 环境因素通过影响菌斑微生物的组成,决定龋病发生

十一、中国古代医学关于龋病

龋病是一种古老的疾病。考古研究发现,人类一经有文字就有龋病的记载。龋病又是一种文明疾病,伴随着社会经济的发展同步增加,龋病的发病率总是随着人们的生活水平和食物精细化程度的提高而上升。因此,人类从来没有停止对龋病的研究和防治。中国有着几千年的文明史,古代医学对龋病的病因和防治都有较早的认识和丰富的治疗经验,对龋病学的发展做出了重大的贡献。据我国科学家考古发现,新石器时代江苏邳县大墩子人和河南成皋广武人下颌骨牙齿就发现了龋齿。

我国有关龋病的记载时间更早。在商朝距今3000多年(公元前1324—前1266年)的殷墟甲骨文中,已有 "龋" 字象形文字,书写为 "🦷",该文字由虫(⍌)和齿(🦷)两字合并而成。战国时代(公元前475—前221年)编写的《黄帝内经》为祖国医学的经典,书中载有 "齿龋刺手阳明不已,刺其脉入齿中立已",意指标刺可以治疗龋病引起的疼痛。

我国古代一部重要医学著作《灵枢经》记载:"凡人饮食不能洁齿,腐臭之气淹渍日久,齿龈有孔,虫蚀其间。蚀一齿尽,又度其余……",说明龋病发生的原因。汉朝名医张仲景《景岳全书》也有同样记载,反映了中国古代很早就已经患有龋病。

汉朝著名历史学家司马迁(公元前135—前63年)所著《史记》的仓公列传(仓公就是淳于意,是我国古代的一位名医)中记载:"齐中大夫病龋齿,臣意灸其太阳脉,即为苦参汤,日漱三升,出入五、六日病已",这是一篇极其精彩的龋病病案记载,详细记录了采用针刺和苦参汤含漱治愈了龋齿疼痛。

我国最早的医学经典著作《黄帝内经》提出根据压痛部位诊断龋齿,提出 "齿龋刺手阳明不已,刺其脉入齿中立已",采用针刺的疗法治疗龋齿引起的疼痛。马王堆汉墓出土的公元前206—公元265年的三国时代的帛书《五十二病方》中论述了最早的龋齿充填术,目的是保持牙齿的原貌。

公元2世纪我国汉代张仲景所著《金匮要略》中提出采用雄黄,即三硫化砷治疗龋齿。唐代(公元581—907年)发展了医学的分科,出现了耳目口齿科,编写了《新修本草》等五部口腔医学专著,记载了银膏补牙方法,叙述了用银币加汞配制填充物充填牙齿。

李时珍在《本草纲目》中对银汞的成分、性质、功能、用法都做了详细描述,其配方与现代使用的银汞合金相似,主要含银、汞、锡、铜四种成分。与国外相比,我国采用银汞合金治疗龋齿要早800多年,这是中国古代医学对人类的重大贡献。

关于龋病病因学的研究,最早在《内经·灵枢经》中已有提及,公元7世纪,我国孟诜所著《食疗本草》中指出:"多食砂糖有损于牙齿",提出食糖可以引起龋齿。宋代(约公元960—1279年)提出虫是引起龋齿的原因,发明了用针对虫的药物治疗龋齿的方法。《养生方》中提出:"鸡鸣时常叩齿三十六下,食毕令啄齿,皆宜常行之,令齿不蠹虫";"早朝未起,漱口中玉泉,令满广口咽之,啄齿三十六过,去虫而牢"。提出通过叩齿、漱口等方法可以防治龋齿。

中国古代诗人陆游深受龋病之痛苦,他一生著有近100首与口腔疾病有关的诗歌。在《龋齿》一诗中作者写道:"人身天地间,本非金石坚,龋齿虽小疾,颇能妨食眠,恨不弃残骸,蜕去如蛇蝉,或当学金丹,挥手凌云烟,逢师定悠悠,丹成在何年?"这首诗将龋齿的主要症状、患者的痛苦情形和求治心态,以及当时的治疗水平描绘得如闻其声、见其人之感。

随着中国社会经济、科学技术的发展以及国外先进技术的引进,在龋病的治疗和预防上取得了不小的成果。1949年以前也有一些关于龋病的流行病学的调查研究报道。

新中国成立后,人民政府高度重视人民的身体健康,包括龋病的流行。1957年卫生部专门制定了关于龋病、牙周病全国性调查研究的规定,制定了统一的调查标准和统一的记录格式,对我国的龋病流行病学研究以及国家制定对龋病的有效预防政策起到了积极的作用。中国学者也开展了龋病的系列研究,取得了令人瞩目的成果。

十二、变异链球菌的流行病学调查

20世纪60年代,刘大维、乌爱菊、刘正等对变异链球菌、乳杆菌与龋病关系进行了系列研究,包括变异链球菌的流行特征、血清分型、生化特性以及致龋性能等。

表6-3-1　变异链球菌群的命名、分类及其宿主

命名	血清型	G+C(mol%)	宿主
变异链球菌(S.mutans)	c、e、f	36~38	人、猴
鼠链球菌(S.rattus)	b	41~43	大鼠
远缘链球菌(S.sobrinus)	d、g、h	44~46	人、猴
仓鼠链球菌(S.cricetus)	a	42~44	仓鼠
野生鼠链球菌(S.ferus)	c	43~45	野生鼠
猕猴链球菌(S.macacae)	c	35~36	猴
道勒链球菌(S.downei)	h	41~42	猴

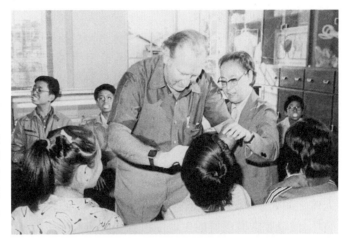

图6-3-18　乌爱菊教授,1943年毕业于南京大学医学院,著名口腔预防医学家。1980年报道了口腔变异链球血清分型,1983年研制防龋凝胶APFI和双氟牙膏,1986年参加的龋病致病菌研究,获国家教委科技进步二等奖

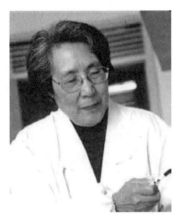

图6-3-19　刘正教授,上海市首批医学领先专业口腔内科学科带头人,国际牙医学院(ICD)院士,国际牙科研究学会(IADA)会员,中华预防医学会口腔保健卫生专业委员会名誉委员,中华口腔医学会理事,中华口腔医学会牙体牙髓专业委员会副主任委员,上海口腔医学会名誉主任委员。主要致力于龋病病因学、预防学和口腔微生物学的实验和临床研究,在牙体牙髓病的临床治疗方面具有深厚造诣

十三、岳松龄现代龋病学

　　岳松龄教授利用电子显微镜技术和现代光学研究技术对龋病的早期破坏途径进行了系列研究,首次发现龋病的早期破坏是从牙齿表面的微细部位开始,这些部位的矿化程度低,是细菌及代谢产物破坏的首要部位,提出龋病破坏过程中所谓完整牙齿表面实质上并不完整,破坏是从牙齿表面开始。刘瑷如等采用氩离子减薄技术将牙釉质龋制成超薄切片,在高分辨电子显微镜下观察牙釉质龋损害中磷灰石晶体的破坏形式,提出晶格变化分为中心性和周边性两种。1983年岳松龄教授主编我国第一部《龋病学》专著,成

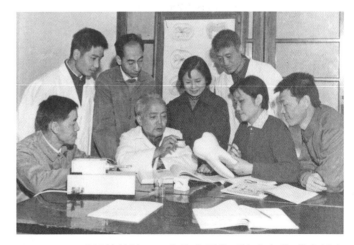

图6-3-20　岳松龄教授,1946年毕业于华西协合大学,著名龋病学家

为口腔医学重要的参考书。

　　岳松龄、周学东等在对牙菌斑生物膜大量研究的基础上,提出牙菌斑生物膜致龋的半封闭学说,认为牙菌斑生物膜与口腔环境之间是一种半封闭状态,只有在这种条件下,细菌的代谢产物才可能长期作用于牙齿表面,不被口腔的各种生理功能所干扰,引起龋病。

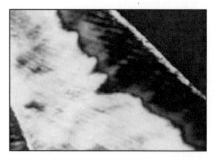

图6-3-21　龋病早期破坏途径,呈牙釉质表层相对完整,表层下脱矿典型破坏

　　研究发现口腔中没有特异性致龋菌,引起龋病发生的细菌都是口腔常驻菌群,正常情况下口腔细菌与人体之间处于动态的生态平衡。各种因素造成平衡的破坏,使口腔常驻菌群的生理性组合变成病理性组合,正常细菌成为条件致病菌,引发龋病。龋病发生是口腔生态失调的结果。提出龋病有效预防只能设法通过调节口腔微生态平衡,恢复口腔常驻菌群的生理性组合的生态防治。

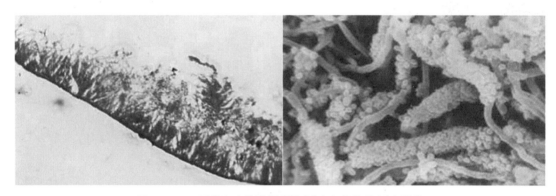

图6-3-22　牙菌斑生物膜栅栏状(左)和谷穗状(右)结构

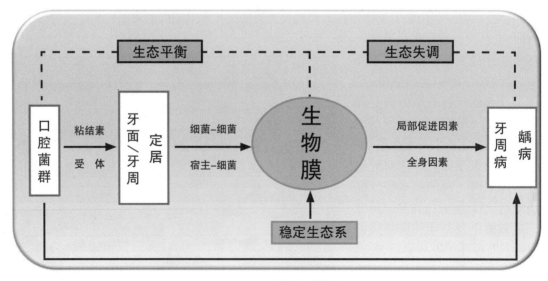

图6-3-23　龋病生态防治

十四、樊明文DNA疫苗防龋研究

樊明文教授等于20世纪末率先开始对防龋DNA疫苗进行研究,1999年发表了第一篇有关DNA疫苗防龋的论文。先后研制出了针对变异链球菌PAc蛋白A区和P区的防龋DNA疫苗pCIA-P,同时针对变异链球菌PAc蛋白A区、P区和GTF蛋白GLU区的融合防龋DNA疫苗pGLUA-P,以及能够把抗原靶向引导至树突状细胞的靶向防龋DNA疫苗pGJA-P和临床研究用靶向防龋DNA疫苗pGJA-P/VAX。用pGJ A-P免疫鼠、兔后发现靶向防龋DNA疫苗明显提高了特异性抗体水平,增强了防龋保护效果。研制的靶向融合防龋DNA疫苗目前已通过中试研究,即已经将实验室的研究成果转化至生物制品工厂,但由于多种原因的影响,目前仅作为一种储备疫苗备用,终极目标当然是用于临床。最新研究试图探讨DNA疫苗的作用机制,构建了靶向抗龋疫苗pMGJGLU/GFP和非靶向抗龋疫苗pCDGLU/GFP,两者均编码GTF的葡聚糖结合区段并用绿色荧光蛋白标记。以靶向和非靶向疫苗分别转染树突状细胞(dendritic cell DC),然后提取其RNA并反转录为cDNA,以DC和抗原呈递细胞基因微阵列与其杂交,经检测,在170个基因中有28个基因上调,7个基因下调。这些基因分属于细胞因子、趋

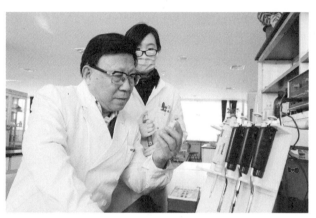

图6-3-24 樊明文教授,1962年毕业于四川医学院口腔医学系,著名口腔医学家,第一届牙体牙髓病专业委员会主任委员

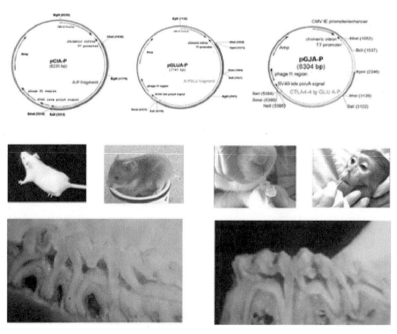

图6-3-25 防龋DNA疫苗动物研究模型

化因子及其受体;抗原摄入分子;抗原呈递分子;细胞表面受体和信号转导分子。上调基因和下调基因的作用需进行进一步深入研究。用相同方法还比较了全身途径免疫和黏膜免疫过程中DC基因表达的变化,旨在探索系统和黏膜免疫反应中DC作用的差异,探讨黏膜DC在黏膜免疫反应诱导中独特的始动与调控作用,这些研究均为防龋疫苗的深入研究打下了良好基础。

十五、龋病电化学理论

第四军医大学黄力子教授等发现龋变牙齿存在生物电流现象,对口腔和牙齿生物电化学特性进行了研究,发现龋过程中的氧化还原电位(Eh),采用电化学方法在离体人牙上制造出与临床相似的电化学人工龋,证明龋病脱矿主要是由于生物电的腐蚀作用,且符合法拉第定律。在龋变组织和牙菌斑内找到了产生生物电的物质基础——高浓度超氧化物阴离子自由基,提出了龋病发病机制的生物电化学理论。

龋病发生是一种电化学腐蚀过程,牙齿电位的变化是关键,龋损组织是形成负电位的基础。牙菌斑生物膜的氧化还原电位与活性氧密切相关,细菌在代谢过程中产生活性氧,使牙菌斑生物膜环境氧化还原电位降低。与健康牙齿比较,出现氧化还原电位差,构成原电池,牙菌斑生物膜为负电位,健康牙齿为正电位。因此,在有牙菌斑生物膜的牙釉质上易发生氧化腐蚀作用,导致龋齿。为了寻找龋变部位产生生物电的物质基础,又在龋变组织和导致龋变的牙菌斑内发现了高尝试的超氧化物阴离子自由基。自由基的特点是具有强氧化作用,在龋变和牙菌斑生物膜局部形成氧化还原电位,产生电子流对龋损表面及牙髓进行腐蚀,直到形成龋洞乃至穿通牙髓。

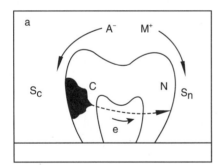
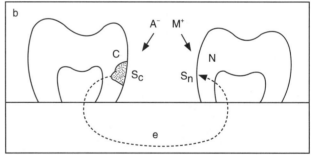

图6-3-26 龋病的电化学学说。牙齿在唾液作用下产生的原电池。a. 同一牙上产生的原电池,C为龋变表面,N为正常牙面,S_n为正常牙面唾液,M^+为阳离子,趋向电池阴极(外电路正极),A^-为阴离子,趋向电池阳极(外电路负极),e为电子流,从负极流向正极;b. 口腔内不同牙齿的原电池,符号说明同a,电子流或其他载流子流经牙髓-牙周-牙髓

（周学东 徐 欣）

第四节 牙 髓 病 学

牙髓病学是研究牙髓、牙根及周围组织疾病诊断、治疗和转归的学科,在英文里对应的专业词汇为endodontics,这个词由两个希腊词根组成,endo指在内,odonto指牙齿。公元前2、

3世纪在以色列内盖夫沙漠中出土的头骨中有颗牙齿里面发现青铜线,学者认为是当时对感染牙髓进行治疗的结果,这也被认为是最早关于牙髓病治疗的记录。

牙髓病主要表现之一即是牙痛,在中世纪的欧洲有"牙痛之神"的传说,原名阿波罗(Saint Apollonia),是一位女基督教徒,公元249年殉道。传说受了牙痛之苦的人,只要向圣·阿波罗祈求立即会好,这也表达了当时人们对牙痛治疗的美好愿望。

一、古代牙髓病学

牙髓病学的历史可以追溯到数千年前,早在公元前1500年,古希腊、古罗马和中国都有关于治疗牙痛的记录。公元前2700年,中国人已经开始用针灸治疗龋病引起的牙痛。公元前17世纪,古埃及医学中最重要的医药记录之———"埃伯斯纸莎草纸",记载了多种牙齿疾病和牙痛的治疗措施。我国在公元前14世纪第一次以"蛀牙"的理论提出龋病的概念。在公元前14世纪的殷墟遗址中发掘出的甲骨文上,清楚地呈现了由象形文字"虫"和"齿"组合而成的"龋"字,这是迄今为止发现的最早关于龋病的记录。到公元655年,唐代苏恭的《新修本草》中出现关于使用银膏(其配方类似于后来的银汞合金)充填龋洞的记载。东汉时期(25—220年)名医张仲景所编著的《金匮要略》中"小儿疳虫蚀齿方"。处方为"雄黄、葶苈,上二味,末之,取腊月猪脂溶,以槐枝绵裹头四五枚,点药烙之",其中雄黄的化学成分为二硫化砷。明代(1368—1644年)《本草纲目》中也记载有"用乌爹泥、雄黄、贝母等份,研末,米泔洗净患处后涂搽","用雄黄和枣肉,捏成小丸,塞牙齿空洞中"。美国人斯普纳(Spooner)1836年始用砷剂失活牙髓。该方法到今天仍是牙体牙髓临床治疗中常用的技术。

宋代由王怀隐等编著的《太平圣惠方》与《圣济总录》中详细记载了牙齿再植的方法,《圣济总录》中的"治牙齿摇落,复安令著,坚齿散方"中记有:"齿才落时,热粘齿槽中,贴药齿上,五日即定,一月内,不得咬硬物"。当时称"复安",而在欧洲到19世纪才有这种手术。这些古老的历史记录,印证了后来牙科治疗的发展过程。

近代牙髓病学的显著发展开始于17世纪,1685年,Charles Allen编写了第一本英文的牙科著作,书中描述了牙齿移植的技术,对整个口腔医学的发展作出了巨大贡献。自此,牙髓病学领域开始涌现出大量的新技术、新材料和新设备,牙髓病的治疗目标也得到了明确,即缓解疼痛,保留暴露的牙髓并最终保留牙齿。William P.Cruse和R.Bellizzi医生以编年体的形式介绍了牙髓病学自1687年至1963年的发展历程,并根据各时期的特点将这270多年的历史划分为四个阶段。

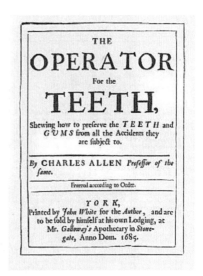

图6-4-1　1685年,Charles Allen出版了英国第一部牙科教科书《The Operator for the Teeth》

二、牙髓病治疗经验时代

在牙髓病治疗经验时代(The Empirical era,1687-1805),并没有形成科学、系统的牙髓治疗理念和程序,医生所采用的治疗手段完全因医生的个人喜好和经验而不同,操作简单粗糙。但也正是在这个阶段,医生们开始对髓腔解剖产生了解,并采用金箔或铅箔进行盖髓和髓腔充填。

最早的关于牙髓病的病因理论来自于"蛀虫"理论,这一理论认为蛀虫存在于牙齿的中空部位,通过啃食牙齿的结构而引起牙痛,"蛀虫"理论自古巴比伦时代开始一直流传至公元17世纪。直到18世纪初,这一理论开始受到质疑,被称为"现代牙科奠基人"的法国医生Pierre Fauchard认为蛀虫不会天然存在于牙齿中,它们必须通过感染的食物才能进入牙齿的结构当中。Pierre Fauchard的观点后来得到有"现代显微镜之父"之称的Anton von Leeuwenhoek的支持,他在1700年提交给伦敦皇家学院的报告中指出,被蠕虫感染的乳酪(worm-infested cheese)正是Pierre Fauchard所说的"感染的食物"。到1728年,Pierre Fauchard在出版的著作"The Surgeon Dentist"中第一次准确地描述了不同牙齿的髓腔和根管的解剖结构。在书中他还详细介绍了开髓、引流、去除牙髓以及如何使用铅箔充填髓腔的治疗方法。他虽然没有提出根管治疗的概念,但是提到了用小针去除牙髓的方法,也提出了一种治疗深龋的方法:采用丁香或肉桂油(oil of cloves or cinnamon)置于患处数周以缓解疼痛。对于持续性的牙痛,他采用鸦片和油混合来治疗。

1756年,德国牙医Phillip Pfaff首次提出盖髓治疗理念,他在暴露的牙髓表面放置一层金箔或铅箔以防止补牙材料直接与牙髓接触,这一方法被认为是对Pierre Fauchard直接在髓腔穿通处充填手段的一大改善。

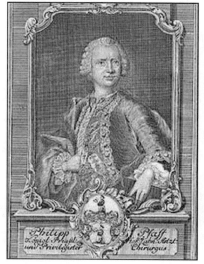
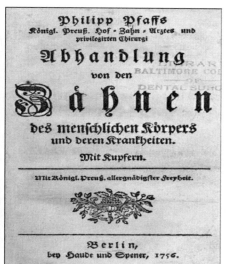

图6-4-2　Phillip Pfaff(1713—1766年),德国牙医,1756年出版了德国牙科教科书《Abhandlungen von den Zähnen des menschlichen Körpres und deren Krankheiten》,他首次提出盖髓的理念,并首次提出在石膏模型上用蜡确定颌关系制作义齿

Louis Bourdet,法国路易十五世的牙医,在1757年提出了意向性再植的概念,他描述了一种方法治疗牙痛,即拔除有疼痛的患牙,通过切断神经,用金或铅充填根管,再植回拔牙窝。

最早的关于根管治疗的书面记载来源于1766年从英国来到纽约的Robert Wooffendale,在他的著作《Practical Observations on the Human Teeth》中描述了对暴露牙髓神经的处理方法:用热的器械烧灼牙髓,他所描述的牙髓治疗的最后一步即是用棉球放在根管口减压引流。虽然这是最早关于牙髓治疗的书面记录,但是古希腊和罗马在此之前即有用热源烧灼牙髓

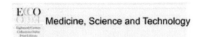

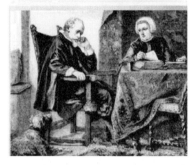

图6-4-3　Robert Wooffendale的《Practical Observations on the Human Teeth》

的记录。

到18世纪末,著名的德国医生Frederick Hirsch发现叩击可引发患牙的疼痛,从而提出通过叩诊诊断难以发现的牙齿疾病的理论。他推荐采用在牙齿颈部钻洞,然后使用烧红的金属丝反复烧灼牙髓的方法治疗牙痛。

三、牙髓活力理论时代

在牙髓活力理论时代(The Vitalistic era,1806-1878年),很多学者开始意识到牙髓活力对牙病治疗的重要性,并将牙髓的状态与牙髓病的治疗联系起来,将对牙髓的处理纳入牙髓病治疗的程序中。这期间涌现出大量的新材料和新技术,包括牙胶尖、橡皮障、根管消毒剂、根管清理和扩大髓针的出现。

1805年,J.B.Gariot在他的著作《Traitk des Maladies de la Bouche》中首次将牙髓的活力和牙髓的治疗联系在了一起。

1809年在费城开业的爱尔兰人Edward Hudson被认为首次进行了根管充填,他采用自制的工具将金箔充填在根管内,他也因为在那个时代提出了保存天然牙的概念而闻名。

1819年John Callow在英国出版的一本牙科著作《Opinions on the Causes and Effects of Diseases in The Teeth and Gums》中描述了Charles Bew提出的"牙髓中的血液来自根尖孔,并通过牙本质壁和牙周膜流出"的理论,这一描述被认为对牙髓活力理论具有重大意义。随后,德国人Leonard Koecker提出,牙髓因疾病或人为因素影响而受到破坏的牙齿会逐渐死亡,而

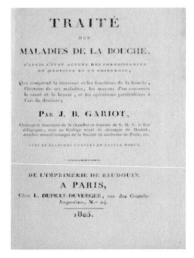

图6-4-4　J. B. Gariot的《Traitk des Maladies de la Bouche》

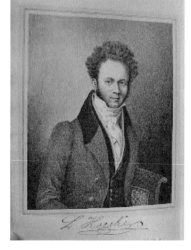

图6-4-5　Leonard Koecker(1785—1850年),德国牙医,他提出牙髓因疾病或人为因素影响而受到破坏的牙齿会逐渐死亡,而成为身体内的异物,必须将牙齿拔除以防止周围健康组织的炎症或坏死

成为身体内的异物,必须将牙齿拔除以防止周围健康组织的炎症或坏死。在这一理念的指引下,Leonard Koecker在临床上大量开展盖髓技术,以避免牙齿因牙髓坏死而拔除。尽管Leonard Koecker的理论后来证实过于极端,而且他在临床上治疗成功的病例也并不都符合他的理论,但他所倡导的盖髓技术仍然对当时的牙髓病治疗产生了深远影响。

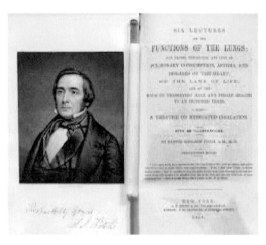

图6-4-6 S. S. Fitch的*System of Dental Surgery*

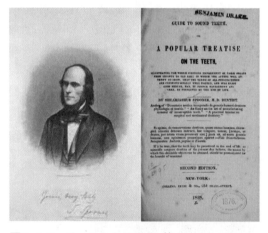

图6-4-7 Shearjashub Spooner的*A popular treatise on the teeth*

牙髓活力理论虽然起始于19世纪初,但直到1829年S.S.Fitch才将其发展为正式的学说。S.S.Fitch在其所著的《System of Dental Surgery》中介绍到,牙齿像一块中空的骨头,有一层外膜(牙周膜)和一层位于牙髓与牙本质之间的内膜。因此,牙冠只受牙髓的营养供应,而牙根则同时受牙髓和牙周膜的双重营养供应,这一理论也称为"双膜理论"。据此理论,当牙髓被去除后,只有牙冠部分会失去活力,而牙根仍然存在营养供应。因此,临床上主张,对于需要拔髓的患牙,在牙髓去除后应同时截冠,然后在剩余的牙根上进行冠修复。

但在同一时期,也有相反的观点认为牙齿是不具有活力的,外科医生和解剖学家John Hunter就认为,牙本质不具备血液循环、感觉能力、修复能力,不具备任何活组织的特征。

在临床上,新的发明创造也与理论发展相适应。比如,在1836年之前,拔髓是一项令人十分痛苦的治疗。到1836年,美国人Spooner发现三氧化二砷可以用来失活牙髓,这一发现给无数患者减轻了痛苦。但是在那个时期,由于砷剂使用不慎,泄漏而导致邻近牙周组织损伤的比例也很高。

1837年,牙医Jacob Linderer 和他的儿子牙科学生Joseph发表文章,建议在对由牙髓暴

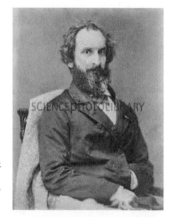

图6-4-8 Edwin Maynard(1813—1891年),美国人,他首先认识到有牙本质纤维之类的物质,因而提出牙体制备时如按其走向切割可减轻疼痛。1938年发明了带有倒刺的拔髓针,以及末端喂钩状有刻度的根管长度探针

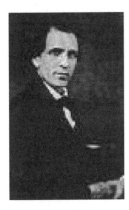

图6-4-9　S. P. Hullihen（1810—1857年），英国人，1839年发表了*An Essay on Odontalgia*，对牙痛的原因进行分类

露的牙齿进行永久充填前使用精油或麻醉油（essential or narcotic oil）进行脱敏。

1838年，Edwin Maynard发明了第一根拔髓针，他将表的发条进行了打磨，以使得医生可以处理细小的根管。此外，他还用钢琴弦制成了特殊形状的工具，用来扩大和清理根管。

1839年，Baker在《美国牙科科学杂志》上发表文章描述了他治疗牙髓神经暴露的根管的过程：去除神经，清理根管，用金箔充填根管。他也被认为是第一个描述牙髓摘除术的牙医。在同一年，S.P.Hullihen 和Wheeling, W Va将牙痛的原因分为以下几类：神经的暴露、神经的真菌感染（牙髓息肉）、髓腔脓液的积聚以及心理因素。

1840年美国巴尔的摩牙医学院（Baltimore College of Dental Surgery）成立，这也是世界上第一所牙学院，标志着近代学院式口腔医学教育的开始。

1844年牙科医生维尔斯（Horace Wells）用自己做实验，在吸入一氧化二碳后失去知觉，由其同事顺利将其智齿拔出，这也是麻醉第一次在医学上的应用。1846年他的学生莫顿（William T.G.Morton）用乙醚麻醉拔牙，从此这两种麻醉药广泛应用于外科手术中，麻醉在牙科的成功应用也启发了其在医学其他领域的应用，因此牙医学为麻醉学作出了巨大的贡献。

1847年Witzel对活髓切断术的描述被大部分历史学家认可，他采用亚砷酸（arsenous acid）处理炎症牙髓24小时以失活冠部牙髓，复诊时再去掉处理过的牙髓组织，将剩下的根髓当作健康、新鲜暴露的牙髓处理。

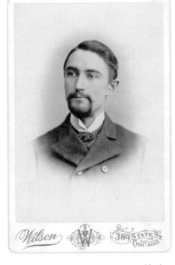

图6-4-10　Edwin Truman首次将gutta-percha作为根管充填材料（1847）

在充填材料方面，1847年，Edwin Truman首次将gutta-percha作为根管充填材料；1865年，E.L.Clarke等人使用加热的充填器械和加热至流动的牙胶尖进行根充。G.A.Bowman被许多作者认为是第一个单纯使用牙胶尖充填根管的牙医。

1850年W.W.Codman在波士顿医学和外科学杂志上发表文章，首次提出盖髓术的最终目的是在牙髓暴露处获得继发性牙本质的沉积。1857年在伦敦牙科学会年会上，Thomas Rogers报道了220例盖髓术的病例，他认为其中202例都是成功的。他认为盖髓术成功的因素在于：全身状况良好、没有炎症倾向、术前没有牙痛。俄亥俄牙学院牙体修复系教授Jonathan Taft将盖髓术的适应证修订为：病损的面积、持续时间、牙髓产生骨性沉积的能力。

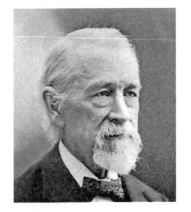

图6-4-11　Jonathan Taft

　　1864年，S.C.Barnum第一次在根管充填治疗中使用了橡皮障,他又于1873年和G.A.Bowman共同发明了橡皮障夹。橡皮障的使用很好地将根管治疗的术区和口腔环境隔离开来,为避免唾液的污染,器械的误吞误吸等提供了保证,也一直沿用至今,在临床广泛使用。

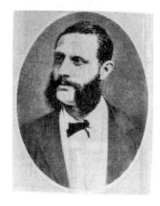

图6-4-12　S. C. Barnum(1838—1885年),美国人,第一次在根管充填的过程中使用了橡皮障。Barnum's Rubber Dam橡皮障的使用很好地将根管治疗的术区和口腔环境隔离开来,为避免唾液的污染、器械的误吞误吸等提供了保证

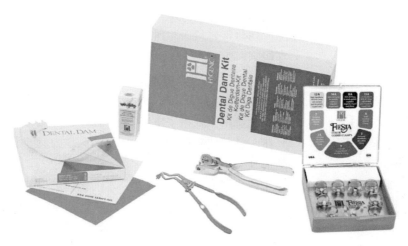

图6-4-13　橡皮障系统

　　1867年Leber和 Rottenstein发现在牙齿表面、龋损部位及牙本质小管中存在一种他们称为*Leptothrix buccalis*的微生物,他们的发现导致了龋齿可以引起牙髓坏疽的结论。

　　1867年,Magitot建议使用电流检测牙髓活力; 24年之后,牙髓活力电测仪面世。

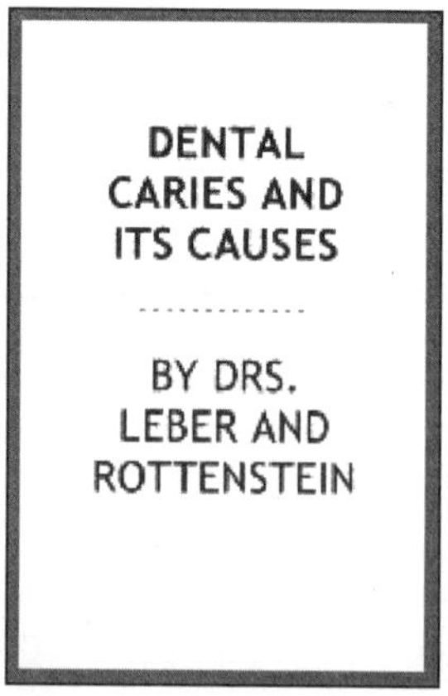

DENTAL
CARIES AND
ITS CAUSES

BY DRS.
LEBER AND
ROTTENSTEIN

图6-4-14　1867年Leber和 Rottenstein发表了《Dental Caries And Its Causes》,发现在牙齿表面、龋损部位及牙本质小管中存在一种他们称为*Leptothrix buccalis*的微生物,他们的发现导致了龋齿可以引起牙髓坏疽的结论

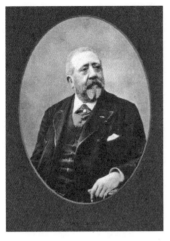

图6-4-15　Magitot

1870年，G.V.Black在对42例盖髓病例10年的追踪报道中指出，仅有6例牙髓活力保持了5年以上，他建议使用氯氧化锌（zinc oxychloride）作为盖髓剂，这在当时得到了广泛的认可。

四、病灶感染时代

在牙髓活力理论时代，人们认为牙髓的失活导致牙齿的死亡，但并不知道引起牙髓病变的原因是什么。在1878年，Rogers医生指出，致病生物体可能是引起牙髓病变的最常见原因，他由此推论，成功的治疗需要彻底去除这些生物体。Rogers医生的观点导致牙髓活力理论的最终消亡，形成病灶感染时代（The focal infection era，1879-1937）。

新出现的理论最初称为腐败理论（septic theory），Charles S.Tomes在1879年的文章中描述到，牙髓活力的丧失是牙髓坏死的原因。1882年，Arthur Underwood医生为这一理论做了详细的解释，他认为牙髓的化脓是由病原体释放的毒素引起的，如果能够使用抗化脓药物将病原体彻底清除，则可阻止疾病的发生。这一概念的提出为临床医生提供了髓病治疗的新思路，临床医生开始使用碱性抗菌剂进行牙髓病治疗。

1884年美国牙医Noyes首次成功用可卡因盐酸溶液局麻下去除牙髓，提出用此方法替代砷剂的使用。1890年，E.C.Briggs局部应用可卡因进行牙髓的麻醉。同一年，Funk采用直接将可卡因注射至牙髓冠部以增强局部麻醉的效果。

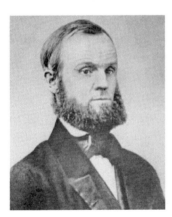

图6-4-16　Noyes，美国人，1884年第一次以可卡因盐酸溶液局麻下去除牙髓，并宣称"可卡因所取得的成果使我们相信，可以从我们的操作中摒弃砷剂了，因为可卡因足以保证无痛拔髓"。他作为局麻下去髓的倡导者，为无痛牙医学作出了巨大的贡献

图6-4-17　E. C. Briggs（1835—1913年），美国人，1890年局部应用可卡因进行牙髓的麻醉

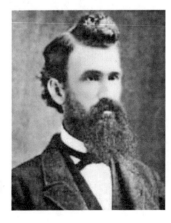

1895年，Bowman提出了一种氯仿和牙胶的溶液，称为氯仿牙胶。牙医们很快接受了这种溶液和牙胶尖一起充填根管的方法。

在19世纪80年代中期，牙医们对死髓牙普遍的做法是将坏死的冠髓去除，将坏死的根髓保留，为了防止变形性降解的发生，医生们采用了不同的药物来处理断面。1836年以来主要使用的是砷剂，1885年之后，开始使用甲醛溶液作为干燥剂，可以更好的固定组织而没有砷剂的副作用。1886年G.V.Black提出应去除牙周感染涉及的磨牙的牙根，而对剩下的牙周健康的牙根采用根管治疗来保存。

1888年，在柏林开业的美国牙医W.D.Miller提出了牙髓治疗的细菌学基础理论，他认为牙槽脓肿的形成是牙髓感染的进展所致，并认为牙髓的坏死是感染的中心。他的观点使得人们开始重新考虑对牙髓病变患牙的治疗态度。

1888年，德国医生Otto Walkoff发明了温度测试仪，可通过改变温度后观察患者的反应来判断牙髓状态。

1890年，C.T.Gramm采用COPPER尖充填根管，他甚至将表面镀金以防止氧化和变色。

1891年，德国医生Otto Walkoff将樟脑对氨基酚（CMCP）引入牙科治疗中，将其作为根管消毒的药物。

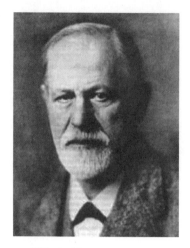

图6-4-18　Breuer Vienna

Breuer Vienna被认为首先将电医学用于根管消毒，1895年M.L.Rhein将该方法在美国推广。该方法最初被称为电极化，后来被称为离子化。它在牙科应用的意义在于使牙髓治疗逐渐偏离采用刺激性药物。Hermann Prinz在1917年进一步完善了该方法，采用1%的次氯酸钠作为冲洗液。

1895年William C.Roentgen发现了X线，之后不久，Otto Walkoff拍摄了第一张牙片，这在牙髓病学的发展史上具有里程碑的意义，医生第一次能够直观地看到根管治疗的效果。1900年PRICE用X线片发现了临床无症状的患牙的根尖区透射性病变，并提出牙片可以用来诊断无髓牙。

1899年，Gysi提出了著名的"triopaste"，其主要成分是戊二醛，很快取代了刺激性更强的干尸剂，在欧洲广泛使用直到1960年。

John P.Buckley首先将甲酚醛引入美国牙科领域，1904年该制剂在美国广泛使用，且持续了50年左右的时间。

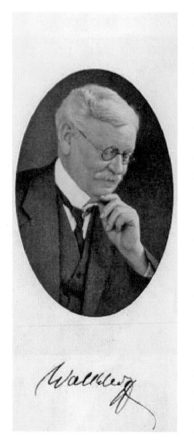

图6-4-19　Otto Walkoff（1860—1934年），德国牙医，发明了温度测试仪，可通过改变温度后观察患者的反应来判断牙髓状态。随后他将樟脑对氨基酚(CMCP)引入牙科治疗中，将其作为根管消毒的药物。1895年，在伦琴宣布发现X射线的第14天Otto Walkoff就拍出了第一张X线牙片，从而宣告牙科放射学的诞生

1901年，T.W.Onderdonk主张根管充填前应进行根管内的细菌学检查。

1904年，Billings对口腔败血症和细菌性心内膜炎的关系描述引起了牙髓病学科的巨变。1910年英国生理和病理学家William Hunter提出了病灶感染理论，这给牙髓病学的发展带来很大的负面影响，在之后的很多年里，牙科领域都将Hunter提出的"去除病灶"作为治疗的原则。该理论强调对病灶牙必须进行根治性处理，为达到此目的，大量可以保留的活髓牙和死髓牙被拔除，使得具有保留牙齿作用的根管治疗术受到非议和阻碍，在这段时期根管治疗术遭到废弃，牙髓病学的发展停滞不前。

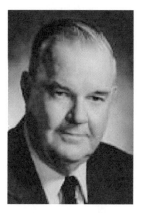

图6-4-20　John P. Buckley于1904年第4次国际牙科大会上将甲酚甲醛公诸于世，从此甲酚甲醛在牙髓治疗中占据了极为显著的位置

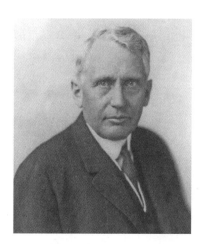

图6-4-21　Frank Billings

五、牙髓病治疗科学时代

进入牙髓病治疗科学时代（The scientific era，1937-1963），口腔医学工作者开始重视组织学、生理学和病理学等方面的基础研究，并用基础研究的结果指导临床治疗，从而使牙髓病学的发展进入科学时代。

首先大量研究证实，Hunter提出的"病灶学说"是片面的，只有少数病例在拔除病灶牙后全身症状得到缓解。美国牙髓病学家Edgar Coolidge用临床病例证明绝大多数患牙都可以通过根管治疗得以治愈并保留，Coolidge的观点和主张极大地促进了根管治疗术的发展。

1938年，Zander发现用氢氧化钙覆盖在切断的牙髓表面可在断面形成牙本质桥，证实牙髓组织具有修复再生的能力。

1940年，Sommer和Crowley比较根尖暗影的X线影像与髓腔感染之间的关系，发现根尖暗影的大小与髓腔感染程度不呈正相关，因此不能用X线来诊断感染的类型。

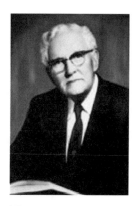

图6-4-22　Edgar Coolidge（1881—1967年），美国牙髓病学家，他用临床病例证明绝大多数患牙都可以通过根管治疗得以治愈并保留，Coolidge的观点和主张极大地促进了根管治疗术的发展

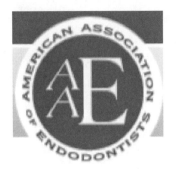

氢氧化钙和EDTA也在这一阶段开始应用于临床。在此阶段干髓术的疗效和预后受到质疑,临床医生发现干髓术的适应证窄,远期疗效差,在20世纪40年代美国淘汰了干髓术,日本和欧洲等国也先后摒弃该技术,根管治疗术开始被大范围地应用。

1942年,Suzuki在动物实验中发现狗的根尖周膜和口腔黏膜间的电阻值基本恒定,平均为6.5kΩ。1958年砂田提出用直流电测定牙的长度,之后根尖定位仪得到了长足的发展,也历经几代的完善,目前在临床广泛使用。

图6-4-23   AAE 会徽

1943年2月美国芝加哥成立了第一个正式的牙髓病学协会(The American Association of Endodontists,AAE)和美国牙髓病学委员会,美国牙科协会于1963年正式承认牙髓病学为牙科学的一个专业。

1946年被称为"牙髓病学之父"的Louis Grossman医生出版了第一部牙髓病学专著——《根管治疗》,并引入了标准化根管器械和窝洞预备技术,奠定了根管治疗术的实践基础。

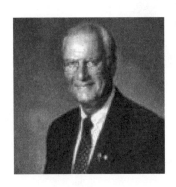

图6-4-24   Louis Grossman(1902—1988年),美国著名牙髓病治疗学家,Louis Grossman将1776—1976年的200年根管治疗史分为4个阶段:1776—1826年:水蛭治疗脓肿牙齿,用烧红的金属丝烫死牙髓,用金箔充填根管;1826—1876年:全麻,橡皮障,牙胶尖的出现,原始的拔髓针和根管锉的产生,砷剂用于灭活牙髓;1876—1926年:X线的发明,局麻的应用,根管内消毒(CMCP)的应用;1926—1976年:X线根尖片的应用,局麻和根管治疗方法的逐步提高,根管预备器械的标准化。1946年出版了第一本根管治疗专著《root canal therapy》,被誉为"根管治疗之父"

1957年Richman最早将超声技术用于根管治疗,之后出现了超声的根管消毒等实验报道,超声技术也由此开始广泛用于根管消毒、根管清理、钙化根管疏通等治疗。

■ 六、现代牙髓病学

在这之后,牙髓病学步入飞速发展阶段,1967年,Grossman提出了牙髓病治疗的13条原则,使髓病治疗更加规范、标准,该原则也一直沿用至今。1975年,《Journal of Endodontics》杂志创刊发行,它在全世界范围内建立了牙髓病学学术团体,为髓病治疗全球观点的交流以及各阶段治疗方法的改进提供了平台。1982年欧洲牙髓病协会(European Society of Endodontology,ESE)成立,该协会和美国牙髓病协会提出的治疗理念、程序和标准在全世界范围内被采纳。

这个时期同样在器械和材料方面有很多的进展,1971年Weichman和Johnson首次报道了激光在根管治疗中的应用。目前在牙髓治疗领域使用的激光主要有氦氖激光、Nd:YAG激光、氩离子激光和准分子激光等。

20世纪80年代,手术显微镜开始在牙髓病治疗中得以应用,意大利学者Pecora首次报道在牙髓外科中应用了牙科手术显微镜,美国学者Carr在1992年报道了其设计的显微镜下超声工作尖和显微口镜。手术显微镜在牙髓病学领域的使用使术者可以看清根管内部及根尖周组织的结构，不再只凭感觉与经验来做治疗，从而减少了治疗的不确定性，极大地提高了牙髓病和根尖周病治疗的质量，使一些采用传统方法不能保存的患牙得到完善治疗和保留。

进入21世纪，由于科学技术在细胞生物学、显微镜和数字技术领域的进步，牙髓病学也获得了革命性的发展。牙科CT和显微根管技术越来越成为手术和非手术髓病治疗必不可少的工具，极大地改善了髓病的诊断和治疗手段并明显提高了治疗的成功率。根管3D预备和充填系统的出现能够实现对根管系统的彻底清理和三维充填，从而显著改善根管治疗的预后。

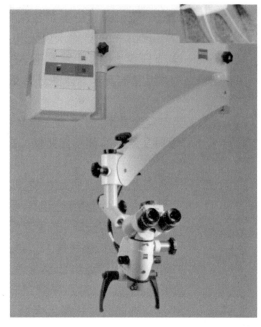

图6-4-25　牙科手术显微镜

随着干细胞、组织工程技术在口腔领域的应用，再生牙髓病学的概念也得以被提出。除了常规的治疗和根尖手术外，采用生物学方法实现牙髓的再生是牙髓病学科的一个新的研究方向。大量体外和动物实验表明以干细胞介导的组织工程技术（辅以相关的支架材料/生长因子）能够成功实现牙髓-牙本质复合体的修复再生；初步的临床实验也已证实可以通过诱导根尖组织出血，利用细胞归巢技术实现坏死牙髓的再生和未闭根尖孔的继续发育。2011年1月美国牙科协会（American Dental Association）认可了新的程序代码，允许牙医对于根尖孔未发育完全的死髓牙，采取让根尖区血液倒流入根管内的方法进行治疗，这被认为是牙髓病学向再生医学迈出的重要一步。

七、我国现代牙髓病学的发展

虽然牙髓病根尖周病的治疗在我国有着悠久的历史，但现代牙髓病学在我国的发展起步较晚。1907年，加拿大人林则博士在成都创办了仁济牙科诊所，1917年建立了华西协合大学牙学院（现为四川大学华西口腔医学院），成为中国第一个高等口腔医学院。1936年我国第一位牙医学女博士张琼仙教授从华西协合大学牙学院毕业，即在临床开展根管治疗，是我国第一位开展根管治疗的口腔医生。

新中国成立前，各院校没有专门的牙髓病学课程，一般仅有1~2学时的介绍性课程。1951年，史俊

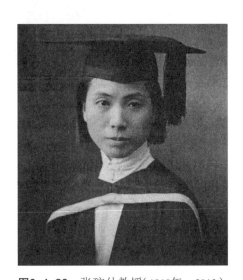

图6-4-26　张琼仙教授（1919年—2013），四川简阳人，1929年，考入华西协合大学牙学院，师从我国现代口腔医学之父林则等名师，接受当时国际最前沿的牙科学教育。1934年通过了美国纽约州立大学的考核，被授予博士学位，成为中国第一个牙科女博士，是我国第一位开展根管治疗的医生

南教授在国内首先于南京大学医学院牙本科和牙专科(第四军医大学口腔医学院前身)开设了30学时的牙髓病学课程,他编著的《牙髓学》于1955年由人民卫生出版社出版,为我国第一部牙髓病学专著。在牙髓病治疗领域,由于当时我国人口多,经济不发达,治疗设备落后,20世纪50年代末王满恩等学者根据国情,发展起来牙髓塑化治疗,被广泛应用于临床。

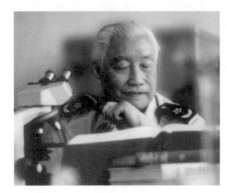

图6-4-27　史俊南教授(1919年—),江苏宜兴人,著名牙髓病学家,1948年毕业于中央大学医学院。新中国成立后,历任第四军医大学讲师、副教授、教授、口腔内科学教研室主任。提出牙髓疾病的新分类方法、根管治疗术的新理论和牙齿窝洞新分类法。著有《牙髓学》,编有《牙病诊疗手册》、《口腔内科学》等,于20世纪80年代末发明了牙髓根间周病的空管疗法。空管药物治疗方法理论认为,彻底清理根管和消除根管感染是最重要的,可以不扩大根管,经过根管消毒后可以不充填根管,通过药物的作用也可以治愈牙髓根间周病

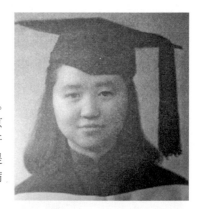

图6-4-28　王满恩教授(1926年—),云南昭通人,著名牙髓病学家。1950年毕业于华西协合大学牙医学院,获牙医学博士学位。曾任北京医科大学口腔医学院口腔内科学教研室主任、口腔内科主任、牙体牙髓科主任,教授,是牙体牙髓病学学科带头人。20世纪50年代后期提出了牙髓塑化疗法,创立了我国特有的、治疗最常见的牙髓、根尖周病的方法

　　1954年我国引进前苏联的"口腔内科学"概念,其原意为口腔治疗学,涵盖了当时西方国家的龋病学、牙髓病学、牙周病学、牙科手术学、儿童牙科学和口腔病理学部分内容(口腔黏膜病)。牙髓病学合并在口腔内科学中,为重要内容之一。之后卫生部卫生教材编审委员会组织各校编写高等医学院校教材,1955年出版了16万字的《牙髓学》。1960年开始有统编教材《口腔内科学》,其中包括了牙髓病学的内容。1979年出版了《牙髓疾病》,此外,还有节译的《根管治疗学》。1998年卫生部对口腔医学专业规划教材进行修订,将"牙体牙髓病学"从"口腔内科学"中划分出来,成为一门独立的学科,以适应学科发展与国际接轨的需要,到2000年正式有了《牙体牙髓病学》教材(武汉大学口腔医学院樊明文教授主编),目前已是第6版教材。

　　进入20世纪80年代,随着改革开放和部分留学人员的归来,国际上的新理念被引入国内。1985年,中华医学会口腔科学会成立牙体牙髓病学组;1997年,中华口腔医学会正式成立牙体牙髓病专业委员会,武汉大学的樊明文教授、四川大学的周学东教授和上海交通大学的梁景平教授相继担任主任委员,2011年成立了中华口腔医学会第四届牙体牙髓病学专业委员会,北京大学的高学军教授担任主任委员,中山大学的凌均棨教授为候任主任委员。

　　1985年11月初,在西安召开了全国第一次牙体牙髓病学术会议,到会423人,这在当时是

我国口腔医学学术会议出席人数最多的一次盛会,全国除台湾省外,各省、市、自治区均有代表参加。共收到论文407篇,显示了我国牙体牙髓病学在学术上已达到一定水平,这是我国牙体牙髓病学发展的里程碑。以后每4年召开一次,相继在镇江、上海、成都、北京等地召开,到2011年已经成功举办了八届全国牙体牙髓病学学术会议,为我国的牙髓病学研究者及临床工作者提供了很好的学术交流平台。

1986年在《实用口腔医学杂志》上开辟了牙髓病学专栏。1991年《牙体牙髓牙周病学》杂志创刊,而在口腔主流学术杂志期刊上都有牙髓病学的研究文章发表,为我国的牙髓病研究和临床工作提供了交流的学术平台。

在牙髓病治疗领域,新中国成立后至20世纪80年代,由于我国人口多,经济不发达,治疗设备落后,干髓术和塑化治疗被广泛应用于临床。到20世纪80年代以后,随着经济水平的提高和国际先进治疗理念的引入,根管治疗术开始被认识和广泛接受,干髓术和塑化治疗逐渐被摒弃。四川大学华西口腔医学院的邓惠姝教授带领团队对感染根管内厌氧菌的分离、鉴定和培养进行了系列研究,基本确定了牙髓根尖周感染的优势菌种,并初步建立了牙髓根尖周病感染的动物模型,还成功研制了新型牙髓治疗剂——CCQ根充糊剂,在国内临床广泛推广应用。

近年来我国学者在牙髓病和根尖周病的病因与治疗、牙髓感染微生物学、牙髓和根尖周炎症的修复以及牙髓和牙根的再生等领域进行了大量开拓性工作,采用循证医学方法进行科学分析,借鉴国外根管治疗病例难度评估系统的经验,结合国内根管治疗的现状,在制定根管治疗技术规范和疗效评估标准的同时,设计出科学规范、使用方便的根管治疗难度系数评估标准,这对完善根管治疗操作规范和建立转诊制度,提高根管治疗的水平,取得显著临床疗效,使我国在牙髓病和根尖周病基础研究和临床治疗技术缩短了与世界先进国家的差距。

(叶 玲)

第五节 牙 周 病 学

牙周病(Periodontal diseases)是指发生在牙齿支持组织(牙龈、牙周膜、牙槽骨和牙骨质)的各种疾病,主要包括牙龈病和牙周炎两大类。牙周病是最古老、最普遍的疾病之一,自人类起源之初牙周疾病即已存在。从世界各地考古发掘的人类颅骨上均可见到不同程度的牙槽骨吸收以及牙齿缺失。流行病学调查显示:国内外儿童和青少年中牙龈炎的患病率为70%~90%;在我国70%以上的成年人受到各种牙周疾病的困扰;北美地区约35%的成人罹患轻中度牙周炎,5%的人群因重度广泛性慢性牙周炎导致牙齿松动脱落。人类在古代文明时期就对牙周疾病有所认识,并进行了预防和治疗方面的探索。现代医学技术的发展使我们对牙周疾病有了更加系统和科学的了解,逐步形成了现代口腔医学中的一个重要组成部分——牙周病学(periodontology)。现代牙周病学的概念是指研究牙周组织的结构、生理和病理变化、牙周病的诊断、治疗和预防的专门学科。

一、古代人类牙周病的患病情况

自古以来,人类就受到牙周病的困扰。1963年考古工作者在我国陕西省蓝田县发掘了一个距今65万年的完整猿人下颌骨化石，观察发现右下颌磨牙颊侧牙槽骨吸收、近远中根暴露至根分叉处。随后，学者们在我国各地出土的新石器时代人类颌骨标本中也发现了不同程度的牙槽骨破坏。毛燮均等和王巍等的系统分析给出了更为准确的数据：我国殷商和夏代人牙周病的罹患率为18.3%~26.9%和42.86%，提示我国古代人类牙周病即已存在。对古代埃及人、阿拉伯人和英国人等的骨骼化石研究同样证实了牙周病发生的普遍性。其中公元前2000年左右的西南亚人牙周病罹患率为42%。这些考古资料均为古代人患有牙周病提供了直接的证据。由此可见，牙周病是威胁人类口腔健康的古老疾病之一。

二、古代人类对牙周病的原始认识和治疗

　　人类很早就开始了牙周病的认识和探究。古印度和古希腊早期的医书中均有关于牙周病的记载。公元前2500年我国中医典籍《黄帝内经·素问篇》就描述了牙周病的一些临床表现，例如牙龈红、流血、"肉不着骨"、牙伸长等。这是目前所知的我国古代对牙周病描述和定义的最早文献。不同国家和地区的学者对牙周病病因的最初认知各不相同。古代阿拉伯人认为牙石是造成牙龈炎症的罪魁祸首，"在牙齿和牙龈之间的内外表面上沉积着大块的粗糙沉积物，它们使牙齿变黄、变黑，并逐渐让牙龈的形态改变"。我国学者王焘在《外台秘要》中对龈上和龈下牙石进行了更为详细的描述，并指出了牙石对疾病发展的影响："附齿有黄色物，如烂骨状，名为食床……其齿龈内附齿根者，形如鸡子膜，又如蝉翼缠着齿者，亦须细看之，不尔，其齿龈永不附着齿根也。"很多国家和地区的学者还将牙周病与全身健康联系在一起。我国的中医理论提出牙齿及牙周的健康是全身脏器的反映："口腔不洁、胃肠积热、气血虚弱、肾元亏损"。古希腊学者希波拉底认为牙龈的炎症和出血是由于体内黏稠液和牙石堆积以及脾脏疾病引起的。他曾描述了牙周病与全身疾病的关系："患者的腹部肿胀，脾脏变大变硬，牙龈与牙齿分离，并散发着难闻的气味"。日本学者则将牙齿的松动与营养不良相联系。这些对牙周疾病原因的最初认识与很多现代牙周病病因学理论不谋而合。

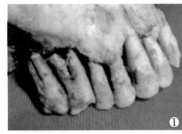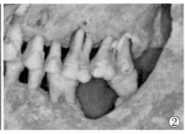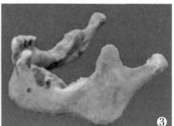

图6-5-1　中国古代人颅骨和牙齿分析
①牙周病；②牙周病导致的牙缺失；③牙周病导致多数下后牙缺失

　　随着对牙周疾病的不断了解，古人类逐渐开始尝试相应的预防和治疗方法。从世界范围来看，古代人类对牙周病的防治主要包括了口腔清洁，药物治疗和刮治三个方面。中国是世界上最早重视清洁口腔、预防牙病的国家。中国人从公元2000多年前起就有了漱口的习惯。《礼记》记载："鸡初鸣，咸盥漱"。唐代孙思邈《备急千金要方》中描述了盐水揩齿的方法："每旦以一捻盐内口中，以暖水含，揩齿。"我国是最早使用牙刷的国家之一。早在南北朝时代民间就开始使用杨柳枝"净齿"。辽代应历九年的古墓中出土了两排八孔的植毛牙刷，

被认为是人类最早的牙刷。我国也是最早使用药物洁牙剂的国家之一。王焘《外台秘要》中有药物洁牙剂的最早记载：用升麻半两，白芷、藁本、细辛、沉香各三分，寒水石六分，捣筛为散，每晨以"杨柳枝咬头软，点取药揩齿"，可使牙齿"香而光洁"。明代王肯堂《证治准绳》记述了牢牙散、白牙散、麝香刷牙散等多种常用药物洁牙剂。古印度和阿拉伯的医者同样描述了正确清洁口腔的方法。印度、埃及和日本等地还出土了早期的牙签。

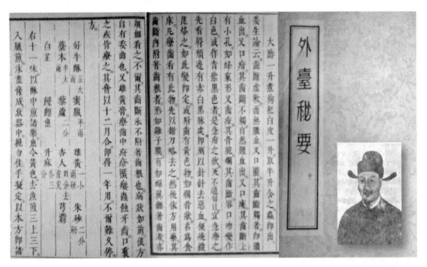

图6-5-2　王焘(公元670—755年)，唐代陕西鄠县人。唐代著名医家，其著作《外台秘要》中引用以前的医家医籍达60部之多。可谓"上自神农，下及唐世，无不采摭"

牙周病的药物治疗在世界范围内也被广泛采用。居住在中东地区两河流域的古亚述人就在其泥板文书中记录了大量的药物治疗方法，如"将没药、阿魏胶、芳香树脂和松脂的混合物涂擦在松动牙齿的表面直到出血，可使牙齿恢复正常"。我国《备急千金要方》以生地黄汁、蒜泥外渍齿根，治齿根动、欲脱落；《景岳全书》论述了牙周病的辨证论治，指出"胃火者……当戒厚味、清火邪，可用清胃散、清胃饮；肾虚者……当专补肾气用左归、六味、右归、八味之类；若肾阴虚而胃火盛，用玉女煎；不论阴虚、阳虚，均可加骨碎补丸；若齿牙浮动脱落，或牙缝出血，而口不臭、不痛者，可用安肾丸"。上述辨证方法和方药至今仍用于临床。

现代牙周病学认为龈上洁治术和龈下刮治术等机械性治疗手段是牙周病治疗的首要方式。古人在对牙周病治疗的摸索中也相继提出了类似的观点。《外台秘要》记载了最早的洁治术："附齿有黄色物……名为食床，凡疗齿有此物，先以钳刀略去之，然后依方用药……"中世纪时阿拉伯医者则详细描述了用一系列器械将沉积在牙齿上的牙石刮除的技术，并且发明了一些刮治器械。除早期的洁刮治外，古人还对其他牙周疾病的治疗提出了自己的见解。我国曾记载应用烧烙之法治疗齿疳，记述："齿疳，其骨脆烂，其齿龈……作青紫黑色者，是急疳之状，死不过旬日，宜急疗之……以针去恶血，并烧铁篦烙之，如此即定。"腓尼基人用金丝把牙齿固定在一起以支持牙周疾病累及的松动牙，应该是最早的松牙固定术的记载。可见古代医者对牙周病的治疗已有了较为深刻的认识。

三、近代牙周病学发展

随着16世纪显微镜的发现，微生物学有了大的进步，学者们开始对微生物在牙周病发生中的可能作用进行研究。荷兰学者Leeuwenhoek用自己发明的显微镜观察牙垢中的微生物，发现了螺旋体、梭杆菌、杆菌等。他指出牙龈出血与堆积牙垢中的微生物密不可分，并进一步将这些微生物群命名为牙菌斑。他还发现，当口腔卫生不佳时，菌斑大量形成。这些理论为现代牙周病学发展奠定了科学的基础。

进入18世纪，牙科学包括牙周病学都有了重大的发展。John Hunter于1771年出版了《人类牙齿的自然史》，详细地描述了人类牙齿与颌骨的解剖，还描绘了由于邻牙或者对颌牙的缺失而导致的牙齿移位，1778年《牙齿的疾病》发表，他在书中提到牙周疾病，描述了牙周袋的形成和牙槽骨吸收，并将坏血病与其他牙龈疾病（例如：急性坏死性溃疡性龈炎等）区别

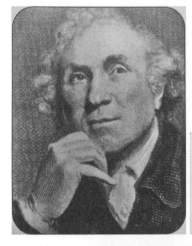
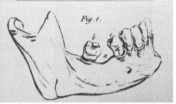

图6-5-3 John Hunter (1728—1793年)，生于苏格兰。他从1748年开始学习和研究解剖学，1761年作为一名外科医师参军，参与了对抗法国的七年之战，战后在伦敦开设私人诊所，并继续解剖学的研究和教学工作。在他的一生之中，收集了13 000多个解剖标本。Hunter在解剖学方面的重大贡献提升了牙科学的科学标准（上）。John Hunter所描绘的由于邻牙或者对颌牙的缺失而导致的牙齿移位（下）

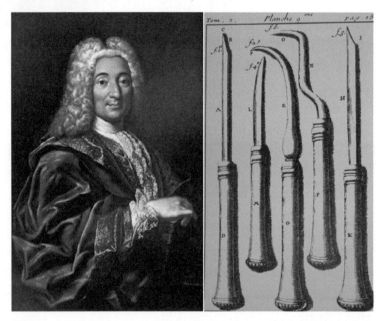

图6-5-4 Pierre Fauchard（1678—1761年），出生于法国，他是法国皇家海军的一名外科医师。水手所患的严重的口腔疾病，尤其是坏血病，使得他专注于口腔疾病治疗的研究。福查德可能是第一个被称为外科牙医设计的刮治器械（右）

开来。

1782年Pierre Fauchard发表的《外科牙医学》(《The surgeon dentist》)为真正意义上的现代牙周病学发展作出了重要贡献。他简洁地阐述了实践经验,并清楚地解释了临床现象或临床技术的机制和原因。他不仅发明了牙周系统治疗器械(包括五种,分别命名为兔凿、鹦鹉的法案、三面雕刀、Z钩和手术刀),描述了各种器械刮除牙石的步骤,包括: 洁治术、牙龈切除术,还提出应用牙周敷料等来保护治疗后的牙齿和牙龈。更重要的是Fauchard坚信牙周炎由局部因素引起,这与当时普遍接受、认为牙周炎是由全身原因引起的观点截然相反。由于Pierre Fauchard对牙科学发展所作出的突出贡献,他被后人尊称为 "现代牙科学之父"。自Fauchard出版《外科牙医学》以后,一些临床医生相继著书发表了对牙周病的认识和针对牙周病的治疗手段,由口腔卫生维护、刮除牙石发展到药物治疗、手术治疗、牙周固定等。其中Levi Spear Parmly发明了牙线,并详细描述了应用牙线清除牙颈部、牙间隙等处牙菌斑的方法; Thomas Berdmore提出了去除牙石后用手术切除增生牙龈组织来治疗牙周病的方法。

四、现代牙周病学的建立和发展

现代牙周病学的建立始于19世纪末、20世纪初。19世纪下半叶,随着医学的三大进展——麻醉的发现、疾病细菌理论和X线的发现,人类对牙周病的认识也有了长足的进步。John.W.Riggs是现代牙周病学研究者的先锋代表,他坚持认为牙结石是牙周病的病因,并强烈反对应用外科手术的方法对牙周病进行治疗。他开设了牙周专科门诊,应用刮治术治疗 "牙槽脓漏" 取得了很好的疗效; 因而这种疾病曾被命名为 "Riggs病"。他将牙周病的发生发展分为四个阶段: ①牙龈边缘明显的炎症,牙龈组织的部分吸收,刷牙时牙龈出血; ②炎症累及薄的牙槽骨边缘,导致骨吸收和牙龈组织的吸收,形成牙周袋,袋内可有溢脓; ③炎症累及牙齿周围深部较厚的支持组织,吸收破坏非常迅速; ④炎症破坏牙齿周围所有的骨组织和大部分牙龈组织。而他也被认为是 "第一位牙周专科医生",Riggs和他的同事对牙科学有深远的影响,他们主张牙周疾病的保守疗法,提出了口腔预防的概念。他的许多同事描述了牙周疾病的临床特点和治疗方法,治疗方法大部分是以控制口腔卫生为基础的。

1890年Willoughby D.Miller出版了他的经典著作《人类口腔中的微生物》(《The microorganisms of the human mouth》),描述了牙周疾病的特征并讨论了易感因素、刺激因素及

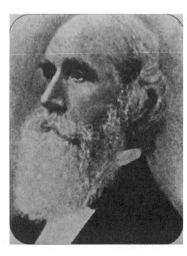

图6-5-5　John Riggs(1811—1885年),出生于康涅狄格州,他擅长手工操作,年青时在一家铁匠铺制作他自己发明的农具。如他父亲所愿,他考入了三一学院,1837年毕业后,他改变主意,开始当教师,后来被杰弗逊医学院录取。一年后,他开始对牙医学产生兴趣,并成为Horace Well 的学徒,在1844年实践了第一例麻醉下进行的牙科手术,拔除了Well的一颗牙齿。Riggs在职业生涯的早期就对牙龈疾病产生了兴趣,并将自己的专业限定在牙周疾病,他被认为是历史上第一位牙周专科医师

细菌对牙槽脓肿的致病作用。他认为牙周疾病不是由某种特定细菌引起的,而是由正常情况下存在于口腔中的复杂的微生物群(口腔正常菌群)增加所致,这个理论就是被称为"非特异性菌斑学说"的雏形。20世纪初,Barett、Kelle等学者曾先后认为阿米巴、螺旋体、草绿色链球菌是牙周病的致病因素,认为特异性细菌感染导致了牙周病的发生。由此开始了牙周病病因学说的辩证和深入研究。

1896年12月,William Herberst Robins首次将X线成像技术引入牙周疾病的诊断。1925年加州大学旧金山分校的F.V.Simonton最早描述了牙周探诊的方法及其作用,而牙周探针是由

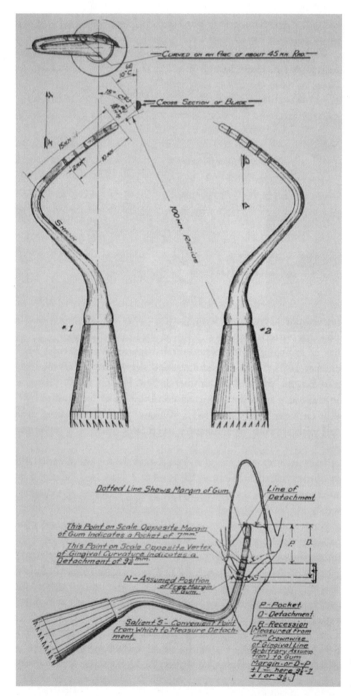

图6-5-6　W.H.Hanford 和C.O.Patten设计的牙周探针。F.V.Simonton对其使用方法及作用进行了描述

W.H.Hanford和C.O.Patten设计的。Simonton还说明了牙周探针的精确刻度,分析了牙周探针误差的来源和牙周探诊的可靠性。并且定义了"附着丧失"、"牙周袋"、"牙周退缩"。他还坚持认为使用器械及拍摄X线片来测量牙周袋深度是诊断牙槽脓漏及其程度的唯一方法。

此外,牙周刮治器械也在John.W.Riggs、William.J.Younger和Henry Tompkins、Claton H.Gracey等的不断改进和发明中逐步完善。其中,20世纪30年代,Gracey设计的刮治器械一直沿用至今,这些器械具有部位特异性,刃部具有不同平面上的两个弯曲,目前的牙周病学文献对这些器械有详细的描述。

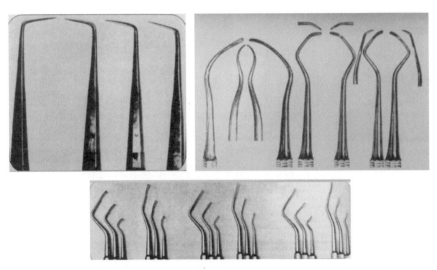

图6-5-7　Riggs设计的刮治器械(上); Younger-Good设计的刮治器械(中); Henry Tompkins设计的刮治器械(下)

20世纪上半叶,欧洲形成了两个牙周病学的发展中心——维也纳和柏林。维也纳学派的代表人物是Bernhard Gottlieb。他在对尸体进行解剖研究的基础上建立了基本的牙周组织病理学观点,包括牙龈上皮与牙面的附着、炎症和退行性变、牙骨质的生物学、牙的主动萌出和被动萌出、咬合创伤等,Gottlieb还开展了牙周动物实验,为现代牙周病动物模型的建立奠定了基础。维也纳学派的代表人物还包括: Balint J.Orban、Rudolph Kronfeld、Joseph P.Weinmann和Harry Sicher等。

图6-5-8　Bernhard Gottlieb (1886—1950年), 出生于波兰,1902年获得维也纳大学的医学学位。一战期间,他是奥匈帝国的杰出军官,一战结束后,他回到维也纳组建了自己的实验室,主要研究牙周疾病的组织病理学。1938年,Gottlieb被迫离开维也纳,来到特拉维夫并试图建立研究机构,由于政治因素,他被迫改变计划,去了英格兰,不久又移民到美国,被密歇根大学聘用,后来成为贝勒牙学院病理学和牙医学研究的教授

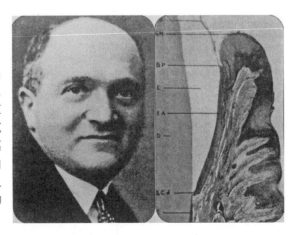

柏林派的代表人物为Robert Neumann。早在1912年，Neumann就提倡利用手术治疗牙周疾病，并在随后发表的一篇论著中详细描了翻瓣术的术式，还提到利用系带切开术防止瓣被牙齿分离，提倡术前刮治、术前暂时性的牙周夹板固定及将牙胶尖置于牙周袋内拍X线片、水平式刷牙法等。Neumann所描述的翻瓣术等牙周手术原则和术式，直至今日仍应用于临床。

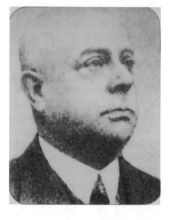

图6-5-9　Robert Neumann（1882—1958年），出生于德国南部（现在的波兰），在柏林大学学习医学和牙医学，毕业后在外科部门为Willinger教授和Partsch教授工作。他在事业生涯的早期就对牙周疾病产生了兴趣，主要从事牙周手术治疗方面的研究

自20世纪50年代至今，随着研究技术和手段的不断革新发展，各国牙周病学领域的学者取得了很多研究成果，其中几个著名的实验和概念的提出对当代牙周病学的发展具有深远的意义。

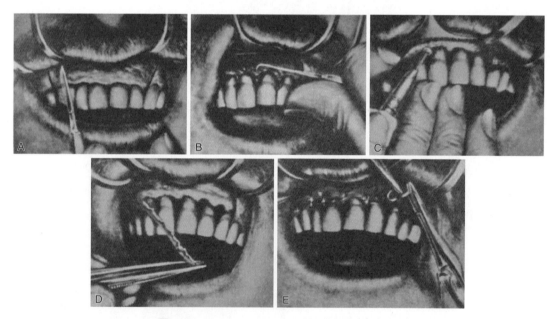

图6-5-10　Robert Neumann的牙周翻瓣术术式

1965年，Harald Löe等选择12名牙周健康的牙科学生，停止其口腔卫生措施，使菌斑在牙面积聚，所有受试者在10~21天内均发生了实验性龈炎，菌斑量增多，牙龈出现炎症、出血。菌斑中革兰阴性菌的百分比增加。恢复口腔措施，清除牙面菌斑后，发炎的牙龈在1~8天内全部恢复健康。"该实验有力地证明了菌斑的堆积可以直接引起牙龈炎症，为"牙菌斑微生物是牙周病始动因子"的观点提供了强有力的证据支持。

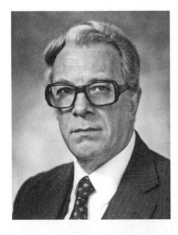

图6-5-11　Harald Löe(1926—2008年),生于挪威,于奥斯陆大学获得牙科学位。并在奥斯陆大学和伊利诺伊大学进一步深造。曾为丹麦奥胡斯大学的牙周病学教授,之后成为密歇根大学牙科研究院主任,以及康涅狄格州大学牙学院院长。Harald Löe担任国际牙科研究会主任,并是《Journal of Periodontal Research》杂志最早的编辑之一。为现代牙周病学发展做出了很多杰出的贡献,被先后授予美国卫生模范奖章、美国牙医协会金质奖章、挪威皇家勋章等以表彰他在口腔医学领域的卓越贡献

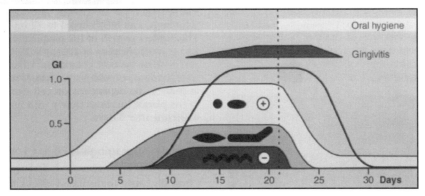

图6-5-12　Harald Löe实验性龈炎的具体设计方案(Loe, Hetal.: Experimental Gingivitis in Man, J. Periodont. 196536:177)

图6-5-13　Roy C. Page,华盛顿大学口腔生物学研究中心主任,著名牙周病学专家,于1982—1983年担任美国牙医协会主席,1987—1988年担任世界牙科协会主席,2008年被评为医学研究领域世界年度教授"Worldwide Who's Who Professional of the Year in Medical Research"。Dr. Roy Page是将免疫学和分子生物学应用于牙周病学的先驱。他与Hubert Schroeder在1982年共同发表的文章《Periodontitis in Man and Other Animal》是牙周病学发展的一个里程碑。他先后获得美国牙医协会卓越科学家奖、世界牙医协会牙周基础研究奖、美国牙医协会临床研究Norton.M.Ross奖等

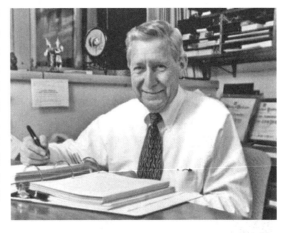

　　1976年, Ray Page等根据临床和组织学的观察资料,将从健康牙龈到牙周炎的发展过程分为"初期病损(initial lesion)、早期病损(early lesion)、确立期病损(established lesion)、晚期病损(advanced lesion)。"Ray Page等认为牙周炎的发展是一个连续过程,四个不同的发展阶段既相互联系、过渡,又各自相对独立。这一结果为牙周疾病进展的现代临床病理研究奠定了基础,随后,Kinane和Lindhe以此为框架,通过动物实验对其进行了进一步的补充。

　　20世纪80年代以前,牙周病被认为是一种慢性持续性进展性疾病。1982年, A.D.Haffajee

等研究表明牙周病呈活动性和静止性交替发展,他根据流行病学纵向调查和对病变部位细菌的特异性及宿主易感性的研究,在《Perondontal disease activity》一文中最早提出牙周病活动性(periodontal disease activity)这个概念,这个概念的提出,使人们对牙周疾病的发生发展过程有了新的认识,开始对牙周病是一种慢性、连续进行性疾病这种说法出现质疑,并为牙周疾病的研究和临床治疗提供了新的方向。

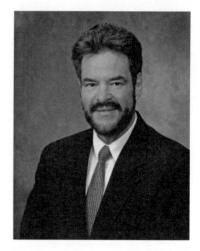

图6-5-14 Offenbacher教授于波士顿大学获得化学学士学位,弗吉尼亚联邦大学获得DDS和博士学位。1991年Dr.Offenbacher就职于北卡罗来纳大学牙科学院,并于1994年被评为教授。2003年,他被任命为牙周医药学特聘教授。2010年担任北卡罗来纳大学牙学院牙周科主任

20世纪80年代初Nyman及Gottlow等提出了引导性组织再生的概念,即用一种屏障性材料放置于牙根和牙龈组织瓣之间以达到物理性阻挡牙龈结缔组织细胞和上皮细胞与牙根先接触延缓其向根方移动,在膜与根面间形成楔状间隙,并选择具有一定生物学分化功能的PDL-C优先附着于牙根面,依靠其分化能力来建立全新的牙周组织。组织学、动物实验和临床研究证实这种技术能达到较理想的牙周新附着。

1996年,美国北卡罗来纳大学Stephen Offenbacher教授提出了牙周病学中的一个新的分支科学,即牙周医学,以揭示牙周健康或疾病与全身健康和疾病之间的双向关系。牙周医学的兴起具有重大的理论及临床意义,它不仅推动了相关的病因及治病机制的研究,同时也对如何重新评估和认识牙周感染与全身疾病两者之间的关系,以及采用相应的临床诊治方法和策略提出了要求。另外,牙周医学分支学科的建立,也有助于促进口腔医师与全科医师之间加强沟通与合作,共同对相关的临床病例及课题进行探索,以有效地控制和促进口腔健康和全身健康。

1998年,Socransky SS和Haffajee AD等在发表的《Microbial complexes in subgingival plaque》中首次提出了"牙周龈下微生物复合体(microbial complex)"的概念。Socransky和Haffajee的研究团队在应用全基因DNA探针和DNA-DNA棋盘杂交技术比较了不同牙周状态群体龈下菌斑样本中常见细菌的类别和水平,并根据这些微生物群的定植和分布状态、与牙周病损的

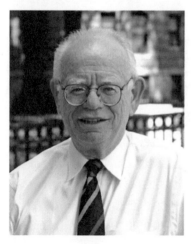

图6-5-15 Sigmund S. Socransky(1934—2011年),于1934年出生于加拿大多伦多。1957年,毕业于多伦多大学牙学院,1961年于哈佛大学完成了牙周病学和微生物学的学习。他是福赛斯牙科中心牙周科主任,也是当代世界最具影响力的牙周病微生物学家,被誉为"现代牙周微生物学之父"。他先后获得美国牙医协会临床研究Norton.M.Ross奖、瑞典卡罗林斯卡医学院Yngve ericsson预防牙科学奖、美国牙周病协会Orban and William Gies奖等

密切程度,将它们进行了归类和整理,40余种常见的龈下细菌被分为6个主要的微生物复合体,分别以红、橙、黄、绿、紫、蓝色来表示。各个复合体之间相互联系,改变一个复合体,可以影响其他复合体。使人们对龈下微生物有了更深的认识,有利于制定控制菌斑的对策,利于指导牙周病的诊断治疗。

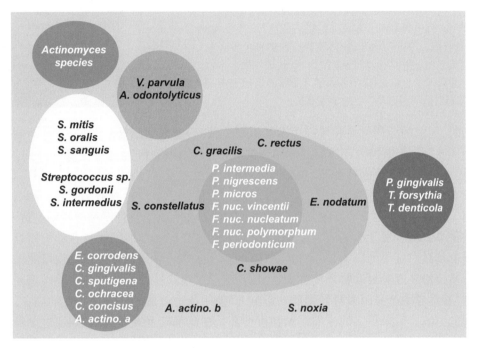

图6-5-16　牙周微生物复合体的模式图。(Sigmund S. Socransky & Anne D. Haffajee. Periodontal microbial ecology. Periodontology 2000, Vol. 38, 2005, 135−187.)

五、我国现代牙周病学的发展

我国现代牙医学始于19世纪末,20世纪初。加拿大人林则最早将口腔医学引入中国西部,在华西坝开创了中国现代口腔医学。可以说四川大学华西口腔医学院的前身华西大学牙学院是中国现代口腔医学的源头和摇篮。1917年华西协合大学牙学院创办牙周病学系,是中国牙周病学专业的发源地。1923年来自美国加州大学的刘延龄博士(Dr.R.Gordon Agnew)在华西协合大学进行牙周病学的教学和研究,并在其发表的论著中提出中国是最早发现牙周病并有相关文献记录的国家。1949年,赴美国和加拿大研修的邹海帆教授回国创立了华西协合大学牙学院牙周病学教研室,并与肖卓然教授等改良研制出国内首批牙周器械,是中国牙周病学的开拓者。1954年华西协合大学牙学院创建了我国最早的牙周病专科。20世纪60年代华西招收了我国第一位牙周病学副博士研究生。华西口腔为我国培养了邹海帆、肖卓然、王顺靖等最早的一批全国著名牙周病学专家。

邹海帆教授自幼勤奋好学。他出生于中药世家,对祖国医药有浓厚的兴趣,积极从事中药在口腔临床应用中的研究。1945年邹海帆教授主持编纂出版了我国第一部英汉《牙医学辞典》(《A Dictionary of Dentistry》),为统一牙医学名词,促进中外学术交流,作出了贡献。1949年邹教授回国后,创立了华西医大牙周病学专业,使华西成为我国牙周病学专业的发源

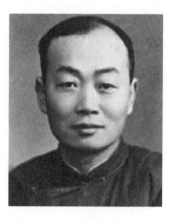

图6-5-17　邹海帆教授(1907—1969年),四川安岳人,我国著名的口腔医学家,牙周病学的主要创始人之一。1928年考入华西协合大学牙学院,1937年毕业,获牙医学博士学位。留校历任助教、讲师、副教授、教授、牙学院院长等职。1946~1949年,邹教授先后在加拿大多伦多大学牙学院研究部、美国芝加哥伊利诺大学牙学院研修,获该校硕士学位。1949年回国后,创立牙周病学专业,并任华西大学牙学院研修部主任,牙学院副院长。1950~1951年,任华西大学口腔医学院院长

地。当时,国内的牙科材料和牙周手术器械极其缺乏,他根据国外的器械设计,研制出国内首批牙周器械。当时国内还没有牙周塞治剂等,为了临床治疗的需要,他和药学系的同事一起,把松香、白陶土、石棉纤维等调在一起制成了牙周塞治剂,用于牙周手术后伤口暴露,不能贴胶布、纱布时,这种制剂大约一分钟凝固,一个星期后复查再取下来。这种制剂现在都还在用。1954年四川医学院口腔医学研究所成立后,在邹海帆及肖卓然教授的主持下,开展了国内最早的实验性牙周病的动物实验,开当时中国之先河。他们通过在动物模型上观察食物局部刺激对牙周的影响,研究模拟嵌塞的食物残渣对牙周的破坏——用可的松造成动物的骨质疏松来观察对动物牙周的影响,成功建立了实验性骨质疏松和实验性糖尿病的动物模型,着重考虑全身因素对牙周病的影响,即使用药物造成的一种全身性的损害,观察其对牙周的影响。后来很多的牙周病动物模型都是在此基础上发展成的,如通过全身应用糖皮质激素结合局部钢丝结扎来建立牙周炎动物模型,通过局部结扎和激素注射来分别模拟局部及全身因素对牙周的作用,得出牙周炎是菌斑等局部刺激因素及全身因素造成对牙周炎的易感性共同作用的结果。这虽然只是一个动物模型,但却是对临床某一特质的模拟,是一个科学研究的方法,这在当时的中国是一个巨大的尝试,为我国现代牙周病动物模型的建立奠定了基础。

肖卓然教授是我国老一辈口腔医学教育家和国内著名的牙周病学及黏膜病学专家。1978年和1981年,华西医科大学口腔医学院分别获批首个硕士学位和博士学位授权点,而肖卓然教授成为国家首批博士研究生导师,也是全国牙周病学专业的首个博士生导师。肖卓然教授治学严谨,坚持理论联系实际。1952年,他担任我国口腔科最早的学术刊物《中华口腔医学杂志》社长,为促进学术交流作出了巨大的贡献。20世纪80年代,主持编写全国高等

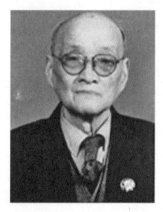

图6-5-18　肖卓然教授(1908—1998年),四川新都人,我国著名的牙周病学及黏膜病学专家。1925年考入华西协合大学牙学院,1932年毕业,获牙医学博士学位,留校任教,历任华西大学牙学院口腔内科学系主任,教授,华大牙学院院长及中华医学会成都分会口腔科学会主任委员,卫生部医学科学委员会委员等

医学院适用教材《口腔内科学》(1980年版)和《临床牙周病学》。其中《临床牙周病学》这本书不仅注重牙周基础知识,更注重临床应用,特别是近代所用的牙周病治疗方法,使读者们能更明确地认识和应用,为我国牙周病学的理论和临床做出指导,对牙周病学的发展起到了极大推动作用。

20世纪90年代初,肖教授等人又着手研究牙周致病菌,如中间普氏菌(Pi)、伴放线放线杆菌(Aa)等。当时虽然知道中间普氏菌等是牙周及根尖周病较重要的致病菌,但对其致病机制仍不十分清楚。肖教授等做了一系列实验来研究牙周病龈下细菌,中间普氏菌菌体蛋白抗原以及细胞因子白细胞介素-1(IL-1)对成纤维细胞的影响等,以期通过了解牙周病的病因来寻找更有效的治疗及预防措施。

我国现代牙周病学的发展与口腔医学教育的发展密不可分。尽管新中国成立初期口腔医学教育得到了一定的提高,然而由于历史原因,牙周病学在我国的发展一直滞后,直到20世纪70年代末、80年代初牙周病学研究才逐渐恢复元气。随着牙周学人的不懈努力,我国于1999年成立了中华口腔医学会牙周病学专业委员会。截至2012年,中华口腔医学会牙周病学专业委员会共有成员近百人,会员近千人。全国各省市地区也相继成立了口腔医学会牙周病学分会等学术团体。

牙周病学事业在全世界都呈现出蓬勃发展的趋势。目前牙周病仍然是人类口腔的常见病、多发病,疾病的发病机制和诊断治疗还有待于深入研究。老龄化社会、口腔保健模式的多样化,也为我们提出了新的机遇和挑战。希望现代牙周病学能在我们当代人的共同努力下得到飞跃性的发展和进步。

(吴亚菲　赵 蕾)

第六节　口腔黏膜病学

口腔黏膜病(oral mucosal diseases)是发生在口腔黏膜及软组织的类型各异、种类众多的疾病总称。口腔黏膜病在我国的发病率很高,其中复发性阿弗他溃疡发病率约为20%,口腔扁平苔藓发病率约为0.51%,病损局部往往出现疼痛,严重影响患者进食、说话,甚至心理、睡眠等。

口腔黏膜病学(diseases of the oral mucosa)是研究口腔黏膜病的基础理论与临床诊治的学科。由于它所研究的对象种类繁多,而且与机体的全身状态之间联系密切,因此,在国外有学者将其称为oral medicine,直译为“口腔内科学”,以强调它与普通内科学的联系。广义

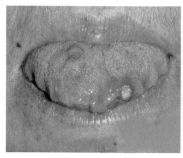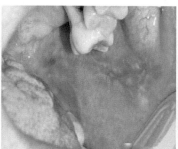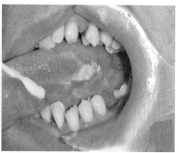

图6-6-1　复发性口疮、口腔扁平苔藓、口腔白斑

上讲，oral medicine研究范围更加广泛，除口腔黏膜病以外，还包括了面痛症等神经疾患、颞下颌关节疾病、唾液腺疾病等。

一、国外口腔黏膜病学史

国外的口腔黏膜病学归于Oral Medicine中，其学科发展具有悠久的历史，早在公元前460–前370年的希波克拉底的时代，就有关于类似雪口病的记载。当时虽然没有像现在这样成形的学科体系，但在社会发展过程中随着对疾病病种认识的逐渐丰富，成熟的学科体系也逐步形成。

从19世纪开始，oral medicine逐渐引起牙医的重视，其诊疗范围包括牙齿、牙周及口腔软组织。大多数专家认为oral medicine并不仅仅是一个医学分支，更是帮助诊疗全身疾病的重要学科。

在19世纪中期，被称作"口腔内科学之父"的Jonathan Hutchinson首次报道了先天性梅毒及其临床表现：半月形切牙、迷路性耳聋、间质性角膜炎。同时，Jonathan Hutchinson还报道了口内色素沉着与口周色素沉着的关系等。这一系列研究成果为oral medicine的发展奠定了坚实基础。

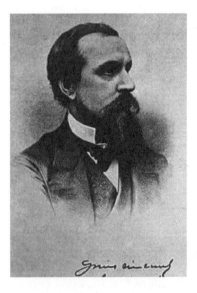

图6-6-2　Jonathan Hutchinson（1828—1900年），出生于英格兰约克郡，被誉为"口腔内科学之父"。他兴趣广泛，涉足于病理学、外科学、口腔内科学等多领域，编撰了多部专业相关书籍。许多医学专业名词是以他的名字命名的，如哈钦森咽峡炎、哈钦森征、哈钦森面貌、哈钦森黑斑、哈钦森斑（即梅毒黏膜斑）、哈钦森牙、哈钦森–吉尔福德儿童早衰综合征等

1855年，Henry Trentham Butlin将他多年在St Bartholomew's医院咽喉科的临床经验，及一系列高质量的彩图归纳总结，出版《舌部疾病》一书，此书被纳入《实习医师与医学生临床手册》系列丛书。

1882年，Heinrich Irenaeus Quincke 第一次用临床图片描述并确认了血管神经性水肿，故被命名为奎英克水肿，帮助临床医生认识过敏性疾病在口腔黏膜的表征。

1923年，Kenneth Weldon Goadby在好朋友休厄尔先生的帮助下出版了《牙龈和口腔黏膜病》及《口腔真菌学》等专著。他将其在临床上积累的案例绘制成彩色插图附于各章节，使读者更形象、生动地理解各种疾病的临床表现，同时详细地描述了疫苗疗法在口腔疾病治疗方面的应用及价值。

近代口腔内科学先驱Lester William Burket，主编了口腔内科学权威著作《oral medicine》，

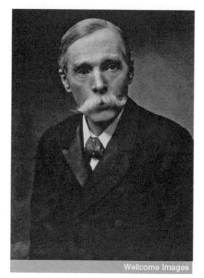

图6-6-3　Henry Trentham Butlin(1854—1912年),出生于英格兰康沃尔郡,被誉为"英国头颈部外科之父"。鉴于他在医学领域的众多贡献,被授予男爵。历任伦敦大学医学院第一任院长,英国医师协会会长,伦敦病理学会会长,历任皇家外科学院院长。还分别被伯明翰大学和杜伦大学授予名誉法学博士和名誉民法博士

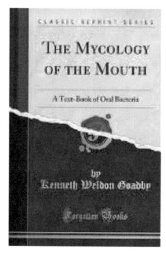

图 6-6-4　Heinrich Irenaeus Quincke (1842—1922年),出生于德国法兰克福市,著名内外科医生,涉及内科学、皮肤性病学、儿科学、公共卫生和细菌学等领域,历任基尔大学医学系院长及校长。他父亲是当时德国杰出的内科医师赫尔曼·奎英克,哥哥是德国物理学家格奥尔格·赫尔曼·奎英克。除首次提出血管神经性水肿外,还首次提出了主动脉瓣闭锁不全时会有的"奎英克征",特发性颅内高血压及"尘肺病"的概念,并首次研究用无机铁的摄入来治疗缺铁性贫血

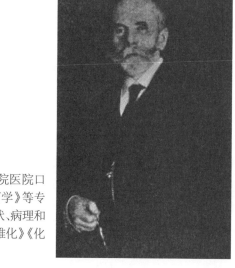

图6-6-5　Kenneth Weldon Goadby,英国伦敦牙科大学学院医院口腔系细菌学讲师。出版《牙龈和口腔黏膜病》及《口腔真菌学》等专著。与此同时,他与托马斯·莫里森等合作,对铅中毒的症状、病理和预防方面也有很深入的研究,发表了《中铁矿工的肺间质纤维化》《化脓性伤口的自然史调查》等论文

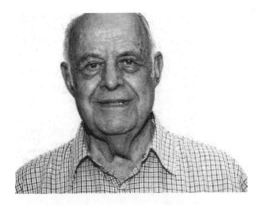

图 6-6-6　Lester William Burket（1907—1991年），美国人，1925年获宾夕法尼亚大学牙学学位，1936年获耶鲁药学院医学学位，曾任宾夕法尼亚大学牙医学院院长。Burket 的思想遗产提高了数百万计病人的生活质量，推动了口腔教学的发展，增强了牙学工作者是最基本的健康服务者的思想。他是第一个提倡将医学整合到口腔教学和临床实践的教育家

并作为教材广泛流传。他认为口腔健康是全身健康的重要反映，这一理念随着时间不停地创新，已成为现在医学和牙学的标准理念。

二、中国口腔黏膜病学史

　　我国口腔黏膜病的研究源远流长。迄今为止，最早关于口腔黏膜病的记载出现在夏商西周时期（公元前21世纪—公元前770年）。据周大成教授考证，甲骨文中记载了"疾口""疾舌""疾言"等与口腔疾病有关的卜辞。目前甲骨文中有两片"贞疾口"的卜辞，即口腔黏膜相关疾病。疾舌，即舌部疾患。"贞疾舌，茱于妣庚"，意为武丁患舌部疾病，求其先母妣庚赐其治愈。疾言，即可引起声音嘶哑或发音困难的相关疾病。因甲骨文的卜辞多用于占卜，故未见到药物及其他治疗方法的记载。

　　春秋战国时期《黄帝内经·素问》就有关于口溃疡的记载："岁金不及，炎火乃行……民病口疮"意为心火上炎，肺金烧灼，熏蒸于口，遂发口疮。《内经·至真要大论》曰："少阳之复，大热将至，火气内发，上为口糜。"在《黄帝内经》中已反映了四时六淫之邪，内发于脏腑者，经之口内可生疮糜烂。隋朝巢元方在其《诸病源候论·口舌疮候》中写道："手少阴，心之经也，心气通于舌；足太阴，脾之经也，脾气通于口。脏腑热盛，热乘心脾，气冲于口与舌，故口舌生创也。"指出脏腑热盛与口疮发生有关。唐代王焘所著《外台秘要》中记载："心脾有热，常患口疮，乍发乍磋……"此论述指出口疮病因与心脾积热有关，有治愈性和自限性的特点。宋代的《圣济总录》记述："口疮，由心脾有热，气冲上焦，蒸发口舌，故做疮也。"元代朱丹溪的《丹溪心法》中云："口疮服良药不愈者，因中焦土虚，且不能食，相火冲上无制，用理中汤，人参白术甘草补土之虚，干姜散火之标，甚则加附子，或噙官桂，亦妙。"此方滋补脾阳治疗中焦土虚，对火口疮中的虚火治疗上有了进一步的认识。到了明代，陈实功在其所著《外科正宗》中谈到："口破者，有虚火实火之分，色淡色红之别，虚火者，色淡而白斑细点，甚则陷露龟纹，脉虚不渴，次因思烦多甚，多醒少睡，虚火动而发之……。实火者，色红而满口烂斑，甚则腮舌俱肿，脉实口干，此因膏粱厚味，醇酒炙煿，心火妄动发之。"在清代祁坤的《外科大成》《医宗金鉴》《疡医大全》等论著中也都有对口疮的记载。

　　在南北朝时期《刘涓子鬼遗方》一书中，首次将复发性唇疱疹称之为"热疮""热气疮"，并主张用生地黄膏、黄连膏等治疗热疮。《诸病源候论·热疮候》云："诸阳气在表，阳气盛则表热；因运动劳役，奏里则需而开，为风邪所客，风热相搏，留于皮肤，则生疮。……风多则痒，热多则痛，血气乘之，则多脓血，故名热疮也。"

在隋·巢元方《诸病源候论·带状候》中关于带状疱疹记载"带状者,缠腰生,疮如带,因以为名。"明·王肯堂《证治准绳疡医·卷四缠腰火丹》曰:"绕要生疮,累累如贯珠,何如?曰: 是名火带疮,亦名产腰火丹"是因"心肾不支,肝火内炽流入膀胱,缠于带脉。"后称之为蜘蛛疮、蛇串疮、火丹等,如明·申斗垣《外科启玄》曰"蜘蛛疮生于皮肤间,与水巢相似; 淡红且痛,五七成攒,亦能荫开。"青·陈实功《外科正宗》曰:"火丹者,心火妄动,三焦风热乘之,发于肌肤。"

新中国成立以后,我国口腔黏膜病学在经历了30年的创立起步,10年的振兴奋起和20年的发展飞跃后,目前已形成一门生机勃勃的、具有中国特色的、独立的专业学科,其部分研究项目已跻身于世界先进水平的行列。

新中国成立后30年,中国口腔黏膜病学经历了漫长而艰苦的创立起步阶段。在该阶段,全国共有约250篇论文正式发表,绝大部分为文献综述和临床研究,少数学者在临床观察的基础上,开始尝试基础理论研究,但其整体研究水平较低。

1978年,在卫生部和解放军总后勤部卫生部的领导下,成立了口腔白斑与口腔扁平苔藓及其癌变防治协作组(简称"两病"协作组),李秉琦教授率先提出"中西医结合防治口腔黏膜疾病"的具有中国特色的治疗方向,主持拟定了有关复发性口疮、口腔扁平苔藓的疗效标准及治疗方案,收入卫生部规划教材,在全国范围内统一上述疾病的诊治标准,全面带动了我国口腔黏膜病学的建设和发展,也标志着我国口腔黏膜病学进入了振兴奋起阶段。

在"两病"协作组成立的短短10年里,我国口腔黏膜病学发展迅猛,1988年成立了以许国祺教授为组长的中华医学会口腔黏膜病学组,并于当年在江苏常州召开了第一次全国学术大会,这标志着我国口腔黏膜病学进入了一个全新的、高层次的发展飞跃阶段。1998年,成立了以李秉琦教授为主任委员的中华口腔医学会第一届口腔黏膜病专业委员会。

目前,已有众多医学院校及口腔医院开设了口腔黏膜病专科门诊,部分医学院校设立了口腔黏膜病研究方向的硕士点和博士点,都为进一步提高我国口腔黏膜病的研究水平奠

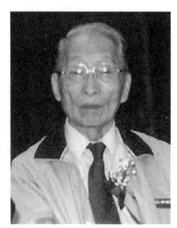

图6-6-7 许国祺教授(1917—2001年),1944年毕业于上海震旦大学牙医学系,获得牙医学博士学位,同年留校任教,是国内口腔黏膜病专业第一位博士生导师。历任中华医学会口腔科学会口腔黏膜病专业学组的第一任组长,中华口腔医学会口腔黏膜病专业委员会第一届委员会名誉主委。许国祺教授被我国口腔学界公认为是口腔黏膜病学的开创者和奠基人

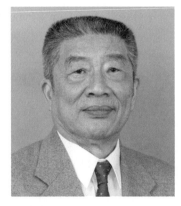

图6-6-8 李秉琦教授(1933年—),1955年毕业于四川医学院口腔医学院系,中华口腔医学会第一届口腔黏膜病专业委员会主任委员,主编了卫生部规划教材《口腔黏膜病学》第1版,是该学科的学术带头人

定了基础。2000年,由李秉琦教授主编的卫生部规划教材《口腔黏膜病学》第1版出版发行,口腔黏膜病学成为一门重要的临床学科。

(陈谦明　江潞　周瑜)

第七节　牙槽外科学

一、国外牙槽外科的发展

以拔牙为主要业务内涵的牙槽外科是口腔颌面外科最基本的临床专业领域,诊治患者数量众多,具有悠久的历史。但是,最早的与拔牙有关的故事记录却并不是为了治疗牙病,据《汉谟拉比法典》记载,在西方公元前1800年的古代,官方将拔牙作为一种刑法用于惩戒罪犯。

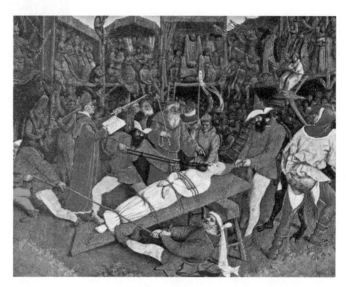

图6-7-1　St. Apollonia的殉难描述了痛苦的拔牙过程(摘自马文·林格.牙齿的故事.陈铭助,译.台北:边城出版社,2005)

公元前460—前377年,希波克拉底写下了有关牙钳拔牙的第一部书面参考资料。到了中世纪和文艺复兴时期,牙科开始了专业化的起始。牙科治疗如同牙痛的历史一样古老,中世纪对于牙痛患者来说是一个野蛮的时代,主要的治疗方法是毫不确定的牙痛药物治疗和拔牙。牙科学本身并不专业,通常的牙科治疗如拔牙和药物治疗由理发师或理发师兼外科医生,甚至集市上的江湖游医即拔牙匠来完成。公元500—1000年中世纪的欧洲,主要由当时受教育程度最高的僧侣从事医学、外科和牙科治疗。到了公元1130—1163年,教会允许僧侣从事任何类型的外科手术、放血治疗或者拔牙手术。理发师常常作为僧侣的助手,并逐渐顶替了僧侣的角色,从事相关的外科手术治疗。在公元1210年,一个理发师协会在法国成立。理发师最终发展分为两种类型,分别从事不同的业务范围,其一为专职外科医生,即受教育和培训从事复杂的外科手术;其二为理发师兼外科医生,主要从事常规的卫生服务,包括剃头、放血和拔牙。而在公元1400年,法国颁布了一系列皇家法令,禁止外行的理发师从事除放血、拔火罐、水蛭吸血和拔牙外的任何外科手术。由此可见,在拔牙史的发展之初,拔牙的技术难度和其医疗学术地位并没有归属在普通外科手术之列。

公元1530年,由Artzney Buchlein主编的《各类牙疾患》医学小册子作为第一部关于牙科学书籍在德国出版。该书主要写给理发师和外科医生作为指导,包括口腔卫生维护与拔牙等。公元1575年,被称为外科之父的法国人Ambrose Pare出版了著作《牙科实践》,其中介绍了牙拔除术,龋齿和下颌骨骨折的治疗等。

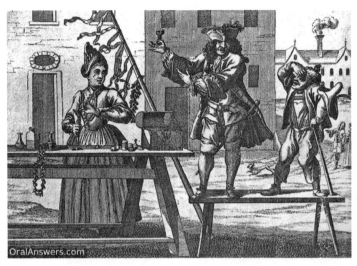

图6-7-2　集市上江湖游医(摘自马文·林格.牙齿的故事.陈铭助,译.台北:边城出版社,2005)

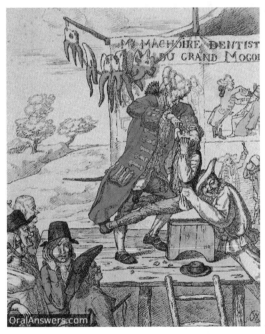

图6-7-3　拔牙匠在乡村拔牙(摘自马文·林格.牙齿的故事.陈铭助,译.台北:边城出版社,2005)

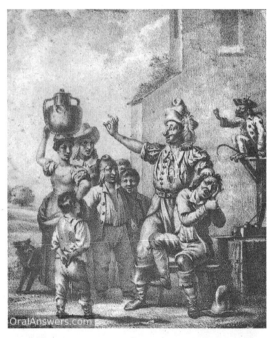

图6-7-4　法国的牙医正在集市上向行人展示刚从右侧患者口中拔除的牙齿,似乎这颗牙齿给患者带来了极大的痛苦(摘自马文·林格.牙齿的故事.陈铭助,译.台北:边城出版社,2005)

公元1790年,维也纳的Serre J引进螺丝刀拔除牙残根,这项技术在19世纪40年代传入美国。公元1797年,巴尔的摩(Baltimore)的医学博士Thomas Bruff申请第一个美国牙科器械的专利,称为"垂直牙齿拔出器",其实就是一个古代牙钳的改良。

　　19世纪的公元1844年,康涅狄格州牙医Horace Wells 发现一氧化二氮(氧化亚氮)可应用于牙拔除术的麻醉,并于1845年进行了首次当众示范。1846年其学生William Morton采用乙醚成功示范了麻醉状态下的外科手术。随后内科医生Crawford Long亦声称早在1842年就已使用乙醚作为麻醉药物成功进行了外科手术。

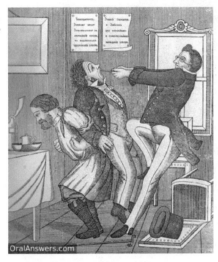

图6-7-5　牙医的助手负责背负患者,以利于医生顺利完成拔牙手术(摘自马文·林格.牙齿的故事.陈铭助,译.台北:边城出版社,2005)

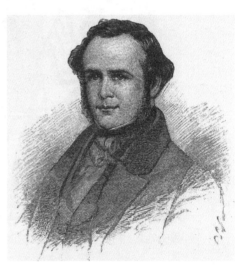

图6-7-6　Horace Wells (1815—1848年),美国牙医,牙科局部麻醉先锋,首先使用一氧化二氮 (笑气)作为局部麻醉药物

　　公元1884年, Carl Koller首次采用可卡因作为局部麻醉药物应用于临床。公元1895年,德国物理学家Wilhelm Roentgen(1845-1923年)发现了X射线。1896年卓越的新奥尔良牙医C.Edmond Kells拍摄了美国首张牙科X线片。

　　20世纪牙科发展较快,这要归功于现代科学技术的迅猛发展。公元1901年,德国化学家Alfred Einhorn首次将普鲁卡因作为局部麻醉药物使用。1905年 Einhorn 合成了局部麻醉药物奴弗卡因(普鲁卡因胺)。同时,拔牙器械也有了改进。牙钳和"鹈鹕"钳是最常见的拔牙器械。14世纪 Guy de Chauliac 发明了"鹈鹕"钳,常常由乡村铁匠打造,其使用需要一定的技巧,而且往往会导致较大的损伤和患者的痛苦。20世纪现代牙钳再次替代牙钥成为拔牙的主要工具。

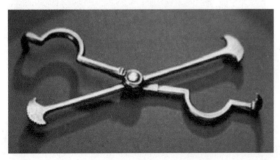

图6-7-7　1700年牙钥替代了"鹈鹕"钳成为最主要的拔牙工具。牙钥以门钥匙作为模型,使用时首先水平放入口腔,其前端的"爪"紧扣牙齿,通过旋转的力量使牙齿松动。通常会导致牙齿的破裂,下颌骨骨折和软组织损伤

■ 二、我国牙槽外科的发展

虽然现代牙槽外科技术是由西方传入我国的,但据资料记载有关我国牙槽外科的历史其实也非常长远,甚至更长。

考古发现在同属于新石器时代的大汶口文化、西夏侯文化、大墩子文化等遗址中发现的人类头骨上,都有人为拔除牙齿的痕迹。文献记载的拔牙方法大致有以下几类: 用线栓在牙颈部,迅速猛拉线头以拔除牙齿; 用石器放在牙齿上,另一石器槌打以拔除牙齿; 直接用槌、刀、斧敲打拔除牙齿。

我国有记录的最早的以治疗为目的的拔牙病例可以追溯到东晋时期,《晋书·列传》温峤传记载了东晋明帝即位后中书令温峤,拔牙后10天因并发症死亡的案例。《晋书》原文是这样描述的:"峤先有齿疾,至是拔之,因中风,至镇未旬而卒,江州士庶闻之,莫不相顾而泣"。这是我国口腔医学史上最早有记录的拔牙病例,也是我国最早的拔牙致死病例。从文献记载的患者病史,我们可以大胆推测温峤的死亡原因,极有可能是拔牙后的颌面部间隙感染,被古人描述为"中风",未得到及时治疗,10天的病史也符合感染性疾病的特点。到了清朝,拔牙已经是一种常见的医疗实践。

20世纪初,加拿大牙医学博士林则(Ashley W.Lindsay, 1884–1968年)于1907年的春天来到中国,在启尔德医生的帮助下,林则博士在成都四圣祠仁济医院开设了仁济牙科诊所。林则博士在中国接待的第一位患者就是拔牙病例。这位妇女患有长达10年的牙槽脓肿,骨质大量缺失并长期溢脓。林则博士为她拔除患牙并彻底清创,恢复了健康。1912年,诊所扩建为四圣祠牙症专科医院,林则博士任院长。1917年华西协合大学成立牙学院,1928年,华西协合大学医牙科楼(现华西校区四教)落成,牙症医院迁至华西坝,更名为华西协合大学口腔病院。

林则博士十分注重临床研究,他总结了自己多年的临床经验和颌部的解剖结构特点,结合麻醉学基础,提出了《下齿槽神经阻滞麻醉直接注射法》,文章于1929年在美国发表,这个方法以后就叫做"林则方法",至今被全世界通用,仍是国际上普遍采用的方法。

下齿槽神经阻滞麻醉直接注射法是将局部麻醉药物注射到下颌孔的上方、翼下颌间隙内,麻醉下齿槽神经。注射时的进针点为颊脂垫尖,翼下颌皱襞中点外侧0.3~0.4cm,下

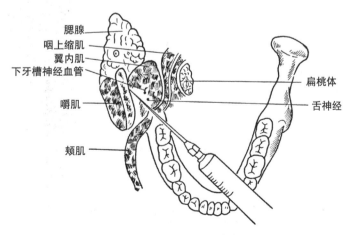

图6-7-8 下齿槽神经阻滞麻醉图

颌磨殆平面上1cm,无牙殆患者上下牙槽脊连线中点外侧0.3~0.4cm。注射时,患者大张口,下颌殆平面与地平面平行。注射器在对侧下颌前磨牙区,注射针与中线成45°向后外方刺入进针点,深达2~2.5 cm,针尖可达下颌支内侧的下颌神经沟。以前的间接注射法在同侧注射,需要用手压着下齿槽神经的漏斗处,进针后注射器还需要一个转向才成,位置不容易找准确,针可能误穿,而且在注射器转向过程中针易折断,给患者带来不必要的痛苦。林则博士提出的方法最大优点就是直接,比以前的间接注射法简单,而且解剖结构明确,很容易掌握。

　　拔牙术作为颌面外科门诊最常见的手术,得益于现代医学的发展,也取得了长足的进步。20世纪70、80年代,北京大学口腔医学院耿温琦教授等就已对牙槽外科相关工作开展了卓有成效的系列研究和探索,在邱蔚六、张震康、王大章、周树夏等口腔颌面外科老一辈专家的倡导和帮助下,国内各大口腔医学院校都建立了牙槽外科的独立临床分支,并配有专科医师从事工作。牙槽外科学组(Division of Alveolar Surgery)是中华口腔医学会口腔颌面外科专业委员会下属的3级学术组织,成立于2011年。旨在建立临床交流和学术研讨平台,促进牙槽外科相关专业领域良性发展,适应当代国际医疗理念和技术发展趋势,不断提高临床工作规范化和现代化水平。时至今日,严格的无菌、麻醉、生命支持技术下的微创、无痛操作,已经是国内正规医院拔牙手术的主流配置,术后感染、颞下颌关节损伤等并发症的处理也已经形成了完善的流程。

(潘 剑)

第八节　唇腭裂外科学

　　先天性唇腭裂是口腔颌面部最常见的畸形,全世界各民族和地域均有发生。它可以影响除视力以外口腔颌面部所有器官的功能与形态。所以唇腭裂的治疗涉及多学科的综合序列治疗,治疗贯穿于患者从出生至长大成人的全过程。其特点是治疗方法繁多,周期较长,治疗目标包括整个身心的健康等内容。

一、唇裂治疗

　　先天性唇腭裂发病范围广泛,但是古籍记载甚少。最早的考古发现来自秘鲁,是一件有着3000年历史的陶器陪葬品。这个神秘的女性陶俑具有明显的单侧唇裂,但是鼻子的形态却难以置信地对称。在《Operative Story of Cleft Palate》一书中, George Dorrance 曾报道发现一具埃及的木乃伊是腭裂。从古代希腊到古代罗马,唇腭裂都很少出现在文字记载中。在欧洲,关于唇腭裂最早的记载可能来自伽林(131–206年),他用layocheilos或者lip like a hare来描述唇的裂隙。根据他的记录,在Celsus时代,治疗腭裂的阻塞器已经被广泛使用。

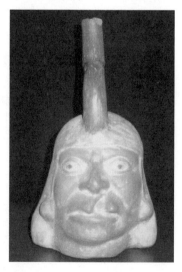

图6-8-1　出土于秘鲁的水壶复制品,至今约3000年历史,展示了具唇裂的女性面像

　　相比之下,古代中国的文字记载更加生动和丰富。早在晋朝(229-317年)时期,就有外科医生施行兔唇的整形手术,帮助了一名叫魏咏之的贫困唇裂患者,这个小伙子后来成为了六省巡抚;到了唐朝(618-901年)更有一位姓方的外科医师由于擅长此类手术而被称为"补唇大夫",并获得相当高的声誉。在土耳其,Charafed-Din首次描绘了用烙铁行烧灼法修复唇裂的过程。

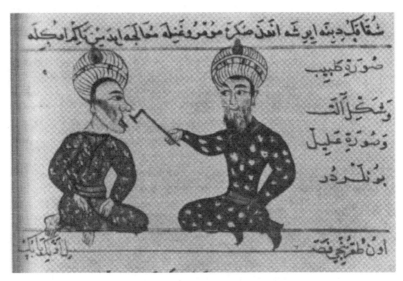

图6-8-2　公元1465年,土耳其医师记录电灼法治疗下唇裂

(一)单侧唇裂整复术

　　由于频发的术后感染、麻醉不足和控制出血不力,唇裂修复术发展得非常缓慢。在欧洲,直到公元950年才在一本名为《The Leech Book of Bald》的专著中出现最早的关于唇裂手术的记载:"唇裂修复前,捣碎胶连剂,辅以蛋清,然后将两侧红唇对位,以刀切开唇两侧边缘组织,用丝线缝合,后涂以药膏,直到丝线腐烂断开"。13~17世纪的文献里可以找到许多唇裂整复术的记录,这些方法主要基于在裂隙缘制造创面,然后利用各种不同的敷料和线进行缝合,以促进愈合、对抗感染。佛兰德外科医生Jehman Yperman(1295-1351年)建议在距切开的裂隙创缘一定距离的位置用针进行8字形缠绕缝合,但反对像某些外科医生那样在颊部外侧方作松弛切口以关闭裂隙。法国文艺复兴时期伟大的外科医师之一Ambroise Pare(1510-1590年)和他的学生Guillemean使用带铁针尖的银针和上过蜡的亚麻线进行操作。Paré在1575年率先提出用术语"bec-de-lieure"或"lip of hare"描述唇裂。他可能是第一位在外科专著中使用唇裂整复术后图片的外科医生。另外一个文艺复兴时期著名的外科医生Gaspar Tagliacozzi(1545-1599年)于1597年报道了他的修复方法。他使用锐利的剪刀或刀,强调全层贯穿缝合唇部的重要性。他指出:"操作者必须从外侧向内将针整层穿透唇部,另一侧则需要从内侧向外贯穿缝合。"他同时建议在伤口内侧和外侧覆盖浸过蛋清和玫瑰花水的敷料。除了术后应用各种促进伤口愈合的油膏和药膏,加压绷带也常在术中应用以帮助关闭伤口。Fabricius(1537-1619年)在1619年首次介绍了在裂隙缘制造创面前用弹性绷带使裂隙缘组织靠拢或减张,从而帮助关闭宽大的裂隙。1686年,Johan Philip Hofmann使用舒适的衣带制成带有适当张力的头帽,放置于颊部和唇部。这一装置可以使裂隙边缘靠拢。

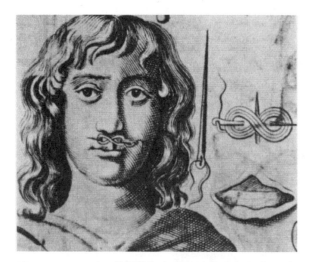

图6-8-3　1676年,使用带钢尖的银针和亚麻线进行8字缝合修复唇裂

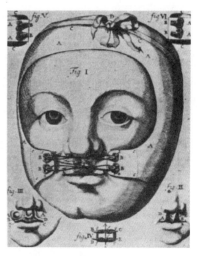

图6-8-4　1686年,Johan Philip Hofmann设计的舒适头帽延展到颊部和上唇。这些附属的钩子能推拉裂隙边缘向中线移动靠拢

　　直到19世纪早期,直线缝合术仍然是唇裂整复的标准术式。1843年,两位法国外科医师Joseph Malgaigne 和Germanicus Mirault,不满足于直线缝合术后的瘢痕收缩和导致的口哨畸形,尝试用邻近组织瓣转移来延长唇部、丰满唇珠,成为最早对唇裂手术进行改革的先驱。1844年,Mirault改良了这种术式,切除下降的近中瓣,仅在侧唇作一水平切口,将形成的侧方红唇皮肤三角瓣向中线靠拢,随后他试图在切口线处填充红唇,避免形成口哨畸形。Mirault尝试过很多这种在裂隙两侧设计不同组织瓣进行整复的变异术式,而他创新性的三角瓣作为唇腭裂外科医生的法宝,在100多年后的今天仍然以各种形式广为运用。到19世纪后期,M.H.Collins开始在鼻翼基部设计了一个小侧方瓣,将其插入鼻小柱基部的小切口,从而增加鼻翼基部的对称性,重建稳固的鼻底,并在鼻小柱基部塑形出一个小"肩台",以恢复其更接近于正常的外形。20世纪早期,Victor Veau通过鼻翼基部的切口设计,重新定位鼻翼基部,延长裂隙边缘,同时关闭鼻底和硬腭前份裂隙。他强调在修复唇裂时通过缝合恢复肌肉连续性,因此又称为肌肉缝合术。

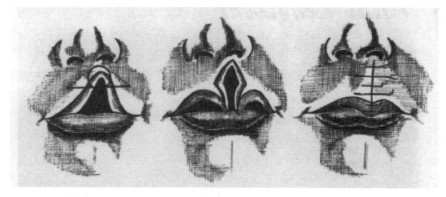

图6-8-5　Malgaigne设计的两瓣法,在裂隙缘两侧水平切开全层组织,形成的创缘对位缝合,从而延长上唇,重建唇珠

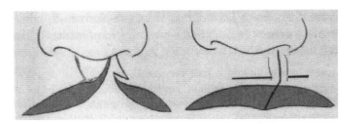

图6-8-6　Mirault仅在侧唇作一水平切口,将形成的侧方红唇皮肤三角瓣向中线靠拢

　　唇裂整复历史上另一个里程碑即是重建唇弓。多伦多儿童医院的A.B.Le Mesurier,正是致力于设计侧唇矩形瓣,裂隙缘红唇成曲线形以模仿健侧唇弓。此后,陆续有不少外科医师采用各种不同切口设计,以改善唇高、重建唇弓和整复唇裂鼻畸形。1952年, Charles Tennison 引入两个概念:使用绘图圆规进行标准测量以设计组织三角瓣大小,使用Z字成形原理增加垂直长度。Peter Randall对其下三角瓣法进行了改进,形成大家所熟知的Tennison-Randall法。单侧唇裂整复又一个具有革命性的创新是D.Ralph Millard发明的旋转推进术。他认为唇裂的中间部分需要从上方附着处松解旋转下降至合适位置,侧唇推进至旋转所留下的组织缺损处。旋转推进术解决了许多早期唇裂手术的缺点:它保存了唇弓和人中形态,增加了鼻尖对称性,瘢痕沿着人中嵴和鼻翼基部等隐蔽的位置。

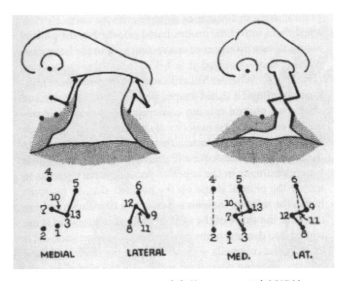

图6-8-7　Peter Randall改良的Tennison三角瓣设计

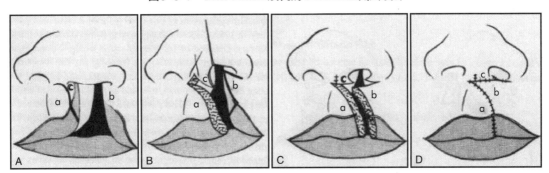

图6-8-8　D.Ralph Millard的旋转推进术

Millard术式历经改良和进步,但基本原理仍不变。邓典智教授率先在国内应用单侧唇裂旋转推进法,提出以健侧两瓣旋转后瓣尖间距离作为患侧瓣基底宽度的定点方法。到20世纪90年代,石冰教授在透彻分析了唇裂手术设计的几何学原理基础上,提出华西梯度旋转下降法整复单侧唇裂。该法将国际上运用最广的包括Tennison法和Millard法在内的多种手术设计融会贯通,通过几何学设计,运用生物力学原理,从不同组织层次对鼻唇复合体进行一期重建。该法充分诠释了手术治疗的内在规律,通过数学模型对手术设计进行建模,使得需要经验判断的抽象的"设计感觉"变成了实实在在的"设计定律",让唇裂的设计变得不再虚无不定,极大地提高了我国唇裂治疗的总体水平。

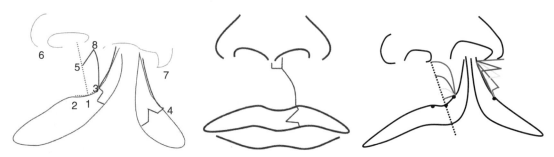

图6-8-9 华西法唇裂设计定点及缝合后切口形态   图6-8-10 华西法对Tennison法和Millard法共同规律的诠释

(二)双侧唇裂整复术

历史上对双侧唇裂整复首先的挑战是过度前突的前颌骨。早期整复时,它通常被整个切除,导致前牙缺失,侧方颌骨塌陷,上颌骨向前发育严重受抑制,还出现显著的前牙反𬌗。

1556年,Pierre Franco提出使用切断钳或小锯子完全切除前颌骨,用软组织覆盖创面。1790年,Pierre Joseph Desault提倡早期使用衣物绷带加压前颌骨后,同期整复双侧唇裂两侧。他切开两侧裂隙缘组织,设计前唇为唇部中间部分,对位唇部组织,使用穿通针8字固定。圣路易斯的Brown和McDowell参照Desault的方式,手术中后退前颌骨,同期关闭两侧裂隙。其他的外科医生偏好分期修复双侧唇裂。Victor Veau认为,对复杂的双侧唇裂来说,"同期整复所有的缺损是相当困难的",他提出三期甚至更多次手术来修复唇腭裂,一次修复一侧唇裂,4周后修复另外一侧。另外提倡分期修复的包括英国的Kilner和Holdsworth,美国的Cronin和Bauer,这些外科医生选择先修复较宽一侧的裂隙,将偏斜的前颌骨退回中线。

历史上另外一些尝试重新复位前突上颌骨的方法包括移除牙槽突的颊侧板,不过这样常破坏切牙。1865年,德国的Adolf van Bardeleben经小切口入路,在骨膜下截断犁骨,通过滑动断端复位前颌骨。鼻中隔部分位于犁骨缝前方,在颊侧骨板的舌方切除部分骨段,使用头帽和吊带装置对前颌骨段施加静态或弹性压力。近年来常用牙科矫治器来复位前颌骨。既可以通过螺钉附着主动牵引复位前颌骨和侧方上颌骨段,也可以通过被动矫治器分阶段复位异位骨段。1993年Grayson首次介绍了术前鼻牙槽矫治(Presurgical nasal alveolar molding,PNAM)技术,在被动矫治板上通过增加鼻撑等附加装置来重塑鼻尖软骨和延长鼻小柱。

唇粘连术也是用来复位前突前颌骨的方法。1864年,Gustav Simon首先报道在唇裂整复术前,将侧唇瓣与前唇瓣缝合以重塑前唇形态。这一式式既可复位前颌骨,又可扩张前唇皮肤,为其增加组织量。Peter Randall极力支持初期唇粘连,认为唇粘连术既可发挥外置弹性压力的作用,又可发挥口内牙科矫治器的作用。

关于前唇的处理同样存在许多争论。1907年,法国的外科医生Lorenz在双侧唇裂整复时将前唇推进至鼻小柱,然后在鼻小柱下方将两侧唇于中线关闭。这一方法尝试矫正过短鼻小柱和扁平的鼻尖,但术后唇部过紧,垂直方向过长。其他的学者改良了这一术式。1967年Pitanguy将整个前唇分离成交叉瓣推进至鼻小柱,沿绕鼻翼基部的切口向中线移动,最后缝合于鼻翼基部。Millard随后改良了这一术式。尽管他最初设计叉形瓣是利用双侧唇裂术后瘢痕来延长鼻小柱,但随后他在初期唇裂整复时将叉形瓣储备在鼻堤下,二期整复时用来推进延长鼻小柱。

关于是否保存前唇红唇黏膜,或丢弃,或是利用侧唇红唇黏膜来重建前唇黏膜,历史上一直存在很长时间的争议。学者们设计了许多不同的方法来增加组织量,包括将侧唇黏膜表面刮除,缝合于前唇黏膜下方,或是在前唇下方折叠侧唇组织以增加其丰满度。许多外科医生简单地把单侧唇裂整复方法复制于双侧唇裂整复。有些采用裂隙侧侧唇转瓣以在中线放置于前唇下方来延长前唇。1891年,William Rose 使用V形切口重建唇珠,侧唇弧形切口,于中线处尖端缝合。Le Mesurier 修复双侧唇裂时采用矩形瓣,同时转向前唇下方。Brown、McDowell和Byars将双侧三角瓣缝合于前唇下方来调整适应或长或短的前唇。芝加哥的Louis Schultz在1940年对双侧整复最大的贡献就是强调侧唇肌肉在中线前唇下方恢复的重要性。1968年,纽约圣路加医院的Clayton de Haan将前唇黏膜旋转缝合以重建上唇颊沟,通过侧唇黏膜重建前唇红唇组织。

石冰教授提出了唇弓重建双侧唇裂整复术的理念,通过巧妙的手术定点设计,充分利用前唇、侧唇组织,形成正常的唇弓形态;运用前唇红唇黏膜来加深前牙区前庭沟;通过肌肉的复位缝合,协调侧唇与前唇的高度并塑造出人中嵴和人中窝的正常形态。

二、腭裂治疗

欧洲16和17世纪由于担心梅毒、龋齿、坏血症、结核的并发症,腭部手术几乎没有开展过。当时最常见的腭部缺损是梅毒感染三期病损破坏腭咽部结构,导致软腭严重破坏。Pirre Franco(1505-1579年)是首先报道先天性腭裂的学者,也是首先认识到腭部对发音重要性的学者之一。此时期腭部缺损的治疗无外乎选择腭部阻塞器,人们为此设计了许多不同类型的阻塞器。

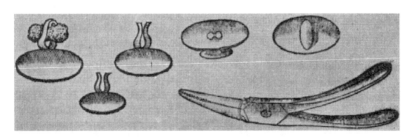

图6-8-11 17世纪和18世纪早期设计的不同类型的腭部阻塞器是治疗腭部缺损的首选方法

1816年,著名的德国外科医生Carl Ferdinand von Graefe在柏林开展施行了第一例先天性腭裂的外科手术修复。早期的腭裂整复仅限于软腭手术,直到Johann Dieffenbach在1826年介绍了从硬腭掀开黏骨膜瓣,做松弛切口以减少关闭裂隙的张力,从而关闭硬腭裂隙的方

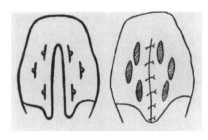

图6-8-12　多松弛切口设计

法。随后,外科医生手术时采用各种不同形式,甚至多重松弛切口以减张。1859年,Bernard von Langenbeck开始在腭部两侧采用接近于牙龈的长松弛切口,从切牙孔后方到腭骨后缘钝性掀起全厚层黏骨膜瓣,封闭硬腭裂隙。

至19世纪中期,随着学者对腭部肌肉功能的理解更加详细深刻,腭裂整复技术逐渐精细。1844年,William Gergusson爵士在皇家医学和外科协会的陈述中首先描述了腭部肌肉的功能。1863年,法兰克福的Philip Gustav Passavant在其专著《语音腭裂整复术》中强调了软腭动度,提出了Passavant嵴,更进一步指出腭咽闭合的概念,并最早通过尝试手术治疗腭咽闭合不全。进入20世纪,学者开始尝试通过后退术、V-Y腭延长术增加软腭长度,提高术后腭咽闭合率。20世纪70年代学者经过解剖学研究发现腭裂肌肉的异常附着,进一步提出软腭内腭成形术,重建腭咽肌肉环,改善腭裂整复后的语音功能。2004年,石冰教授率先将Brain C.Sommerlad的腭帆提肌解剖重建术引入国内,并通过鼻咽壁松弛切口设计解决了Sommerlad法封闭腭裂鼻腔面的困难,在尽量保证不做或少做口腔松弛切口、减少裸露骨面、避免生长发育干扰的情况下进一步拓展了该法的适用范围。

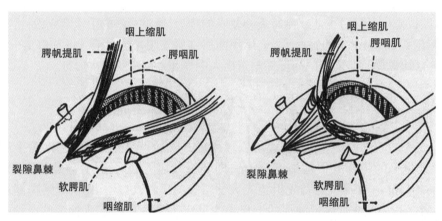

图6-8-13　软腭内腭成形术使软腭中前后向异常附着的腭帆提肌调整为水平方向,重建腭帆提肌环

三、腭咽闭合不全治疗

未修复的腭裂的最大问题是语音不清,虽然不影响生存,但是直接关系到患者的自我意识、教育、就业和社交活动。19世纪中期,在现代外科开始发展之际,人们曾假设只要能修复腭裂裂隙,由此而来的功能问题就可以解决。在20世纪初的25年里,由于单纯从形态上进行静态地修复腭裂无法获得稳定的术后语音效果,这些假设并未被广泛接受。

这就引发了腭裂修复的第二个重要假设:延长软腭可以改善语音。延长软腭的手术设计可以分为以下两类术式:①包括后推硬腭黏骨膜以期实现软腭后退的术式,即"pushback";②直接延长软腭的术式。上述两类术式能否改善腭咽功能,尽管缺乏严谨可靠的证据,但仍有不少文章可以佐证其效果。

20世纪20年代,外科医师提出面裂手术相对于腭部组织量的多少,腭部的运动功能才是更重要的腭咽功能的关键因素,进而提出两类改善其功能的手术:一种是重建腭帆内肌肉吊带的腭帆内腭成形术,另一种着重改变咽侧壁肌肉结构的方向,特别是腭咽肌的方向的咽成形术。腭帆内腭成形术在20世纪70年代渐渐成为一期腭裂修复术的标准内容,有些医师更倾向用于一期腭裂修复术而不是腭裂术后VPI。近年来Furlow的反向双Z法又综合了延长软腭和肌肉重建两方面的内容。

另一种腭咽闭合不全的治疗措施关注于缩小或阻塞在功能运动中过大的腭咽孔。阻塞腭咽孔可以达到以下两个目的之一:①采用修复技术制作的软腭上抬的辅助装置——阻塞器或者语音球装置。这些装置是完全可逆的,只在需要说话的时候戴上。②部分阻塞咽腔的手术。手术是永久的,只能通过再次手术才能实现可逆的结果。这种阻塞性的手术可以缩小中央位置的腭咽孔(如咽后壁增高术或者腭咽肌瓣咽成形术),或者是留下两个侧孔(如咽后壁瓣咽成形术)。然而,缩小腭咽孔同时会造成其他方法没有的结果:阻塞了鼻气道造成呼吸困难〔造成口呼吸和(或)OSA〕和卫生问题(鼻腔分泌物淤积)。

1865年Gustav Passavant将软腭后缘缝合在咽后壁上,这是公认的首次尝试手术治疗VPI。1875年Karl Schoenborn最早报道了蒂在下的咽瓣,该术式首次应用于一名未经手术整复的17岁软硬腭裂女性患者。虽然患者咽瓣的左侧与腭部之间形成了瘘孔,需要二期采用von Langenbeck术式进行修补,但其语音在伤口愈合后即刻恢复清晰明了,仍让Schoenborn印象深刻。后来Schoenborn发现由于脆性腺样体组织的存在,技术上很难缝合蒂在下的咽瓣,他开始逐渐转为蒂在上的咽瓣。他也提倡如果患者数年后保持可接受的清晰语音,则可分离咽瓣,但不清楚这是否是常规操作。1924年Wolf-gang Rosenthal首次将蒂在下的咽瓣与von Langenbeck术式相结合,并声称取得了非常好的语音效果。

20世纪30年代,咽瓣术式由Padgett在美国推广,并由许多学者进行了修改。在20世纪五六十年代,咽瓣的长度与宽度,供瓣区的封闭,缝合以及插入技术都经历了各种程度的调整。但是,我们相信改进蒂在上咽瓣技术的关键点在于覆盖瓣的组织面,控制侧方孔以及利用术前荧光摄影及鼻内镜收集的数据,根据患者的要求设计瓣的大小。

1963年Blackfield提出剖开软腭以增加裸露面,反折鼻腔黏膜瓣来覆盖咽瓣的组织面。其他尝试覆盖蒂在上咽瓣组织面的举措,包括1975年Isshiki和Morimoto的反折技术,将其自身反折,希望能使术后的瘢痕挛缩最少。然而Michael Hogan在1971年最早提出尝试控制侧方孔大小的想法,促成了现在最常用于组织面覆盖的方法。前期的研究表明当咽侧方孔面积大于$10mm^2$时口咽区压力开始下降,当孔面积达到$20mm^2$时,压力严重不足,产生明显鼻漏气和高鼻音。Hogan得出结论,认为$20mm^2$代表腭咽闭合不全的阈值,于是为了控制侧方孔的大小,他决定在插入咽瓣时利用外径为4mm的尿液管来改进蒂在上咽瓣术式。Hogan在其1973年的出

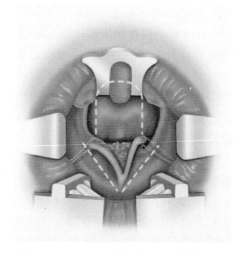

图6-8-14 Hogan改良蒂在上咽瓣术式的结构示意图。从中间剖开软腭,缝上牵引线。标示鼻腔瓣,可能呈三角形或者长方形。在咽后壁上标示蒂在上的咽瓣,其上限位于腺样体垫,这样咽瓣能插入软腭水平

版物中报道称他认为两个孔的总表面积应接近25mm²，还声称93例患者中成功率达97%。但是他很清楚可能出现明显低鼻音、不能经鼻呼吸、打鼾以及黏液分泌增多的风险。因此他推荐成年患者重新开放侧方孔，而生长期患儿慎用此法。他报道了为保持瓣大小、防止瓣挛缩，采用鼻黏膜瓣覆盖咽瓣组织面的方法。时至今日，他的这些创新性改良仍被学术界广泛接受。

Shprintzen等人以及其他一些学者建议根据患者术前的鼻内镜和荧光摄像检查的结果设计瓣的大小，从而帮助提高手术成功率，降低术后并发症发生率。这种多变瓣仍在不断改良。

四、牙槽突裂治疗

牙槽突裂植骨术最早开展于20世纪初的欧洲，但半个世纪后才被广泛认识，1955年婴儿及儿童上颌骨裂隙皮质骨移植获得成功。早在20世纪初期的欧洲，Eiselosberg（1901）、Lexer（1908）和Drachter（1914）等就开展了对唇腭裂患者牙槽突裂的植骨修复。20世纪50~60年代，国外已有应用自体颅骨、肋骨、胫骨骨松质进行牙槽突缺损修复的临床报道，但其获得的骨松质量少或不是纯粹的骨松质；而骨密质移植后血管化又较慢。

1890年，Brophy曾对牙槽突裂作强行栓结治疗，结果导致严重的面中份畸形和牙颌畸形。1902年，Lane根据Lexer等的"新鲜骨创有利于齿槽弓联合"的观点提出了利用局部黏骨膜瓣整复牙槽突裂的方法。1926年，Campbell率先开始骨移植的工作。之后，很多学者提出了不同年龄段的植骨及其他外科治疗方法，但均由于对面部生长发育有影响而争议较大。1972年，Boyne提出了牙槽突裂的延迟（中期）二期骨移植术，并明确指出施术年龄一般在9~11岁恒尖牙尚未萌出之前。1981年，美国Bertz等报道21例用自体髂骨骨松质移植作二期牙槽突裂植骨治疗，并通过正畸方法把裂隙两侧的牙齿移位至植骨区，取得了良好的临床效果。

关于牙槽突裂植骨治疗患者年龄的选择，早期曾存在着许多争议。牙槽突裂植骨术的目的在于获得良好的生理功能同时对颌骨发育产生尽量小的不利影响。自20世纪70年代起，有研究显示当牙槽突裂植骨术推迟到替牙期进行，可获得良好的功能而且对颌骨生长发育的影响明显减小。为了减小对颌骨生长发育的影响，多数学者认为替牙期是牙槽突裂植骨术的最佳时期。目前较公认的观点认为最佳年龄应为9~11岁，因为此期上颌尖牙牙根形成2/3，牙冠尚有骨质覆盖，是植骨的最佳时机。手术既可恢复牙弓的完整，矫正鼻底塌陷畸形，修复口鼻瘘，又可为得到完好的牙列及尖牙正常萌出奠定基础。

该观点的产生基于对颌骨发育过程特点的以下认识：5~8岁前颌骨已停止生长，8岁后上颌骨的生长位于上颌结节区，9岁后上颌骨的前后及水平向发育已基本完成，仅存在垂直向生长，因此此9~11岁实施手术不会影响上颌骨的发育。Boyne、Sards最早提出在混合牙列期实施牙槽突裂植骨术，旨在帮助尖牙萌出至正常位置，Deeb应用自体髂骨骨松质行二期牙槽突裂植骨并随访报道，27%的病例尖牙可自动萌出至正常位置，其余病例可通过手术或正畸手段使尖牙移至理想位置。

1980年以来，众多学者主张废弃6岁前行植骨治疗，原因是植骨损伤了前颌骨和犁骨骨膜而造成上颌骨发育障碍，而且过早手术易损伤植骨区尚未发育完全的恒牙胚。但也有少数学者赞成一期植骨术。Desmond报道在出生4~5个月实施手术，术中避免损伤犁骨–前颌骨缝,长期随访未见明显的上颌骨发育障碍。

四川大学华西口腔医院唇腭裂外科深入挖掘腭侧入路牙槽突裂植骨术的内涵,既能充分暴露植骨床,使得植骨量更加充足;又能充分利用骨断端邻接面的软组织,解决了颊侧软组织覆盖不足的问题,减少作松弛切口的需要。

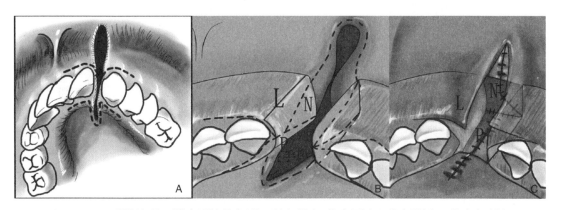

图6-8-15　腭侧入路牙槽突裂植骨术(华西法),其中L代表唇瓣、P代表腭板、N代表鼻腔瓣

五、腭裂语音治疗

对于沟通障碍的研究最早是一些心理学家,比如Von Bekesy、Freud(弗洛伊德),他们从心理学的角度出发,为语言和语音知识建立了基础。语音病理学的历史可以追溯到20世纪20年代。1921年,Carl Emil Seashore创立言语病理学(speech pathology);1924年Lee Edward Travis获言语病理学的第一个博士学位;1925年美国Iowa州首次筹组"美国言语矫正学会"。1968年,美国出现第一个全国性普考"语言病理学及听力学全国考试"(National Examination on Speech Pathology and Audiology, NESPA)。在欧洲,听语专业主要分2支:音声学和语言治疗学,前者的成员主要是耳鼻喉医师,后者主要是语音治疗师,两者联合组成"国际音声及语言治疗学会"。相比之下,腭裂语音病理的发展要缓慢得多。

在美国,腭裂患者的语音治疗技术是沟通科学与沟通障碍领域中最神秘的部分。可以给普通语音-语言病理师培训项目授予执照的协会不能授权批准关于腭裂的课程论文。那些项目不能提供关于腭裂语音的完整课程,他们只是在其他课程中涉及部分相关内容,可能只是几次讲座。课程讲师可能关于腭裂语音患者的经验了解有限。同时,与其他形式的沟通障碍患者相比,腭裂患者的人口密度很低,很多的培训项目不能提供大量的腭裂语音实习课。但是每次只有一名临床医师可以治疗该患儿,而且某一个患儿的障碍可能并不能完全代表大量腭裂患儿的沟通障碍。因此,很多资深的优秀开业语音-语言病理师和学者对于腭裂相关的沟通障碍的背景和经验都知之甚少。直至2004年这种问题还是相当突出,当时一本给学校里的语音-语言病理师阅读的杂志上发表了一篇关于腭裂和腭咽闭合不全的治疗的特邀辅导文章。这篇特邀辅导文章中包含了很多错误的或者并未如实反映现今腭裂治疗常规或者观念的信息。这件事使那些从事腭裂患儿治疗的语音-语言病理师震惊。一些群体便动员起来对那篇特邀文章进行了漫长又细致的驳斥,这些言论在2006年发表在相同的杂志上。这件小事足以说明在今天的美国,关于腭裂语音治疗的错误观念已无意间充斥了语音病理业界及其培训项目领域。

近几十年间,技术革新使得腭裂语音的诊断取得突飞猛进的发展,最显著的例子是使用鼻咽纤维镜摄像或者荧光动态摄影直视观察腭咽闭合功能。但是腭裂语音的治疗进展缓慢。

早期有学者提出吹气和吸吮练习,以及其他非语音或者"口腔运动"的训练。但事实证明这些训练都是无用的。腭裂患儿通常并存在肌肉强度的不足。非语音的训练在生理上与语音任务并不相同,因此通过非语音训练得到的改变结果往往并不能延续到语音中。

传统的治疗腭裂相关构音障碍的方法包括"传统构音途径""常规构音治疗""分级发音方法""传统构音位置法"和"运动技巧学习法"。正如Ruscello解释的那样,这些方法都是假设患儿具有"该声音的潜在表象,但没有学会身体运动或者采用不正确的运动来产生声音"。美国绝大部分腭裂语音治疗教科书和文章都支持采用传统的基于运动学习的构音训练进行治疗,而对于教授语言中发音规则的音韵周期治疗持怀疑态度。这种偏好是基于腭裂患儿不存在潜在的表示发音规则的障碍而只是将错误的运动模式应用于规则系统的观念。

Hodson等报道了对一名5岁患有继发腭腭裂的男孩进行音韵周期治疗的个案研究。该患儿的腭咽部有功能,他最明显的异常模式是省略元音前的清塞音。一些人可能认为这名男孩在大量的需要进行语音治疗的腭裂患儿中并不典型,因为他有构音,而且经常使用舌尖-牙槽突辅音还用这些音替代其他辅音。但是,他的语音清晰度在疗程开始阶段是非常糟糕的,作者报道称其经过65小时的音韵治疗后有了明显的改善。

在20世纪八九十年代,美国很多语音-语言病理师培训项目教授音韵周期治疗技术,而摈弃教授过去的运动学习或者语音构音位置方法。Pamplona和Ysunza提出了关于偏好运动学习训练法的问题,并着手研究腭裂患儿发声系统障碍的治疗进展。在一项前瞻性研究中,他们研究了配对的两组讲西班牙语并有代偿性构音障碍的腭裂患儿,比较了采用音韵周期治疗和传统构音治疗技术后两组的进步情况。结果发现采用音韵技术时语音干预的总时长明显缩短。作者认为"语音产生作为构成更高级别的语言必不可少的一部分",与"采用无意义音节进行传统的姿势练习治疗"相比,有助于更快的发音整合。

六、序列治疗

1938年,Herbert K.Cooper认识到唇腭裂患儿除去外科和牙科治疗困难,还有其他方面的需要,特别是关于语音、听力甚至心理方面的问题,组织成立了第一个唇腭裂序列治疗组为唇腭裂患儿提供专业护理。其后,全世界许多其他组织效仿序列治疗组以治疗和护理唇腭裂和颅面畸形。美国和加拿大先后成立了专家组,并在英国、苏格兰、新西兰和日本等国家普及。1992年,中华口腔医学会成立唇腭裂学组,这是我国最早成立的唇腭裂学术组织,极大地推动了我国唇腭裂治疗和研究水平的提高。四川大学华西口腔医院在国内率先建立唇腭裂多学科综合序列治疗团队。改进和设计出了多种具有鲜明自身特色的唇腭裂治疗方法:包括梯式旋转下降单侧唇裂整复术;唇弓重建双侧唇裂整复术;鼻咽壁松弛切口腭裂整复术;腭侧入路牙槽突裂植骨术;咽侧壁咽成形术;隐形切口唇畸形整复术;鼻翼软骨内固定鼻畸形整复术;鼻翼软骨重建鼻畸形整复术;口轮匝肌脱套式解剖术九项全新的理论与技术。该团队序列治疗特点包括:序列治疗贯穿患儿成长全过程;治疗方法源于中国患者畸形特点;手术矫形方法创伤小继发畸形轻;四种方法评价治疗效果;心理咨询与评估干预早;语音评估与治疗并举;颌面生长发育变化系统跟踪;外貌形态持续观察矫正及时。

(石　冰　李　扬)

第九节 口腔颌面创伤外科学

创伤是医学中既古老又新颖的一个专业。在古代由于生产力低下,人类创伤的发病率也较低,但文献和考古记录有许多应用于创伤治疗的器械与方法。随着社会发展和科技进步,导致创伤的因素不断增多,创伤患者有增无减,死亡人数不断上升。现代创伤死亡率仅次于心血管病、呼吸道疾病、肿瘤,居第四位,为40岁以下的首位死因。现在全球每年因创伤致死者有100多万人。更令人担忧的是,专家们预测21世纪创伤人数将数倍于既往,WHO预测到2020年全球创伤死亡人数为234万。

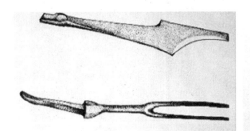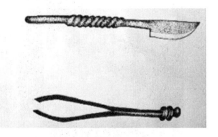

图6-9-1 中国辽金时期用于军阵外科的手术工具

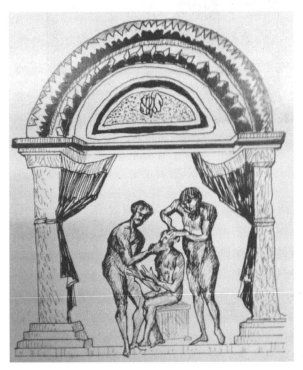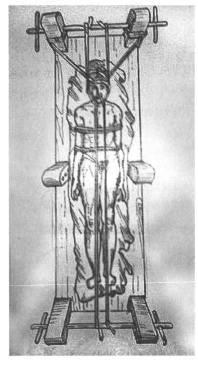

图6-9-2 Hippocrates描述的下颌关节脱位复位方法 图6-9-3 Hippocrates设计的对移位骨折进行牵引复位的装置

一、口腔颌面创伤学的历史渊源

口腔颌面创伤作为一个专业,主要研究内容是口腔颌面部创伤的急救和处理,目的是恢复伤者的颌面部形态与功能,提高伤者的生存质量。它形成于一战和二战期间,由于头面颈部始终暴露在枪弹和爆炸环境中,造成口腔颌面部战伤的突发性、群发性和高发性,主要表现为爆炸伤、贯通伤和撕裂伤。口腔颌面部伤占战伤的3.5%~5%,近年有些战争中,颌面部伤的发生率高达8.1%~12.0%。而在现代和平年代交通事故伤则占有主导地位,据统计,在各类交通事故中,颌面创伤的发生率可高达60%。

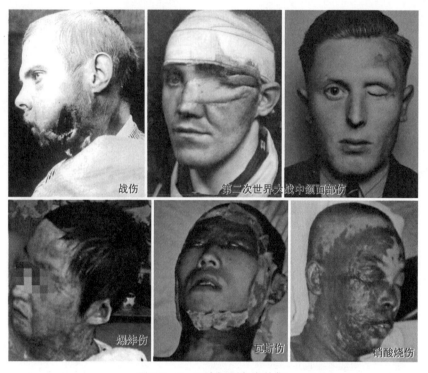

图6-9-4　口腔颌面各类外伤

在近代,1865年Thomas B.Gunning和James B.Bean在美国内战期间,应用"interdental splint"固定下颌骨骨折,他们的患者甚至包括当时的国务卿。1881年美国人Thomas L.Gilmer提出采用颌间结扎治疗下颌骨骨折。1917年Varaztad Kazanjian在所著《The surgical treatment of facial injuries》一书中介绍了在第一次世界大战期间治疗面部骨折的方法。美国人A.C.Valadier在法国Wimereux第83总医院设立了第一个"颌骨与整形外科",1917年其在《International journal of surgery》一书中详尽介绍了面部骨折所导致的并发症;耳鼻喉科医生H.D.Gillis在英格兰Sidcup皇后医院设立了第一个"颌面创伤中心",创建了包括麻醉、整形、耳鼻喉及口腔颌面在内的多专业协作机制,至今我们仍将经颞部皮肤切开行颧弓复位术的方法称为Gillis法;20世纪初普外医生V.P.Blair和口腔外科医生R.H.Ivy在美国军队医院中共同建立了由普外医生、口腔外科医生、耳鼻喉科医生、眼科医生、脑外科医生组成的以处理战伤为主的"颌面外科",开展了大量以口腔颌面部畸形缺损局部皮瓣或皮片移植为主的救治手术。1948年Kurt H.Thoma首部《口腔外科学》专著问世,书中首次系统介绍了无牙颌患者颌骨骨折颌间固定以及颌骨骨折钢丝固定的方法。

20世纪以来,口腔颌面外科取得了长足的进步,学科分类更加精细,口腔颌面创伤外科学也随之脱颖而出。在口腔颌面部骨折治疗领域,在20世纪40~60年代,主要应用研究普通不锈钢,1950年治疗骨折的外固定头架问世,1954年Arthur E.Smith发明治疗下颌骨骨折的夹板系统。1958年,国际内固定研究协会AO(Arbeitsge-meinschaft fur Osteosynthesesfragen)/ASIF

（Association for the Study of Internal Fixation）在瑞士成立,成为AO技术里程碑。1964年 Philip J.Boyne发明引导骨再生技术,用于口腔颌面外科。1978年坚强内固定技术（rigid fixation）问世。20世纪70年代主要开发应用动力加压钢板;20世纪70~90年代,推广基于坚强内固定技术的小型、微型接骨板、Uni-Lock接骨板、可吸收接骨板系统。20世纪90年代国内起步,近年来取得了快速发展,骨折切开复位,微型或小型接骨板内固定技术已成为颌面部骨折治疗的常规手段。1996年 Lee CH等将内镜手术引入口腔颌面创伤外科。到20世纪末,普遍认为口腔颌面部外伤应早期整复,手术包括以冠状切口、下睑缘切口、颌后及口内切口为主的骨折的即时复位、植骨和良好的骨间固定。

进入21世纪,数字化精确诊疗系统成为目前口腔颌面创伤专业领域发展方向,它具有高精度、高可靠性和微创等显著优点。例如利用三维数字分析软硬件技术,进行口腔颌面创伤个体数字化设计与手术导航,并应用快速成型技术及计算机辅助制造技术制作个性化修复体。

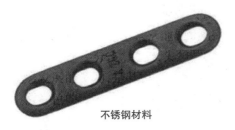

不锈钢材料

图6-9-5　颌面部骨折治疗不锈钢板

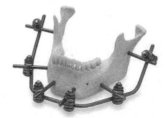

图6-9-6　骨折的外固定头架

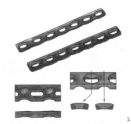

图6-9-7　动力加压钢

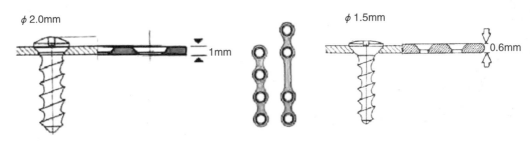

图6-9-8　小型接骨板与微型接骨板

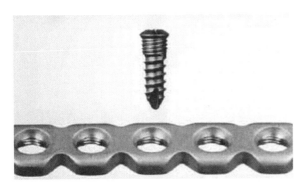

图6-9-9　锁定接骨板

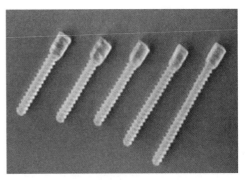

图6-9-10　可吸收螺钉

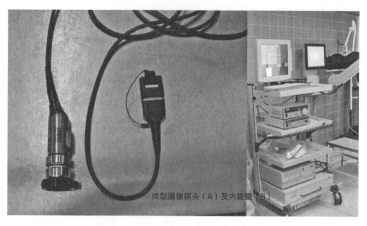

微型摄像探头（A）及内窥镜（B）

图6-9-11   口腔颌面部内镜系统

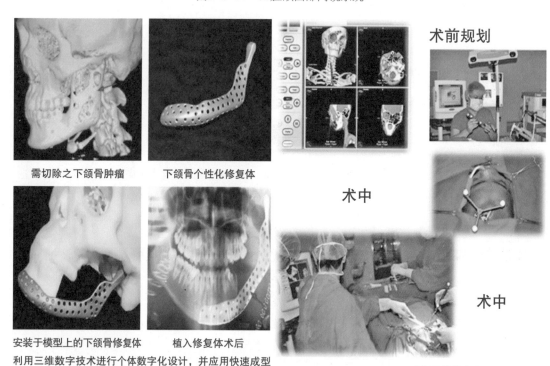

需切除之下颌骨肿瘤   下颌骨个性化修复体   术前规划

术中

安装于模型上的下颌骨修复体   植入修复体术后   术中
利用三维数字技术进行个体数字化设计，并应用快速成型
技术及计算机辅助制造技术制作个性化修复体   手术导航技术在手术中的应用

图6-9-12   数字化诊疗系统

二、我国现代口腔颌面创伤专业

在我国，很早以前老一辈医务工作者就非常重视口腔颌面部创伤的问题，1943年吕明德在我国最早的口腔医学杂志《华大牙医学杂志》上发表的博士毕业论文《A Study of Fractures of Mandible》，是最早的有关口腔颌面部创伤的论文。但由于当时物质、技术条件的限制，基本上还没有形成一定的处理力量。我国口腔颌面外科和颌面创伤专业的起步也与战争事件有关。华西协合大学牙学院宋儒耀教授于1948年，在中国最早推广使用Padgett取皮机、皮肤游离移植、皮管移植、皮瓣移植、髂骨块游离移植，介绍采用肋软骨移植改正鞍鼻畸形手

术。20世纪50年代初，朝鲜战争期间，西南整形外科手术队、上海医疗队、天津医疗队以及后来的南京医疗队都参加了颌面创伤救治，由此开创了我国口腔颌面创伤外科。1955年，教育部在北京医学院口腔医院举办了高级师资培训班，聘请前苏联莫洛托夫口腔医学院柯绥林教授系统地介绍了二战中前苏联卫国战争的颌面创伤救治经验，随后国内多家口腔医学院相继开设了颌面外科独立病区。

1959年夏良才教授主编了我国第一本《口腔颌面外科学》教科书，1975年王翰章、王模堂、周岳城、王大章教授共同主编《口腔颌面外科手术学》，口腔颌面创伤均是书中重点章节。1979年，发生在西南边境的对越自卫反击战中，颌面战伤发生率约为8%，这批伤员在战后被集中收治到衡阳和昆明。总后卫生部专门为部队颌面外科主治医师以上专业人员举办了培训班，重点讲述了区域性肌皮瓣修复颌面部大型缺损和显微外科技术。1978年王大章等开始采用足背血管化游离皮瓣修复额颞部缺损，1982年毛祖彝等报道应用胸锁乳突肌皮瓣整复口腔颌面组织缺损的经验，1985年温

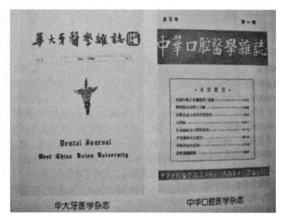

图6-9-13　早期发表在《华大牙医学杂志》上有关创伤的论文

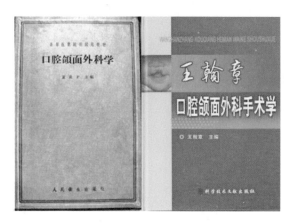

图6-9-14　《口腔颌面外科手术学》

玉明等报道应用双皮岛胸大肌皮瓣整复面颊部洞穿性缺损。1987年，《中华口腔医学杂志》在九江主持召开了全国口腔颌面创伤专题座谈会，这是一次全国性、关键性的专业发展促进会议。王翰章教授、周树夏教授等总结了大量回顾性的临床治疗经验，分析了存在的问题，同时指出，"颌面创伤是一个既普通又复杂的疾病，有许多难题尚待解决，但在此之前这项工作未引起足够的重视，今后必须改变这种被动局面"。至此，口腔颌面创伤作为颌面外科的主要分支之一才开始真正受到关注，全国的口腔医院均设立了口腔颌面外科，而较大的口腔科都相继收治颌面创伤病员。

在我国的"死因顺位"中，创伤从1957年居第9位、1975年居第7位，至1995年已上升为第4位。随着我国经济的快速发展，道路交通事故呈现逐年上升的趋势，给社会经济带来巨大影响。20世纪90年代以来，道路交通事故伤开始居颌面创伤致伤原因的首位，据2000年第二届全国颌面创伤研讨会统计达46%~80%，平均57%。其中，机动车致伤最多（包括乘员和驾驶员，超过50%），其次为自行车伤和行人伤；男女性别比为3.1∶1~4.3∶1；15~45岁是好发群体；骨折部位以下颌骨最常见，其次是颧骨和上颌骨，三者的百分比分别为45%~55%、18%~28%和13%~15%；两处或多处骨折患者是单处骨折的2.1倍，人均骨折部位1.9~2.0处。交通设施条件差、交通管理滞后、交通安全意识淡漠，集中体现在"人-车-人"失衡，是造成这种局面的主要原因。

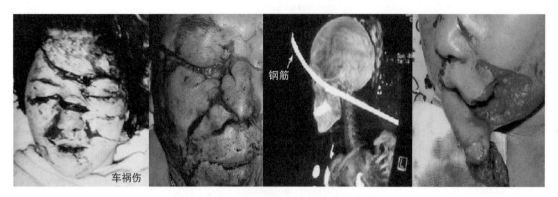

图6-9-15　口腔颌面部各类交通事故伤

　　近数十年以来,我国的老年人口不断增长,我国已经步入老年社会。老年人由于机体反应迟钝、器官功能减退、机体防御能力和应激能力差,颌面创伤时致畸率和致死率均较高。由于老年人骨质萎缩、成骨能力的下降,坚固的固定更为重要,而且老年人牙齿缺失、牙周病和口腔修复体的存在,常无法进行有效的颌间固定。老年人的口腔颌面部外伤中,跌伤占有很大的比例。尽管目前我们并没有对老年人跌伤导致的颌面部外伤进行过调查,但是必须引起颌面外科医生足够的重视。

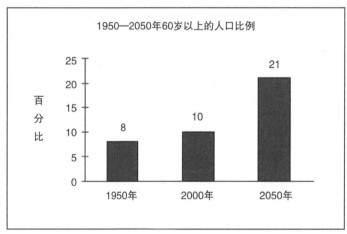

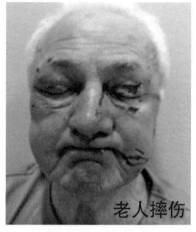

图6-9-16　老人摔伤

　　我国口腔颌面创伤外科研究已取得很大成绩,具有深厚的基础和发展前景。我国还经历了世界少有的在战争和灾害中组织救治大批伤员的突发性挑战,取得了宝贵的实践经验。与此同时,我国老一辈口腔颌面外科专家在总结以往经验的基础上,着重解决了以下几个关键问题:①扩大了气管切开术的适应证,防止了因窒息而死亡;②确定了软组织的缝合不以时间为依据;③总结了舌创伤的处理原则;④减少了腮腺创伤后持久性瘘管的发生率;⑤面神经干创伤施行神经移植获得成功;⑥对继发性出血和血管创伤后遗症的治疗取得良好的效果;⑦尽量保留了骨折线上的牙齿;⑧碎骨再植获得成功;⑨创伤后上颌窦的处理得到重视;⑩积累了摘除深部异物的经验。根据研究与治疗的需要,国内出现并引进了新的名词和概念,如全面部骨折(panfacial fracture)、鼻眶筛(naso-orbitalethmoid, NOE)骨折,反映出当前需要更好地处理复杂和难点骨折的新趋势;同时,随着手术器械的发展,颌面部创伤的微创手术和口内入路逐渐增多,外形和功能并重的治疗原则已被普遍接受。但是,目前我国总体专科治疗水平还不高,在院前救助、院内急救、多科协作和首诊专科处理方面,与发达国家之间还存在较大差距,以致造成了大量的伤后残疾。创伤疾病谱上,集中表现为陈旧性骨折和骨折后畸形的发生率达30%左右,出现上述情况的原因是多方面的。我国幅员辽阔,交通事故随处发生。由于基础设施落后,创伤伤员很难获得及时、便捷、安全、准确的运送。基于创伤损害的急诊特点,至少90%以上的伤员只能选择就近首诊救治。而我国由于医学基础教育长期投入不足,又缺乏健全的专科医生培训和准入制度,加上地区间发展不平衡,90%以上的专科医生都集中在各大城市的专科医院。这两个"90%"之间的距离,使大量伤员在首诊过程中只能得到简单、有时甚至是不恰当的治疗。在另一方面,这一伤情特点使我国口腔颌面创伤外科在陈旧性骨折和创伤后畸形的矫治等某些方面积累了丰富的经验。

随着我国国民经济持续、快速、健康的发展,必将对我国各项事业的发展带来新的挑战和机遇,创伤患者在急诊抢救患者中所占比例越来越大,同时意味着各种创伤和危急重症患者的增多,传统院内救治内容远远不能完成现代急救任务的需要,如何对创伤伤员实施及时有效的综合性救治是亟须加强的一个环节。总而言之,为了全面提高我国颌面创伤整体救治水平,口腔颌面创伤医学工作者任重而道远。如何建立规范的创伤救治体系,提高整体救治水平,除充分借鉴发达国家的建设经验外,需要加大教育投入,建立专科医师急救培训制度,改善急救装备,完善创伤救治体系,特别是加强院内急救的多学科协作,也是未来的发展方向。

三、口腔颌面创伤治疗体系的变革

1980年出版的由邱蔚六教授主编的第1版《口腔颌面外科》统编教材和1984年出版的由G.O.Kruger主编的《Oral and Maxillofacial Surgery》中,在传统的口腔颌面创伤专业诊治范围内,常见病种主要包括软组织损伤、牙及牙槽突骨折、下颌骨骨折、上颌骨和颧骨颧弓骨折,常规治疗手段主要有清创术、颌间固定、钢丝骨间固定、游离植骨和邻位皮瓣转移。显然,这与目前颌面创伤专业的诊疗现状已有很大出入。经过20多年的发展,颌面创伤专业已颇具规模,且自成体系。诊治范围有所扩展,理论更加丰富,技术更加先进,手段也趋于多样化。

近200年来,随着诊断和治疗手段的发展,对颌骨骨折的认识在逐渐深入,尤其是近20年来,颌骨骨折的治疗发生了很大的变化,复位和固定方式与传统的方式有了显著不同,这主要是归功于手术进路的变化、理想内固定材料的应用和影像技术的发展。目前观点认为:颌骨骨折的治疗为一个综合性的治疗,要求尽可能完美的解剖形态和完善的整个咀嚼系统功能的恢复。颌骨骨折的处理原则是整体到局部、从下到上、从内到外。颌骨骨折的治疗难点是生存质量问题。评价颌骨骨折后功能的恢复主要通过骨折区影像学检查及临床检查。髁突、关节、肌肉、颌骨、咬合、面部对称性等多项指标是颌骨骨折各种治疗方法疗效评价的综合标准。

颌骨骨折的治疗方法有两大类:保守治疗和手术治疗。它们各有优缺点。①保守治疗的优缺点:保守治疗主要采用手法复位恢复咬合关系后行颌间固定。患者不会因此而承担手术风险。心理负担较轻。但是保守治疗疗效不稳定。②手术治疗的优缺点:颌骨骨折治疗的目的是重建颌骨解剖结构和连续性,并保证骨折在限定时间内正确愈合,以恢复颌骨原有的形态和功能。复位和固定是治疗中两个最重要的技术环节。准确复位是骨功能、形态复原的基础,正确固定是保证复位效果和骨折愈合的基本条件。AO/ASIF(国际内固定协会)在倡导坚固内固定的同时,更强调生物学的重要性:要从生物学观点出发考虑骨折的治疗,防止和减少局部的再损伤,保护骨折块的血运,促进愈合。通过手术治疗可以达到:a.准确的解剖复位,能使面部形态及咬合功能得到恢复。b.早期无痛性功能运动。颌间固定时间缩短,可以早期进行开口训练,避免了关节软骨的退行性变。c.保持良好的口腔卫生及易于进食,为骨愈合提供必要的营养支持。d.功能性稳定坚固。e.无创外科,保存血运。但是手术治疗也有缺点:临床追踪发现开放复位的并发症有面神经损伤、损伤血管引起大出血、接骨板变形或断裂致髁突重新移位、创伤性关节炎、髁突的骨吸收吸收、面部瘢痕等。而且,患者的心理负担和经济负担比较重。

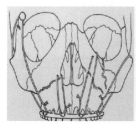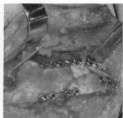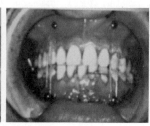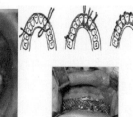

图6-9-17　口腔颌面部骨折的诊疗

经过长期理论和实践的发展,口腔颌面部骨折治疗的原则已经发生了很大的变化。坚固内固定技术的发展大体经过了绝对固定、坚强固定、弹性固定以及正在兴起的生物学固定几个阶段。

1866年,Hansman首先报道使用接骨板治疗骨折,开始了接骨板内固定治疗骨折的历史。本世纪初,人们在接骨板的研制和应用方面做了大量工作,逐渐形成了以Tomas为代表的“完全休息,绝对固定”的治疗观点。但是这种“持续的、不间断的和持久的固定”却不可避免地引起了关节僵硬、骨和肌肉萎缩等并发症的发生。

1949年,Danis首次提出骨折一期愈合理论,并首创使用加压钢板治疗长骨骨折,后经Muller等人的不断丰富和完善,逐渐形成了AO学派的坚强内固定理论,提出借助坚强固定,一期恢复骨折的解剖学连续性和力学完整性,其精髓是在绝对稳定条件下骨折的解剖复位与骨块间的加压,达到骨折的一期愈合。根据Danis的倡导,提出了解剖复位、坚强内固定、无创操作和无痛性功能恢复的口腔颌面部骨折治疗四大原则。其核心目的是通过骨折断段的解剖复位与加压固定,使骨折在绝对稳定的条件下早期进行无痛的活动。实践证明,准确的复位,坚强的内固定可使患肢进行早期无痛性肌肉及关节功能活动,使骨折在功能活动中得到愈合。甚至以哈佛氏系统直接修复,以达到一期板层骨愈合,减少了“骨折病”的发生。

进入20世纪70年代,经过加压钢板的广泛应用,人们发现局部骨质疏松和固定物去除后的再骨折这一新的问题,进一步的研究发现由于当时所应用的内植物的弹性模量远远超过骨的弹性模量,特别是坚强内固定后所产生的应力遮挡效应很大,骨承受的载荷应力减少,骨的模造受影响,使骨折端失去了正常的生理性刺激而导致骨松变及骨萎缩,骨折的愈合质量明显受到影响,以致拆除钢板后易发生再骨折。因此,应力遮挡效应由于固定材料的力学分流,对骨骼造成强度降低及愈合延迟等生物学影响。在研究解决这一问题的过程中,逐渐形成了骨折治疗的弹性固定准则。

骨组织生物力学研究表明,在稳定平衡状态最优应变时,骨组织的成骨细胞和破骨细胞的活动是相等的。一个理想的骨折内固定,早期应达到坚强加压的稳定作用,而在中、晚期则应减少这种压力作用,而转变为弹性内固定。骨折内固定材料只能产生相对稳定的内固定,生理性应力和应变对骨组织的变化过程是一种刺激,应保证有生理应力作用促进骨折愈合,内固定目的就是应当避免不良应力干扰,保证生理应力存在,促进骨愈合。

最新的研究又提出了以保护骨折局部血供为主的生物学内固定概念,有人称之为BO学派(Biological Osteosynthesis),即生物学内固定。生物学内固定充分重视局部软组织的血运,固定坚强而无加压。弹性固定和生物学固定是在生物力学基础上对坚强内固定的发展,最大限度地减少应力遮挡作用,又能将血供破坏降至最低程度。其原则包括:①远离骨折部位进行复位,以保护骨折局部软组织的附着;②不以牺牲骨折部的血运来强求粉碎骨折块的解剖复位,如必须复位的较大的骨折块,也应尽力保存其供血的软组织蒂部;③使用低弹性模量,生物相容性好的内固定器材;④减少内固定物与所固定骨之间的接触面(皮质外及髓内);⑤尽可能减少手术暴露时间。

创伤需要多层次救治,从现场和院前救助,再到院内急救和专科处置,对时限性与专业性方面都有很高的要求。专业急救医疗体系包括:①完善的通信指挥系统和反应迅速的院前急救体系;②具备救治与监护的快速运输工具;③高水平的院内急救与护理系统;④急救网络系统和科研情报机构。也就是说,创伤急救体系具有较强的社会性和群体性,涉及多种因素,如政府的重视、法令的制定、行政领导人员的参与、多种专业技术人员的协同等。

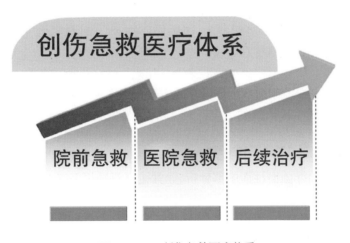

图6-9-18　创伤急救医疗体系

20世纪初基于大量的战伤救治经验,R.B.Gillis编著了《面部整形外科》,W.K.Fry编著了《颌面部损伤的牙科治疗》。他们分别从各自的角度概括性阐述了救命先于致伤、多学科协作、预防性气管切开、清创处理与组织保存、骨折复位与纠正咬合紊乱、带蒂皮瓣二期修复缺损等原则和方法,初步确定了颌面创伤专业救治管理、专业理论和核心技术三个基本问题。现场急救任务主要包括验伤、止血、缝合、包扎和气管切开,多由普外医生承担。一级运送后,通常将伤员转至口腔外科医生手里,进行抗感染处理、骨折开放或闭合复位、骨间金属丝拴结或钢针外固定,牙弓夹板颌间固定是当时最常见的应用技术。后期治疗以游离植骨和带蒂皮瓣组织移植为主,多由整形外科医生完成。二战后,战伤救治的管理模式和理论技术得到传承,成为后来相继建立的多数颌面外科的专业内容。颌面创伤专业化管理更多地贴近于临床医学,颌面外科医生也相应要求具有急救医学、整形外科、脑外科、普通外科等临床医学知识和技能,因此在欧美多数国家,执业颌面外科医生必须接受双学位(临床医学和牙医学)教育。

　　一些发达国家大约从20世纪60年代即开始建立急救医疗系统,不断完善成将教育、研究、临床和急救医疗服务系统结合在一起的较完整的创伤急救医疗体系,使危、急、重症患者得到及时、有效的救治,伤员的死亡率显著下降。目前,急救医疗体系在一些国家已经比较完善,一些国家正在建立,该体系的建立可以使危、急、重症患者得到及时、有效的救治,充分显示出其在急救中的巨大作用,使急救医学水平得到显著提高。我国创伤急救体系从总体上处于较低水平,缺乏统一的协调机制,与发达国家相比,在服务模式、管理机制及覆盖面等方面存在较大差距,更缺乏应对重大灾害事故处置的能力与经验。1980年我国卫生部颁发《加强城市急诊医疗工作》的文件,1983年又颁布了《城市医院急诊室(科)建立方案》,急诊医疗有所加强,但均未涉及完整的急救医疗体系的建立,尽管20世纪80年代后期相继建成北京、上海、广州和重庆4个急救中心,但迄今尚无有关中国急救医疗体系的法案。

　　就口腔颌面创伤救治而言,究竟是把创伤分到各专科救治,还是由专业化的创伤急救医师救治,目前尚无定论。但不管采取何种模式救治,都必须达到两个目的,其一是挽救患者的生命,其二是最大限度地恢复患者的生理功能。总体来说,我国颌面创伤急救处理与国外相比尚存在较大差距,在院前救助、院内急救、多科协作和首诊专科处理的整体水平方面需要进一步提高。

　　以上近30年来理论与技术的进步可以在相当程度上反映目前颌面创伤领域的诊疗现状。在口腔颌面创伤伤情日益多样而复杂化的背景下,口腔颌面创伤患者救治过程已经基本形成多学科协作,如将颅颌面外科技术、正颌外科技术、牙种植技术、整形外科技术、显微外科技术、TMJ外科技术、正畸技术等综合应用于临床,向"功能和外形"完美统一的修复目标迈进了坚实的一步。

　　自20世纪中叶以来口腔颌面部创伤诊疗的主要进展主要有:

　　1. 颅面外科技术(冠状切口)的适应证明显扩大,为显露面中部骨折提供了良好进路;

　　2. 各种骨折固定技术的应用显著提高了骨折的治愈率,特别是坚固内固定技术已成为治疗颌骨骨折的主流技术,为骨折段和植骨块的固定提供了可靠保障;

　　3. 牵引成骨用于治疗陈旧性面中部骨折,尤其是有骨缺损但又存在软组织瘢痕、组织量不足的陈旧性骨折;

　　4. 正颌外科技术为错位愈合骨折的重新打开提供了技术手段,不拘泥于原骨折线做任意切割、截骨,移动骨折块并重新就位,恢复伤前的咬合关系,在治疗面中份多发性、陈旧性骨折中获得巨大成功;

　　5. 内镜技术的引入减少了手术治疗骨折的创伤;

　　6. 新的诊断手段如三维CT和磁共振等提高了口腔颌面部创伤诊断的准确性;

　　7. 计算机辅助外科将影像学与计算机技术结合,利用断层更薄的CT或MRI数字化影像数据和计算机技术重建患者的三维头颅模型,进一步获得骨折信息,直观地看到畸形部位和特征,对提高了手术效果的可预测性;

　　8. 进一步阐明了各种骨移植材料的成骨机制;

　　9. 应用骨整合种植体和微血管化骨移植修复骨缺损已在临床上广泛开展;

　　10. 一批用于创伤治疗的基因工程药已进入二期临床试验。

　　此外,不少新技术,如快速成型技术、组织工程技术、基因工程技术、纳米技术等已直接或间接应用于口腔颌面创伤学的研究。相应地,口腔颌面创伤学的研究在一定程度上促进了相关高技术和高科技产业化的发展。

（田卫东　汤　炜）

第十节　正颌外科学

正颌外科学（orthognathic surgery）是一门研究和诊治牙颌面畸形（dental maxillofacial deformities），医学与艺术相融合的新兴综合性边缘学科，是口腔颌面外科学的一个新的分支。其研究诊治的牙颌面畸形，系一类以牙颌系统发育异常引起的，受累颌骨的体积、形态、位置及其与颅底，上下颌骨之间以及与颅面其他骨骼之间的失调和随之伴发的错𬌗与口颌系统功能异常，其外观则表现为容貌异常。20世纪70~80年代，曾将该类疾病命名为有功能障碍的错𬌗畸形（handicapping malocclusion）。由于本病的临床病理特征主要系颌骨的形态与功能异常以及容貌畸形，而错𬌗则为伴随的病征，故现已改称为牙颌面畸形。20世纪70年代以来，围绕牙颌面畸形外科矫治开展的一系列深入的生物学基础和临床研究，使牙颌面畸形的外科与正畸联合治疗取得了形态、功能、容貌俱佳的满意效果，成为口腔颌面外科学中理论与技术、基础与临床、研究与应用相结合，进展快速，成果显著的一个新领域。牙颌面畸形的外科治疗，过去常用的名称为surgical orthodontics（直译为外科正牙，意译为外科正畸）或orthodontic surgery（直译为正牙外科，意译为正畸外科）。两者虽与orthognathic surgery的含义基本相似，但鉴于骨性牙颌面畸形的病变基础是颌骨的异常并由此导致牙及面型的异常，矫治的内容虽然包括牙𬌗的异常，但重点是颌骨（含牙槽骨）形态与位置的异常。因此，在学科命名上，目前国内外均普遍采用orthognathic surgery，即"正颌外科学"，它包含了术前、术后的正畸治疗与正颌外科手术联合治疗牙颌面畸形的完整概念。

一、正颌外科的形成

（一）早期的牙颌面畸形矫治术

1. 个别牙错位的外科矫治　早在1728年Fanchard即试用牙钳一次矫正个别牙的错位，但往往造成牙髓坏死，甚至患牙松动脱落。1893年，Cunninghan根据牙槽骨骨折后，经妥善处理，采用复位固定，即能矫正错位牙槽骨段，且大多能保存牙髓活力的经验，设计提出一种模拟牙槽骨骨折的术式，即先将错位牙的近远中牙槽骨间隔切开，形成一个包括错位牙及牙槽骨在内的复合体，再移动该复合体以矫正错位牙，并保持牙髓活力的改进方法。继于1921年，Cohnstock报告了在错位牙两侧行骨皮质切开术（corticotomy），配合错位牙的正畸治疗，有效地加快了错位牙的矫正速度并可保存牙髓的活力。对个别牙错位采用患牙近远中侧及根尖下牙槽骨切开，矫正错位牙的牙外科正畸术，曾流行一时，但不能矫治颌骨发育异常所致的牙颌面畸形。特别是随着口腔正畸学的发展，采用非外科的口腔正畸治疗，已能较完善地矫治个别牙错位，获得满意的效果，因此，对非颌骨发育异常引起的错𬌗（malocclusion）畸形，采用口腔正畸治疗已成为治疗常规而不再选用个别错位牙外科正畸术矫治。

2. 牙颌面畸形骨段切开术的矫治　采用骨切开术矫治骨性牙颌面畸形系Hullihen于1848年创用，并于1849年首见报道（Am J Dent Sci，1849，9：157）。患者为一女性，因幼年时面颈部烧伤后瘢痕挛缩，致颏颈粘连，引起下唇外翻，继发下颌前部前突伴开𬌗畸形。经双侧楔状切除前磨牙区的牙槽骨,再于下前牙根尖下行骨切开后,将与舌侧黏骨膜蒂相连的前牙区骨段向后上方移动,从而矫正了下颌前部前突与开𬌗畸形。Blair(1887)及其他外科医师虽亦进行了矫正颌骨畸形的手术尝试,但均未能有把握地达到预期目的。

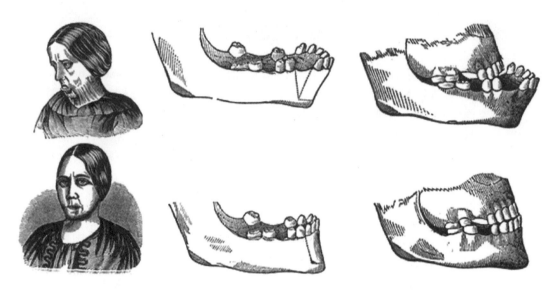

图 6-10-1　Hullihen于1848年采用骨切开术矫治骨性牙颌面畸形

　　从19世纪末到20世纪40年代,采用外科手术改变颌骨的体积和相应骨段位置,以矫治牙颌面畸形的手术尝试曾在欧洲风行一时,并以矫治下颌骨畸形为重点,采用从下颌髁突、下颌支或下颌骨体部骨段切开的手术设计和方法矫治下颌发育畸形,并有不断改进,取得了一定的效果。如以Iabouly(1895)、Dufourmental(1921)为代表的髁突切除和以Kostecha(1928)等为代表的下颌髁突骨切开术矫治下颌前突,以Lane(1905)、Blair(1909)为代表的经口外耳前小切口入路,用动脉瘤针将钢丝锯从髁突后方引入,转而紧贴下颌支内侧,(在下牙槽神经孔上方)平行至下颌支前沿,继转经颊部皮穿出,行下颌支水平骨切开术前徙下颌,矫正下颌后缩畸形。Babcock(1908)和Ragnell(1938)用同法后退下颌矫正下颌骨前突畸形,Limberg(1928)采用经口外下颌支斜行骨切开术前徙下颌远心骨段,在近远心骨段间隙内植骨的方法矫正偏侧小下颌畸形。Von-Eiselsberg(1906)、Blair(1907)、Harsha(1912)和Picher(1918)等则开始和发展了经口外途径,在下颌前磨牙区行下颌骨体部直线形骨切开或梯形骨切开术,后退远心骨段矫治下颌前突。New与Erich(1941)报告采用口内与口外切口相结合的方法,在保存下牙槽神经血管束的情况下,同期完成下颌体部骨切开矫治下颌前突。Thoma(1943)等又不断地进行了改进,用Y形下颌体部骨切开矫治下颌前突伴开𬌗畸形。Dingman(1944)又改进为下颌体部两期手术,即先经过口内途径行牙槽突部骨切开术,愈合后,再经口外途径完成下颌骨体部切骨后退术,以保护下牙槽神经的完整性,并在切除下颌体部分骨段时不与口腔相通,防止感染。直到1961年,Burch等才报告了比较完善的经口内途径同期完成下颌体部骨切开矫治下颌前突畸形的术式。

　　在此期间,围绕下颌支部进行外科矫治的术式探索,有了新的进展。1954年Caldwell与Letterman创用经口外途径自乙状切迹至下颌角行下颌支垂直切开术(vertical ramus osteotomy, VRO),后退下颌远心骨段(带有牙列骨段),使之与下颌支近心骨段(带髁突骨段)的内侧重叠固定,以矫正下颌前突。1957年Robinson报告了经口外下颌支斜行骨切开

（oblique osteotomy），并按需要去除近、远心骨段下端适量的骨外板，前徙远心骨段至矫正位后，间隙内植入髂骨以矫治小下颌畸形。限于当时的条件，直到1968年，Winstanly才首次报告经口内完成下颌支垂直骨切开术。由Trauner与Obwegeser于1957年首次报告，并由Dal Pont（1961）改进的经口内下颌升支矢状骨劈开术（sagittal split ramus osteotomy，SSRO），兼用于矫治下颌前突（发育过度）和下颌后缩（发育不足）畸形，从而使下颌发育畸形的外科矫治进入了一个新的阶段。本术式再经不断改进沿用至今。

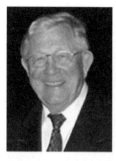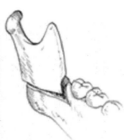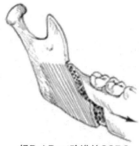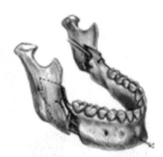

Trauner和Obwegeser创用的SSRO　　　经Dal Pont改进的SSRO　　　不断完善沿用至今的SSRO

图 6-10-2　Hugo L. Obwegeser (1920年—)，欧洲著名口腔颌面外科专家。1957年首次报道经口内入路行下颌升支矢状骨劈开术（SSRO）用来矫正下颌前突或后缩。这一创新术式再经不断改进而成为了下颌骨畸形矫治的一个经典术式并沿用至今

　　由于上颌骨的解剖结构与毗邻关系复杂，使采用外科手术矫治上颌骨发育畸形的尝试起步较晚，发展缓慢。早在1867年，美国耳鼻喉科医师Cheever即首次尝试采用类似后来命名的LeFortⅠ型骨切开并折断上颌骨段作为手术入径，成功地切除了鼻咽腔后部的肿瘤，继将上颌骨段复位，术区伤口获得了令人惊喜的愈合。特别是术后11个月，肿瘤在原位复发时，又采用了同一术式成功地切除了复发肿瘤。但令人遗憾的是，其后Cheever及其他一些外科医师曾多次采用同一术式，却无一例获成功。由于术中大出血导致患者死亡，或因术后上颌骨段坏死等严重并发症，使医患双方均望而却步。虽然Cheever并非为矫治上颌骨畸形而采用该术式，但他这一意义重大的探索，激励和启发着后来人的思路和开拓。

　　直至1927年，Wassmunnd首次报告采用沿LeFortⅠ型骨折线走向切开双侧上颌前外侧壁，但不断离翼上颌连接，术中不移动上颌骨段，而是在术后采用颌间弹力牵引的方法，牵移上颌骨段，矫治前牙开𬌗，开创了外科矫治上颌骨发育畸形的新篇章。其后，围绕如何保证切开上颌骨段及其附着牙齿的血供，不断有所改进。1942年，Schuchardt报告了分两期进行LeFortⅠ型骨切开的改进术式，矫治上颌发育不足。其第一期按LeFortⅠ型切开上颌骨壁，但不离断翼上颌连接，术后，采用颅颌牵引装置，向前牵引上颌骨段至矫正位。第二阶段再分离翼上颌连接，使之既保全了含有牙列上颌骨段在移动过程中的血供，又能尽量减轻术后复发，稳定前移上颌的效果。直到1951年，Dingman与Harding才首次报告，采用LeFortⅠ型骨切开术，同时离断翼上颌连接的术式，矫治颌面部骨折错位愈合所致的牙颌畸形。此后对牙颌面畸形外科矫治术的探索虽在不断地进行，但限于当时的认识和条件，其改进亦多系基于临床经验，而对各型骨切开后，如何确保移动骨段的血供，并能稳定骨段于矫正位，尚缺乏科学的依据，对于如何同时矫正错𬌗畸形，更未纳入治疗考虑，且因并发症较多，又难建立功能性的牙颌关系，致颌骨矫治手术发展缓慢，未能取得重大突破。

(二)现代正颌外科的形成

20世纪50年代,随着麻醉学、基础外科学、头颈部外科应用解剖学,以及专用手术器械的创用和抗菌药物的更新,特别是20世纪60年代末至70年代,由于美国学者Bell及其后的研究者们在颌骨及颌周组织血供的应用解剖,以及上、下颌骨(含牙槽骨)各型骨切开后的血流动力学变化方面进行了一系列的研究,取得了突破性的进展,从而奠定了现代正颌外科的生物学基础,为正颌外科手术赖以实现的各型牙-骨-黏骨膜复合组织瓣的带蒂易位移植,提供了科学的依据和成功的保证。

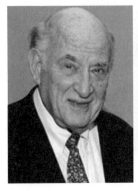 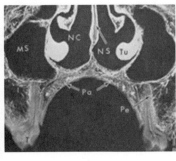 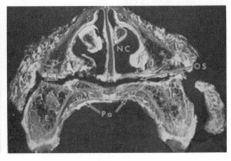

猴正常上颌骨微血管造影图　　　猴LeFort I 型骨切开术后微血管造影图

图6-10-3 William H. Bell (1927年—),美国著名口腔颌面外科专家。20世纪70年代,他对颌骨及其周围软组织的血供特点进行了系统观察,特别在颌骨切开后的血流动力学变化规律的实验研究方面取得重大突破,从而奠定了现代正颌外科学的生物学基础

经过20世纪70年代的探索,并于80年代发展成熟的双颌畸形同期外科矫治术,标志着正颌外科的临床治疗达到了一个更为先进的水平。近代,由于正颌手术与口腔正畸联合治疗的实现,使牙颌面畸形的矫治,真正进入了重建牙颌功能与增进美貌形态相结合的新时期,并逐渐形成了以研究和诊治牙颌面畸形为主要内容的现代正颌外科学。1992年McCartly等首次报告采用口外牵张装置施行渐进骨牵张术(gradual distraction,即后来命名的distraction osteogenesis,牵张成骨术)以延长患侧下颌骨,成功矫治了下颌后缩的病例。利用牵张成骨术的原理和技术矫治牙颌面畸形的研究和临床应用得到了迅速发展。牵张成骨术与正颌外科手术的结合,正在把牙颌面畸形的矫治推进到一个新的阶段。应当提到,20世纪60年代,即有用外科辅助快速扩宽上颚的尝试。在其后的20世纪70~80年代Bell和Epker等改进的外科与口正畸联合扩宽上颌的方法,虽似符合"骨缝牵张"及"骨牵张的原理",但直到1997年10月在日本京都(Kyoto)召开的第13届国际口腔颌面外科医师会学术年会(13th ICOMS)上组织了"distracation osteogenesis, DO"的专题学术报告

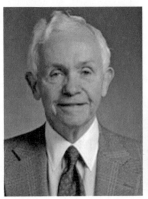 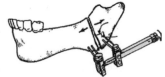 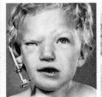 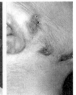

图6-10-4 Joseph G. McCarthy(1938年—),美国著名颌面整形外科专家。1992年他首先利用牵张成骨这种新的骨再生技术成功延长了半侧颜面短小患儿的下颌骨。

会之后,口腔颌面外科学界才对DO术真正有所认识,并积极开展了一系列深入的研究和实践,并有效地推动着DO在矫治牙颌面畸形和修复颌骨缺损的应用与发展。

二、现代正颌外科发展成熟的主要标志

现代正颌外科学形成的主要标志是通过正颌外科与口腔正畸联合治疗牙颌面畸形,实现了重建牙颌系统功能,改善容貌,兼治心态异常。在实现上述目标的过程中,国内外持续不断地开展了一系列从基础理论到临床应用的研究,取得了现代正颌外科赖以形成的如下主要成就。

(一)奠定和完善了正颌外科的生物学基础

著名的正颌外科专家Bell及其同事经过一系列的研究,奠定了现代正颌外科的生物学基础。其后,国内外学者继续努力,利用各种先进手段对颌骨及颌周组织及其血供的应用解剖、各型骨段切开移位后的血流动力学变化、骨愈合过程与微血管系统及其重建的三维空间结构的关系与影响因素、骨愈合过程的生物力学等方面进行了卓有成效的研究与完善,为正颌外科手术的设计和实施提供了更加科学的依据和可靠的保证。

(二)外科与正畸联合治疗

正颌外科与口腔正畸联合治疗观念的确立,及其相应研究和临床应用的实施,随之造就形成了本学科的专业队伍,使牙颌面畸形的外科治疗真正进入了功能与形态俱佳的发展时代。

(三)建立了规范化的诊治程序

正确的治疗计划,必须建立在正确诊断的基础上,特别是牙颌面畸形患者的外科治疗,需通过手术切开并移动牙-骨复合体至理想设计位置,方能达到矫正畸形、重建牙颌系统正常功能之目的。为此,除一般的诊断检查外,X线头影测量分析、牙𬌗模型,以及颜面与牙𬌗摄影检查分析,是获得正确诊断和拟定最佳治疗计划必不可少的条件和步骤,应依次完成。

1. 术前正畸治疗 旨在调整不协调的牙弓与牙𬌗关系,排齐牙列,去除牙的代偿性倾斜等。

2. 确认手术计划 术前正畸治疗完成后,对原手术方案进行一次评估和预测,必要时可对原计划进行适当的调整补充。

3. 完成术前准备 除常规的全麻手术准备外,还应按拟定的术式做必要的准备,制备好𬌗引导板及牙-骨复合体移动至矫正位后的固定装置等,并按手术计划向病人做充分的说明,取得理解与配合。

4. 进行正颌手术 原则上必须按照经预测确认的手术方案施术,如确实需要,亦可做适当的调整。

5. 术后正畸治疗 旨在从功能与美观出发,调整与完善牙列及咬合关系,稳定和巩固治疗效果。

6. 康复治疗 旨在锻炼、恢复口颌系统的功能。

7. 随访观察 了解术后牙颌关系及可能出现的变化,进行必要的处理。根据切开移动后的愈合过程,术后严密随访观察至少应持续6个月,其后可每半年至一年复查一次,直至完全稳定。

(四)测量分析、模拟设计及疗效预测技术的更新与发展

正颌外科手术的特点是骨切开线的部位和类型,牙-骨复合体移动的方向和距离等的量

度均需按毫米计,且手术必须按设计的方案和程序进行,不能随意变动。因此,在完成测量分析、确定诊断的基础上,术前还需通过模拟设计,选择最佳手术方案和术式,并预测出其术后效果。为此,除采用X线头影描迹、头影剪裁及石膏模型外科(model surgery)等常规方法进行术前模拟设计和预测外,数字医学特别是计算机图像处理技术的引入及计算机辅助外科(computer aided surgery,CAS)系统的研制成功及临床应用,使牙颌面畸形的分析诊断、治疗设计及疗效预测更加快速、准确、简便,并能在短时间内,按需要从二维和三维空间关系设计出几种以线–图及图像显示的手术设计,供医师之间以及医师与患者之间进行交流、讨论,最后选出双方认可的最佳方案。

(五)牙颌面畸形的外科矫治术已趋成熟,疗效稳步提高

对典型的正颌外科手术,如下颌支矢状骨劈开术(sagittal split ramus osteotomy),下颌支斜行/垂直骨切开术(mandibular oblique /vertical ramus osteotomy),上颌前部切开术(anterior maxillary osteotomy),下颌根尖下骨切开术(mandibular subapical ostectomy),颏成形术(genioplasty)以及LeFort Ⅰ型、Ⅱ型及Ⅲ型骨切开术(LeFort Ⅰ、Ⅱ and Ⅲ osteotomy)等进行了不断的改进完善。对双颌畸形等复杂牙颌面畸形的双颌同期矫治术,如上颌发育不足合并下颌发育过度,上颌前突合并下颌发育不足,长面及短面综合征的双颌畸形同期矫治术,以及不对称性畸形矫治术,已作为常规手术施行,取得了功能与形态俱佳的满意效果。

(六)骨段就位后的固定技术有了新的进展

由于牙颌面畸形的外科矫治主要是通过局部带蒂复合骨段精确的易位移植实现的,因此,就位后的骨段固定至关重要。以往,主要采用骨内钢丝固定配合颌间固定。近年来,将最初用于颌面部骨折的坚固内固定(rigid internal fixation)技术用于正颌外科的骨段内固定。实践证明,该技术的应用及固定装置的不断改进,大大提高了就位骨段固定后的稳定性,促进了骨切开部的愈合,增强了抵抗外力的牵拉作用,显著地缩短了术后颌间固定的时间,有利于病人早期张口、进食和康复,并显著地减少了由于骨段移位引起的术后复发。目前我国已开发出可供临床应用的国产小型及微型骨内固定装置,这为进一步广泛推广、应用骨内坚固内固定技术创造了有利的条件。

三、正颌外科理论与技术在临床应用中进一步拓展

如果说现代正颌外科学在20世纪80年代初还处于幼年阶段,而今,正颌外科已发展成熟,形成体系,其理论与技术成功地用于以往治疗困难的某些领域,并取得了较为满意的效果。

(一)骨折错位愈合所致牙颌面畸形的治疗

随着现代工业和交通的发展,颌面部损伤,特别是复杂性口腔颌面部骨折的发生率逐步上升。如各种原因的骨折,特别是上、下颌联合及面中份骨折未能在受伤初期得到正确的复位与固定,形成错位愈合,即会引起严重的咬合错乱及颌面部畸形。按照传统的骨折复位方法,很难取得满意的治疗效果。对于此类病例,如果按照正颌外科处理牙颌面畸形的诊治原则和程序进行治疗,即可获得功能与形态均满意的效果。

(二)唇腭裂术后继发畸形的治疗

传统的唇腭裂整复术后往往存在不同程度继发畸形与功能障碍。唇腭裂序列治疗的开展,使唇腭裂的最终治疗效果有了显著改善,而正颌外科治疗原则和技术的应用,已成为唇

腭裂序列治疗中的一个重要环节,特别是对于改善成年唇腭裂继发畸形病人的功能与容貌形态起着重要的作用。由于唇腭裂术后继发畸形的类型多样,情况复杂,因此,采用正颌外科治疗的方法应酌情而定。其治疗时机一般应选择在整复牙槽嵴裂及必要的正畸治疗之后进行。牵张成骨术的应用,已使唇腭裂术后继发上颌骨发育不足畸形的矫治取得了更加满意的效果。

(三)颅颌面发育畸形治疗

对颅颌面发育畸形,如常见的Treacher Collions综合征及Crouzon综合征等颅颌面畸形的矫治,采用颅面外科与正颌外科手术相结合的方式,有效提高了功能与形态效果。对于包括颞下颌关节强直继发畸形在内的各类小下颌畸形引起的阻塞性睡眠呼吸暂停低通气综合征(obstructive sleep apnea-hypopnea syndrome, OSAHS)患者,采用前移下颌等手术配合相关内科治疗可有效改善上气道的口径与空间,解除呼吸道阻塞。采用下颌支斜行骨切开术治疗某些症状明显、久治不愈的颞下颌关节内紊乱症也取得了较好效果。此外,正颌外科与组织移植、显微外科及种植义齿结合,成功地治疗了某些按常规方法难以达到满意效果的疑难病例,如进行性偏面萎缩畸形、偏侧小颌畸形以及牙颌面畸形合并单颌或全口失牙患者。

(四)牵张成骨在正颌外科中的应用

牵张成骨(distraction osteogenesis)是通过固定在切开患骨两骨段的牵张器,对两骨段持续缓慢地施加特定程度和频率的牵张力,将骨段牵开到计划矫正位置,随之牵开骨段间的间隙逐渐被新生骨组织修复,从而达到使短缩的骨骼伸长、弯曲的骨骼变直、缩窄的骨骼增宽、低平的骨段增高,以及使节段性骨缺损为新生骨组织修复之目的。目前,将牵张成骨的原理和技术用于某些原发性或继发性牙颌面畸形的矫治已经取得令人可喜的成效。从基础理论到临床应用牵张成骨矫治颅颌面畸形的工作,正在成为当前研究的热点。本领域涉及的一些重要理论和应用问题,也正在临床实践中进一步探索与解决。

四、我国正颌外科的形成与发展

我国牙颌面畸形外科矫治的尝试始于20世纪50年代,并在1959年首由曾祥辉及吴廷椿等先后在《中华口腔科杂志》发表了《下颌前突畸形及开𬌗畸形的治疗》以及《下颌前突外科疗法的研究》,同年王翰章在《四川医学院学报》报告了"下颌前突的外科疗法"。20世纪60年代,在少数医科院校口腔颌面外科开展了下颌支水平骨切开后退术,矫治下颌前突畸形。1979年由张涤生主编的《整复外科学》专章论述了颌骨畸形的外科治疗。同年张震康等报告了6例下颌前突畸形的手术矫治。限于当时的条件,主要进行的是整复颌骨畸形,而未能有效地矫正同时存在的咬合紊乱,且疗效不稳定。直到20世纪80年代,随着我国改革开放的实施,社会经济的发展和医疗卫生事业的需要,以及国际先进经验的引入,使我国的正颌外科学也在实践中逐步发展形成,进入成熟阶段。

1982年耿温琦等报告了牙外科正畸术,同年张震康等报告了10例"上颌前突的外科正畸"。1984年,姚恒瑞等的《上颌前突畸形外科正畸术的设计与效果观察》,王大章等的《经口内下颌支斜行骨切开术———一种较理想的下颌前突矫治术》,张熙恩等的《下颌髁突和髁颈过长畸形的外科治疗》相继发表,并在少数几所口腔教学医院成立了外科—正畸的联合治疗研究组,反映出我国牙颌面畸形的外科矫治有了进一步发展。1985年10月,在成都华西医科大学举办了国内第一次正颌外科讲习班,由口腔颌面外科与口腔正畸专家全面介绍了正颌外科的概念,外科–正畸联合治疗的原则,术前与术后正畸矫治之目的和方法,以及国际上常用的正颌外科手术,并进行了上颌前徙,下颌后退同期矫治上颌发育不足伴下颌前突的双颌畸形手术示范。同年12月在青岛市召开了全国第一届外科正畸学术讨论会,报告交流的论文,以临床诊治经验为主,并有一定数量的临床基础和实验研究的论文。会上由王大章对Orthognathic Surgery提出了"正颌外科学"的中文学科命名。在会中,就正颌外科的概念、功能与形态兼顾的治疗原则,牙颌面畸形的分类,各型正颌手术及其适应证、手术并发症及其防治,以及X线头影测量分析在正颌外科治疗、设计和疗效预测中的应用等问题展开了热烈讨论,取得了初步共识。此次会议的召开和报告交流的论文,标志着正颌外科已在我国初步形成,并开始拥有一支从事正颌外科的专业队伍。此后,正颌外科在我国得到了快速发展。1987年,东耀峻等编著出版了《实用正颌外科》,较系统地介绍了国际上正颌外科的诊治经验。在此时期,国内在正颌外科相关的理论和生物学基础的研究逐步开展并引向深入,外科与正畸的联合治疗以及各类矫治牙颌面畸形的外科手术得到了推广应用。1988年,在上海举行的第一次中国国际口腔颌面外科学术会上,我国代表以《正颌外科的新进展——累及上下颌骨的牙颌面畸形外科治疗》为题,介绍了我国的经验。1990年在北京召开了"国际正畸与外科正畸学术会议",进一步介绍了我国正颌外科在基础和临床应用研究方面的进展,学习了国际同行的先进经验。20世纪80年代,我国的正颌外科已接近和达到国际水平,引起了国际同行的注意。20世纪90年代,我国的正颌外科已跟上国际同行的步伐向前稳步发展,一批有创见的研究成果及临床的总体方面已达到世界先进水平。1995年在海南省海口市召开了第二次全国正颌外科学术会议,会议期间,成立了中华口腔医学会口腔颌面外科专委会正颌外科学组,首任组长是王兴教授。学组的成立为本学科的深入发展提供了组织保证。1999年在大连市召开了第三次全国正颌外科学术会议,会上有不少报告展示了我国开展牵张成骨在基础理论和临床应用的初步成果,反映了我国在这一新领域的研究进展。会议系统总结和展示了自第一次全国会议以来的15年间,我国正颌外科在稳步、快速进步基础上所取得的新成果、新进展和新经验,提出了进一步普及与发展提高的建议和措施,标志着我国的正颌外科已发展壮大。2003年在福州召开了第四次全国正颌外科学术会,会议期间正颌外科学组进行了换届,第二任组长由沈国芳教授担任。2007年在南宁市召开了第五次全国正颌外科学术会议,会议特邀为现代正颌外科学的形成、发展作出杰出贡献的美国Bell教授到会并做专题报告。会议就正颌外科的新进展和难点问题,如颌骨牵张成骨的应用与发展,数字医学与微创技术在正颌外科中的应用,涉及软、硬组织的不对称牙颌面畸形,阻塞性睡眠呼吸暂停低通气综合征,以及颅颌面先天畸形等诊治新理念,新技术及多学科协同治疗的相关问题进行了专题交流和讨论。会议期间正颌外科学组进行了换届,第三任组长由胡静教授担任。针对国内存在的有关正颌外科不规范医疗行为,学组在2011年专门组织有关专家制定我国第一本《牙颌面畸形的诊断和治疗指南》,希望对开展正颌外科的临床工作起到规范与指导作用。近十多年来,我国正颌外科学者不仅活跃在国内外学术论坛外,而且在国际学术杂志上发表我国正颌外科在基础理论和临床应用研究方面的新成果与新经验,得到了国际同行的关注与认可。

在此期间以我国正颌外科的研究成果和临床经验为基础,将"牙颌面畸形"列为专章(王大章撰写),正式纳入《口腔颌面外科学》全国本科生统编教材(邱蔚六主编,1993年编写,1995年出版)。《正颌外科学》(张震康、张熙恩、傅民魁主编,1994),《正颌外科手术学》(王兴、张震康、张熙恩主编,1999)以及《正颌外科》(胡静、王大章主编,2006)与《颌面骨骼整形外科手术图谱》(胡静、王大章主编,2013)等正颌外科专著相继出版。2010年,该领域的第一部全国高等学校研究生规划教材《正颌外科学》(胡静主编,沈国芳副主编)由人民卫生出版社正式发行。

伴随着我国改革开放的进程,正颌外科在经过学习引进、消化吸收与发展提高等阶段,在全国同道们的不懈努力下取得的可喜的成果和进展,标志着本学科已经成熟,并进入了与国际先进水平同步发展的新时期。

(胡 静 罗 恩 祝颂松)

第十一节 颌面头颈肿瘤外科学

临床肿瘤学已经具有100余年的历史,作为一个亚专业,头颈外科学也经历了50余年的研究和实践。为了更好地防治头颈部肿瘤性疾病,头颈肿瘤外科与肿瘤药物治疗学、放射治疗学等有关学科已经紧密地融合在一起,实现了头颈外科学向头颈肿瘤学的转变,是临床医学的一个重要分支。颌面头颈肿瘤外科学是口腔颌面外科学与现代肿瘤学学科交叉、互相渗透发展的产物,是基于我国现行的医学教育体制和临床业务划分基础上发展起来的、具有中国特色的现代肿瘤学新型分支学科。

颌面头颈部肿瘤外科手术,最早是从下唇癌的外科治疗开始的。Avicenna(980—1036年)及Abulcasis(1013—1107年)对下唇癌行切除术,对张力较大的创面没有进行缝合。

1174年,《医宗金鉴》是我国最早记述颌面头颈部肿瘤的医书,对舌癌进行了相关阐述。

16世纪末,烟草在欧洲迅速传播,口腔癌发病率提高,出现了口腔癌的相关文献,认为梅毒是口腔癌的发病原因。1650年,Wiseman首次记载口腔癌的治疗情况。1664年Marxhett、1676年Richard Wiseman对舌癌病灶进行热凝术,通过烧灼的方法进行舌癌治疗。

1805年,Inglis和Home对肿瘤病灶进行环扎、阻断血运,促使肿瘤坏死、脱落达到肿瘤切除目的。1819年Langenback、1866年Sedillot进一步完善了手术方法,采用暂时离断下颌骨、切开下唇方法,解决了舌体及舌根肿瘤手术的暴露问题。Liston(1837)、Begia(1839)采用借钢针穿引的圈套减张缝合法(pins and twisted cords)对张力较大的创面进行初期缝合。

19世纪中期后,对舌癌颈部淋巴结转移的治疗获得了初步的认识。1878年,Billroth对多种头颈疾病尝试了手术治疗,认为在肿瘤原发灶进行彻底摘除后,淋巴结未受累,肿瘤能够治愈。1880年,Theodoze Kocher尝试从颈部进入口内切除舌癌,进行了颈部淋巴结切除。虽然对于颈部淋巴结的处理主要是手术入路的原因,但是客观上完成了淋巴结清扫和口腔癌联合切除的第一步。

1886年,Lane提出头颈外科学这一术语,并作为教科书的书名,该书内容涵盖了神经外科、耳鼻咽喉科和眼科。

1890年William Stewart Halsted改进了对乳腺癌的手术方式,采用整块切除复发灶,同时清扫相应的引流淋巴结,提高了疾病的治愈率。这种提倡整块连续切除的癌瘤外科原则为其他的癌症外科治疗提供了一个很好的范例,为今后头颈癌淋巴结清扫提供了一个新的思路,推动了头颈肿瘤的发展。

19世纪末叶,Butlin指出吸烟是引起口腔癌的一个决定因素,直接的或间接的。同时在

《舌部疾病》中,明确了颈部淋巴清扫术在舌癌治疗中的地位。其认为,对于单侧舌癌,能保证在周围足够的健康组织中切除,不会在原位复发的患者,应该进行颈前三角淋巴清扫。

1906年,Crile借鉴了Hasted原则,在《美国医学会杂志》首次报道了治疗头颈部癌瘤转移灶的根治颈淋巴性清扫术(radical neck dissection, RND),手术范围涉及颈淋巴结、颈内静脉、胸锁乳突肌和脊副神经,创始了根治性颈淋巴结清除术。颈清扫术与头颈部原发癌根治性切除术联合应用,提高和改善了晚期口腔癌患者的治疗效果。

1909年,Butlin提出舌癌早期诊断的重要性,并且针对颈部出现淋巴结转移的患者进行二期手术治疗,采用选择性颈上部淋巴清扫术,奠定了现代头颈肿瘤手术治疗的理论和实践基础。

19世纪后期和20世纪初,西方医学传入中国。1933年在上海成立了上海中比镭锭院(复旦大学附属肿瘤医院),标志着我国肿瘤放射治疗的开端。同年北京协和医院设立肿瘤科。

20世纪40年代,美国纽约纪念医院Martin提出口腔癌联合根治(combined radical resection)的原则,要求对原发灶及颈部淋巴行连续性整块切除(en bloc resection)。他认为下颌骨骨膜是原发灶淋巴引流的通道,主张非原发于下颌骨或口底的癌瘤,也应该进行下颌骨半侧及口底连续性切除。根据癌肿的不同分期和发病部位,Martin认为可以采用不同颈淋巴清扫方法,将颈淋巴清扫术分为根治性清扫、肩胛舌骨上清扫以及舌骨上清扫3类。Martin所著《Surgery of Head and Neck Tumors》详细论述了口腔癌联合根治术的方法和理念,为口腔癌的现代外科治疗奠定了基础,被誉为头颈外科之父。

同期,在我国头颈肿瘤的治疗也逐步发展起来,涌现出一批杰出专家。金显宅是我国著名肿瘤外科专家,创建了中国肿瘤学会和抗癌协会,对多种癌瘤根治术术式方面作出了突出贡献。1943年金显宅首次成功实施了下龈癌患者颌、颈联合根治术;1947年开始对舌癌实施舌、颌、颈联合根治术;1958年在《中华外科杂志》首次报告舌癌根治性联合切除术。1947年林必锦实施了第一例上颌骨切除术,1954年上颌骨切除术后应用皮片修复遗留创面,促进了创口愈合。

20世纪50年代,我国头颈肿瘤外科进行了相应的建制。1956年上海第一医学院附属肿瘤医院建肿瘤外科,开展头颈肿瘤的手术治疗;1956年天津市人民医院肿瘤科设头颈肿瘤组;1959年中国医学科学院肿瘤医院成立头颈组。

1951年原华西协合大学首先建立了口腔颌面外科病房,填补了新中国成立前没有口腔颌面外科专业设置的空白,将原来分散在牙科、普外科及耳鼻喉科中的疾病进行了整合。1953年及1955年上海第二医科大学和北京医科大学亦相继建立了口腔颌面外科病房。在原四川医学院夏良才、原上海第二医科大学张锡泽等老前辈的带领下,口腔颌面-头颈肿瘤事业得到长足发展,口腔颌面外科医师成为头颈肿瘤诊治的中坚力量。

1954年在纽约纪念医院Martin与Ward的主持下,首次组建了"头颈外科医师学会"。从此,头颈肿瘤外科正式跻身于肿瘤医学行列。

1958年美国主要内耳鼻喉科医师组建了"美国头颈外科学会"。当英美两国联合会议在伦敦召开后,Jatin Shaw在纽约宣告"国际头颈学会联合会"诞生。

20世纪60年代,功能性外科的理念逐步得到多数学者的重视。在原有联合根治术的基础上,对口腔颌面肿瘤的手术方式进行了一些改良,目的是避免联合根治术后造成的生理功能障碍。在术式改良中,主要有两个代表性人物:Suarez(1963)提出了保守性颈清扫术的概念,该手术范围较根治术缩小,淋巴的清扫主要针对包含淋巴系统的颈部筋膜间隙,保留与淋巴结没有直接关系的其他结构,如颈内静脉、胸锁乳突肌、副神经;Bocca支持保守性颈淋巴清扫术,认为其手术效果与根治性颈淋巴清扫术一致,并于1966年提出功能性颈淋巴清扫术的概念,强调患者的术后功能状态,术中保留了一些结构,如颈内静脉、胸锁乳突肌和脊副神经。从手术范围来看,功能性颈淋巴清扫术与改良根治性颈淋巴清扫术是一致的。此外,对于下颌骨的切除亦进行了改良,采用下颌骨箱状切除,保证了下颌骨的连续性和功能。

伴随传统根治性颈淋巴结清扫术的改良,术后缺损修复领域也逐渐兴起,局部皮瓣应用到肿瘤切除后的大块组织缺损修复中来,头颈肿瘤外科的术后修复重建得到进一步的实践。20世纪60年代以后,带血管轴型皮瓣、肌皮瓣、肌皮骨复合组织瓣,以及血管吻合游离组织瓣的修复重建技术逐步代替了带蒂皮瓣、皮管和游离皮片、游离骨移植技术。

在1969年周恩来总理"向肿瘤进军"的感召下,华西成立了专门从事肿瘤防治研究的科研组(当时命名为"69.11"战斗组),发掘祖国医学宝库,试图发现有疗效的中医、中药,但并未发现真正有确切效果的治疗方法和病例。

20世纪80年代,我国针对口腔癌患者也选择地开展了功能性颈淋巴清扫术。全国各大医院几乎同时开展了应用胸大肌肌皮瓣、前额岛状皮瓣、前臂游离皮瓣等修复口腔癌术后广泛缺损;胸大肌肌皮瓣带肋骨、带血管蒂游离髂骨移植修复下颌骨缺损;背阔肌肌皮瓣、斜方肌肌皮瓣、游离腹直肌肌皮瓣修复头颈部缺损也陆续开展。

1981年于浙江杭州召开了第一次全国性的口腔颌面外科学术交流会议,推动了口腔颌面外科的发展。

20世纪80年代,天津肿瘤医院李树玲教授倡导筹建包括多学科的头颈肿瘤外科专委会。1984年,由费声重(耳鼻咽喉科)、李树玲(头颈肿瘤外科)、邱蔚六(口腔颌面外科)等人发起,并于1985年在沈阳召开大会,成立了全国性的"头颈肿瘤外科学会"。这种由三大学科组建的方式,国际尚无先例,以后经过申请,加入了中国抗癌协会(Chinese Anti-cancer Association, CACA),成为其下属的一个专业委员会,称中国头颈肿瘤外科学会(Chinese Society of Head & Neck Cancer, CSNHC)。口腔颌面外科成为早期头颈肿瘤外科学术会参会代表最多的专业。

1986年,在中华医学会口腔学会之下,正式建立了口腔颌面外科学组;并相继于1986、1990、1994年在上海、西安、武汉、召开了第二、第三、第四次全国性口腔颌面外科学术交流会。自此,我国的口腔颌面外科专业队伍日益扩大。

1990年,Shah分析了1119例头颈癌的治性颈清扫术,针对不同解剖部位的肿瘤,明确了其淋巴转移规律,为选择性颈淋巴清扫提供了理论依据。

1991年,美国耳鼻咽喉科和头颈外科学会下属的头颈外科和肿瘤学委员会(Academy's Committee for Head and Neck Surgery and Oncology)提出了颈清扫术名词标准化的议案,避免了颈淋巴手术概念的混乱。颈淋巴清扫术的标准分类系统也被美国耳鼻咽喉科和头颈外科学会采纳。颈淋巴清扫术保留了四个名词:①根治性颈清扫术:即标准的Crile术式;②改良的根治性颈清扫术:保留在根治性颈清扫术中需要切除的一个或更多的非淋巴结构,例如颈内静脉、胸锁乳突肌和脊副神经;③选择性颈淋巴清扫术:保留在根治性颈清扫术中需要切除的一个或更多的淋巴结群;④扩大的根治性颈清扫术:切除根治性颈清扫术之外的一个或更多的淋巴结群或非淋巴结构。2002年该方案又进一步得到规范。

1998年中国口腔颌面外科学会成立,并于1999年加入国际口腔颌面外科医师学会。基于专业内亚专业的长足进步,2000年中华口腔医学会口腔颌面外科专委会批准组建了口腔颌面外科专委会肿瘤学组,对推进肿瘤防治的交流、提高我国口腔颌面肿瘤诊疗水平起到了重要的组织作用。

2001年10月21-24日,由中华口腔医学会口腔颌面外科专业委员会主办,四川大学华西口腔医学院承办的第一届第一次全国口腔颌面部肿瘤学术会议在成都召开,并宣布中华口腔医学会口腔颌面外科专业委员会口腔颌面肿瘤学组正式成立,四川大学华西口腔医学院温玉明教授当选为学组组长。

随着口腔颌面部肿瘤相关病因学、肿瘤发生机制、肿瘤的发展、转移、预后因素的细胞、蛋白和分子水平等相关基础研究获得的丰硕成果,临床诊断方法、治疗手段的探索和成熟,治疗原则和科学的多学科、多手段综合序列方案的完善,目前已形成了一整套与现代肿瘤学基础和临床研究发展趋势同步的学科体系。但是,有关口腔颌面部肿瘤学的内容不少是在肿瘤学、头颈肿瘤学、口腔颌面外科等专著中有所反映,但要全面系统的了解包括囊肿、瘤样病变、牙源性和唾液腺肿瘤以及口腔黏膜、颌骨等部位肿瘤的发病特点、病理类型以及在口腔颌面部解剖、生理条件下的防治原则尚嫌不足。2004年温玉明教授主编《口腔颌面部肿瘤学:现代理论与临床实践》由人民卫生出版社出版;张志愿教授主编《口腔颌面肿瘤学/新世纪医学工具书系列》由山东科学技术出版社出版;邱蔚六院士主编的全国高等学校研究生规划教材《口腔颌面-头颈肿瘤学》由人民卫生出版社出版。这些著作较全面地反映了当代口腔颌面-头颈肿瘤领域相关基础和临床诊治进展,具有一定的综合性、先进性和创新性。

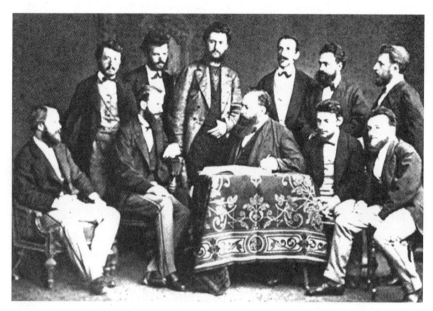

图6-11-1　Theodor Billroth, photographed with his ten assistants, was the first to perform successful radical operations on the pharynx, larynx, and stomach. National Library of Medicine, Bethesda.
美国国家医学图书馆珍藏的一幅照片,著名外科专家Billroth和他10名助手的照像。引自Medicine Illustrated History P.531

（李龙江　张壮）

第十二节　口腔修复学

口腔修复学有悠久的发展历史,本节拟简要梳理国内外口腔修复学的历史沿革,展示口腔修复学的发展脉络。通过百年的发展,我国现代口腔修复学整体上已经大大缩小了与发达国家水平的差距,有些原创工作也得到国际同行的认可,史鉴使人明智,回顾历史,展望未来,为我国口腔修复整体进入世界先进行列指明方向。

一、国外口腔修复学发展历史回顾

(一)现代牙科学诞生前

世界上最早的"假牙"并不是为了恢复咀嚼能力,而是为了祭祀。考古学家发现,早在距今3500年前,生活在墨西哥地区的古人就为死去的人装上动物的牙齿,用来祭祀。公元前2500年,腓尼基人就用金条和金丝来制作修复体,用于修复缺失牙齿。约公元前700年,伊特拉斯坎人用雕刻的象牙或兽骨来制作局部义齿,并用金丝固定在天然牙上。在埃及木乃伊身上也发现了用人牙或雕刻后的象牙制作的修复体。当时没有专业的修复医师,修复体通常是由金匠或手工艺者制作,这些金匠或手工艺者可以算是最早的口腔修复技师。公元前700—公元前500年,伊特鲁里亚和古罗马地区出现了黄金制作的全冠。总之,公元前2000多年人类就开始利用简单的材料制作各类修复体,但修复材料的种类仍然以黄金、人牙或象牙为主,修复技术较为原始。

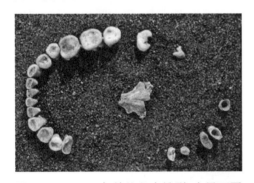

图6-12-1　4500年前的义齿雏形,古墨西哥人为死去的人装上动物的牙齿,用于祭祀

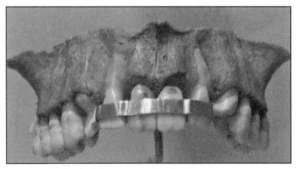

图6-12-2　公元前2500年,腓尼基用金条和金丝制作的义齿

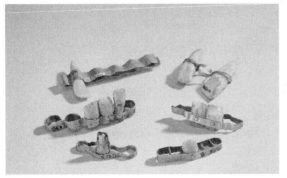

图6-12-3　约公元前700年,伊特拉斯坎人用雕刻的象牙或兽骨来制作局部义齿,并用金丝固定在天然牙上

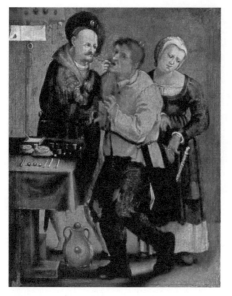

图6-12-4 早期的口腔修复技师，多为金匠或手工艺者

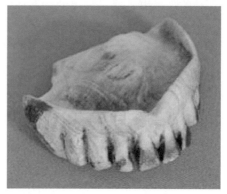

图6-12-5 公元1500年左右，日本首先出现了木头做的假牙，这一修复方法一直到了1900年还在使用

公元元年至公元1500年间的口腔修复材料和工艺的进展缓慢，更多的记载是关于龋坏牙的充填治疗。公元600年左右，玛雅人在拔牙后的前牙牙槽窝内放置贝壳碎片，成为史料记载最早的种植材料。玛雅人还制作了锤造的黄金嵌体和石质、矿物质嵌体，置于口内用于美观或传统的装饰。公元1500年左右，日本首先出现了木头做的假牙，这一修复方法一直到了1900年还在使用。1746年Mouton首次提出了金属甲冠的概念，1796年卡环固位局部义齿出现并得到广泛应用，1775年Etienne Bourdet第一次使用金属基托来承载可摘局部义齿的人

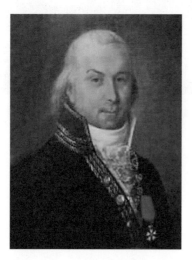

图6-12-6 Etienne Bourdet（1722—1789年），他首次使用金属基托来承载可摘局部义齿的人工牙

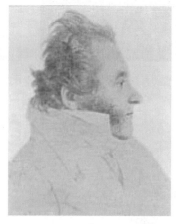

图6-12-7 Guiseppangelo Fonzi（1768—1840年），意大利人，他制作了第一个全瓷人工牙，并通过在瓷里面添加金属氧化物制得了26种不同颜色的瓷牙

工牙。1789年可熔融瓷的诞生被认为是牙科学历史中最重要里程碑之一,是口腔修复实践的一大进步。此后意大利牙医Guiseppangelo Fonzi制作了第一个全瓷人工牙,他还通过在瓷里面添加金属氧化物制得了26种不同颜色的瓷牙。1820年Delabarre首次采用了可摘义齿的卡环固位。1885年Logan将陶瓷烧结到铂金根管桩上,制得了高强度的根管桩,并用于替代木质的根管桩。这个阶段替代材料种类增多,可见不少现代修复技术的原型。

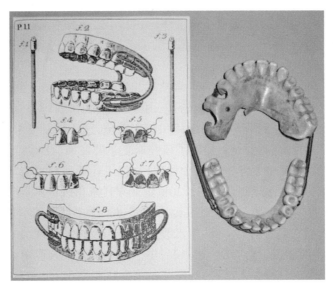

图6-12-8 牙科学鼻祖Pierre Fauchard(1678—1761年)制作的义齿

(二)现代牙科学诞生后

牙科学的鼻祖是法国医师Pierre Fauchard,他在1728年把牙科从外科中分离出来形成一门独立的学科,并于同年出版了世界上首部牙病专著《外科牙科学》,标志着现代牙科学的诞生。在他的专著中就有可摘局部义齿的描述,并以图的形式展现了其设计的铜制义齿。1840年在美国马里兰州成立了世界上第一个牙学院——巴尔的摩牙学院,是现代牙科学教育的发源地。同年,世界上第一个正式的牙科机构组织——美国牙科医师协会(American Society of Dental Surgeons)宣布成立,此后各类口腔修复材料进入了快速发展的阶段。1805

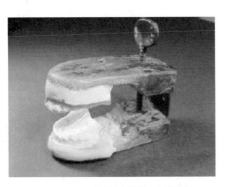

图6-12-9 世界最早的牙科𬔖架

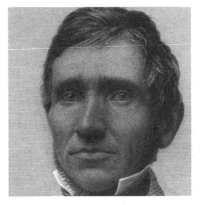

图6-12-10 Nelson Goodyear(1800—1860年)

年J.B.Gariot首先引入牙科𬭸架；1828年F.Maury首先介绍了用固定桥修复缺牙的现代方法。19世纪40年代，用印模膏制取口腔印模的技术首次出现。1840–1860年间，英国人制作出前牙为瓷牙，后牙为象牙雕刻而成，基托用金材料，上下义齿间用弹簧固定的可摘局部义齿。1851年Nelson Goodyear制成了硬质硫化橡胶用于制作义齿基托，该种硫化橡胶作为义齿基托材料延续了90年的时间；19世纪50年代，氧化锌黏固剂被用于粘接和充填；1870年磷酸锌黏固粉诞生；1889年Charles Land用汽油炉煅烧陶瓷，首次制得了全瓷甲冠和全瓷嵌体；1884年Aguilhon de Saran首次用24K黄金制得了金嵌体。1925年Edward Kennedy建立了局部义齿体系，根据缺牙的部位结合可摘义齿鞍基与基牙的关系分为四类，即肯氏分类法，该分类法一直沿用至今。

现代口腔修复学的发展与交叉学科科学技术的进步密切相关。回顾百年来的历史，有以下几个阶段性代表修复技术：失蜡金属铸造、丙烯酸塑料、金属烤瓷修复、酸蚀粘结树脂、种植修复、高强度全瓷修复、计算机辅助设计和制作系统，这些修复技术代表了不同时期口腔修复学的新理论、新技术和新材料，促进了口腔修复学的发展。1907年Taggart发明了失蜡金属铸造技术，是现代口腔修复学的第一个里程碑，将工业铸造技术应用于口腔临床，迄今为止，仍然是口腔修复体的常规制作方法。20世纪30年代末出现的丙烯酸塑料，是较理想的人工牙和基托材料，性能也满足了临床的高要求。经过半个多世纪的不断改进，不仅沿用至今，而且性能有很大的提高。1933–1950年水胶体间接印模技术出现，20世纪50年代初的金属烤瓷修复，将合金和陶瓷的优点结合在一起，早已成为患者人人皆知的常规性修复方式。1951–1964年硅橡胶印模材料引入牙科，开发了超高速机头；20世纪60年代出现的复合树脂以及20世纪70年代的酸蚀粘结修复技术，为口腔修复治疗提供了新的手段，特别支撑了保存修复和美学修复的发展。20世纪70年代种植修复迅速兴起，种植义齿拓展了修复的适应范围，解决了固位和支持困难病例的修复难题，成为当今修复技术的核心热点技术。20世纪80年代出现的高强度全瓷修复体更好地满足了临床对美观和强度的高要求。时至今日，结构仿真的全瓷修复代表了无金属化修复的趋势，受到患者青睐并且逐渐普及。20世纪90年代

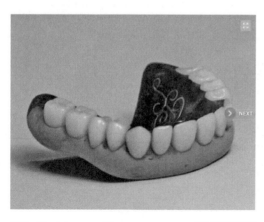

图6-12-11　1851年Nelson Goodyear制成了硬质硫化橡胶用于制作义齿基托

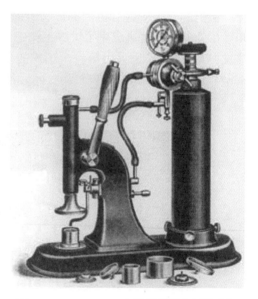

图6-12-12　Taggart发明的失蜡金属铸造机

出现了标志着现代高新科技在口腔修复中应用的计算机辅助设计和制作修复体系统（CAD/CAM），将数字化、自动化等现代工业技术与修复体设计和制作相结合，从根本上改变了传统的义齿制作工艺，使我们进入了数字化修复时代。

二、我国修复学发展历史回顾

（一）我国古代修复学

我国口腔医学早在殷商时期就有记载，但发展较为缓慢。在唐朝，宋朝的500多年的时间里，积累了许多的手工工艺。假牙修复属于我国对世界口腔医学的四大发明之一。在宋朝就有专门的补牙者，在18世纪，当时很多的商务场上就有镶牙为生的人。宋代诗人陆游在《岁晚幽兴》诗中写到："卜唉治棺输我快，染须种牙笑人痴"，还自己写了一注说："近闻有医以补堕齿为业者"。所以宋代应该已经出现比较成熟的补牙方法，而且有人已经以此为业可以靠镶牙谋生了。比陆游晚10年的楼钥《玫瑰集》曰："陈生术妙天下，凡齿有疾者，易之一新，才一举手，使人终身保编贝之美"，"编贝"说的就是排列整齐的牙齿。这个记录说明我国这时的义齿修复已经比较常见，水平也较高。1976年在江苏武进县出土的明朝带金属全冠的人类牙齿两颗，经分析发现该金属全冠系锤造后焊接而成，材料为高硬度铜金合金，并且使用了含锌的粘接剂。到了清代乾隆年间，梁玉绳《白士集》曰："今市肆有补齿铺，悬牌云镶牙如生，盖宋以来有之"。说明当时的补牙已经成为一种生意不错的行业。但是具体这些古代的职业镶牙者是怎么做的，却没有更具体的描述了。

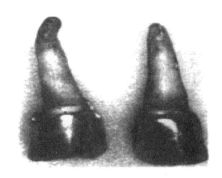

图6-12-13　1976年在江苏武进县出土的明朝带金属全冠的人类牙齿

由于社会条件的限制，人们并没有重视口腔疾病，因此，我国的口腔医学在公元14~18世纪是相对停滞的阶段，当时的镶牙还不是一门科学。在18~19世纪，随着西方工业革命的普及，机械、化工工业等的成果为口腔疾病的治疗提供了较为理想的手段，而我国的镶牙修复仍然是以天然替代材料为主，修复技术原始，与当时的西方修复技术发展程度存在着很大的差距。

（二）我国现代口腔修复学

1907年我国的第一个牙科诊所成都牙症医院在成都四圣祠成立。1917年华西协合大学设牙科系，成为中国的第一个现代高等牙医学专业，早期仅有的几名外籍教师几乎都是修复学教授。林则博士（Ashleg W.Lindsay）讲授《全口义齿学》，唐茂森博士（John E.Thompson）讲授《冠桥学》。吉士道博士（Harrison J.Mullett）主要讲授可摘局部义齿和全口义齿。1919年华西协合大学牙学院建立修复学系，吉士道博士任第一任系主任。1927年黄天启医师自华西协合大学牙学院毕业，成为中国高等学校第一位牙科修复学教师。1949年新中国成立后，由于政府的重视，在1950的卫生教材编审委员会，统一了口腔医学名词。1954年确定了我国的口腔医学培养目标，陆续出版了《全口义齿学》（欧阳官，1955）、《冠桥学》（朱希涛，1954）等专著和《口腔矫形学》（毛燮均，1959）配套教材。1978年至1996年间，随着我国经济体制改革和对外开放，口腔修复学进入了快速发展时期。1980年，四川医学院主编的第一部全国统编教材《口腔矫形学》由人民卫生出版社出版发行，众多华西著名修复学专家如

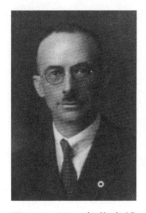 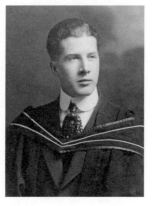 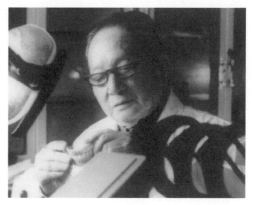

图6-12-14　唐茂森博士是华西口腔的创始人林则的同窗好友，在多伦多大学皇家牙医学院毕业后，于1909年应邀来华，与林则博士合作创建牙学院。他教授冠桥学等学科，是我国口腔修复学的创始人

图6-12-15　吉士道博士于1917年来到华西，专门负责讲授义齿学和正牙学。其教会学生了解不同牙齿的不同功能、补偿线与颌骨的特殊解剖学和生理学的关系以及义齿制作的全套技工操作。因为他医术精湛，多次为当时民国最高领导人蒋中正先生诊治牙病，并为他做全口义齿

图6-12-16　欧阳官教授(1911—1996年)，口腔修复学专家。四川资中人。1939年毕业于华西协合大学牙医学院，获牙科博士学位。曾任南京中央大学医学院讲师、副教授。新中国成立后，历任第四军医大学副教授、教授。长期从事口腔修复学的研究。1959年研制成功成品总义齿，1984年研制成功热软基托成品总义齿。著有《全口义齿学》《成品总义齿》等

图6-12-17　朱希涛教授(1915—2003年)，口腔修复学家。1942年毕业于华西协合大学牙医学系。历任北京医学院教授、口腔系主任、口腔矫形学教研室主任，北京医科大学口腔医学院教授、名誉院长，中华医学会第十八、十九届常务理事，中华医学会口腔科学会第一、二届主任委员。主要从事口腔修复学、口腔修复生物力学的研究。编译有《牙科材料学》《冠桥学》，共同主编有《口腔矫形学》，主编有《口腔修复学》

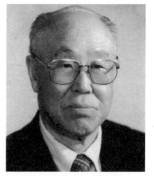

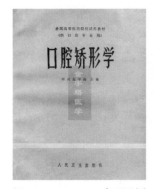

图6-12-18　1980年，四川医学院主编的第一部全国统编教材《口腔矫形学》

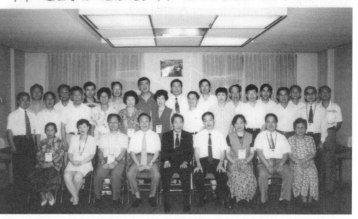

图6-12-19　1996年中华口腔医学会口腔修复学专委会成立

魏治统、陈安玉、周秀坤、胡永瑜、赵云凤等参加了编写。在本书中,魏治统教授与同事们在1964年测定的"中国人正常恒牙牙周膜面积"的数据,一直被人们运用至今。同年,朱希涛教授主编了《口腔修复学》,1984年,结合口腔专业分化趋势和中国国情,口腔医学专业设置口腔内科学、口腔颌面外科学、口腔修复学、口腔正畸学等专业,"口腔修复学"代替了"口腔矫形学"的称谓。1996年中华口腔医学会口腔修复学专委会成立。现阶段中国口腔修复医学进入了与国际接轨的阶段,这个阶段的特征是全面发展,缩小城乡差别、区域差别,并向国际社会开放,为我国修复整体水平逐步进入世界先进行列奠定了坚实基础。

三、中国口腔修复学的发展

(一)口腔修复学的人才培养

1949年前,我国高等口腔医学教育发展十分缓慢,进行口腔医学教育的院校仅8所。1954年全国高等医学教育会议召开,决定按照前苏联口腔医学教育的组织机构,设立口腔内科学、口腔颌面外科学、口腔矫形学三个教研室。1955年四川医学院口腔医学系在全国首先开始招收研究生。1956年刘鸿益成为口腔矫形学第一位研究生,导师魏治统教授。此后,北京医学院、第四军医大学均开始招收研究生。文化大革命期间,中国口腔医学的研究生培养几乎完全停滞,直至1978年才恢复研究生招生制度,而口腔矫形学也成为首批口腔医学硕士学位授予学科之一。1981年口腔矫形学成为首批口腔医学博士学位授予学科之一,同年,教育部通知开始招收攻读博士学位研究生。目前全国进行口腔医学专业培养的院校、系近180所,其中进行本科及本科以上教育的口腔医学院、系近70所,另有百余所或者尚未形成口腔医学院、系的建制,或者进行高职高专口腔专业培养,据不完全统计,全国目前有10所以本科为主,但尚未建立口腔医学院、系的口腔专业所在院校,以及21所进行口腔专业专科培养的高职高专院校,而高职高专院校口腔专业大多在1980年后成立。2007年统计的全国180所口腔医学专业的本科、专科院校,共有在校生54 978人。

我国口腔修复工艺学科是在成都四圣祠牙症医院口腔修复制作室的基础上发展起来的,始建于1912年。1913年全国首招了中国第一期正式的口腔修复工艺学技师班。1917年华西协合大学成立牙科系,开设的口腔修复学课程也包括了口腔修复工艺学的专业内容。1974年招收了口腔修复工艺学中专班,1998年开始招收口腔修复工艺学大专班,2005年开始招收口腔修复工艺学本科班,2009年招收硕士生,2010年招收博士生。

(二)口腔修复临床技术的发展历程

1. 活动修复的发展

(1)牙列缺损或RPD(可摘局部义齿,removable partial denture)的分类:1955年提出的王征寿牙列缺损六类分类法,以后又有三级分类法,游离端缺牙的分类及汪文骏两类八型分类法等均反映出我国修复学者在RPD义齿的认识与设计规范、科学化方面的关注。

(2)铸造支架的应用:20世纪50~80年代,RPD主要是

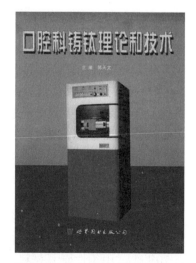

图6-12-20　郭天文教授等于1995年研制出的第一台国产齿科精密铸钛机,并主编著作《口腔科铸钛理论和技术》

以弯制支架为主,随着高熔非贵金属普及之后才使铸造支架得以推广应用。最初以铸造𬌗支托、舌杆代替弯制𬌗支托、舌腭杆。20世纪80年代后期随高频铸造机设备推广,铸造钴铬合金的加强网,舌腭杆才逐步普及到省市专业医院。自1981年日本岩谷产业公司研制出世界第一台牙科铸钛机以来,牙科铸钛技术得到了较快的发展。第四军医大学郭天文等于1995年研制出了第一台国产齿科精密铸钛机,使我国跻身于世界上少数几个能生产牙科专用铸钛机的国家之列。近10年开始普及使用Vitalium等高弹钢支架,开始使用美观卡环、分离设计等。2008年,于海洋教授在国内首次提出仿真修复和制作的概念,对美观观测线、美观固位区、美观卡环概念及分类设计等概念和原理进行了详细的阐述和研究。

（3）套筒冠的应用:套筒冠义齿的研究和临床应用已有较长的历史,在1924年由口腔修复创始人Peeso F.A.首先提出,又称二重冠固位体、套叠冠固位体。此固位体在临床试行后,Houpl K.、Kehm H.等开始在牙列缺损修复中采用套筒冠为固位体的义齿。我国在20世纪90年代之前,有采用锤造冠或中熔铜基合金制作套筒冠结构RPD的报告。20世纪90年代后,开始在临床常规采用该修复形式,并做了系列实验研究工作。这为残冠的保留与应用、改善基牙的负荷条件、增进RPD的美观及固位等起到了良好作用。

（4）附着体的应用:附着体的出现成为口腔修复学发展史上的一个重要里程碑。最早的附着体有文字记载可追溯至1888年Evans发明的附着体。早在1906年,Chayes设计了一种可调节的插销式冠内附着体,现阶段仍在临床应用广泛,Chayes被誉为“精密附着体之父”。我国起步较晚,20世纪80年代末、90年代初以华西医科大学为主的各大口腔医学院校开始了精密附着体义齿、磁性附着体义齿的基础研究和临床应用研究。20世纪90年代初贾安琪等进行了附着体的研究,赵铱民、程祥荣等从事磁性附着体研究及其临床应用。骆小平、冯海兰等研制用于RPD的国产预成塑料杆卡式附着体。

（5）全口义齿的发展:基托材料方面,20世纪50年代初,我国完成了义齿基托材料由热固橡胶向丙烯酸树脂的过渡。20世纪80年代末,出现带红色细毛线纤维的仿生基托材料,20世纪90年代我国开始推广应用。树脂材料的固化也由单一热固化发展到注塑热压或激光固化等方式。人工树脂牙从20世纪50年代个别制作的树脂牙、60年代单层色成品丙烯酸树脂牙到80年代的复色、多层色树脂牙或高强度复合树脂牙,用于全口义齿修复的人工树脂牙的耐磨性、颜色、形态均有很大的改进。20世纪90年代初,王顺勤教授提出个性排牙,使全口义齿美学原则提高到新的认知水平。孙廉教授提出的义齿选磨原则和方法向“精细全口义齿”推进了一步。吕培军教授等人探索了全口义齿的计算机排牙新方法。刘洪臣教授在国内率先开展了无牙颌颞下颌关节紊乱病的研究,总结出无牙颌特别是单颌无牙颌颞下颌关节紊乱的发病情况,提出了其诊断标准和诊治的特点。过去20多年间我国已成功地将种植体技术用于全口义齿,将“可摘全口义齿”推进到“固定可卸”或覆盖式种植全口义齿。围绕功能修复,徐军教授近几年提出了针对困难全口义齿的长正中𬌗等𬌗型的理论并应用于临床实践。

（6）颌面赝复的发展:颅颌面缺损的赝复一直是我国修复学的一个重要内容,但是其进展较为缓慢。在赝复材料方面,20世纪50年代以后我国应用丙烯酸树脂制作赝复体,20世纪70年代试用柔性赝复材料。一些学者采用中空式托牙解决上颌骨缺损的修复。20世纪80~90年代研制柔性牙龈材料,90年代赵铱民教授研制了柔性仿生硅橡胶赝复材料以解决赝复体的美观问题,并在颌面部战伤修复方面取得不少进步。口腔种植在临床应用以后,将种植体与铸造支架–磁附着体–上颌赝复体连成一体,解决了赝复体的固位问题。

2. 固定修复的发展　过去60年间,冠桥固定修复最具有口腔修复学发展的代表性,总体的发展以颜色、形态、结构及功能的仿真,操作微创化,技术的数字化为主线。20世纪50年代初,我国冠修复以锤造冠、焊接冠为主,铸造冠占比例较小,使用中熔合金铸造。20世纪60~70年代开始用高熔非贵金属铸造冠桥修复。20世纪70~80年代,前牙多以3/4冠或开面冠修复,20世纪80年代初开始使用光固化复合树脂冠,烤瓷熔附金属冠(烤瓷冠),瓷贴面,但烤瓷冠桥修复占的比例较小。20世纪90年代烤瓷修复快速发展,在色泽、金属基底设计与制作工艺方面均有大的改观。20世纪90年代末临床开始采用贵金属铸造冠和贵金属烤瓷冠桥。在这个时期基本上淘汰了锤造冠,在冠的设计上较常采用各种桩核结构的冠修复。与此同时,全瓷修复开始进入临床应用,出现了铸造全瓷冠、热压铸全瓷冠以及铝核全瓷冠等类型的修复体。

20世纪90年代以后,许多修复观念发生了变化,例如修复体应是人工器官、永久性修复与过渡性修复的区分、不同年龄段患者的修复目的的区分等;同时以数字化、微创、无痛等为特征的各种现代修复技术大量普及使用;以殆学、咀嚼生理等为核心的功能修复学也日益受到重视。同时针对美容修复,以我国"天然牙沟纹仿真标准的应用基础研究"为代表的各种仿真标准的研究和应用,也促进了仿真修复和制作的普及应用。

3. 修复工艺学的发展　当代口腔修复学的发展已经使口腔修复学与口腔修复工艺学无法分割,而且已经呈现了修复工艺技术的临床应用推动修复临床进步的特点。早期口腔修复工艺的发展没有口腔临床医学发展得那样顺利,修复体的工艺制作很多都是有修复医生来完成,修复制作室业务范围局限。20世纪70~80年代,随着口腔修复学的快速发展,修复工艺对外交流的大门打开了,各种新技术、新设备层出不穷,促进了口腔修复工艺的迅速发展。自20世纪90年代中期开始,随着社会需求的增大,原来的口腔义齿制作模式已经不能满足众多口腔医院对义齿的数量和质量的要求,一种企业化模式的"制作中心"应运而生,引入了可卸代型技术,新的印模、模型材料,激光焊接技术,真空压铸技术,激光焊接及电解抛光等新工艺、新设备后,大大提高了修复体制作的质量和效率。以各种数字化、自动化技术为核心的CAD/CAM普及应用,使修复工艺进入数字时代。

（三）我国口腔修复学的学术交流与科学研究

1. 专业学术组织发展及学会活动(包括修复、修复工艺、殆学等)1951年中华医学会口腔科学会成立,1986年中华医学会口腔科学会口腔修复学组成立,朱希涛教授(1915-2003年)担任首任组长;1996年中华口腔医学会成立,1997成立中华口腔医学会口腔修复专业委

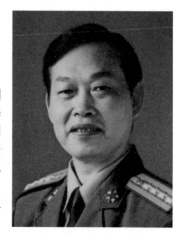

图6-12-21　马轩祥教授,1945年出生,河南商丘人。1970年毕业于四川医学院口腔医学系,1982年、1990年分别获第四军医大学口腔医学院修复学硕士、博士学位。历任第四军医大学助教、讲师、副教授、教授、第四军医大学口腔医学院修复科主任、副院长、院长等职,为国际牙医学院资深院士,中华口腔医学会、中国医师协会口腔分会、全军口腔医学会顾问,全军科学技术委员会委员,国家卫生部临床专业教育指导委员会委员,国家卫生部高等医学院校视听教材专家组成员,国家人事部学科评议组专家,国务院学科评议组专家

员会,马轩祥担任首届主任委员,同年在上海举行了全国口腔修复学术会议。1996年,成立国际口腔修复医师学会亚洲分会(ICPAC),中国口腔修复学组作为发起国参与成立并成为集体会员。1998年、1999年、2000年分别进行了修复、活动义齿为专题的研讨会。同时加强与国外的交流,每年外出学习,学术访问,参加国际学术会议,邀请国外专家来中国访问讲学等。迄今为止,中华口腔医学会口腔修复专业委员会已经产生了5届主任委员,分别为马轩祥、巢永烈、冯海兰、张富强和王贻宁。

　　1988年中华口腔矫形技术组成立,1998年口腔修复工艺学专业委员会成立,首任主任委员是吴景伦主任技师。主任委员先后为吴景伦、周敏、阎春喜。主办过多次学术会议,也加强与东南亚为主的国外学术交流。

　　20世纪50年代修复学者十分重视有关咬合的理论与应用。20世纪70年代后期,王惠芸、王毓英等人编写《𬌗学》,为本科生、研究生开设𬌗学课程,并招收研究生从事我国的𬌗学研究工作。王惠芸、殷新民等做了国人有关𬌗学数据的测量。20世纪80~90年代,𬌗学较为广泛地应用于修复学、正畸学、颌面外科学、牙体病学、儿童齿科等各个学科。2002年中华口腔医学会颞下颌关节及𬌗学专业委员会成立,首任主任委员是马绪臣教授。至2011年,先后开了8次全国性𬌗学学术会议。

　　2. 我国口腔修复学的基础研究　我国口腔修复学的基础研究与其他兄弟口腔学科、大医学学科相比呈现起点低、学术地位不高,重复性、验证性工作多,自主原创性工作少,与材料、工艺交叉多但与临床、基础医学交叉少等特点,这也从国家自然基金的申报获准、奖励奖项及市场化成熟自主产品等方面得到印证,急需我们共同调整面对。

　　(1)基础研究起始:我国口腔修复的科学研究起始于20世纪50~70年代,研究多集中在修复理论、新材料、制作工艺、临床应用性研究和调查性研究方面。如中国人牙体测量(王惠芸,1959);焊接、铸造技术,牙列缺损的分类(王征寿,1957);牙周膜面积测量(魏治统,1964)等。曾为蒋介石和贺龙制作义齿的著名活动义齿修复学专家徐乐全教授(1906—1976年)早期提出的“深度覆𬌗的几种活动修复方法”一直沿用至今。

　　(2)生物力学研究:20世纪80年代实验研究起步,我国口腔冠桥修复学发展的奠基人魏治统教授在国内首先将生物力学研究引入口腔修复学。生物力学的主要研究方法有理论力学研究法和实验力学研究法。20世纪80年代开始三维有限元法是口腔修复研究领域应用的方法;20世纪90年代有学者采用无限元法,探讨复杂界面的应力分布规律。有限元法和无限元法均属于理论力学研究法。实验力学研究法有三维光弹法、电阻应力法、光测力学位移法

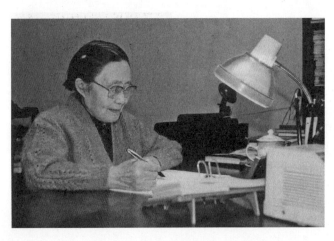

图6-12-22　魏治统教授(1912—1997年),1938年毕业于华西协合大学牙学院获牙医学博士学位,先后留学于美国哈佛大学等名校。1950年回国后从事冠桥修复学的临床和研究工作,是我国口腔冠桥修复学发展的奠基人,新中国成立初期口腔医学的发展和教学改革作出了巨大贡献。魏教授治学严谨、善于科研,在国内首先将生物力学研究引入口腔修复学,为修复学的理论研究奠定了重要基础

等,均陆续被应用于口腔生物力学研究中,并取得了良好的结果。赵云凤、马轩祥、陈新民教授等也开展了传统生物力学的系列研究。近10年来,以微观力学为切入点的张东升教授的牙体组织及全瓷材料的力学研究,以口腔生物摩擦学为切入点的于海洋教授、黎红教授等的天然牙、种植牙的力学研究,以分子与细胞生物力学为切入点的樊渝波教授、赵志河教授等的细胞力学研究,也为我国口腔生物力学的研究注入了新的活力。赵云凤、陈新民、于海洋教授等也出版了相应的口腔生物力学教材或专著。这些工作为我国修复学的力学理论研究奠定了重要基础。

(3)修复材料的研究:从20世纪70~80年代起,我国已从事粘结材料的研究,研制出我国的粘结材料,如徐君伍教授领导研制的E复合树脂、釉质粘合剂EB粘结剂等。在20世纪80年代后,陈吉华教授等一批专家开展的牙体组织界面处理、粘结强度测试、提高粘结强度的方法等粘结机制的研究,并举办国际研讨会,为临床口腔粘结美容修复提供了理论和技术支持。

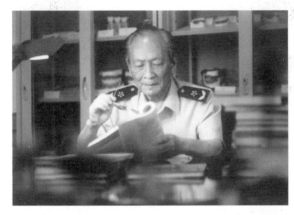

图6-12-23 徐君伍教授(1919—2002年),口腔矫形学专家。浙江杭州人。1942年毕业于南京中央大学医学院。曾任该校讲师。新中国成立后,历任第四军医大学副教授、教授、口腔医院副院长、口腔矫形科主任。擅长牙体和牙列缺损的修复固定。20世纪50年代改进了壳冠修复牙体和牙列缺损的方法。1983年研制成功牙用铜、锌、镍、硅中熔合金和牙用不锈钢丝,并在国内率先领导完成EB复合树脂系列研究及牙科中熔合金研制

在牙科用合金研究方面,我国在20世纪80年代初期即重点对非贵金属烤瓷进行了研究。相继研制出了CWPA、YKH-1、CAⅠ型等非贵金属烤瓷合金。其中,徐君伍、杜传诗教授等在口腔修复用合金方面做了深入细致的研究。

图6-12-24 杜传诗教授,1953年毕业于华西口腔医学院,曾任修复学教研室主任,博士生导师,为卫生部高等医药院校口腔医学教材编委、《中国口腔医学年鉴》编委。曾赴日本留学,任日本东京齿科大学客座教授。其研究工作为国产口腔修复用合金的临床应用作出了重要贡献,曾获国务院颁发的对医疗卫生事业做出突出贡献者证书

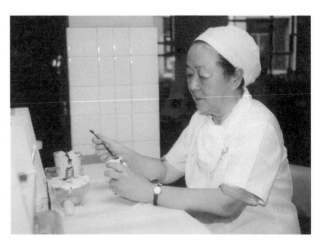

全瓷修复方面,巢永烈教授、廖运茂研究员等领导的课题组研制成功了GI-Ⅱ型氧化铝渗透陶瓷并进行了成果转化,赵云凤教授采用国产设备研究出铸造陶瓷全套材料及制作工

艺。陈治清教授1972年在四川医学院主持成立了口腔材料研究室,开始进行口腔修复和种植材料的研究,1980年率先在国内全面开展口腔种植材料基础和应用的系列研究,带动了这一领域的发展。

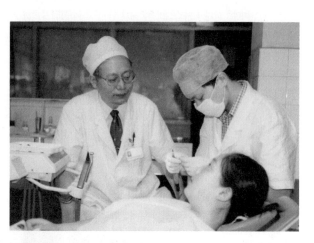

图6-12-25　巢永烈教授,1981年毕业于华西口腔医学院,早年留学加拿大和荷兰。曾任中华口腔医学会常务理事,口腔修复专业委员会名誉主任委员,国际口腔医学杂志主编,华西口腔医学杂志副主编,亚洲口腔修复学会副会长。先后承担大量国家级研究课题,在中国口腔修复学迈向广泛国际交流的过程中起到了重要作用

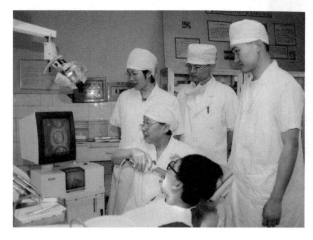

图6-12-26　赵云凤教授,1955年毕业于华西口腔医学院,先后任口腔医学院副院长和口腔医学研究所所长等职务。曾获林宗杨医学教育奖,参编多部统编教材,在口修复学领域内开创了修复体精度和适合性、经典生物力学的研究。采用国产设备研究出铸造陶瓷全套材料及制作工艺。曾任中华医学会口腔科学会修复组副组长

（4）美学与色度学研究:医学美容包含修复学基本原理及临床应用的研究在过去30年间有了较快的发展,孙少宣在1994年出版的《口腔医学美学》就美学及医学美学基础和原理、修复学中美学的运用作了系统论述。近20年间学者们就色度学基础知识及修复选色进行了理论阐述与研究,对国人牙色度学调查、比色板的改进、比色的方法及信息传递、比色与环境及与比色者的关系等影响因素进行了研究。此外,在计算机对色彩的识别、量化,技工室色彩再现,变色牙漂白等方面都有不少研究。

（5）与修复学交叉的边缘临床应用及基础研究:有关骨组织工程替代材料方面是近几年的研究热点,上海交通大学医学院附属第九人民医院的蒋欣泉教授等做了不少工作。也有关于颞下颌关节疼痛、咬合、术语等方面的研究。

四、我国口腔修复学的发展展望

口腔修复学与材料科学、信息与计算机学、机械学、制造学、生物力学及心理学、美学等交叉学科的紧密结合,促进了口腔修复学的发展,呈现了数字化、微创化及仿生仿真功能化等三大主要趋势。

　　我们已经进入了数字化时代,数字化已成为现代科学技术的标志,数字化技术同样引领了口腔医学的发展。数字3D动态影像技术运用到口腔领域,便捷的笔式扫描仪不需要接触牙齿,便可将患者的动态3D牙齿影像清晰呈现在触摸显示屏上,使牙医和患者可以实时看到牙齿的问题,并制订相应的治疗方案。在口腔已有修复体检查时能及时准确发现修复体早期失效,并让患者亲眼目睹自己不良修复体的症状需要及时治疗,避免传统医生通过肉眼观察不易发现隐蔽区域的问题,造成牙齿病情延误,错过最佳的治疗时期。此外,有安装过烤瓷牙的朋友都有类似的经历:大张着口,先等待牙医将一部分印模材料注射到牙齿上,再将装满黏稠、苦味印模材的托盘咬在嘴里五六分钟,等待其固化,这个过程患者需要一直将嘴巴保持张大的状态。取下来的牙模经消毒处理后,为避免牙模变形,需要非常小心地送到义齿加工中心制作烤瓷牙。整个过程费时费力,且不能出任何差池,否则会影响到整个烤瓷牙的质量。数字化3D动态影像取模技术,只需用扫描笔在患者口中旋转几圈就能在电脑上自动形成逼真的数字牙模。这一创新技术避免了传统取模方式带给患者的不适和麻烦,使得制作全瓷牙的第一步也是最为关键的一步更加精准快捷。患者的数字牙模资料还可在第一时间精确传送到数字化义齿制作中心,整个取模过程只需要10分钟就能搞定,有效地保证了印模的精准。在烤瓷冠桥的制作方面,采用数码定位仪对患者口腔情况,基牙情况,五官、面部结构肤色特殊情况结合力学、美学、工程学、生物学等原理科学论证设计,使做出来的牙齿更精确,更牢固、更安全、更舒适、更美观、更科学,避免后遗症。在做全瓷牙或美容贴面时,先进的3D CAD/CAM设备使整个加工过程仅需1小时,更有效地避免了反复翻取模型给患者带来的不适及加工的不精确性。它是通过特殊数字激光扫描器对治疗的牙体进行数字取像,将精确的数据整合成3D的效果立体牙,在医生经过个性化调整,让患者直观满意后,再将数据传到切削加工设备,使用特殊的进口材料,仅需6分钟就研磨出一颗牙齿,经烧结上色,戴牙粘接后,只要1小时就完成了美齿修复,提高了患者的满意度,大大缩短了时间。同样3D全瓷贴面也可以通过数字3D系统为其设计制造。同样在大的支架、附着体修复中,数字化的切削技术最大限度地保证了修复体的精确性,有效地避免了铸造中的变形、收缩、不全的缺陷。"数字化口腔修复体制作中心"由口外模型三维扫描、口腔修复体CAD平台、口腔修复体数控加工三部分组成。加工材料为金属、复合树脂及可加工陶瓷等。三维牙颌模型扫描采用光学扫描技术,扫描仪体积小,符合医生的操作习惯,可完成模型及咬合记录准确定位的扫描。口腔修复体CAD平台,提出了基于点云的特征线半自动、自适应提取技术和解决方案、以口腔医学临床要求为对象的曲面变形机制和算法。修复体专用加工设备采用开放PC控制系统,体积小,操作简单,刀具及工件的装卡简单方便,符合医学环境要求,满足口腔修复体的复杂曲面高速高精度加工。数字化导航定位种植系统,采用数字化CBCT对患者的颌骨3D扫描重建,根据牙槽骨的情况及结构设计、定位、制备外科导板,引导种植机选择最佳位置和最适合的种植体材料及规格植入,极大地提升了种植成功率和美学效果。数字化系统在临床教学交流中也有同样不可替代的作用。数字化教学的最大优点体现在实时便捷性和可延续性这两点上。通过椅旁的数字化小视野的图像采集,便于学生教学显示同步的清晰图像和步骤,以及远程化教学,减少手术室现场观摩造成的病患不适。教学的记录的完善,对手术的回顾,有助于医生技术的提高。数字化存储系统有利于患者资料的保存与查找,教学资料的保存,相关数据的保存。

　　采用各种微创修复技术,减少损伤,是修复的重要发展方向。操作者借助手术显微镜能直观将牙齿组织及口腔解剖结构局部放大;提供非常充足的光源;临床医生能看清基牙的形态及颈缘的位置,确认手术位置,不再只凭感觉与经验来进行牙体预备,从而减少治疗的不确定性,提高牙体预备的品质,减少牙周创伤;察到基台颈缘的位置,为牙体预备边缘、聚合度的处理,牙周组织的保护,修体戴入后咬合关系的检查和调整;种植手术过程中的微创操作,种植修复过程中的精细操作微创即刻种植牙技术是利用进口数字影像诊断定位系统,对患者口腔情况进行全方位扫描,计算出相关精确数据分析定位,以微创的方式将患牙拔除,清创后即刻植入人工牙根,即刻有效防止牙槽的吸收萎缩和病变,即刻镶复过渡义齿,即刻恢复面像美观,极大解除了松动牙患者想拔牙又舍不得拔牙,想镶牙又害怕镶牙的困惑;同时放大的视野和充足的光源种植修复过程中基台的连接界面、冠与基台的密合性检查;试戴前修复体(全瓷、精密附着体、支架)瑕疵的检查,修复体与基牙密合性的检查,粘接效果的检查,边缘粘接剂残留的处理提供便利;在旧修复体的边缘、细节检查——咬合、微渗漏、继发龋、牙周的激惹感染,隐裂牙的检查,基牙的检查中也发挥着巨大的作用。

功能修复是修复的根本。借助精密𬌗架精确转移𬌗关系;通过咬合仪采集图像及计算机分析,获得𬌗接触点的数目、位置、面积、𬌗力大小以及全牙列的𬌗力分布和平衡情况,优化修复功能效果;通过肌电分析,研究咬肌生理功能、测定下颌姿势位、牙尖交错位,对义齿的修复效果、矫正效果做出判断等,实现各种修复体的功能仿真和仿生。

围绕数字化、微创及仿生仿真功能修复将是未来口腔修复发展方向。

(于海洋　王　剑)

第十三节　口腔种植学

口腔种植学是研究牙种植体的材料、结构设计及其在体内功能变化的科学,即主要是种植义齿学。牙齿缺失的困扰伴随着人类历史发展的整个过程,成为数千年来人类一直希望解决的一大难题。口腔种植学理论的出现和种植义齿修复临床技术的发展,为牙缺失修复开辟了一条新的途径,种植义齿被誉为人类的第三副牙。

一、古代种植学

口腔种植学被称为是20世纪口腔医学史上最具突破性的进展之一,也是过去的几十年中世界口腔医学领域里发展最快的一个专业。然而口腔种植技术的出现可以追溯到公元

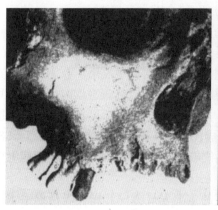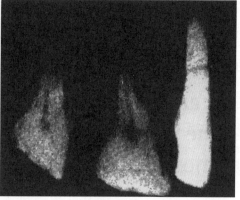

图6-13-1　考古学发现的金属牙根在右上颌骨,和牙槽骨稳定地结合

100年。现代的考古发现在1900年前的罗马帝国时期,就已经有种植牙技术。当时将金属锤造成牙根的形状,放入牙齿脱落后的牙槽骨内。该牙根稳定在牙槽骨内一年多,直到患者由于其他的原因而去世。在中国,800年前宋代楼钥所著的《玫瑰集》中也有古代种植牙的记载。

在欧洲,近现代最早关于种植义齿的文字记录是法国人发表于1809年的报道。19世纪以前,种植体多采用同种异体牙。进入19世纪后,有学者开始尝试将金、瓷制成的根形种植体植入颌骨。1909年,英国的牙科杂志首次以文献的形式报道了种植牙。

虽然种植牙已有了近两千年的历史,但是直到20世纪50年代之前,由于缺乏实验研究的支持,临床失败率很高,种植技术仍未得到广泛应用。困扰种植发展的主要原因是植入材料容易引起感染以及生物相容性不佳,无法达到良好的存留率。因此,学者们对植入材料进行了各种更深入的探索。

二、现代口腔种植学的发展

20世纪前半叶,各种不同形状、不同材料的种植体得到广泛的尝试,材料主要有钴铬钼合金、铱-铂合金、钽、丙烯酸树脂以及聚甲基丙烯酸树脂等,形状主要有螺旋状、骨膜下金属网状支架、带孔盘状、钉状和根形等。20世纪60年代以后,钛及钛合金以其比重轻、耐高温、抗腐蚀和理想的生物相容性等特点,逐渐成为牙种植体的主流材料。

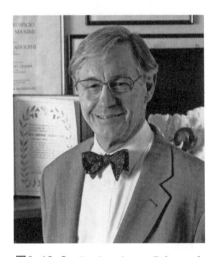
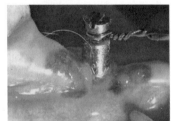
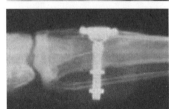
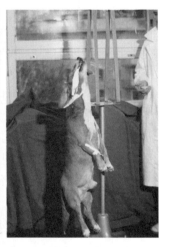

图6-13-2　Dr. Per-Ingvar Brånemark　　图6-13-3　犬颌骨和人手臂上种植实验,种植牙可以承受整个狗的重量

1. 1952年瑞典哥德堡大学的Brånemark教授用钛合金制作的观测器植入骨内来研究骨髓愈合过程中的血液微循环,在这个过程中偶然发现钛和骨发生了非常坚固的结合,并于20世纪60年代初开始将钛应用于牙种植的研究。他将种植体植入犬的体内,在长达10年的种植体整合的实验研究中没有发现不利于骨和软组织的反应。1965年Brånemark开始将钛种植体应用于牙列缺失的种植治疗,经过10余年的临床研究之后,于1977年Brånemark发表了关于"Osseointergrated implants in the treatment of the edentulous jaw.Experience from a ten-year period"的重要研究成果,正式提出了"骨结合"(osseointegration)的理论,即在光镜下,活体骨组织和种植体表面直接接触。Brånemark巧妙地创造了新名词"骨结合"(英文前缀骨osseo与整合integration的合成词),尽管与之前学者使用的名词"骨融合(bone fusing)"或"骨

固连(bone ankylosis)"在描述骨–种植体界面时的含义相同,但是"骨结合"既表达了骨–种植体界面的微观状态,也描述了种植体"坚固固定(rigid fixation)"的临床状态,直接否定了骨–种植体界面的纤维结缔组织结合。Brånemark的研究结果直接导致了早期"Brånemark种植体"的诞生:商业纯钛、光滑表面的螺纹状种植体。

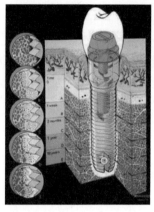

图6-13-4　骨结合示意图　　图6-13-5　扫描电镜示骨细胞附着于钛材料表面

(来源The Brånemark Osseointegration Center, BOC)

2. 现代种植修复最初是为了解决严重萎缩吸收的无牙颌及游离端缺失这两大传统修复的难题而设计的,并取得了成功的临床效果。然而由于外科技术的限制,对于牙槽嵴较薄的患者,口腔医生和工程师们设计了各式各样的种植体。1969年美国学者Leonard I.Linkow针对骨量不够的疑难病例及加工精度和表面处理限制,设计了叶状种植体,在20世纪70年代的美国一度成为最常用的种植体,得到大力推广,包括骨膜下种植体等,这些种植体为种植技术的推广和普及起到了很大的作用。然而到了20世纪80年代,这些种植体设计的缺陷也开始逐渐显现。由于种植体颈部较窄,生物力学相容性差,设计不规范,患者口内的种植体出现了较多的折断、松动等现象,叶状种植体目前已经极少使用。基于Linkow对美国种植事业的开创性贡献,时至今日,不少美国牙医仍将Linkow尊敬为他们的现代种植之父。

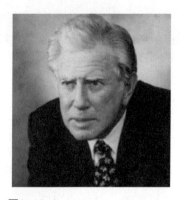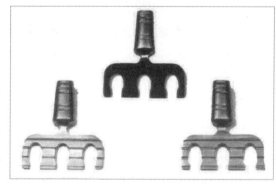

图6-13-6　Dr. Leonard I. Linkow　　　　图6-13-7　叶片状种植体

3. 1976年Koch和Schroeder分别发明了钛浆喷涂(TPS)表面种植体,扩大了种植体的表面面积,提高了骨–种植体界面的骨结合与继发稳定性。同一时期,Schroeder开发了一段式植入的中空柱状和中空螺纹状钛浆喷涂表面的ITI种植体。

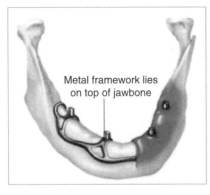
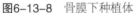

图6-13-8　骨膜下种植体

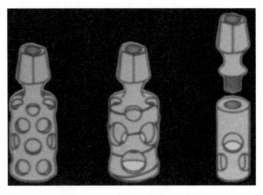

图6-13-9　中空柱状种植体

4. 针对叶状种植体和其他种植体成功率不高的现象,国内外的口腔医生和工程师们对过去的经验进行总结,现代种植体的设计开始趋于统一,至此,经过大半个世纪的研究,骨结合牙种植体的初步轮廓已经清晰:主流是骨内柱状或锥形(根型)表面微粗糙的螺纹状种植体;骨-种植体界面为骨结合,即种植体与骨组织的直接接触;种植体材料为钛;种植体为一段式或两段式;外科种植方式为埋置式或非埋置式。

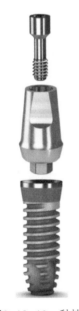

图6-13-10　种植体

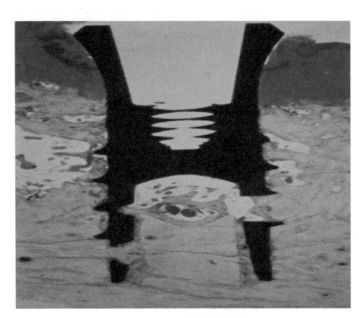

图6-13-11　种植体骨结合

5. 与西方发达国家相比,我国口腔种植学起步虽晚,但进步迅速,在较短的时间内学到了西方同行的许多先进知识和理念,少走或避免了许多弯路。

20世纪70年代末,我国学者开始涉足种植领域。华西医科大学和第四军医大学相继成立人工种植牙课题研究组。根据钛种植体骨结合理论,陈安玉教授和其团队率先开展种植材料基础研究。自1983年起,华西医科大学口腔医学院分别与四川大学生物材料研究所、中国科学院成都光电技术研究所组成了口腔种植研究协作组,对羟基磷灰石人工骨(HA)、玻璃陶瓷人工骨和牙种植体结构及临床应用进行了系统研究,自主开发了我国第一个人工牙种植体系统。1992年出版了我国第一部《口腔种植学》专著,对我国口腔种植学的发展起到了极其重要的作用。

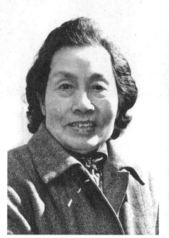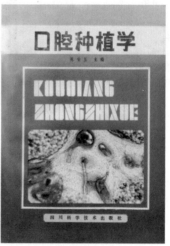

图6-13-12　陈安玉教授编著我国第一本《口腔种植学》专著

（满　毅　宫　苹）

第十四节　口腔正畸学

一、Edward H.Angle——"口腔正畸学之父"

古希腊的Hippocrates(约公元前460年—公元前377年)最早论述了牙颌颅面畸形。公元1世纪时罗马医生Celsus教人用手指推牙矫正错位牙,可视为最原始的矫治技术。1728年法国医师Fauchard首先报告使用了机械性矫治器。1771年英国Lfunter出版了第一本具有口腔正畸内容的书籍《Natural History of Human Teeth》。

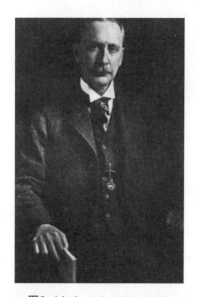

近代口腔正畸学的发展是在19世纪末和20世纪初开始的。美国学者Edward H.Angle将口腔正畸学发展为口腔医学的分支科学,并于1890年提出Angle错𬌗畸形分类法,这是正畸发展史上重要的里程碑,因为他的分类不仅把错𬌗畸形分成了几大类型而且第一次对自然牙列中正常咬合的概念进行了清楚而简单的定义。安氏分类法至今在世界各国还广泛应用。他先后于1907年、1912年、1915年提出了E形弓、钉管弓、带状弓矫治技术,直至1928年发表了有关方丝弓矫治器(Edgewise appliance),确立了固定矫治器的矫治体系,方丝弓矫正技术至今成为世界各国广泛应用的高效能固定矫正技术,Angle为近代口腔正畸学的发展和矫正技术奠定了基础。人被誉为"现代正畸学之父"。

图6-14-1　Edward H. Angle

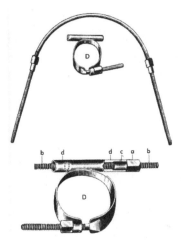

图6-14-2　E-Arch Appliance

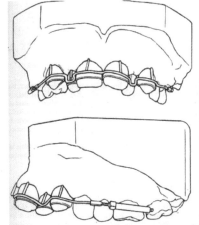
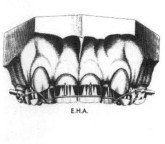

图6-14-3　Pin and Tube Appliance

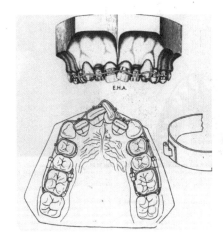

图6-14-4　Ribbon Arch Appliance

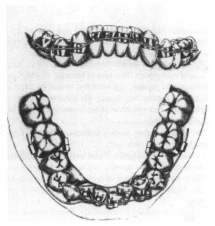

图6-14-5　Edgewise Appliance

二、Charles H.Tweed和减数拔牙的矫治理论

Angle强调牙弓决定基骨的理论,即矫治必须保持全副牙齿,他的以扩大牙弓而使基骨适应的方法经他学生多年实践发现,80%的患者有畸形复发的情况,从而认识到扩大牙弓是有限的,证明Angle的矫治理论有一定的片面性。1928年,Angle让他的一位杰出弟子Charles H.Tweed帮助他继续完善方丝弓的设计和应用。Tweed在最初5年的执业中严格恪守Angle的原则,然而由于正畸后欠佳的面形及治疗后不稳定的弓,Tweed对Angel的诊断及治疗原则产生了异议。通过分析他的失败案例以及少数的成功案例,他得出以下结论:合理的减数治疗可以使下颌切牙直立于基骨之上,从而达到面部平衡与稳定的矫治目标。1940年Tweed确立了矫治中使用减数拔牙的矫治理论,而

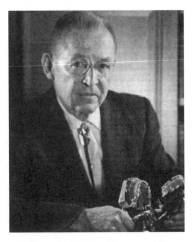

图6-14-6　Charles H. Tweed

减数拔牙矫治方法在一个时期内在正畸治疗病例中占很大的比例。

　　1953年，Levern Merrifield作为Tweed的助手来到图森，直到1970年Tweed去世。Merrifield发扬并光大了Tweed的矫治理念。在今天，每个患者最多需要更换4到5根弓丝，而在Tweed时代，都是12根弓丝。其操作也变得简捷，矫治时间更加精确。

　　Merrifield丰富了Tweed的矫治理念，我们统称为Tweed-Merrifield矫治理念。其理念是：牙弓的有效范围，面下1/3的有效范围，定向力控制，牙齿序列移动，序列支抗预备。

　　1947年Tweed基金会成立，至今已有来自全球70多个国家的6000多名正畸医生参加了Tweed技术课程的培训。

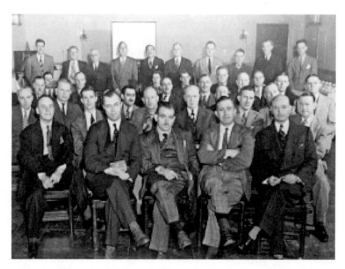

图6-14-7　　The first Tweed Study Course in 1941

三、Begg与细丝弓矫治技术

　　Begg细丝弓矫正技术是由口腔正畸先驱澳大利亚的P.R.Begg医师于20世纪30年代开始研制，然后在20世纪50年代公布的。几十年的临床实践证明，这是一项高效能的矫正技术。

　　1924-1925年Begg医师在美国加利福尼亚州的Angle口腔正畸学院学习口腔正畸技术。他参加了Angle矫治器的研制，学习了edgewise方丝弓矫治技术和Angle医师的矫治理念。1926年Begg医师回到澳大利亚，在澳大利亚南部的阿德莱德市从事口腔正畸的诊疗工作，并按照Angle医师的理念以不拔牙为矫治原则治疗患者。但是，许多患者矫治后的侧貌不满意，且很多患者出现了严重的复发现象。1928年他开始对牙量过多的患者采用减径或拔牙的矫治方法，这方面的工作与美国Tweed医师10年后所做的减数矫治工作意义一致。在拔牙病例的矫治中，Begg医师

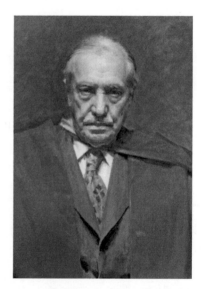

图6-14-8　　P.R.Begg

发现edgewise矫治器在打开咬合、减轻深覆合和快速关闭拔牙间隙方面的效果都不够理想。于是，他在1929年开始使用圆丝弓代替方丝弓，但他很快认识到，在方托槽上即使使用圆丝也会引起不利的根运动，以至大大加重口内支抗的负担，且可延长打开前牙咬合的时间。为了避免这些问题，Begg丢弃了宽翼方托槽，开始使用过去曾使用过的带状弓托槽，只是其槽沟口朝向龈侧，这就是Begg托槽。

在Begg托槽上，他使用细丝、轻力，可使牙齿沿着尽可能小的阻力方向自由地近远中向、颊舌向倾斜移动，牙齿可以被压入或伸出，同时需要的支抗比较小。

20世纪40年代，Begg与澳大利亚墨尔本大学的金属冶炼专家Wilcock合作研制出一种冷拉伸、热处理的特制不锈钢弓丝。这种特制的弓丝能顺利地打开前牙的咬合，同时可以有效地控制牙弓的形态，保持磨牙的稳定性。

1956年Begg介绍了差动力概念，为他设计的新矫治器奠定了又一个理论基础。他每年用Begg技术矫正200多例患者，证实他的技术和理论能够产生满意的结果，而且在所有类型的错𬌗畸形的矫治中均缩短了疗程。

自1960年以来，数百个Begg学习班在世界各地举行，1964年北美Begg正畸协会成立，接着欧洲、日本和澳大利亚也成立了Begg正畸协会。Begg矫正技术也于20世纪80年代引入我国。

四、固定矫治器史上的里程碑——Andrew的直丝弓矫治器

20世纪60年代，Lawrence F.Andrews研究了120名未经正畸治疗的正常𬌗，提出了正常𬌗六项标准。在此基础上，于20世纪70年代初设计出直丝弓矫治器的系列托槽与颊面管。新的矫治器源于方丝弓矫治器，但是消除了在弓丝上弯制第一、二、三序列弯曲的必要，一根有基本弓形的平直弓丝插入托槽，就可以完成牙齿三方位的移动；治疗结束时，完成弓丝也完全平直，所以称为直丝弓矫治器（straight wire appliance简称SWA）。直丝弓矫治器的出现是固定矫治发展史上具有里程碑意义的事件。

直丝弓矫治器又称预置矫治器（preadjusted appliance），该矫治器用托槽定位牙齿，很少弯制弓丝，不仅简化了临床操作、缩短了就诊时间，而且Lawrence F.Andrews避免了因弓丝弯制误差造成的牙齿往返移动，使牙齿定位更精确、迅速、疗程也得以缩短。直丝弓矫治器自问世之日便很快得到应

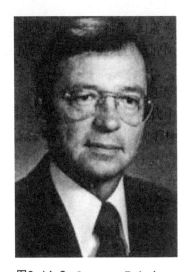

图6-14-9　Lawrence F. Andrews

用推广，其后经过Roth、Bennett、McLaughlin等改进，迄今在发达国家已为80%以上正畸医师所使用。与此同时，矫治技术方面也日趋成熟，将方丝弓矫治技术支抗控制下在方形弓丝上的牙齿整体移动与Begg矫治技术细丝轻力、组牙滑动有机地结合在一起，形成了独具特色的风格。

五、吉士道与中国"正牙学"

在我国，最早引入正牙学（orthodontics）的是加拿大人吉士道博士。1917年，他受华

西协合大学新成立的牙科系林则(Ashely W.Lindsay)的邀请来到中国,在牙科第一班所开的六门课程牙医解剖学、拔牙学、全口义齿学、牙外科学、冠桥学、正牙学等,吉士道讲授正牙学。

　　他是最早在我国讲授正牙学的教授,曾任四圣祠牙症医院院长、华西协合大学医牙学院管理委员会委员、口腔实验外科技术学主任、赝复学系主任。著有《罗素民族之口腔检查》《以超胶为牙列修复材料之研究》等。因为他医术精湛,多次为蒋中正先生看病,1949年蒋离开大陆时,最后一次来华西协合大学口腔病院,就是由吉士道博士和徐乐全教授为他做了在大陆的最后一副全口义齿。

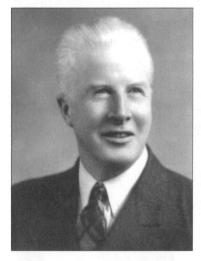

图6-14-10　Harrison J.Mullett

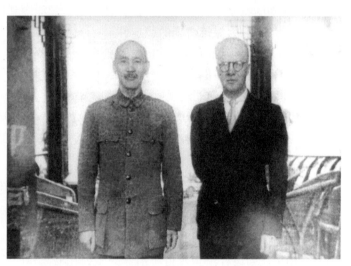

图6-14-11　蒋中正先生的牙科医生——吉士道博士

六、周少吾教授

　　周少吾,我国著名的口腔医学家,中国口腔正畸学创始人之一。1937年华西协合大学牙学院毕业留校,是最早派往加拿大多伦多大学专攻口腔正畸治疗技术的学生,是第一个开展

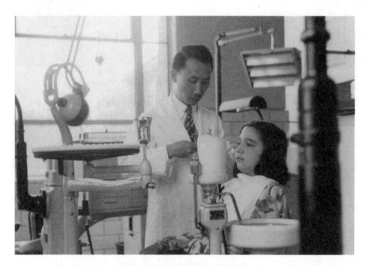

图6-14-12　周少吾教授

口腔正畸治疗的中国人。

七、毛燮均教授与毛氏分类法

在我国正畸学科的创业建设上,有重要影响的三位元老:毛燮均、陈华、席应忠三位教授,他们都是1930年华西口腔的毕业生,20世纪40年代中,先后在美国研修正牙学并学成归来,以后分别在北医、第四军医大、上二医担任口腔系主任,引领并开创了我国正畸教育的新纪元。20世纪50年代,在上述华西毕业的老一辈正畸学专家们倡议下,我国将原正牙学(orthodontics)的学科中文命名定为"口腔正畸学"。这一具有前瞻性的命名,对我国正畸学科涉及的学科内容、学科建设及发展,有着重要指导意义。

毛燮均教授(1901-1979年)是我国口腔正畸学科的创始人之一。1949年他从美国进修回国后,即在北京医学院建立了口腔正畸科。他在口腔正畸专业上取得了大量科研成果,促进了口腔正畸学科的发展。他先后发表了二十余篇科研论文,领导主编了我国第一本《口腔矫形学》教科书,他发表的《从口腔正畸学方面理解大自然》《演化途中的人类口腔》等论文,提出了从人类演化背景角度来研究错𬌗畸形的发生、发展的理论。他从"错𬌗存在着牙、颌、面、长、宽、高不调"出发,结合机制、因素、矫治原则等三方面,1959年提出了错𬌗畸形的新分类法——毛燮均错𬌗分类法,这项研究获得了1978年全国科学大会成果一等奖。他研究设计了多种性能良好的矫正器,至今一直为口腔正畸临床所应用。

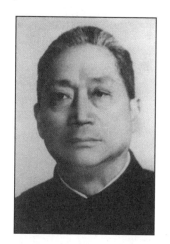

图6-14-13　毛燮均教授

毛燮均教授培养了大批口腔正畸专业人才,从1960年开始培养口腔正畸专业研究生,直到1978年卧病在家时,还一次招收了3名研究生。他重视临床实践,坚持临床工作,直至他生命最后几年因病在家还约患者去家里诊治。他治学严谨,诲人不倦,平易近人。他总以平等身份与同事、学生讨论问题,总是耐心地听完别人的见解后再发表自己的看法,从不把自己的观点强加于人。在帮助年轻医师修改文稿时,连每个标点符号都一一仔细批改。这一切确实是难能可贵的。

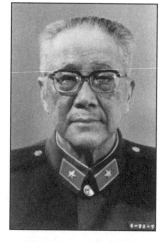

图6-14-14　陈华教授

毛燮均教授的一生是勤勤恳恳、兢兢业业的一生。他一心所想的是口腔医学事业的发展,他的学术观点、教育思想对我国口腔医学,特别是口腔正畸学科的发展具有很大的影响。他把自己的一生全部贡献给了我国的口腔医学事业,为我国口腔医学事业的发展,作出了卓越的贡献。

八、著名口腔医学教育家陈华教授

陈华博士(1902-1990年)是我国著名的口腔医学教育家和口腔正畸学专家。他在半个多世纪的科学和教育生涯中,一直从事口腔医学的教学、医疗和科学研究工作,是我国口腔医学教育的主要创始人之一,我军口腔医学教育的奠基人。

1923年中学毕业后,陈华博士以优异成绩通过华西教育会举行的教会学校会考,进入华西协合大学牙学院学习。1930年28岁的陈华毕业,获牙医学博士学位。

1931年,陈华博士应聘到北京协和医学院任口腔外科助教,他对自己要求十分严格,在基本理论和基本技能方面打下了很好的基础。1935年,前国立牙医专科学校在南京成立,附设于前中央大学。1937年抗日战争开始后,该校内迁四川成都。

1938年,陈华博士被该校聘为国立中央大学医学院暨国立牙医专科学校副教授,兼任国立中央大学医学院、私立华西协合大学医学院、私立齐鲁大学医学院三大学联合医院门诊部牙科主任。1945年,陈华赴美深造,在美国哥伦比亚大学牙科研究院专攻正畸学。他刻苦钻研,得到导师和同行们的赞赏,并加入了国际牙师医学院(FICD)。1947年归国后,开展口腔正畸工作。

中华人民共和国成立后,陈华教授先后担任南京大学医学院牙症医院和第五军医大学口腔医院院长、第四军医大学口腔学系主任(兼院长)及副校长、学位评定委员会主任委员等职。曾被选为江苏省、西安市、陕西省人大代表和第四、第五届全国政协委员。兼任中华医学会口腔分会副主任委员、中华口腔科杂志编辑、陕西省口腔学会顾问、西安分会名誉理事长、总后勤部医学科学技术委员会委员(兼任口腔医学专业组组长)及中国科协自然科学专门学会会员等职。

1950年,南京大学医学院改成军队建制以后,主要任务是为全军培养口腔科军医。30多年来,该学院为我军培养输送了1000多名口腔科军医,目前大多数同志已成为我军口腔医学领域中的技术骨干,对我军平、战时口腔卫生保健工作,作出了重要贡献。

九、著名口腔医学教育家席应忠教授

席应忠博士(1906-1985年),四川安县人。席应忠教授自幼天资聪明,勤奋好学,1922年毕业于成都华西中学,同年考入华西协合大学牙学院。1930年毕业,并获牙医学博士学位。毕业后留校任教,后被山东齐鲁医院聘去供职。由于医术精湛超过了该院的美国医师,而名声大振,不久便被当时亚洲最大的医院——北平协和医院聘为医师。在北平协和医院时,著名爱国将领冯玉祥将军为他书匾,以彰扬他的高超医术和工作业绩。日本侵略华北时,他先转到南京中央大学任教,后又转到重庆宽仁医院供职。

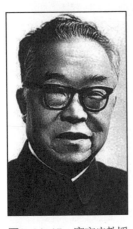

1940年赴美国留学。1940-1941年,在美国F otsgtn儿童牙科医院进修牙科。1941-1944年,在美国哈佛大学牙医学院攻读正畸学、口腔外科和颌面赝复学。1945-1946年,在美国费兹蒙陆军医院继续攻读颌面外科学、赝复学、头颅部学。1946年完成学业计划后,立即回到了祖国。

席应忠积极致力于口腔医学事业的发展,1949年以前他就是上海牙医学会主席。新中国成立后,他担任上海市牙医进修班教务主任、中华医学会上海分会口腔医学会主任委员、卫生部口腔医学专题委员会委员、上海市口腔疾病预防委员会委员,并兼任《中华口腔科杂志》编委和医学文摘编辑委员会委员。

1982年6月12日,哈佛大学授予他哈佛大学口腔学院最高学会荣誉会员证,表彰他在口腔医学学术上的业绩和对人民大众所作的

图6-14-15 席应忠教授

贡献,成为享有国际声誉的口腔医学专家。

席应忠教授不仅是一位著名的口腔医学家,更是一位著名的口腔医学教育家。他在第二次世界大战结束后,立即回到了祖国。任南京中央大学医学院牙科教授,兼任当时高等医学教育委员会委员,考试院牙科甄别委员会委员。1947-1948年,任上海医学院牙医学教授兼中山医院牙科主任。1948年任震旦大学牙科教授及教务主任。

1952年院系调整后,任上海第二医学院口腔系教授、系主任,兼广慈医院口腔科主任。他到上海第二医学院口腔医学系时,最初的一切都是从头开始。他克服困难,广聘人才,在极其艰难的条件下,从无到有,从小到大,逐步把口腔系发展到了相当规模,为开展、推广、普及口腔医学事业培养了大批人才,全国各地口腔医院业务骨干中有不少是他的学生。

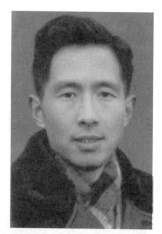

十、著名正畸专家邓述高教授

邓述高教授,我国著名口腔正畸学专家。1943年华西协合大学牙学院毕业,派往美国学习口腔解剖生理学和口腔正畸学,1950年回国,在国内第一个开展双丝弓矫治器治疗正畸病人。

图6-14-16　邓述高教授

十一、严开仁教授与香港大学牙学院

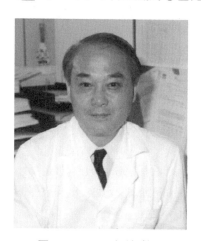

图6-14-17　严开仁教授

严开仁教授(? -1999年),我国著名的口腔医学家、口腔正畸学专家。1947年华西协合大学牙学院毕业,获牙医博士学位,先在"北大"医学院口腔系工作。次年,即赴美国哈佛大学牙学院学习。1954年获哈佛大学牙医学博士学位,并留校任教20多年,曾发表论文50多篇,先后获"哈佛大学优异教授奖""哈佛大学优秀校友奖""哈佛大学主席奖"等多个奖项。1980年,将近退休之龄,应香港大学邀请,赴香港筹建"香港大学牙学院",负责"儿童牙科及矫正系"的教学、医疗、科研工作。1982年先后为母校、湖北医学院、首都医学院的教师,培训"固定矫治器"的应用技能,还在北京、广州等地办学习班。当年的学员,今日已在全国不少省市,成为口腔矫正治疗的专家或带头人。1986年获颁授

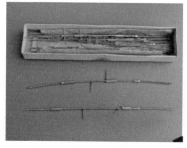
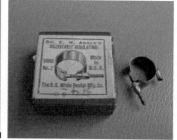
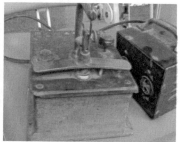

图6-14-18　国内最早开展固定矫治器技术所使用装置及材料

"华西医科大学荣誉教授"荣衔。1989年,受聘任广州中山大学口腔正畸科主任,并创立"严开仁矫正技术研究中心",编著《实用口腔固定正畸学》。

（赵志河　王　军）

第十五节　儿童口腔医学

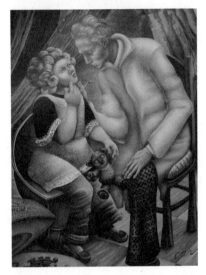

图6-15-1　儿童口腔检查(自加拿大多伦多大学牙学院)

儿童口腔医学(pedodontics)作为口腔医学中的一门独立学科,是以处于生长发育过程中的儿童为对象,研究其口腔范围内的牙、牙列、颌及软组织等的形态和功能,诊断、治疗和预防其口腔疾病及畸形,使之形成有健全功能的咀嚼器官。在儿童时期,机体随生长发育的各个阶段而发生变化,虽然世界各国对儿童口腔医学的概念表述不同,但都强调儿童口腔临床面对的是正在生长发育中的人群,无论在其解剖、生理、病理、免疫系统以及精神、心理等方面,都处在不断的变化之中,因此,在儿童口腔疾病的诊断、治疗和预后诸方面都与成人有许多不同之处。

在口腔医学范畴中,许多国家把以儿童为对象的教学、研究、诊断和防治等有关内容作为一门独立的学科,"Pedodontics"、"Dentistry for Children"是以往欧美国家对儿童口腔医学的名称,其治疗内容仅限于传统的牙体修复、保存和预防; 20世纪90年代以来,越来越多的国家开始应用"Pediatric Dentistry"的名称,其治疗、研究内容既包含儿童存在的牙科问题,还涉及儿童所存在的牙、颌、𬌗、颜面问题以及与牙齿有关的儿童身体、心理发育及社会问题。

一、儿童口腔医学的起源

儿童口腔医学作为一门独立学科最早形成于欧美。1902年,法国Lebrun教授创立了小儿牙科学系(Depart.of Operative Dentistry for Children),并开始在临床上进行儿童牙体缺损的

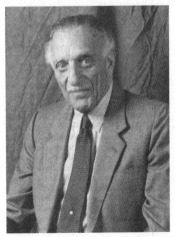

图6-15-2　Dr. Samuel D. Harris,1924年毕业于美国密歇根州Ann Arbor牙学院,同年在波士顿建立了美国第一个儿童齿科诊疗室,开始儿童牙病的临床治疗。1926年10月,在他的提议下,美国小儿齿科学会成立,由此Dr. Samuel D. Harris被誉为"美国儿童牙科之父"

修复;1917年,丹麦小儿齿科学会(Danish Society of Dentistry for Children)成立;1924年,美国牙医Dr.Samuel D.Harris在波士顿建立了美国第一个儿童齿科诊疗室(Forsyth Dental Infirmary for Children),在Dr.Samuel D.Harris的提议下,美国小儿齿科学会(American Society of Dentistry for Children)于1926年10月在底特律成立,Dr.Samuel D.Harris任学会秘书长,由此Dr.Samuel D.Harris被誉为"美国儿童牙科之父"。1925年,瑞士小儿齿科学会(Asoociation Swiss de Pédodontic)成立;1951年,挪威奥斯陆大学(Oslo University)的Guttorm Toverud教授、瑞典的Arvid Syrrist和Erik Welander教授、丹麦的Erik Kisling教授在瑞典哥德堡创立北欧儿童牙科学会(Nordic Pedodontic Society),同年,挪威儿童牙科学会成立,Guttorm Toverud教授被尊称为"欧洲儿童牙科之父";1952年英国小儿齿科学会(British Paedodontic Society)成立,Peter James任学会主席,该学会于1991年更名为英国儿童口腔医学会(British Society of Paediatric Dentistry);1953年,新西兰、意大利小儿齿科学会成立;1963年,加拿大和日本小儿齿科学会成立;1967年,国际小儿齿科学会(International Association of Dentistry for Children, IADC)在英国伦敦成立,1969年第一届国际儿童口腔健康学术研讨会举行,Geoffrey L.Slack 任大会主席,IADC更名为国际儿童口腔医学会(International Association of Pediatric Dentistry, IAPD),标志着儿童口腔医学作为一门独立的学科开始发展、充实和提高。1969年有31个国家加入IAPD,到2011年,IAPD的成员国已发展到57个。

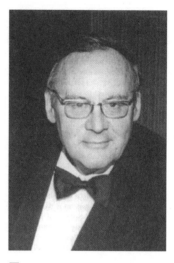

图6-15-3 Peter James,1945年毕业于英国伦敦皇家牙学院(Royal Dental Hospital of London),英国小儿齿科学会首任主席,推动了儿童预防口腔医学以及公共口腔卫生的发展

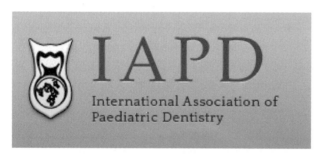

图6-15-4 国际儿童口腔医学会,于1969年成立,其前身为国际小儿齿科学会(IADC)。目前有57个国家、1000余名会员参加该学会。IAPD每两年举办一次国际性儿童口腔学术研讨会,到2012年已举办了23届

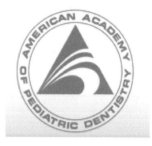

图6-15-5 美国儿童口腔医学会,其前身为1926年在底特律成立的美国小儿齿科学会,1927年仅有67名会员,到1993年其会员发展到7200余名

二、中国儿童口腔医学

早在公元前403年至公元前221年战国时期的黄帝内经《素向·上古天真论》中已有"女子七岁,肾气盛,齿更发长……丈夫八岁,肾气实,发长齿更……"的记载,指明女孩子7岁、

男孩子8岁即有乳恒牙的更替。公元150—219年,张仲景在其《金匮要略》中记有"小儿疳虫蚀齿方",这是我国用砷剂治疗龋齿的最早记载。

近代中国的小儿齿科学起步于20世纪40年代。1940年毕业于华西协合大学(West China Union University)牙学院、获牙学博士学位的王巧璋在成都创立了中国最早的小儿牙科学系,并开始在四川成都开展儿童口腔疾病的临床诊治工作,华西由此成为中国儿童口腔医学的发源地与摇篮,王巧璋博士由此成为中国儿童口腔医学的创始人及中国儿童牙病学建立与发展史上一位重要的领军人物。20世纪50年代,由李宏毅教授、方连珍教授分别在北京大学医学院、上海震旦大学建立了儿童牙科诊室,开展儿童口腔疾病的临床治疗及儿童口腔医学的教学工作。

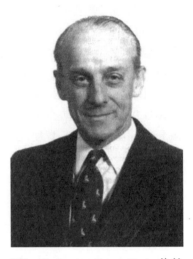

图6-15-6　Geoffrey L.Slack,伦敦医学院院长,第一届国际儿童口腔健康学术研讨会主席,强调儿童口腔健康是全身健康的重要组成部分,呼吁儿童牙医的专业性和国际儿童牙医学术研讨会的重要性

20世纪80年代,随着我国口腔卫生事业的发展,多所大学先后建立了独立的儿童口腔科。1987年在北京召开了第一届全国儿童口腔医学学术会议,会上成立了中国儿童牙科学学组,1998年在武汉成立了第一届中华口腔医学会儿童口腔医学专业委员会,儿童口腔医学的学科发展从此迈开了大步,其学科范畴也从以前较简单的儿童牙体保存治疗为主发展到目前涵盖儿童牙齿、牙列、颅颌面生长发育和发育异常,儿童乳牙及年轻恒牙牙齿疾患,儿童口腔软组织疾患,口颌系统疾患,牙列及咬合关系异常,残障儿童口腔治疗,儿童遗传性疾病及相关综合征的口腔表现,儿童口腔治疗的行为管理八个方面的内容。

儿童口腔医学的专业教材从1987年占1/3篇幅附于《口腔预防医学》,1995年占1/2篇幅合编于《口腔预防医学及儿童口腔医学》,2000年以22万余字独立成册为《儿童口腔病学》(石四箴主编),2003年命名为《儿童口腔医学》的专业教材以25.6万字的篇幅问世(石四箴主编),2008年第3版《儿童口腔医学》29.4万字(石四箴主编),2012年第4版《儿童口腔医学》教材51.1万字(葛立宏主编),无论从篇幅、内容和编写人员都大幅增加,表明儿童口腔医学在我国的大步发展,并正努力缩小着与国际儿童口腔医学发展的差距。

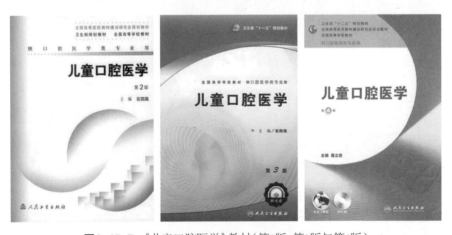

图6-15-7　《儿童口腔医学》教材(第2版、第3版与第4版)

随着我国国民经济的发展,人民生活水平的大幅提高,在饮食结构上表现为食物更加精细化,糖类食品的消费量也大幅增加,这些变化对儿童的口腔健康十分不利。据2005年全国口腔健康流行病学调查资料显示,我国5岁组儿童患龋率为66%,龋齿未治疗率高达97.1%,一方面是因为目前我国的家长们对儿童口腔健康的意识不足,另一方面我国目前16岁以下儿童和青少年约3亿多,相当于欧盟人口的总和,而从事儿童口腔疾病防治的医务工作者还远远不足,近年来这个状况得到了国家及全社会的重视。为提高我国未来人口的素质,我国制定了未来10年及20年的口腔健康目标和具体实施计划。在1989年确定了每年的9月20日为全国"爱牙日",提出了"爱护牙齿、从小做起"的口号,许多医院已建立儿童口腔科或诊室,许多城市的专科口腔医院设立儿童口腔科,家长要求定期检查、健康管理的儿童逐年增加,整个社会对儿童口腔疾病防治重要性的认识不断加强。

三、Carmen M.Nolla 与儿童牙齿发育分期

Carmen M.Nolla(1923.6.14–2007.3.1),1952年毕业于密歇根大学牙学院获儿童牙科学硕士学位,1960年发表文献将年轻恒牙的钙化及发育阶段分成10个时期,目前该分期仍是儿童口腔临床上常用的评估年轻恒牙发育程度的参考指标。

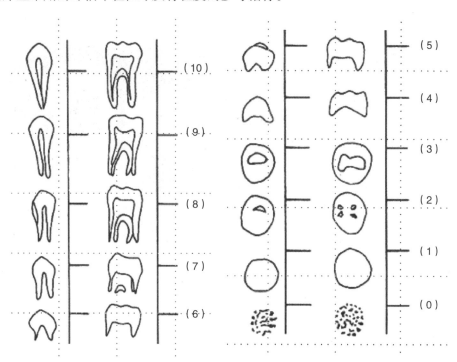

图6-15-8 年轻恒牙的钙化及发育阶段分成10个时期

0-无牙囊;1-牙囊出现;2-牙冠开始钙化;3-牙冠形成1/3;4-牙冠形成2/3;5-牙冠接近完成;6-牙冠发育完成;7-牙根形成1/3;8-牙根形成2/3;9-牙根发育接近完成;10-牙根尖发育完成

Nolla's normal developmental stages of teeth

Nolla. C. The development of permanent teeth. J. Dent. Child., 1960. 27: 254–266

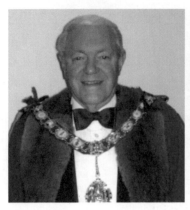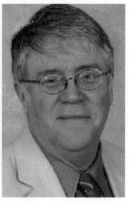

图6-15-9   David Kent& J.Roger Wilson,1972年首次报道将GIC应用于儿童的乳牙充填治疗中

四、玻璃离子充填材料的应用

儿童龋病目前仍然是儿童口腔临床最为常见的口腔疾病,其治疗方法随着牙体粘接充填材料的不断进步,微创牙科概念被广大儿童牙医所接受,以往用于乳牙及年轻恒牙充填的银汞合金材料被逐渐弃用,日新月异发展的各种树脂材料、玻璃离子水门汀(glass ionomer cement)在儿童龋病治疗中应用越来越广泛。儿童龋病的治疗与成人有所不同,不仅需要恢复牙体的外形与功能,还需要能降低患儿的龋活跃性,玻璃离子水门汀是1972年David Kent与J.Roger Wilson首次应用于齿科的一种牙充填材料,因其良好的理化性能、生物学性能和美观性能以及后来发展的氟缓释性被广泛应用于儿童乳牙的窝洞充填治疗及年轻恒牙的预防性充填(preventive resin restoration)。

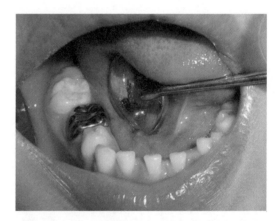

图6-15-10   年轻恒牙窝沟龋的预防性GIC充填

五、乳牙的活髓切断术

乳牙的活髓切断术是去除感染冠髓、保留未感染根髓,从而保留患牙于乳牙列中维持其咀嚼功能的一种乳牙牙髓病治疗方法,适用于乳牙牙髓感染局限于冠髓的各型乳牙早期牙髓炎。1904年,Buckley JP.首次报道用甲酚醛(formocresol)混合物用于恒牙死髓牙的牙髓治疗中,1930年Sweet GA.把甲酚醛用于乳磨牙牙髓病的治疗,20世纪60年代,甲酚醛用于感染局限的乳磨牙牙髓病一次性治疗取得成功,1975年Morawa等将1∶5甲酚醛用于儿童乳磨牙牙髓病治疗,此方法沿用至今,称为"乳牙牙髓病的FC活髓切断术"。因国际癌症研究中心(International Agency for Research on Cancer-IARC)2004年明确指出甲醛蒸气对人类有致癌作用,甲酚醛在牙科治疗中的应用与鼻咽癌的发病相关,世界各地的研究者不断寻求甲酚醛

的替代药物。目前有关于戊二醛、氢氧化钙、硫酸亚铁、次氯酸钠、MTA等替代药物用于乳牙牙髓病治疗的各种研究报道,但成功率与疗效尚不确定。

六、中国儿童口腔医学创始人王巧璋

王巧璋(1915-1988年),四川自贡人,我国著名的口腔医学家,中国儿童口腔医学的创始人。1940年华西协和大学牙学院毕业,获牙学博士学位。毕业后留校任教,1946年赴美国波士顿佛塞斯小儿齿科研究所进修,获得儿童牙医专科医生职衔;1947年在美国纽约故根汉儿童牙病研究所进修,取得在纽约行医的证书。1948年回校从事教学、医疗和科研工作。在华西期间,历任助教、讲师学科委员及《中华口腔科杂志》编委及数种口腔医学杂志特约编委和北京市中华医学会口腔科分会委员、北京市政协委员,全国妇联中央执行委员,农工民主党中央委员。

王巧璋教授对儿童龋病病因学、流行病学方面有着深入的研究。早在1946年她在美国曾随著名教授诺豪(R.Howe)进行龋病的动物实验,发现在特定食谱的饲养下,经过若干代的传代,可获得易感龋的大白鼠,为龋病病因学研究提供了稳定的易感龋模型。1947年在王巧璋前往纽约故根汉儿童牙病研究所进修,获得儿童牙医专科医生职衔后于1948年回国。在华西大学工作期间,不仅在儿童龋病的病因、发病率及防治方面积累了丰富的经验,形成了自己的儿童龋防治方法,且指导其学生对儿童口腔疾病开展了大量的临床治疗工作。1953年在王巧璋教授的带领下,对数所幼儿园和小学的儿童进行龋病的检查与防治,收到了显著的效果。1959-1961年,王巧璋教授的领导了一个工作组对北京小汤山地区13个公社近百个自然村落的饮水含氟量进行了测定,并对该地区2万余名学生进行了氟斑牙和龋齿的普查和治疗。20世纪60年代以来,王巧璋教授致力于龋病病因的研究,提出了糖原致龋学说,此项工作1977年被列为中国医学科学院重要科研成果。

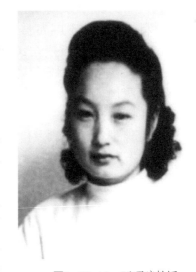

图6-15-11　王巧璋教授

王巧璋教授执教40余年,培养了不少口腔专业人才,北京大学儿童口腔科的创始人李宏毅教授每次谈及他的老师王巧璋教授总是心怀感激。在北京协和医院的30年间,王巧璋教授一直担负着口腔科的领导工作,经过她的努力,使北京协和医院口腔科发展到具有相当规模的医、教、研相结合的科室,并建立了口腔生化、免疫、口腔病理、医用激光灯实验室。由于她的突出业绩,王巧璋教授1982年被评为北京市三八红旗手,1983年被评为全国三八红旗手。

七、李宏毅的儿童牙外伤分类法

牙外伤是仅次于龋病造成儿童牙齿缺损或缺失的第二大疾患。儿童处于牙颌生长发育中,其牙外伤的诊治与成人相比具有特殊性。从儿童自身特点来看,儿童正处在身体、生理、心理生长发育阶段,心智发育尚不健全,较成人更易发生外伤事故。加之儿童的活动性较强,特别在学龄时期,剧烈的运动或玩耍,常易发生碰撞、跌倒,容易造成牙齿外伤。随着社会经济发展,交通工具设施变化,生活环境改变,特别是儿童运动、游戏内容向多样化、刺激性发展,儿童牙外伤有增加趋势,此现象在发展中国家尤为明显。

　　牙外伤的形式和程度具有多样性和复杂性,其预后与其正确的诊断、及时的处理密切相关。为便于临床准确的诊断及其治疗方案的制订,需要对牙外伤进行分类。目前国际上有超过50种的牙外伤分类方法为临床医师所应用,Andreasen分类法是以世界卫生组织(World Health Organization,WHO)牙外伤分类标准为依据衍生而来,因其全面性和科学性被广泛认可,在世界范围内应用最为广泛。在我国儿童口腔医学界被大家普遍认可的是北京医科大学儿童口腔科李宏毅教授提出的对儿童年轻恒牙外伤的分类法。该分类法是李宏毅教授参考国际上各种分类方法所提出的,主要把儿童牙外伤分为牙齿震荡(tooth concussion)、牙齿折断(tooth fracture)、牙齿移位(tooth displacement)和牙齿完全脱出(tooth total extrusion),其中牙齿折断又分为牙冠折断(tooth crown fracture)、牙根折断(tooth root fracture)和冠根折断(tooth crown-root fracture),牙齿移位分为牙齿挫入(tooth intrusion)、牙齿侧向移位(tooth lateral luxation)和牙齿部分脱出(tooth partial extrusion)。李宏毅教授对儿童年轻恒牙外伤的分类法被国内同行广泛接受,并写入全国医学院校统编教材《儿童口腔医学》第1~4版,称为"年轻恒牙外伤的李宏毅分类法"。

　　李宏毅,1915年12月出生,北京人,我国著名口腔医学家。1944年毕业于华西协合大学牙学院,获牙医学博士学位。历任华西协合大学小儿牙科学系助教、讲师。1950年赴北京大学牙医学系创立公关卫生牙科,1951年更名为儿童牙科(Depart.Of Pedodontics),历任北京医科大学副教授、教授。李宏毅教授在20世纪50年代被评为"北京市劳动模范",在中南海怀仁堂受到国家领导接见;1957年参与制订我国的龋齿、牙周病的调查标准。并负责北京地区的口腔预防保健的技术领导工作;1961年提出"学校口腔预防保健防治原则"和一整套"组织普及及医学统计方法"并参加全国保健牙刷的统一设计;1976年提出中国儿童的"牙外伤临床分类法",得到口腔学术界的认可;1977年以来担任北京地区激光防龋协作组组长工作,首次试验了激光对牙齿硬组织改变的研究,建立了北大口腔医学院防龋实验室;设计制成的激光防龋第一代实验样机填补了激光应用在口腔预防的空白,获得北京市科技成果登记奖和北京医科大学科技成果奖;20世纪

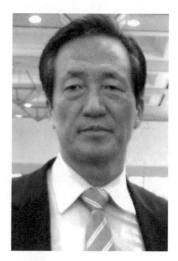

图6-15-12　李宏毅教授

90年代初,李教授主编了《口腔预防医学》教材中《儿童牙医学》篇并参加了全国《英汉口腔医学词典》的编撰工作;参加了《诸福棠实用儿科学》的编写,负责该书第41章《口腔疾病》,此书获1988年第四届全国优秀图书一等奖、1993年首届国家图书奖。

(邹 静)

第十六节　口腔预防医学

医学是人类五千年发展进程中形成的促进人类健康、防治疾病的科学知识体系,是人类在求生存与发展,适应环境变化及与各种危害健康的危险因素作斗争的实践活动中产生和发展起来的。预防医学是从医学科学体系中分化出来的,它是研究预防和消灭病害,讲究卫生,增强体质,改善和创造有利于健康的生产环境和生活条件的科学。

口腔预防医学(preventive dentistry)是"通过有组织的社会努力,预防口腔疾病,维护口腔健康及提高生命质量的科学与艺术"。它是口腔医学的一门分支学科和重要组成部分,与口腔医学的各领域都有着密切的内在联系。口腔预防医学以人群为主要研究对象,应用生物学、环境医学、预防医学、临床医学及社会医学的理论,宏观与微观相结合的方法,研究口腔疾病发生、发展及分布的规律,研究影响口腔健康的各种因素,以及预防措施和对策,达到预防口腔疾病,促进口腔健康及提高生活质量的目的。

据美国牙医史学家Ring《牙医学图解说明史》(《Dentistry-AnIllustrated History》)和我国牙医史学家周大成著《中国口腔医学史考》的记述,国内外口腔疾病和预防医学发展史可追溯到远古的旧石器时代。距今约10万年以前的山顶洞人颌骨上已发现有龋齿,距今约1万年至4000年前的新石器时代人头骨上发现了龋齿和严重牙周病。我国公元前约1400年的殷墟甲骨文就有"疾齿""疾口"与"龋"的记载。自古以来,人类就已经受到口腔疾病的折磨,并寻找方法以解除痛苦。

从预防口腔医学的发展历程看,大致可分为三个阶段:原始口腔卫生保健启蒙时代,近代口腔预防医学科学基础形成时代以及口腔预防医学诞生与发展时代。

一、原始口腔卫生保健启蒙时代

公元前14世纪至公元1850年这一段3000多年的漫长时期是原始口腔卫生保健启蒙阶段,尽管国内外开始发明并应用了多种原始口腔卫生保健方法,但是由于科学发展水平的限制,还不能确切地知道其效果以及防病的机制。

牙病痛苦难忍导致古代很自然地产生各种预防牙病的意识和实践,有了多种口腔卫生保健方法,古书中记载了多种口腔卫生保健的方法,如漱口、剔牙、揩齿、牙刷等,有些方法延续至今。

1. 漱口　公元前1100年的西周时代《礼记·内侧》记载"鸡初鸣,咸盥漱",《礼记》有"虚口"记载,"虚口"即吃完饭,喝口酒,荡荡口腔,保持口腔清洁,说明在古代漱口就是最简便的口腔卫生方法。宋代苏东坡著《漱茶说》记有"每食已,辄以浓茶漱口,烦

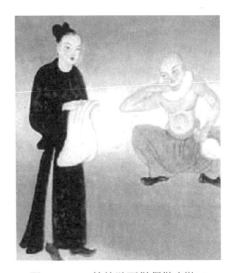

图6-16-1　敦煌壁画僧侣揩齿漱口

腻即去……缘此渐坚密,蠹病自己"。那时就知道饮茶可防龋。

公元25年东汉《金丹全书》记载:"饮食之毒,积于牙缝,于当夜晚洗刷,则垢污尽去,齿自不坏"。"故晨漱不如夜漱,此善于养齿者。今观智者,每于饮后必漱,则齿至老坚白不坏,斯存美之功可见矣"。可见古人已经开始认识到应早晚洗刷和漱口,并且夜间洗刷比早晨重要。

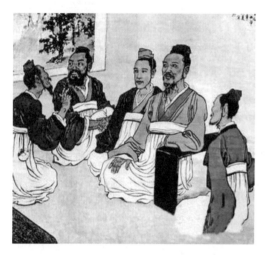

图6-16-2　古人的牙齿保健讲解

从汉代开始,人们已经知道漱口可以防牙病。《史记·扁鹊仓公列传》:"齐中大夫病龋齿,臣意灸其左大阳明脉,即为苦参汤,日嗽三升,出入五六日,病已。得之风,及卧开口,食而不嗽。""苦参汤"是我国较早的漱口液。饭后漱口还可防口臭。《三元参赞延寿书》中《养生》:食毕漱口,数过齿不龋,口不臭"。明代《景岳全书》提出晚上漱口的好处多:"今人漱齿,每以早晨,是倒置也。凡一日饮食之毒,积于齿缝,当于夜晚刷洗,则垢秽尽去,齿自不坏。晨漱不如夜漱,此善于养齿者。"临睡前漱口,比晨起漱口更好。南宋《医说》:"世人奉养,往往倒置,早漱口不若将卧而漱,去齿间所积,牙亦坚固。"

古代人们以酒荡口、用水漱口。张耒:"瓦盆汲石泉,漱濯齿颊凉",用山泉水漱口。陆游"汲井漱甘液,扫榻寓幽梦",王旭"漱齿汲寒井,理发趁凉风",用井水漱口可以坚齿,也让使人神清气爽。《养生随笔》:"漱用温水,但去齿垢。齿之患在火,有擦齿诸方,试之久俱无效,冷水漱口可除牙病,亦免作痛。"中国古代茶水是最常用的漱口水。苏轼《漱茶说》:"吾有一法,每食已,辄以浓茶漱口,烦腻即去,而脾胃自和。凡肉之在齿间者,得茶浸漱之,乃消缩不觉脱去,不烦挑剔也。而齿便漱濯,缘此渐坚密,蠹病自已。"

宋代刘词:"食热食后不以冷水漱口,食冷食后不以热水漱口。冷热相击,是以多患牙齿疼痛、齿根宣露。"宋朝用酒醋、姜汤等漱口,还配制了多种中药漱口。

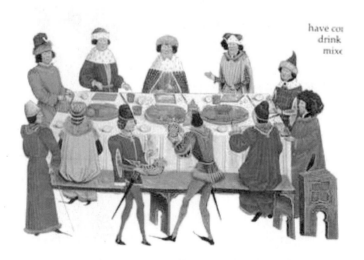

图6-16-3　阿拉伯人祈祷前漱口

伊斯兰世界在穆罕默德时代把基本口腔卫生引入阿拉伯世界并与伊斯兰教结合,古兰经要求除了清洁身体与思想之外,还要求在祈祷前,每天进行5次清洗仪式,这种清洗包括每天3次或15次漱口。

2. 叩齿　叩齿在中国已有几千年的历史,湖北省江陵张家山出土汉简的中《引书》(约公元前186年)已有叩齿术。叩齿就是上下牙相击,又叫“叩天钟”“啄(琢)齿”“健(建)齿”等,再细分则有:“叩左齿三十六,名曰打天钟;叩右齿,名曰击天磬;若叩中央齿,曰之鸣法鼓。”又有解释叩齿即空口咬牙。后世引汉代医书《养生方》有这样的记载:“鸡鸣时,常叩齿三十六下。长行之,齿不蠹虫,令人齿牢。”又云:“朝未起,早漱口中唾,满口乃吞之,辄琢齿二七过。如此者三,乃止,名曰炼精。使人丁壮有颜色,去虫而牢齿。”可见,早在2000多年前,人们就已经知道叩齿有预防虫牙、牢固牙齿的功效了。

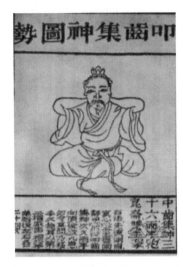

图6-16-4　中国古代的叩齿姿势

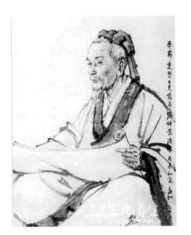

图6-16-5　孙思邈

汉代以后,多种医药及养生书籍中都提到过叩齿,各家的论述虽各有出入,但基本都认为叩齿是重要的养生保健术之一。东晋葛洪撰的《抱朴子》指出:“清晨建齿三百过者,永不动摇。”北朝文学家颜之推在《颜氏家训》中还专门记载了自己治愈牙患之经验:“吾尝患齿,摇动欲落,饮食热冷皆苦疼痛。见《抱朴子》有牢齿之法,早朝叩齿三百下为良,行之数日,即便平愈。”唐代名医孙思邈在《千金方》中提出:“每晨起,以一捻盐纳口中,以温水含揩齿,及叩齿百遍,为之不绝,不过五日,齿即牢密。”宋朝大文豪苏东坡也有叩齿健身的习惯,他曾说:“一过半夜,披上上衣面朝东南,盘腿而坐,叩齿三十六下,当会神清气爽。”乾隆皇帝是清朝寿命最长的皇帝,他的长寿秘诀之一也为“齿宜常叩”。

明代医家张景岳《景岳全书》指出:“古有晨昏叩齿之说,虽亦可行,然而谷谷震动,终非尽善之道。余每因劳因酒,亦尝觉齿有浮突之意,则但轻轻咬实,务令渐咬渐齐,或日行一二次,或二三次,而根自固矣。又凡欲小解时必先咬定牙根而后解。则肾气亦赖以摄,非但固精,亦能坚齿,故余年逾古稀,而齿无一损,亦大得此二方之力。”在此,“轻轻咬实,务令渐咬渐齐”,意为轻度叩齿,叩齿应因人而异的施行。

叩齿可以健脾养胃。叩齿催生的唾液,可助胃“腐熟水分”和脾“运化升清”;齿健则胃的负担减少。叩齿能补肾固齿。叩齿催生的唾液,即是“金津”,“津”通于“精”,有滋养肾中精气的作用,故叩齿可健肾。叩齿强骨益脑。肾主骨,“齿为骨之余”,齿骨同出,均为肾精所养。叩齿能健肾,充盈肾精,因此利及骨骼。持之以恒,能致骨坚,故健骨。四是聪耳明目。“肾气通于耳,肾和则耳能闻五音矣”,肾中精气充盈,髓海得养则耳聪;肾中精气虚衰,髓海失养则耳鸣。五是美颜荣发。叩齿则面部经络通畅,面肤气血充盈,进而美颜。

中国民谚:“朝暮叩齿三百六,七老八十牙不落。”说的就是每天早晚叩齿360次,即使到了七八十岁时牙齿也不会脱落。

3. 牙签剔牙　考古学家在商代殷人的头骨齿间发现有的有"剔牙痕迹"，且形成"光滑浅槽"。我国使用牙签的历史久远。春秋战国时期（公元前770年—公元前221年）的《礼记》提到："毋刺齿"。意思是与别人一起吃饭时，不要不懂规矩地剔牙齿，这也是我国最早的关于剔牙的文字描述。在高荣墓中发现一根三国东吴时代金制牙签。元代赵孟頫在《老态》一诗中叙述"食肉先寻剔牙签"。明代李时珍在《本草纲目》中记载："柳枝去风消肿止痛，其嫩枝削为牙杖，剔牙甚妙"。清代牙签的种类很多，如银制挂式牙签等。元代以后，牙签是时髦饰物。

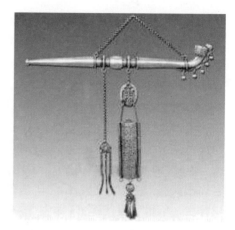

图6-16-6　中国古代配有牙签的挂饰

北方的游牧民族很早就把牙签挂在身上作为随身之物了。明朝人更多见的是把牙签放在袖子口袋里，通常还拿块汗巾扎牢。

清代中期之后，官宦以及大户人家的男女也以在全身佩戴各种物件为时髦，清代诗人袁枚孙子袁翔甫《续沪上竹枝词》："牙签时样挂胸前"，反复使用的牙签不符合卫生要求，金银打造的，一般人也消费不起。所以古代多用木制牙签。牙签又叫柳杖，清代《正音撮要》："柳杖，柳木牙签。"《椒生随笔》："道光间，苏州山塘有老夫妇削柳木为剔牙签，以此致小康，似此物为古时所无。赵文敏诗：'食肉先寻剔牙签'，则宋、元时已有之矣。"可见至晚在道光年间，已经有专门从事制作和售卖一次性牙签的个体户了。《清朝野史大观》里提到，"席间之柳木牙签，一钱可购十数枚，……"可见当时的饭馆不提供一次性牙签，但会有人做了来叫卖。

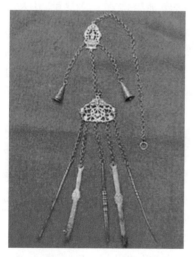

图6-16-7　佩饰牙签

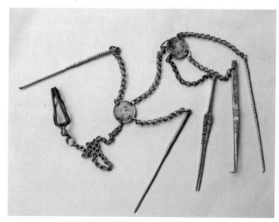

图6-16-8　佩饰上的牙签

2003年美国古生物学家莱斯丽·卢斯科在一颗180万年前的人类牙齿化石上发现了一道弯曲的凹槽，称这是原始人使用牙签的证据。在公元前3000年美索不达米亚的国王墓穴中，发现过一整套装在金盒子里的个人清洁用具，其中就有金制的牙签。

4. 揩齿　公元前400年《黄帝内经》中记载："齿长而垢"。唐代孙思邈《备急千金要方》记载："每旦以一捻盐内口中，以暖水含，揩齿及叩齿百遍，为之不绝，不过五日，口齿即牢

密"。公元900年,晚唐时代敦煌壁画中有一幅壁画"劳
度叉斗圣图"("揩齿图")是国内最早的一幅记录一位
新剃度僧侣揩齿漱口的情景。

1132年前的《法门寺衣物帐碑》记载的"揩齿布
一百条"是目前最早记录用布揩齿的文字史料。据东汉
时期从印度引入的《佛经》记载嚼杨枝揩齿,"嚼杨枝具
十德者:一销宿食,二除痰瘨,三解众毒,四去齿垢,五发
口香,六能明目,七泽润咽喉,八唇无皲裂,九增益声气,
十食不爽之味"。在印度,用菩提树枝揩齿。揩齿可用
手指或嚼木为刷(chewing stick),将菩提树或杨柳枝用
牙咬成絮状,揩刷牙面。

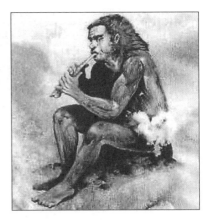

图6-16-9　嚼杨柳枝揩齿

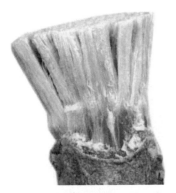

图6-16-10　杨柳枝用牙咬成絮状

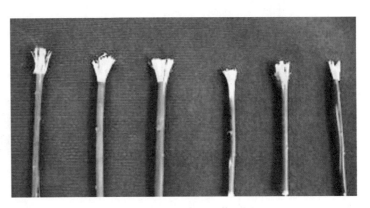

图6-16-11　中国古代牙刷

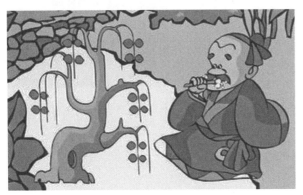

图6-16-12　杨柳枝刷牙图

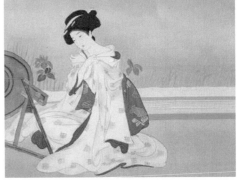

图6-16-13　古代杨柳枝揩齿仕女图

5. 牙刷　我国最早的植毛牙刷实物见于辽代。早在公元916—1125年的辽代就出现了
骨柄植毛牙刷。1953年在内蒙古赤峰县大营子村出土的辽驸马卫国王墓葬的随葬品中见到
两把骨制牙刷柄,与近代牙刷相似,刷子头部呈扁平长方形,植毛孔分两排,每排四孔孔部
上下相通,每两孔间的距离相等,虽年代久远,刷子头部植毛束已消失,仍可以看出植毛的
痕迹。

该墓葬时间为辽应历9年(公元959年)。由此可见,最晚在公元10世纪,我国已经发明了
植毛牙刷。西安西大街施工现场又发现宋元时期和明清时期的骨制牙刷柄。在宋代,用牛

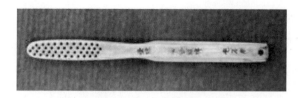

图6-16-14   清代植毛牙刷

角制成器物,植上马尾,制成牙刷。宋代日本名僧道元禅师《正法眼藏》下卷"洗面"中记载:僧侣们除漱口之外,尚用剪成寸余之马尾,植于牛角制成的器物上,用以刷洗牙。元代罗元益《卫生宝鉴》提倡早晚刷牙2次。

1780年,英国皮匠威廉·艾利斯在伦敦发明了与辽墓中出土相似的牙刷。艾利斯这把牙刷的发明颇具戏剧性,当时,艾利斯因煽动骚乱被关押在英国监狱里,一天早晨他洗过脸后,也照常用一小块布擦牙,可能是闲极无聊的缘故,艾利斯便想玩玩更新式的东西来打发时间。他找了根吃剩的骨头,在上面钻了一些小孔,然后向监狱看守要了硬猪鬃切断绑成小簇,一头涂上胶,嵌到骨头上的小孔中去,用于刷牙。于是,诞生了欧洲现代史上第一把牙刷。

从宋代开始,我国就有关于牙刷的文字记载。南宋周守忠在《养生类纂》引用北宋温革《琐碎录》的话说"早起不可用刷牙子,……盖刷牙子皆是马尾为之",其中的"刷牙子"就是马尾巴毛的牙刷。

从南宋开始,牙刷已成为某些大城市中商品化了的卫生用具。据《梦粱录》记载,当时南宋都城已有专门制作和销售这种新型牙刷的店铺。元末明初专供朝鲜人学汉语的课本《朴通事》中也有市民买牙刷时与商贩讨价还价的场景。明代,宫廷里还专门有制作牙刷的部门,有趣的是当时的牙刷制造划归兵工厂管辖。清代,《女仙外史》写到有人教坊司"每日卖刷牙",《太平欢乐图》的"杂货篮"中更有小贩手中提着小筐,里面放着荷包、眼镜、头梳、牙刷和牙签等走村串户叫卖。

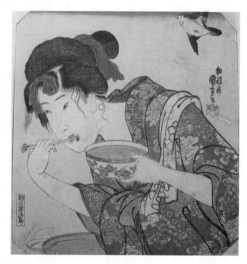

图6-16-15   日本仕女剔牙浮世绘图

南宋《严氏济生方》里说:"每日清晨以牙刷刷牙,皂角浓汁楷牙旬日数更,无一切齿疾。"元代《饮膳正要》里说:"凡清旦刷牙,不如夜刷牙,齿疾不生。"这已经很接近现代牙齿保健的观点。

在中国明万历及孝靖后的定陵开掘进程中,考古人士对万历皇帝和孝靖皇后的尸骨进行了检查,发现他们的一些牙齿上都有楔状缺损,这很分明是由于刷牙办法不合理招致的。可见,明时宫廷里使用牙刷就已相当普遍了。

在国外,伊斯兰世界的穆罕默德还介绍了一种称为Siwak(或者misswak)的原始牙刷用于洁牙。该物由用一种萨尔瓦多桃树枝制成,其木质含二碳酸钠、鞣酸,还有其他收敛剂,对牙龈有益,称为中东"天然牙刷"。公元500年左右,古印度医学家Charaka与Sushruta以及公元650年的一位外科学家Vagbhata都特别关注口腔清洁。Sushruta与Vagbhata都说"一个人早晨起床应刷牙",他们用新鲜树枝制作成牙刷。

国外的植毛牙刷到17世纪才有,据法国牙科学者福查德在《外科牙医》一书中记载:"现在的牙刷是用马尾做的",可见欧洲人使用植毛牙刷刷牙至少比我国晚500多年。

6. 牙粉   古希腊用像粒状雪花石膏、浮石、滑石以及金刚砂这些材料洁牙。在古罗马牙粉的配方中,成分有动物的骨、蹄、角、蛋壳与海鱼。我国人民早就认识到牙粉对刷牙清洁牙

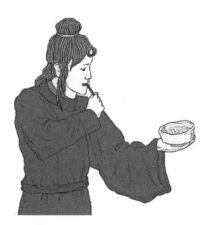

图6-16-16　古代牙粉洁牙图

齿的重要性,在唐代开始用食盐揩牙,以后发展为用稻壳燃灰,或加入几味药物的牙粉洁牙。南北朝的南梁时代(公元502—557年)刘峻的《类苑》中记载"猪牙皂角及生姜,西国升麻蜀地黄,木律旱莲槐角子,细辛荷叶要相当,青盐等分要烧煅,研熬将来使更良,揩齿牢牙髭鬓黑,谁知世上有仙方"。出现了复方配制的牙粉,可见有了中药牙粉雏形,是世界上最早的药物牙粉。

牙齿保健是清宫皇室每日必须布置的活动之一,采用的办法也是各种各样,各有所长。中医学以为"牙齿固肾"、"牙龈属肠胃",御用终身就是从这个原理动身,将部分保健和全体医治相结合。

皇宫帝妃平常高粱厚味,恣意享乐,很容易患口腔疾病,招致肠胃并发症发生,影响身体安康。因而他们十分留意牙齿的保健和牙病的防治。慈禧太后常运用青椒、川椒、旱莲草、枯白矾、白盐等制成的固齿刷牙散擦牙并配以用旱莲草及川椒水煎去渣得到的汁兑水漱口,来预防牙病。这种做法在当时的清宫里非常盛行。另外,关于常见的由上火而惹起的牙痛,御医们习气用宫中秘制的固齿白玉膏进行治疗。此膏由五色龙骨、珠子等药材组成,将其碾成细末,倒入黄蜡之中,冷却后捏成饼状,摊在纸上,然后剪成条,贴于患处,和我们今天用的口腔溃疡贴膜是一样的;另外还有一种办法就是漱口方,和今天医院的漱口水一样。用生蒲黄、红花、大青盐等配成,拿它漱口可以活血化瘀,消肿止痛,更兼清热解毒、固齿滋肾的奇效,而且运用办法极端简单,在宫内非常常用。光绪中年时多患牙病,御医多开此方。

总之,清代宫廷防治牙齿疾病的办法很多,据档案记载,前自雍正王朝,后至光绪朝,每朝都有防治牙病,维护牙齿的独特办法。

在口腔疾病预防的启蒙阶段,不论在国内还是国外,已经开始发明并应用多种原始的口腔卫生保健用品和口腔卫生方法,但由于当时科学发展水平的限制,还不能确切地知道这些口腔保健方法的效果和防病的机制。

二、口腔预防医学科的形成

18世纪的法国医生福查德综合了西方牙医学,于1728年出版了《牙外科医生》,第一次把牙医学知识系统化。这本巨著包含了牙医学的所有领域,他所倡导的许多想法与操作,直到今天还有价值。他大力倡导预防牙医学,推荐将漱口作为家庭保健的一部分并提供许多配方。19世纪后20年间,与近代口腔预防医学形成有关的两个重要方面是:口腔微生物和氟化物的防龋作用。

1. 口腔微生物的发现　17世纪荷兰学者列文虎克(Anthony Van Leewenhoch)发明了显微镜,并在人口腔取牙垢,首次发现了细菌。直至1880-1896年米勒(Willoughby D.Miller)进行了口腔细菌学研究,证明细菌作用于糖产酸使牙釉质脱矿而引起龋齿,在《人类口腔微生物学》一书中提出了龋病病因的化学细菌学说。

1896—1905年Plant与Vincent先后发现杆菌和螺旋体与急性牙周炎有关,链球菌与慢性牙周病有联系。

2. 氟化物防龋的发现　1771年化学家Scheele发现氟,1886年Moisson分离出氟。1847年Ficines报告釉质与牙本质中存在氟化物。1896年德国人A.Dennirger用氟化物作为制剂对抗牙科疾病,并指出饮食中缺氟是引起牙病的重要因素。真正重要的发现是20世纪初,1901年,一位刚毕业于牙科学校的毕业生,Frederick McKay博士在科罗拉多州科泉市进行了一项牙科实践。他指出一些患者有变色的釉质,有时候会表现出不平坦的表面、凹凸不平的或平坦的小坑。McKay向当时最知名和最受尊重的研究者G.V.Black教授寻求咨询,并且他们通过在当时国际牙科杂志排名第一的《牙科天地》上发表他们的观察结果共同公布了关于这种情况的牙科声明。McKay确定了他的病因学的因子。斑釉牙与水中高水平的氟化物有关。1931年Dean博士在美国开展斑釉牙的流行病学调查,发现随着饮水氟浓度增加,斑釉牙的严重程度增加,饮水氟浓度高是引起斑釉牙的主要原因。随后对斑釉与龋病间相关性的调查结果显示随着饮水氟浓度的增加,人群中的龋病发病率下降,进一步的研究显示饮水氟浓度为1mg/L时龋病发病率最低。因此,1945年美国在Grand Rapids开展饮水氟化项目,5年后取得明显的防龋效果。奠定了大规模氟化物防龋的基础和开创了氟化饮水的项目。1965年美国卫生部部长Luther Terry 博士,把饮水氟化描述为四项公共卫生最伟大的改进之一,称之为"公共卫生的四个骑士"之一,其他三项是氯化消毒、巴士消毒法和免疫作用。

如今,饮水氟化已经得到了世界上150多个科学与卫生组织的认可,已有39个国家2亿1千万人在饮用氟化水,由于社区饮水氟化在美国减少龋病流行的效果,饮水氟化被美国疾病控制和预防中心(CDC)列为20世纪十大公共卫生成就之一。

三、口腔预防医学的发展时代

20世纪,预防口腔医学与口腔公共卫生在美国与欧洲国家迅速发展。1937年7月,美国成立了美国公共卫生牙医学会。(从20世纪40年代开始,密歇根大学在Easlick指导下首次开设了口腔公共卫生研究生课程,培训口腔公共卫生专家)。1950年建立了美国口腔公共卫生委员会,宗旨在于促进全民的口腔健康。

(一)世界现代口腔预防医学发展

20世纪中期之后是预防口腔医学全面发展的时代。1948年,美国成立了国立牙科研究所(NIDR)。1956年,NIDR对美国饮水氟化项目的调查结果明确饮水氟化可以有效地预防龋病。历史上第一次证明龋病是可以预防的。20世纪50年代之后,氟化物被广泛地应用于龋病预防中,出现了多种全身和局部应用氟化物的措施和方法,尤其是含氟牙膏的发明。氟化物的广泛应用被认为是工业化国家龋病患病程度下降的主要原因之一。

1948年世界卫生组织(World Health Organization,WHO)成立,20世纪50年代开始,世界卫生组织在把重点放在传染病、环境危害与营养缺乏的同时,建立了口腔卫生项目,以保持和促进全球人口达到可以接受的

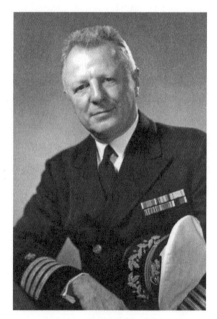

图6-16-17　美国H.T.Dean开展饮水氟化试验

口腔健康水平的目标,在全球范围内开展预防和控制口腔疾病的项目与活动。WHO口腔卫生处以促进全球人口达到可以接受的口腔健康水平为目标,在全球范围内开展预防和控制口腔疾病的项目,如召开氟化物研讨会,推广饮水氟化等。WHO建立了全球口腔资料库(GODB),自1969年以来,定期发布全球龋病流行趋势报告。在1975年与1978年的两次世界卫生大会上,通过了有关饮水氟化预防龋病的二项决议,并向各成员国做出积极推荐。把12岁儿童的龋均不超过"3"作为一项指标纳入2000年人人享有卫生保健的指标体系之中,并提出了2000年人人享有卫生保健的同时,也享有口腔卫生保健。

1979年,WHO与世界牙科联盟(FDI)联合提出了2000年全球口腔卫生保健目标。WHO把口腔健康作为人体健康的十大标准之一,明确口腔健康是"牙齿清洁,无龋洞、无痛感、牙龈颜色正常、无出血现象"。

近30年以来,WHO的主要工作是开展社区预防并帮助发展中国家培训人员,建立机构,开展项目,统称为国际合作口腔卫生发展项目(International Collaborative Oral Health Development Program)。在1983年和1989年世界卫生大会的决议案中,确认把口腔卫生保健纳入初级卫生保健途径,作为其中一个组成部分,成为普遍的策略。1982年在泰国清迈成立了WHO地区口腔卫生保健中心,开展了社区口腔保健模式的试点,尝试采用模拟操作培训基层口腔保健人员。直到21世纪初WHO已在全球建立38个口腔卫生保健合作中心和4个地区合作中心。

大多数工业化国家,包括少数发展中国家和地区龋病患病率出现大幅度下降;但是,许多发展中国家龋病患病率出现了不同程度的上升趋势。WHO与其他国际组织多次召开了国际学术研讨会,对龋病出现下降的主要影响因素做出了科学的分析并达成共识:通过预防项目适当应用氟化物,维护口腔卫生与采纳有益于口腔健康的饮食习惯是成功的主要原因。广泛推动社区口腔保健示范项目:包括国际牛奶氟化防龋,食盐氟化防龋,含氟牙膏,窝沟封闭,含氟涂料,非创伤性修复治疗(ART)等。1988年,WHO、FDI与瑞典卫生福利委员会共同召开的首届国际预防牙医学与流行病学大会,讨论了2010年与2025年的目标。提出了3个方面的目标内容:①逐步更好地发展和创建口腔保健项目、全身保健项目以及有成本效果的质量控制,计算机化的分析流行病学系统;②集中教育所有的人群进行自我诊断,自我保健是最有成本效果的口腔卫生保健;③与在儿童中开展有效的初级预防相对应,在大多数成年人群中开展预防与控制龋病与牙周病。1999年由FDI、WHO与IADR共同讨论了2020年的全球口腔健康目标未来更宏观的总目标。目的是使区域性,各国以及当地的口腔保健政策更易于制定和实施。另一个特点是强调具体目标必须建立在符合当地实际情况的基础上,符合当地的社会特点,符合当地的患病率和患病程度等。

WHO于2007年向执委会提出一份报告:"促进口腔健康与综合疾病预防行动计划"。报告指出,当前全球面临的人类口腔疾病的主要对策:①促进口腔健康是一种减少口腔疾病负担,保持口腔健康与生命质量,有成本效果的策略。也是综合健康促进不可分割的一部分。口腔健康是全身健康与生命质量的一个决定因素。②WHO预防和控制慢性非传染性疾病的全球策略主导之一是减少主要危险因素的暴露水平。预防口腔疾病需要在共同危险因素的基础上与慢性病预防形成一个整体。③在过去几十年中,有些高收入国家有全国口腔健康促进与口腔疾病预防的能力,作为国家卫生项目的一个独立部分。而许多中低收入国家还没有这样的政策,或经费与人力资源。有效的口腔卫生项目是减少危险的决定因素。④加强或调整口腔保健政策和策略与国家和社区的卫生项目一体化。

（二）我国现代口腔预防医学发展

20世纪初，西方现代牙医学开始传入我国。随着牙科诊所、学校的建立，我国陆续出现了有关口腔卫生的刊物、宣传、展览、牙粉和牙膏，也开展了龋病和斑釉牙的调查。我国最早的牙医学教育为1917年加拿大林则博士创办华西协合大学牙学院，华西牙学院创建之初，即重视预防教育，林则博士对中国牙科教育抱有五个期望："①在中国推广现代牙医学治疗和修复；②开办高等牙医学教育；③开展预防牙医学；④开展牙医学科学研究；⑤要做医学家，不要当匠人"。林则博士特别选送1934年的毕业生戴述古到美国进修牙科公共卫生学，戴述古回国后专门从事口腔预防和口腔公共卫生工作，是中国预防口腔医学的奠基人，他参照国外模式于1945年首次成立了牙科公共卫生学系。说明具有一定科学基础的预防口腔医学已在中国萌芽并逐步发展。

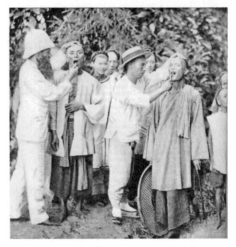

图6-16-18　清代口腔流行病学调查

20世纪50年代初，第四军医大院口腔医学系也曾成立牙病预防科。牙病预防学曾作为一门课程在几所大学的牙医学系内讲授。20世纪50年代后由于受到当时前苏联教学模式的影响，预防牙医学不再作为一门课程，而并入口腔内科学范畴。

1919年上海成立中国保牙会，《中国卫生月报》创刊；1930年科普读物《家庭口腔卫生学》出版。1935年司徒博提出了"发展我国齿科医学事业，推行口腔卫生的计划"报告；同年上海牙医公会举办了第一届口腔卫生展览会；1936年黄仁德对上海高桥小学学生进行了牙齿调查；1936年徐少明调查了吸烟对牙齿与口腔组织的影响；1942年周大成在沈阳对农村学童龋蚀频度进行了调查；1944年郑麟蕃在北京调查了中小学生的口腔状况；1945年张涤生发表了贵州氟区斑釉调查；1947年朱端伯发表了氟与龋预防的文章。这些事件说明了近代口腔预防医学已在我国开始萌芽并逐渐开始发展。

1957年我国成立龋病牙周病全国调查委员会，制订统一调查标准开展龋病与牙周病的社会调查。1958年姜元川编著了第一本《牙病预防学》专著，阐述了牙病预防的原理与方法。姜元川教授明确提出：牙病预防学的学科性质是"自然科学结合与之有关的社会科学"，对象是"群体口腔健康"，内容是"调查统计、实验研究、宣教推广三个类型，组成相互联系的一门完整学科……是口腔科方面的一种社会医学和预防医学"。20世纪60年代开始对龋病病因学的研究，氟化物防龋的研究，高氟地区的氟牙症流行状况进行了调查。姜元川教授在艰苦的条件，自己研制试验装备，观察研究了乳酸杆菌在口

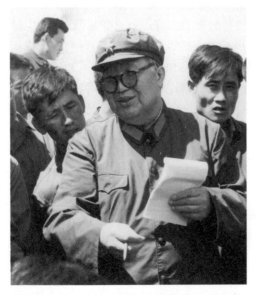

图6-16-19　姜元川编著了中国第一本《牙病预防学》专著

腔内的分布情况,菌种类别及其与龋病的关系,发现和证明龋病和乳酸杆菌之间虽然并不一定有因果关系,但龋病与口腔乳酸杆菌确有经常同时相并出现的一致趋向,并拟定了一套有关乳酸杆菌的菌种鉴定的标准。20世纪60年代中在广州和东莞开始饮水氟化防龋试点项目。这个时期一些口腔医疗小分队到学校、厂矿、居民区开展口腔疾病的普查普治与群防群治等工作。20世纪70年代卫生部等三个部联合推广保健牙刷,四川大学华西口腔医学院开始了防龋涂料、变链球菌与龋病之间关系的研究。1979年原北京医学院口腔医学系成立了口腔预防科。

20世纪80年代以来,WHO开始帮助中国开展口腔保健项目。1981年,在联合国开发署(UNDP)的资助下,我国举办了首次全国高校教师培训班,引进了WHO的口腔健康调查基本方法。随后全国一些高校陆续成立了口腔预防教研室,口腔预防医学作为一门独立课程开始正式纳入教学课程。1982年,WHO预防牙医学培训与研究合作中心于北京成立。同年,在卫生部领导下,由原北京医学院口腔预防科负责指导开始采用WHO标准方法第一次进行了全国学生龋病与牙周病的流行病学调查,使我国的预防口腔医学逐步与国际接轨。

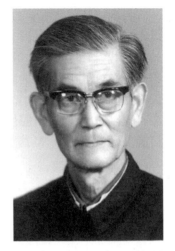

图6-16-20 刘大维教授(1919—2007年),山东泰安人,我国著名的口腔医学家,口腔预防医学专家。1954年毕业于四川医学院口腔医学系,留校任教。历任四川医学院口腔医学系助教,讲师、副教授、教授、硕士研究生导师。1984年负责筹建华西口腔预防科,历任口腔预防科主任、全国牙防组、四川省牙病防治指导组顾问,为发展我国口腔预防医学事业作出了突出的贡献

刘大维教授(1919-2008)是国内在口腔内科学教研室中对预防口腔医学领域开展研究的先驱之一。他于1982年重新组建了当时四川医学院口腔系的口腔预防医学教研室,同时刘大维教授也是国内最早招收和培养口腔预防医学专业研究生的教授。他的研究成果口腔变形链球菌血清学分型及大白鼠致龋模型的建立获得卫生部科技进步二等奖,1987年由刘大维教授主编的第一版高等口腔医学专业教材《口腔预防医学》正式出版,口腔预防医学作为一门独立课程开始正式纳入教学课程。

1988年12月22日在我国口腔专家的呼吁和推动下,卫生部医政司批准成立了全国牙病防治指导组。1989年,九个部委联合发文确定每年9月20日为"全国爱牙日",并以"爱牙健齿强身"为中心主题,开始了全国爱牙日活动。在卫生部和全国牙病防治指导组的领导下,我国于1995年和2005年分别开展了第二次和第三次全国口腔健康流行病学调查,获得了我国人群口腔疾病的患病状况的全面资料。全国牙病防治指导组成立之后开展了一系列的口腔健康教育和口腔健康促进活动,促进了我国口腔预防事业的发展,缩短了与国际的差距。

1994年,经国家民政部批准成立了中国牙病防治基金会,随后资助了一批口腔预防应用研究项目。1996年成立了中华预防医学会第一届口腔卫生保健专业委员会,1997年成立了中华口腔医学会预防口腔医学专业委员会。在教学方面,先后出版了由杨是教授、卞金有教授和胡德渝教授主编的第2版至第6版卫生部规划教材《口腔预防医学》,许多高等院校都单独开设了口腔预防医学课程。根据口腔卫生事业的发展的需要,卫生部于2007年4月成立了口腔卫生处,正式将口腔卫生保健工作纳入卫生部的工作范畴,预示着我国口腔卫生保健工作将步入一个新的发展阶段。

　　我国口腔预防医学的发展将立足于最近20多年中国牙病预防发展的基础,把主要目标设定在普遍改善全民的口腔卫生状况。主要工作重点放在发展初级口腔卫生保健,推动全民性自我口腔保健行动等。其目标主要针对影响口腔健康的危险因素的有效控制,以及推荐安全有效、价格低廉的防护措施,如刷牙方法改进、含氟牙膏普及、危险人群的窝沟封闭、局部用氟措施以及早期诊断和治疗等。把主要研究重点放在发展社区公共卫生措施示范项目,开展社区综合口腔保健项目试点,包括口腔健康教育、窝沟封闭、局部用氟,社区学校口腔保健项目示范,龋病与牙周病及其相关疾病的危险因素,口腔健康促进与行为改变等方面。

　　口腔预防医学的任务是必须高瞻远瞩,面向医学的未来,从战略的高度考虑人类的口腔疾病和健康问题。21世纪将是预防医学的世纪。人们对疾病的预防意识将有较大的增强,健康的生活方式和行为习惯会得到普及,慢性非传染性疾病的发生会出现下降的趋势,传染病与感染性疾病会得到有效的控制,人类的口腔健康与全身健康会有普遍的提高。这不仅是美好的愿望,也是可以实现的人类的共同目标。

　　科学研究、社会实践、健康促进与专业队伍建设是21世纪预防口腔医学的基本途径。在我国,预防口腔医学的时代已经到来,"要让牙齿为人类健康终生服务"的愿望,将会在人类社会实现。

（胡德渝　李　刚）

第十七节　口腔修复工艺学

　　口腔修复工艺学(dental technology)作为主要临床学科是口腔医学重要分支之一,以满足口腔临床需求为前提,以口腔临床医学、口腔材料学、口腔生物力学、口腔解剖生理学、心理学、精密铸造与加工、模具、材料成型技术、色彩学和雕塑学等为基础,研究各类口腔修复体的设计、加工、制作和修补等工艺技术的学科。口腔修复工艺学所涵盖的知识范围广,在充分考虑科学性的前提下,还有着较高的美学要求;在具备扎实的理论基础的同时,也需要较强的实践操作能力。口腔技师所制作的每一件修复体,不仅要求是一件精美的艺术品,而更难的是要完全适应口腔的生理和功能的需要,真正获得舒适美观的效果。

一、口腔修复工艺学的起源

　　1962年,在一次古埃及文明的文物发掘过程中,一具木乃伊的头颅引起了学者的注意。在这具头颅的上颌骨中切牙缺失处,出现了一颗并未保留有牙根,但却留在牙槽骨上的中切牙。这颗"天然牙"被金丝穿过后,缠绕在一旁余留天然牙上借以获得固定。这也许是目前已知的文明史中,最早的义齿了。

　　公元前1500年,玛雅文明出土的文物中也发现了利用金丝将已脱落天然牙固定在缺牙处的

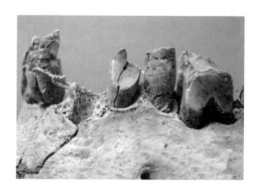

图6-17-1　古埃及文明中的"金丝缠牙"

"义齿"。在公元1世纪左右,罗马帝国文物中更是出现了用纯金板将已脱落的天然牙固定在缺失处的做法。

国外学者Rerr和Rogers在1877年的报告中回顾义齿的发展时,提到在世界各国古代文明中都出现了义齿,既有用兽骨、象牙、木、竹等材料雕刻成义齿,也有直接利用已脱落的天然牙,采用金属丝或植物纤维结扎在余留天然牙上,用以恢复牙列缺损区域的区域。直到18世纪现代牙科学初步形成一套完整体系,现代口腔修复学开始发展。而作为口腔修复工艺学核心的义齿,也在此时随着材料的进步,在19世纪逐步形成了现代义齿的雏形。现代义齿与注射器、血压计、乙醚吸入器、内镜、温度计、听诊器一起,被称为"19世纪最重要的医学发明"。

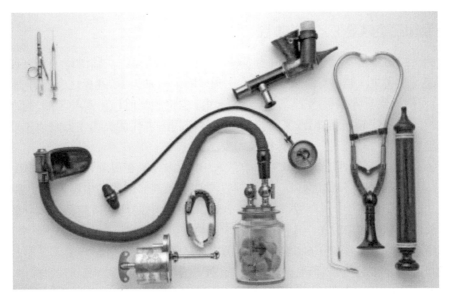

图6-17-2　19世纪最重要的医学发明——注射器、血压计、乙醚吸入器、假牙、内镜、温度计、听诊器

在北美,随着20世纪初著名的Flexner报告(Flexner A.Medical Education in the United States and Canada.New York, NY: Carnegie Foundation for the Advancement of Teaching,1910)及系列行动,口腔医学学科体系也随之开始了进一步的完善,医学教育的系统化,带来了学科内涵的扩充和完善。口腔修复工艺学也随之得到了发展:固定修复体的概念开始出现,活动修复体的制作工艺得以进一步完善,形成了完整而系统的方法;同时,义齿的制作也逐渐从医生向技师过渡,医生和技师的职责分工更加明确,口腔修复工艺学的职业学校教育开始逐渐取代了传统的跟师学徒式的教育。

20世纪开始,口腔修复工艺学民间学术团体或组织的发展也十分迅速。美国最大的口腔修复工艺学学术团体是国家口腔技术协会(National Association of Dental Laboratories,NADL),于1951年成立,它的前身为美国口腔技术所学会(Dental Laboratory Institute of America)和美国口腔技术协会(American Dental Laboratory Association),NADL的主要任务目标是通过教育、培训、确立标准和提供服务,以推进口腔修复工艺学及义齿制造行业的发展。NADL拥有专门面向口腔技师的学术期刊《Journal of Dental Technology》(medline收录,每年出版9期)。英国最大的口腔修复工艺学民间组织是20世纪80年代成立的口腔技师协会(Dental Technologist Association),其前身为口腔技师教育和培训咨询委员会(Dental Technicians Education and Training Advisory Board),其主要任务和目标为口腔修复工艺学发展提供支持和联络,为口腔技师的教育和培训提供支持,推进口腔修复工艺学在整个口腔医疗领域的发展,配合政府相关部门工作等。德国最大的口腔修复工艺学民间组织为德国口腔修复工艺协会(German Dental Technology Association),于1972年成立,至2003年其成员已有265个德国牙科技工所。其他如日本、印度等国家,也在20世纪后期形成了本国的口腔修复工艺学术团体或组织。

口腔修复工艺学历史源远流长,早在古代的能工巧匠费尽心思用当时所能利用的材料制作出一个个"义齿"去弥补、恢复缺失牙的时候,口腔修复工艺学就已诞生了。

二、我国口腔修复工艺学的发展

我国的义齿修复技术始于宋代,陆游及楼钥的诗文中均有论。陆游诗中已出现"补堕齿者";楼钥在《攻愧集·赠种牙陈安上文》中写道:"陈生术妙天下,凡齿之有疾者,易之一新,才一举手,便使人终身保编贝之美。"梁氏《白土集》也记载当时已出现补齿铺,为人"补齿"。由此可见我国自宋代起,就已出现义齿修复了。然而我国古代的义齿主要是以木、兽牙等简单替代修复为主,但具体工艺不详,传世文物少见。

1907年,林则博士将西方现代口腔医学带入中国,1912年在成都创办了中国第一家口腔专科医院——四圣祠仁济牙症医院。同年招收邓真明和刘仲儒两名中国人在牙症医院学习口腔修复工艺学,开始了中国口腔医学的教学工作,成为中国现代口腔医学教育的雏形,同时也使口腔修复学作为口腔医学中第一个在华落地的分支学科,开始生根发芽。

1913年林则博士又招收了6名学生,这是中国第一期正式的口腔修复工艺学技师班,为两年制的口腔修复工艺学培训班。学生晚上在夜校学习协合教育学校的课程,白天进行技工室和牙科治疗椅上的课程。两年学习完成后,一部分学生进入全日制继续学习,成为充分培训过的医术精湛的牙医,另外一些学生在牙症医院当助手、牙科技师或修复示范教师。

但是总体来说,1949年以前及建国初期,许多技师得不到正规的教育,义齿加工只是作为牙医的附属工作,临床修复科医生与技师之间的分工也不是十分明确。修复体的工艺制

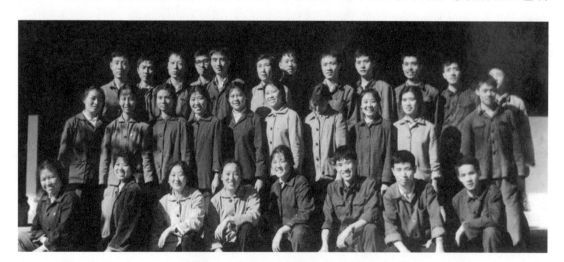

图6-17-3　口腔技师班(学制三年制)

作过程很多都是由修复医生来完成,有时医生因某些原因不能到诊断室或工作繁忙时,也请技师到诊断室去协助完成一些临床工作。

20世纪70年代中期,华西医科大学招收口腔技士班,学制三年,这是中国第一批中等专业教育的毕业生,改变了旧式师带徒的人员培养方式,同时由临床医生与技师一道,编写了口腔修复工艺学最早的专用讲义。这批人员在后来的学科发展和生产中发挥了重要的作用,为中国口腔修复工艺事业的发展作出了贡献。

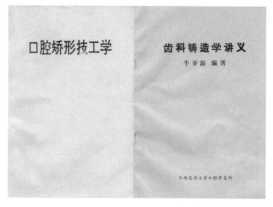

图6-17-4　我国最早的口腔修复工艺学专用讲义之一

随后,全国也开始推行口腔修复工艺学的中等专业教育,同时各大医院也开始重视修复制作工艺,纷纷要求成立口腔修复工艺学会以利于学术交流。在老一辈修复专家徐君伍、陈安玉的支持下,在第四军医大学、华西医科大学、北京医科大学、上海第二医科大学、白求恩医科大学、湖北医学院等的带头下,成立了口腔修复工艺学会,学会成立后,先后在西安、南京、长沙、武汉、郑州、大连等地召开了学术交流会并举办了各类修复工艺竞技,同时学会出版了《口腔修复工艺学通讯》,由修复工艺学专家编写的《口腔修复工艺学》。同时国外的一些机构和企业,也逐步将国外先进技术通过各种方式向国内传播。这一时期全国主要的口腔医学院校亦开办了一些继续教育班,介绍如烤瓷技术、高频离心铸造技术等在当时尚未在国内普及的一些口腔修复工艺新技术。

20世纪80年代至90年代末期,我国口腔修复工艺学快速成长,以五大口腔院校为首的国内多个大型院校均开始进行中专及大专学生的招生及培养工作。同时义齿制造业也蓬勃发展,特别是在20世纪90年代中期开始,一种企业化模式的"义齿加工厂"应运而生。1998年10月口腔修复工艺学专业委员会的成立,标志着我国口腔修复工艺学在国内有了专门的学术组织,对促进我国口腔修复工艺学的发展,起到了重要作用。

21世纪初,随着企业化的义齿加工模式在中国蓬勃发展,口腔修复工艺学究竟该不该彻底变为企业化的简单培训,成为每一个中国口腔修复工艺学人都必须面对的问题。一方面,口腔修复工艺学虽然发展迅速,但是仍然是作为口腔修复学的附属学科,自身学科体系尚需完善;另一方面,企业化的加工厂模式让许多人对传统的学科体系产生了动摇。但是,义齿并不是简单的流水线产品,口腔修复工艺学学科不仅不应放弃,由于义齿制造业当前粗放式的扩张不利于可持续发展,学科发展反而变得更为重要。

2003年华西口腔成立了口腔修复工艺教研室,2005年在全国首招并先后培养了三届修复工艺本科学生,如今毕业学生在各大口腔院校、义齿加工厂、口腔器材公司,书写中国口腔修复工艺新的历史篇章。2009年开始,口腔修复工艺学硕士研究生开始全国首招,2011年开始,口腔修复工艺学博士研究生开始全国首招。

2006年,国家口腔修复工标准正式颁布。这一标准的制定和实施对引导全国口腔修复工行业向职业教育的规范发展起到了积极的作用。2012年,《定制式义齿》的两份国家标准正式进入报批阶段,这标志着我国口腔修复工艺学将迎来进一步的发展和完善。

口腔修复工艺学的前景诱人,但途径一定坎坷! 教育是修复工艺未来发展的核心基础工作,人文关爱和全民生活水平提高是专业发展的基础外部条件,而各种专业人才是修复工艺发展的核心动力,从劳动密集型、高能耗最终发展为高技术、低能耗是我国修复工艺发展的重要途径,中国和世界巨大的市场是我国修复工艺发展的舞台。相信在不远的将来心灵手巧的中国人的义齿制造、中国修复材料和技术一定会在世界舞台赢得应有的地位,为人类健康事业作出应有的贡献。

■ 三、邓真明与中国口腔修复工艺学

　　1912年林则博士选中邓真明和刘仲儒二人在牙症医院学习口腔修复工艺学,逐步培养他们专门从事义齿制作。三年后,邓真明因为表现出色,毕业后就正式留在了华西修复制作室工作。扎实的基础、精湛的技术和稳重踏实的性格,让邓真明在口腔修复工艺这条道路上坚持了下来,将毕生的精力都致力于中国口腔修复工艺学的创立与发展,邓真明老师是我国口腔修复工艺学第一人。

　　1949年,蒋中正先生离开大陆前曾来华西口腔医院做了最后一副全口义齿,当时由吉士道博士(Dr. Mullett)临床操作,义齿制作由邓真明老师来完成,仅义齿的打磨抛光就花了两个多小时,义齿制作得十分精美。蒋先生对义齿非常满意,之后邀请有关人员进行款待,以示感谢。

　　贺龙元帅在解放战争期间骑马时不慎摔落了几颗前牙,新中国成立后的第二天,来到华西口腔医院就诊。贺龙要求尽快恢复缺失牙并回复说话功能,综合考虑后口腔医生为贺龙选择了即刻义齿修复治疗,即刻义齿由邓真明老师完成制作。贺龙对制作的义齿非常满意,以后又多次来华西口腔医院制作可摘局部义齿。

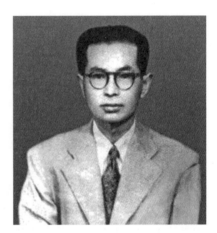

图6-17-5　修复工艺学奠基人邓真明

■ 四、定制式义齿国家标准与中国口腔修复工艺学

　　2004年华西口腔医学院成立口腔修复工艺学教研室,2005年招收口腔修复工艺学的本科生(学制四年,理学学位)及硕士(2009年)、博士研究生(2010年),首次系统地建立了口腔修复工艺学的全系列教育教学模式、教材及实践教学方案和基地等,为今后我国口腔修复工艺学的高等教育提供了模板。

　　2005年起于海洋教授课题组和教研室的部分技师开展了系列口腔修复工艺学的基础和应用基础研究,如"天然牙纹路的仿真制作与修复临床应用""美观卡环的分类设计原理与临床应用"等,首先提出并解释了"仿真制作""工作授权"等专业术语。这些已经开展的研究与口腔修复工艺学的本科教育与生产实践,共同构成了今后华西口腔修复工艺学的完整学科发展体系。2006年,于海洋教授执笔起草并获通过口腔修复工国家职业标准,并主编了培训教材;2008年始作为起草工作组组长负责执笔起草《定制式固定义齿》《定制式活动义齿》两项国家标准,目前两项标准已进入报批阶段。

　　口腔修复工艺学的学科任务目标之一就是指导义齿的加工生产,因此口腔修复工艺学的发展与义齿制造行业的成长密切相连。自1907年林则博士将现代义齿制作技术首次引入中国至20世纪中期,义齿的加工制作只是作为牙医的附属工作,由单个或少数几个技师完成义齿的制作。临床修复科医生与技师之间的分工也不是十分明确。修复体的工艺制作过程很多都是由修复医生来完成,有时医生因某些原因不能到诊断室或工作繁忙时,也请技师到诊断室去协助完成一些临床工作。义齿的制作工作尚未有独立的科室。20世纪70年代开始,口腔修复工艺制作室虽仍从属于修复科,但分工独立,已开展铸造支架技术等各种新的义齿制作技术。到了20世纪80年代,已有部分制作室从修复科独立,或成为单独的科室,或成为独立的部门。20世纪末至21世纪初,企业化的义齿加工模式在中国蓬勃发展。

　　2002年,药监局开始对义齿进行注册前检测并进行注册管理;2003年,国家食品药品监督管理局正式颁布了《定制式义齿注册暂行规定》,规定"使用已注册的义齿材料生产的定制式义齿产品为Ⅱ类医疗器械"。虽然定制式义齿的行业标准制定已于2003年立项,定制式义齿属于订单式产品,具有唯一性和不能破坏性检验等特殊性,与批量化产品标准的差异性大,更无直接参考的ISO标准,尤其是破坏性检验的方法需突破。2011年国家食品药品监督管理局颁布了《定制式义齿产品注册技术审查指导原则》,使得对定制式义齿标准的制定则更显急迫。适合行业现状的定制式义齿的产品行业标准的长期缺失,使得我国定制式义齿的加工制造一直存在诸多问题,也对我国定制式义齿制造行业造成了一定的负面影响,影响相关法规的贯彻执行。因此,无论是从我国的定制式义齿行业发展上,还是从满足人民群众医疗需求,都在迫切希望行业标准出台。定制式义齿行业标准的出台将对定制式义齿的生产和产品质量监督、义齿加工企业的管理、义齿制造行业的规范以及提高医疗质量起到促进作用。

　　义齿作为医疗器械进行医药行业标准按《定制式固定义齿》及《定制式活动义齿》两个行业标准于2003年立项(国食药监械[2003]27号文件第24、25项),自2008年起由四川大学华西口腔医学院负责起草,经过4年多时间的起草、多次全国范围内的征求意见及讨论,起草单位于2012年11月完成了报批稿。目前已进入报批阶段。

　　定制式义齿标准的发布与实施,势必将会对我国义齿制造业产生重大影响。严格的标准确保了定制式义齿作为医疗器械的一切前提保证,也是我国口腔修复工艺学学科发展的任务目标之一。

(于海洋　郑力维)

第十八节　口腔护理学

一、我国古代口腔护理的渊源

　　中华文明有着源远流长的5000年历史,中国人的口腔护理历史也由来已久。我国关于口腔护理的文字记载可以追溯到春秋时期,《礼记》上有"鸡初鸣,咸盥漱"的记载,这是我国最早记录漱口的文献,说明当时古人已有每天清晨漱口保持口腔卫生的护理习惯,这比希腊人、罗马人、希伯来人及佛教上关于清洁口腔的记载至少要早500年。西汉时期,《史记·扁鹊仓公传》中就指出引起龋齿的原因是"食而不漱"。1985年,成都市博物馆考古队和四川大学博物馆在成都市指挥街清理唐代(公元618—907年)灰坑时,发现骨质牙刷4把,这几把牙刷的出现毋庸置疑地将我国使用牙刷最早的历史锁定在唐朝初期,距今已经1400多年的历史。明初所编《普济方》中,《牙齿门·揩齿》一节收有"陈希夷刷牙药"方,其中提到"每用刷牙子蘸药少许,刷上下牙齿,次用温水漱之",可见牙药的用法也与今日使用牙膏是相同的。此后各朝各代,都有相关口腔护理的文献记载,古人用来漱口的物质主要是水、盐水、浓茶、酒、醋等,而洁牙工具主要是手指和杨柳枝等。

二、弗洛伦斯·南丁格尔与口腔清洁环境理论

弗洛伦斯·南丁格尔(Florence Nightingale,1820–1910),是世界上第一个真正意义上的职业护士,她为护理理论和实践的发展作出了巨大的贡献,是现代护理事业的开创人和护理教育的奠基人,南丁格尔时代是护理成为一门学科的重要里程碑。

作为护理学的先驱,弗洛伦斯·南丁格尔不仅建立了护理学的理论基础,还发展了有关健康和护理的概念及相应理论,其中最为典型的便是环境理论。早在100多年前,南丁格尔就提出利用环境因素帮助患者康复的行为。她认为护理不应局限于管理患者的治疗,更重要的是有指导性地为患者提供新鲜的空气、适宜的光线和温度、清洁安静的环境和充足的营养。其中环境就包括外环境和内环境两方面,而保持口腔卫生则是维护机体内环境平衡的重要组成部分,具体措施有饭后漱口、早晚刷牙、定期看牙医等,这就是近代口腔护理学的雏形。

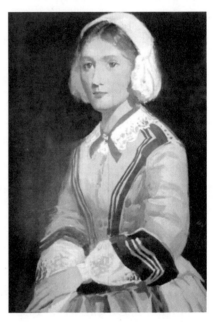

图6-18-1　弗洛伦斯·南丁格尔

18~19世纪,随着机械、化学工业的发展,为治疗口腔疾患提供了较为理想的条件,也使口腔医学初具规模。而近代口腔护理学则是以南丁格尔时代作为基点,结合牙科专科知识,逐步形成了口腔护理学的这门分支学科。

三、Dr.Beach与四手操作技术

Dr.Beach是著名的美国牙科医生,也是日本HPI(Human Performance Informatics Institute)研究所创立理事长,他除了拥有精湛的牙科治疗技术、严谨的医疗态度,在1960年还提出了医护配合的新模式——"四手操作",即配置能调节到水平位的牙科椅、高速涡轮机及强力吸引器等器械,医生、护士取舒适的坐位,病人取放松的仰卧位,医护双手平稳而迅速地传递所用器械及材料,同时在口腔治疗中完成各种操作,从而完成各项牙科治疗。Dr.Beach提出的四手操作为口腔护理的专业化发展做出了不可磨灭的贡献,同时也是牙医操作行为学研究史上的一次飞跃和革命。

在口腔医学的发展历史中,原有的医护配合模式是一名护士配合多名医生,医生均为单独操作。牙科医生的工作姿势长期以来均处于弯腰、曲背的强迫体位,因此工作多年的

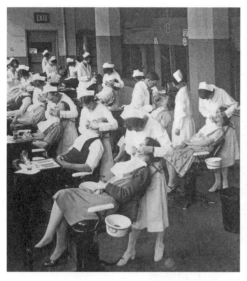
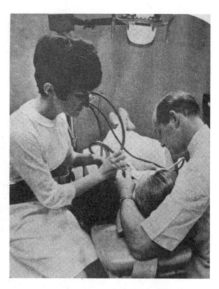

图6-18-2　早期的口腔护理手操作训练　　　图6-18-3　口腔护理四手操作

牙科医生易产生颈椎及腰背部的职业病。早在1945年,美国Kil Pathoric首先提出四手操作这个理念,但由于工业技术等问题未能付诸于实践。同时代的西方牙科学者也在探索医生与椅旁助手的协同工作,研究结果显示四手操作工作模式提高工作效率达30%~80%,有效地缩短了口腔治疗的工作时间,提升了工作质量。四手操作技术随着人力工学的应用及发展,于20世纪60年代至80年代在欧美、日本迅速发展。此时,四手操作的名称还不统一,也被称为水平位诊疗、坐位诊疗、家庭位诊疗等,而且没有规范的姿势和标准化的流程。直至20世纪90年代初期,经过几十年的潜心研究,Dr.Beach提出了指导牙医操作的固有感觉诱导(proprioceptive derivation)理论,简称PD理论指导的四手操作,并逐步建立了完整的理论体系和严格的操作常规。它具有以下优点:①显著提高整个牙科治疗的工作效率和医疗质量;②减轻了牙科医生的紧张程度和体力消耗;③最大限度地发挥护士的工作积极性,并提高其专业水平;④可以为病人提供人性化的服务方式;⑤防止并尽量减少因各种器械、物品堆积在工作台上而导致的交叉污染现象。迄今为止,四手操作技术已为广大口腔医疗同仁认可,口腔护士在四手操作中的技术性和重要性愈来愈得到口腔医生和病患的认同,该技术标准化、人性化的操作流程,充分体现了以病人为中心的现代护理服务模式。

四、徐宝珍——中国第一位口腔科护士

徐宝珍是我国第一个名副其实的口腔科护士,她的出现是中国口腔护理学发展史上的重要里程碑,标志着我国口腔护理由牙科助手角色向真正意义上的口腔科护士的转变。

20世纪40年代初,毕业于仁济护士学校的徐宝珍作为第一位正式护士来到了华西协合大学口腔病院工作。作为中国口腔医学最具有标志意义的华西口腔,创建于西学东渐、中西交流的晚清时期,开创于外国传教士林则博士之手。此时的华西口腔医学主要以牙医学为主,没有设立专科病床,牙科护理工作则以牙科医生助理的形式进行,这就是牙科护理的前身。当时的牙医助理由招聘的初、高中毕业生担任,他们白天配合医生从事助手工作,晚

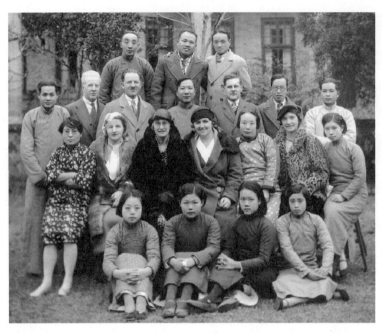

图6-18-4　我国第一个口腔科护士—徐宝珍与外交合影（第二排左1）

间接受专业培训、学习，从事工作为技工工艺、洁牙以及牙医助手等。其主要工作特点为协助配合牙医的治疗工作，而没有独立的口腔护理理论体系和工作模式。徐宝珍的到来开始了真正意义上的口腔护理工作，结束了牙医助理时代，护理人员也由以往的几个助理增加到十几个护士，主要从事科室管理、病员分诊、器械的消毒准备、椅旁护理配合、材料调拌以及取模、灌模等工作。由于当时的口腔门诊护士缺乏口腔专科护理的知识和技能，因此专科知识和技能均是通过边工作边学习得来的。

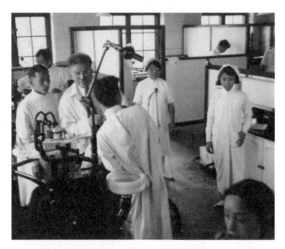

图6-18-5　徐宝珍在诊室护理

五、中国现代口腔护理的发展与国际化接轨

　　与国内所不同的是，国外没有独立的口腔护理学科，牙科护理仅以牙科助理的形式存在。牙科助理工作不涉及医疗行为，国际认证的工作范围包括：①在牙医指示下，进行口腔健康教育；②依据牙医指示，传递相应的器械和材料；③进行手术区的清洁和准备；④各类装置前后的清洁和准备；⑤印模前的准备；⑥在不从事医疗行为的原则下，随时提供牙医的必要协助等。其主要工作特点为协助配合牙医的治疗工作，而没有独立的理论体系和工作方式。

　　随着现代医学模式由生物医学模式向生物-心理-社会医学模式转变，口腔护理也由配合医生的工作逐步转变到与医生合作完成整个治疗过程，由疾病护理转变为以病人为中心的整体护理模式,护理内容不仅包括口腔常见病、多发病的护理、危重病人的抢救护理、门诊的分诊管理、器械消毒灭菌、椅旁护理及四手操作技术,还涉及心理护理、口腔专科健康教育、口腔医院院感控制等领域。口腔护理的对象也由口腔疾病患者扩展到有潜在疾病的人群和健康人群。因此,口腔护理不仅仅是传递器械、调拌材料、协助医生等基础工作,还应能够应对各种急救突发事件,完成医院内感染防控,为病人提供生命安全的保障。同时使病人在口腔就医中得到舒适、愉快的情感体验;将以病人为中心的整体护理模式融入口腔护理服务中,从而形成具有口腔特色的以护理程序为基础的责任制整体护理模式,给予每位病人个体化的优质护理服务;在整个就医过程中,提供多元化的健康宣教(候诊时宣教、公休会宣教、治疗后一对一宣教、回家后电话随访宣教、QQ平台宣教以及健康宣教手册的发放等),从而形成医院-家庭-社区无缝隙式护理服务,将口腔护理从医院延伸至家庭与社区,努力达成世界卫生组织提出的口腔健康目标,让"80岁的老人至少有20颗功能牙"。

六、口腔消毒供应中心

口腔专科医疗器械种类繁多、形状复杂、价格昂贵、使用频繁、污染严重、消毒灭菌困难;口腔器械若消毒灭菌不良,则是经血液传播疾病的重要媒介。随着口腔医疗改革的深入发展、卫生知识的普及和人们自我保护意识的增强,口腔交叉感染已成为口腔医学发展中的一个重大课题,控制口腔交叉感染工作也越来越引起口腔医学界、口腔医学器械制造厂商及公众的极大关注。加强和改进口腔专科医疗器械的消毒灭菌工作,对于预防医院交叉感染,尤其是控制外源性感染的发生具有非常重要的作用。

随着微生物学和医院无菌操作技术的历史性进步,为口腔预防交叉感染工作的进展奠定了基础,口腔医疗机构采用的无菌操作、医护人员的防护屏障、设备器械的清洗消毒、压力蒸汽灭菌、化学消毒剂、废弃物品管理程序等各项措施;口腔医疗器械制造厂商不断研究开发防止和控制交叉感染的设备和器械,这一切不仅为口腔医务工作者和病人创造了安全卫生的环境,而且也相应降低了直接、间接的播散和交叉感染,在国际上被称为"牙科感染控制的主要成就"。

2000年以前,受当时的医疗技术水平与消毒灭菌设备的制约,牙科手机及一些小器械均未达到有效的消毒灭菌状态,每支手机使用后仅用碘酊、乙醇消毒其表面,手机管道腔内的消毒处置几乎是盲区,2001年,在卫生部"加强口腔医学基础技术设施项目"的带动下,全国牙科手机及器械的消毒灭菌上了一个新台阶,华西口腔医院率先在全国创建了集灭菌物品供应与牙科手机消毒灭菌为一体的口腔专科医院消毒供应中心,实施牙科手机的集中消毒灭菌和统一管理,并建立了牙科手机处置流程及口腔器械卫生处理操作流程,完成医院再生医疗器械及牙科手机的回收、清洗、包装、灭菌、检测、储存、发送工作,保障临床物品的使用和供给。科学化的管理、规范化的操作流程与有效的消毒灭菌保障,在口腔专科医院感染控制方面迈出了历史性的一步。

目前,全国口腔消毒供应中心在对手机的清洗与灭菌的质量上都启用了电脑实时监控参数记录,对不耐高温的牙科器材采用了低温等离子灭菌技术。全新的消毒灭菌设备,全新的管理,使口腔消毒供应中心正向着现代化、科学化的目标迈进。

七、口腔护理教育与专科护士的培训

口腔护理学是护理学与口腔医学紧密结合的一门学科,它既需要护士具有护理学的理论基础和操作技术,还需要掌握口腔专科理论及专业技能。目前大部分口腔护士都是从普通院校毕业,在专业课程设置中仅涉及很少的口腔护理知识。然而,口腔门诊护士的工作性质、业务范畴又与普通临床护士工作存在很大差异。因此,对口腔护士进行专业化培养就显得十分重要和迫切。

在1994年前,口腔科的护士大部分是来自普通护校毕业的护士,其口腔专业知识与技能的获得是以"师徒带教式"的方式进行,由于是边工作边学习,各施其教,护士的专科知识与技能的学习质量效果参差不齐,口腔护理的专业化发展受到了一定的影响。为了更好地适应口腔护理发展,加快口腔专科护理队伍建设,培养出具有口腔专业水准的高素质临床护理专家,提升口腔护理的专业品质,促进口腔护理学科的专业化。1994年,北京医科大学护理部主任刘清洁教授主编的《口腔科护理》一书出版。2004年,四川大学华西口腔医院护理部主任赵佛容教授主编了教育部"十五"规划教材《口腔护理学》,全国各大院校纷纷开办了口腔护理专科学历教育。同年,四川大学华西口腔医院赵佛容教授与吉林医科大学口腔医学院卢爱工教授遴选为护理硕士生导师,到目前为止已培养硕士研究生多名,从此结束了没有正规口腔专业护士学历教育的历史。

随着口腔护理专业的发展,专科护士的规范化培训也提到了口腔护理专业化建设的议事日程。2010年,四川大学华西口腔医院申请建成了四川省"口腔专科护士培训基地",现已举办两届,招收全国各地学员数十名。中华口腔医学会与北京大学网络学院也在全国多家口腔医院建立了口腔专业护士临床实践培训基地。

目前,口腔护理专业学历教育与继续教育蓬勃发展,口腔护理专业化发展日臻完善。大批口腔专科护士如雨后春笋,口腔护理专业的长足发展,为口腔医疗质量的保障与专业服务品质的提升起到了正性催化作用。

八、口腔护理专业化发展的趋势

(一)将护理程序融入口腔护理之中,走出口腔护理专业特色

赵佛容教授主编的《口腔护理学》教材,为全国口腔护理人员的护理模式提供了理论与实践的指引,全书突出整体护理理念,运用护理程序对口腔疾病病人的生理、心理、社会等因素进行了护理评估、诊断、计划和评价,充分体现了口腔的整体护理内涵和护理人文关怀。护理程序在口腔门诊护理工作的应用,突出了以口腔病人为中心的全人护理理念,将口腔护士为医生助手的定位,转向了医护共同为口腔病人健康服务的主力军,注重病人的全身心整体护理。

(二)口腔护理操作技术更趋科学化、规范化、标准化

口腔护理操作技术具有专科特性,技术要求高。长久以来全国口腔护理操作尚无统一的技术操作规范和标准。各地以自行行业习惯来进行护理操作,已严重影响到学科的科学性和技术的严谨性,由北京大学口腔医院护理部主任李秀娥教授主编的《口腔护理实用技术》《口腔门诊治疗材料护理技术》,四川大学华西口腔医院赵佛容教授主编的卫生部

"十一五"重点音像教材《口腔专科护理操作技术》,这些书籍与音像教材的出版,为口腔护理人员的临床技能操作提供了理论和实践指导,这对推进全国口腔护理操作技术的标准化、规范化和统一性,具有重要的划时代意义。

(三)医护协作无缝衔接,为病人提供优质护理

2010年卫生部倡导在全国开展优质护理服务,口腔护理人员也积极探索走出专科护理服务新模式,如全国各大医院和个体诊所积极开展"四手操作"护理,使病人舒适、医生治疗速度提高,职业劳损降低,有效地控制了医院感染,也使护士的专业价值得到了充分的体现;为病人提供各专业的健康指导与教育,已成为口腔门诊护士最重要的工作内容,为了对病人提供针对性的个性化的健康指导,口腔医院门诊护士正在尝试着对病人进行责任制护理,从初诊、到复诊都由责任护士为其提供护理技术服务和健康教育,同时通过电话、邮箱、微博等平台将护理服务延伸至家庭;颌面外科在推行优质护理的同时注重护士的专业化发展,医护密切协作,护士在病人病情的评估、健康教育、术前术后的心理咨询、伤口的护理方面,为病人的治疗、康复和正常回归社会都起到不可低估的作用。

（赵佛蓉　杜书芳）

//////////////////////// **第十九节　口腔放射学** ////////////////////////

19世纪时,现代医学几经发展,已初具规模。而到了19世纪末20世纪初,一种特殊射线的发现,给现代医学注入了新的血液,带了新的诊断方法和治疗手段,是医学革新的一次质的飞跃。

一、X线的诞生

X射线是由高速电子撞击物质的原子所产生的电磁波。它是19世纪末物理学的三大发现之一,由德国物理学家Wilhelm Conrad Röntgen(威廉·康拉德·伦琴,1845—1923年)于1895年发现,故又称伦琴射线。

1895年11月8日,德国物理学家发现了一种神秘的射线。在此之前,伦琴一直在做关于真空管中高压放电效应的研究。他先把一个涂有磷光物质的屏幕放在放电管附近,结果发现屏幕发出了亮光。接着,他尝试着拿一些平时不透光的较轻物质,比如书本、橡皮板和木板,放到放电管和屏幕之间去挡那束看不见的神秘射线,可是谁也不能把它挡住,在屏幕上几乎看不到任何阴影,它甚至能够轻而易举地穿透15mm厚的铝板!直到他把一块厚厚的金属板放在放电管与屏幕之间,屏幕上才出现了金属板的阴影,看来这种射线还是没有能力穿透太厚的物质。实验还发现,只有铅板和铂板才能使屏不发光,当阴极管被接通时,放在旁边的照相底片也将被感光,即使用厚厚的黑纸将底片包起来也无济于事。这种神秘的射线被命

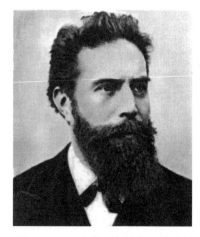

图6-19-1　威廉·康拉德·伦琴,1845—1923年

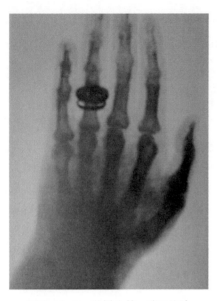

图6-19-2　世界上第一张X线片

名为X射线，又称伦琴射线。那个时候，诺贝尔奖刚刚设立。评奖委员会在1901年将第一个物理学奖颁发给伦琴。

当然，伦琴发现X射线并非偶然，他也不是独自工作。当时多个国家不少人都在进行这方面的研究，而且发现时间也很接近。事实上，在此前两年宾夕法尼亚大学就已经制造出X射线和它的影像记录。然而，那里的研究人员没有意识到这一发现的重要性，只是归档了事，因此也就失去了获得最伟大物理发现的赞誉的机会。

X射线的发现立即引起人们的极大关注，并很快传遍全世界。在几个月的时间里，数百名科学家为此进行调查研究，一年之中就有上千篇关于X射线的论文问世。直到20世纪初，人们才知道X射线实质上是一种比光波更短的电磁波，它不仅为今后物理学的重大变革提供了重要的证据，而且在医学中用途广泛，成为人类战胜许多疾病的有力武器。

发现X线后的一个星期，伦琴给他妻子的手照了一张X线片，清晰地把她的手骨和结婚戒指显示出来，这张照片震惊了整个社会。

而几个月后，即1896年2月，苏格兰医生约翰·麦金泰在格拉斯哥皇家医院设立了世界上第一个放射科。

二、CT的发明

1963年，美国物理学家科马克发现人体不同的组织对X线的透过率有所不同，在研究中还得出了一些有关的计算公式，这些公式为后来CT的应用奠定了理论基础。

1967年，英国电子工程师Hounsfield（亨斯菲尔德）制作了一台能加强X射线放射源的简单的扫描装置，即后来的CT，用于对人的头部进行实验性扫描测量。后来，他又用这种装置去测量全身，获得了同样的效果。

1971年9月，亨斯菲尔德又与一位神经放射学家合作，在伦敦郊外一家医院安装了他设计制造的这种装置，开始了头部检查。10月4日，医院用它检查了第一个病人。患者在完全清醒的情况下朝天仰卧，X线管装在患者的上方，绕检查部位转动，同时在患者下方装一计数器，使人体各部位对X线吸收的多少反映在计数器上，再经过电子计算机的处理，使人体各部位的图像从荧屏上显示出来。这次试验非常成功。

1972年4月，亨斯菲尔德在英国放射学年会上首次公布了这一结果，正式宣告了CT的诞生。这一消息引起科技界的极大震动，CT的研制成功被誉为自伦琴发现X射线以后，放射诊断学上最重要的成就。因此，亨斯菲尔德和科马克共同获取1979年诺贝尔生理学或医学奖。而今，CT已广泛运用于医疗诊断。

1972年第一台CT诞生，仅用于颅脑检查；1974年制成全身CT，检查范围扩大到胸、腹、脊柱及四肢。

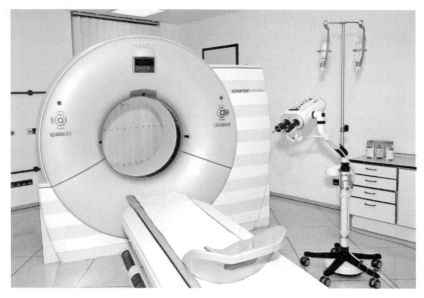

图6-19-3　CT设备

三、口腔放射学技术与设备

　　早在X射线发现2周后，Otto Walkhoff等学者便将X线用于拍摄牙科X线片。1896年，美国人Kells C.E拍摄了美国第一张根尖片，并在拍摄时首先使用了滤线板。而在此相当长一段时间内，口腔放射学仅限于对牙、牙周及根尖周病变的X线检查机诊断。

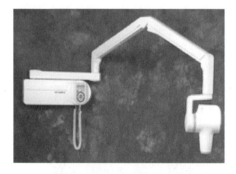

图6-19-4　壁挂式牙片机

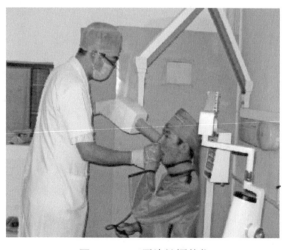

图6-19-5　牙片拍摄体位

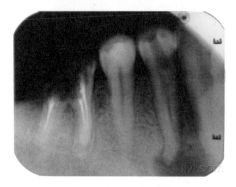

图6-19-6　右下颌前磨牙区根尖片

　　1930年,意大利人Vellebonna发明了体层摄影机,之后用于颞下颌关节疾病的诊断,20世纪50年代引入我国。1949年,芬兰赫尔辛基大学牙科学院Yrjo Veli Peatero医生提出了曲面体层摄影法,并于1954年由芬兰Instrumentarium Dental公司生产了全世界第一台全景X线机。曲面体层片可在同一胶片上显示全口牙及双侧上、下颌骨和颞下颌关节,后经多次设计改革,并于20世纪70年代引入我国。

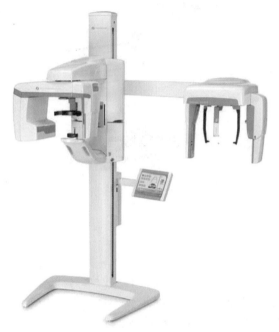

图6-19-7　数字化曲面断层机(全景机)

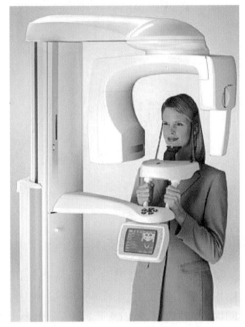

图6-19-8　曲面断层片(全景片)拍摄体位

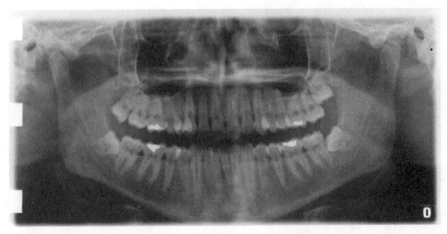

图6-19-9　标准曲面断层片(全景片)

　　口腔颌面锥形束CT(Cone beam computed tomography)最早为1998年由意大利工程师P.Mozzo 报道的意大利 Quantitative Radiology 公司生产的NewTom 9000 和日本口腔颌面放射学家Y.Arai 报道的Orto-CT,因其高空间分辨率、低辐射量和灵活的后处理软件等优势,已在国内外口腔临床得到了日益广泛的应用。

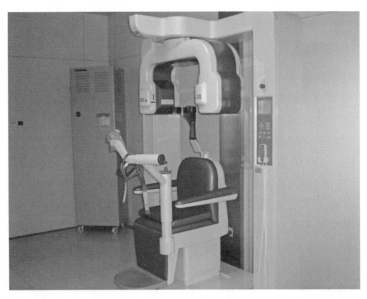

图6-19-10　CBCT设备

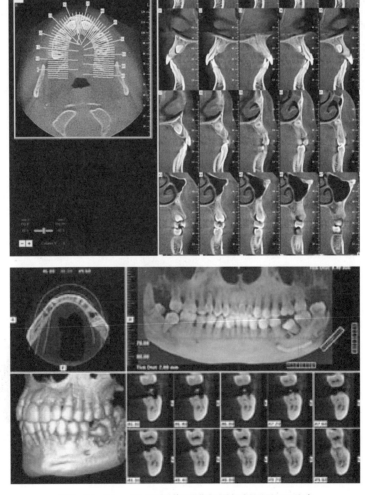

图6-19-11　CBCT图像可进行局部断层及3D重建

四、口腔放射学的发展

口腔放射学的发展源于也稍落后于放射技术和设备的发展。直到近40多年来,口腔放射学才得以迅速发展,1968年,第一届国际牙颌面放射学学术会议在智利召开,并建立了国际牙颌面放射学会。而我国新中国成立前,口腔放射学基本上是空白,直到1987年才召开了第一届全国口腔放射学会议,建立了中华医学会口腔科学会口腔放射学组,开始形成我国口腔放射学专业队伍。2000年在北京召开了第三届亚洲颌面放射学会议暨第四届全口腔放射学会议,并建立了中华口腔医学会口腔颌面放射专业委员会。2007年在北京成功召开了第16届国际口腔颌面放射学大会,提高了我国口腔颌面放射学科的国际影响力。

我国口腔放射学奠基人

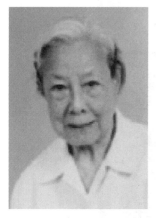

图6-19-12 邹兆菊,口腔放射学专家。江西南昌人。1943年毕业于中央大学医学院牙医学系。曾任江西省医院主治医师。新中国成立后,历任北京医学院讲师、副教授、教授,北京医科大学口腔医学院教授。对颞颌关节紊乱综合征、米舍综合征X线诊断有较深研究。是国际上较早应用颞颌关节造影者之一。主编有《口腔颌面X线诊断学》等

图6-19-13 雷荀灌,四川巴中人,1955年四川医学院口腔医学系毕业后留校在口腔颌面外科工作,1963年负责建立了口腔放射学教研室,曾任第一、二届全国口腔医学会放射学组副组长,对颞下颌关节疾病和颌面部肿瘤及肿瘤样改变的X线诊断方面有深入研究,曾获得国家级、省、市级科技进步奖,任《口腔颌面外科》杂志特邀编委,《华西口腔医学杂志》编委,《中华口腔科学》分篇主编

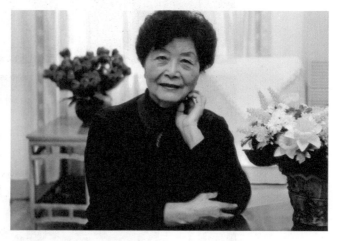

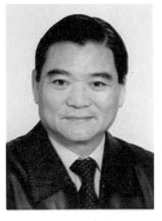

图6-19-14　马绪臣,山东惠民人。1964年天津南开中学高中毕业,1983年获北京医学院博士学位。1986—1987年美国华盛顿大学口腔学院WHO资助高级访问学者,1996—1997年美国UCLA口腔医学院高级访问学者。1994年任北京大学口腔医学院副院长。现为国际牙医研究会会员,国际牙医师学院院士,《中华口腔医学杂志》副总编,《国际牙颌面放射杂志》《北京大学学报医学版》等10余本专业杂志编委。曾兼任中华口腔医学会颞下颌关节病学及耠学专业委员会主任委员,中华口腔医学会口腔颌面放射专业委员会主任委员

（王　虎）

第二十节　口腔医学美学

人类生活中,美学是在社会物质文明与精神文明的基础上产生和发展起来的一门古老而年轻的学问。"美学"作为独立学科的名称,最早由18世纪德国哲学家鲍姆嘉通(Alexand G Baumgarten)命名。他在1735年发表的《关于诗的哲学思考》学位论文中,第一次使用了"美学"这一概念。鲍姆嘉通认为,人类意识体系分为知、情、意三部分。当时,研究理性认识的有逻辑学,研究意志的有伦理学,而感性认识却没有一门科学去研究,因此他建议成立一门新的学科专门研究感性认识,并

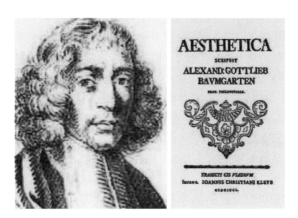

图6-20-1　鲍姆嘉通(Alexand Gottlieb Bavmgarten,1714—1762年)及美学专著

于1750年正式用古希腊词语Aesthetica命名出版了这门新科学的论著。

一、美学的命名

按希腊文的原意Aesthetica是"感觉学"之意,但鲍氏在其著作中,一开始便不是单纯谈感性认识,而是谈对美的认识,即美感的认识。我国将其译之为"美学"是转译自20世纪初日本学者中江肇民(1847-1901)对西文Aesthetics一词的日文译名"びがく"的直译。(也有考证认为: 中文"美学"一词的出现,最早系出自德国来华著名传教士花之安(Ernst Faber)1873年以中文所著的《大德国学校论略》一书)。

国内对Aesthetic这一学科的译名,在"美学"一词成为共识之前,也曾提有许多关于译名的方案,1902年,王国维先生在其《哲学小辞典》的译文中,认为可翻译为"美学"和"审美学"并用,但他更倾向于用"美学",因为据他的介绍:"美学者,论事物之美之原理也"。而现代我国美学家李泽厚先生则认为,如用更准确的中文翻译,为"审美学"更妥。

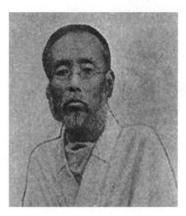

图6-20-2　中江肇民（1847—1901年），日本近代著名思想家、理论家，被誉为"东洋卢梭"。"美学"一词的日文首译者

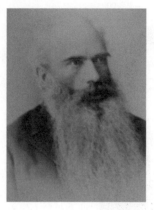

图6-20-3　花之安（Ernst Faber 1839—1899年）德国传教士，被誉为"19世纪最高深的汉学家"。据考证，为中文"美学"一词的首介者

　　美学，最初系属于哲学和艺术范畴。哲学家们对美的本质、内容、形式等的讨论和研究，促进了人类社会的进步和发展。早期对美及美的本质的探讨主要在哲学界进行，历代哲学家们对"美"有着不同的诠释：古希腊时代，柏拉图（Plato）提出了美是一种好的"理念"；亚里士多德（Aristotélēs）认为美在"形式"；毕达哥拉斯（Pythagoras）认为美是"和谐和比例"；古罗马的哲学家普罗丁（Plotinos）认为"美就是完善"；法国18世纪美学家狄得罗（Diderot, Denis）提出了"美在关系"；英国经验主义美学家柏克（Edmund Burke）认为"美是心灵的满足感"；德国美学大师黑格尔（Georg Wilhelm Friedrich Hegel）提出了"美是理念的感性显现"；俄国车尔尼雪夫斯基（Nikolay Gavrilovich Chernyshevsky）给美下了著名定义"美是生活"等。

　　美学作为一门研究人类认识美、感知美、创造美的学科，是一门发展中的学科，也是一门不断走向成熟的学科。在我国，尽管美学作为一个独立学科的列入、倡导、研究和发展还不到100年时间，但在古老文明的中国历史长河中，对"美"的认知和研究已有5000年以上的历史和文字记载。

二、美学在中国的发展

　　在记载中国古代文字的《说文解字》一书中（汉·许慎，约公元58—147年）对"美"有如

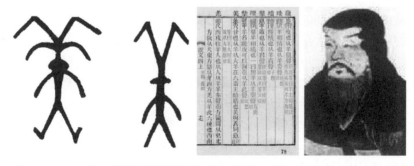

图6-20-4　古汉字"美"及许慎著《说文》中的释文。"美，甘也，从羊从大"，"美"字亦可视为一戴羽冠跳舞的人

下解释:"美,甘也,从羊从大,羊在六畜之主给膳也。"古代认为"美"的感觉首先是饱腹,美是"羊"加"大"而形成。人类最早饲养的动物是羊,羊是美味的主食,羊皮、羊毛是御寒上品。羊是富裕甘美生活的象征,同时也是大自然被征服的象征,羊大为美。

我国古代不少思想家如孔子、孟子、庄子也都谈及美。

据当代著名美学家王朝闻先生(1909—2004年)的考证,我国最早给"美"下定义的文字见载于春秋战国时期:"……夫美也者,上下、内外、小大、远近皆无害焉,故曰美"。(《国语·楚语上》,传为左丘明著)。

此外,可见于诸子百家的论述。

孔子:"里仁为美"(《论语·里仁》);"先王之道斯为美"(《论语·学而》)。

孟子:"充实之为谓美。"(《孟子·尽心下》)

老子:"皆知美之为美。"(《老子·道德经》)

荀子:"不全不粹不足以为美"。(《荀子·劝学》)

庄子:"道体即美"。(《庄子》)

美学作为一门独立学科在中国的传入及扩大影响,是在19世纪末20世纪初,是西学东渐的产物,又是中西文化和学术会冲和交融的成果。在我国,最早引入并倡建美学及教育的有:清末留学日本归来的王国维(1877—1927年)、蔡元培(1868—1940年),以及此期稍后,留学英、法归国的朱光潜(1897—1986年)、留德归来的宗白华(1897—1986年)等,他们最先在北京大学开设并讲授"美学",是推动中国"美学"建设和发展的开拓者和一代宗师。

至20世纪50~60年代,"美学"在中国进入一个重要发展时期,出现了关于美的本质大讨论,形成了著名的美学四大派:主观派(吕荧、高尔泰)、客观派(蔡仪)、主客统一派(朱光潜)、客观社会统一派(李泽厚),客观社会统一派又称为实践派。其区别可归纳为:吕荧(1915—1969年)侧重于美所体现的结果(观念),蔡仪(1906—1992年)强调美感产生的起点(客体),朱光潜(1879—1986年)偏重于美感形成的过程(心理),李泽厚(1931年—)认为美感是"自然的人化"(实践)。20世纪70~80年代,李泽厚的实践派美学在四派中取得优势地位,成为美学主流。并成了一门显学(即与现实联系密切,引起社会广泛关注的学问),影响最广。

近代中国,"美学"学科的发展大致有三个方面:一方面是对西方美学学科的翻译和介绍,偏重于哲学和文艺理论研究;另一方面则是从本土视角阐述美学学科的观点,偏重于美学与中国古今人文社会科学的结合;而近年来发展最快的方面,当是从实用的角度开拓美学与各应用学科的运用,即"实用美学"。如:工程技术、建筑设计、园林规划、商业经营、医疗护理等。

医学是一门应用实践科学,与美学的结合具有先天和必然的条件。作为以培育医师及医治患者的学科,在引入美学思想并在医疗的应用中,有很多交叉结合点,包括学习和了解美的本质属性、美的形式规律、美感活动、人体审美特征、美育等;其中,"美育"是医学应用中最重要和基础的内容。

三、美育

"美育"作为一个概念,是由德国戏剧家兼诗人席勒(Johann Christoph Friedrich von Schiller,1759—1805)第一个提出。1795年在他发表的美学著作《美育书简》中,首次阐述了有关美育的性质、特征、作用等理论,被公认为"一部审美教育宣言书"。

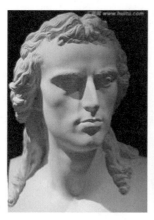
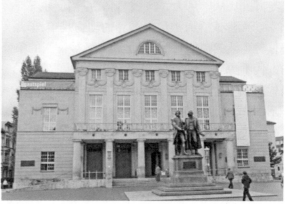

图6-20-5　席勒及位于德国魏玛国家大剧院的歌德与席勒雕塑（Johann Christoph Friedrich von Schiller，1759—1805年）

在我国，"美育"一词由我国近代教育家蔡元培先生始译自德文（esthetische erziehung），蔡元培先生于1921年第一个在北京大学开设美学及美学史。他对于美育的译介和呼吁，有着深刻的创见和持久的影响力。近代著名教育家《共产党宣言》的第一个中文译者陈望道先生在《美学纲要》一书中对此有如下总结："美学的历史很短，不过才产生了一百多年；中国之有美学，实以蔡元培先生提倡为最早。中国人素讲智、德、体三育；近人更倡群育、美育，而并称为五育。美育即蔡元培先生所主倡。"

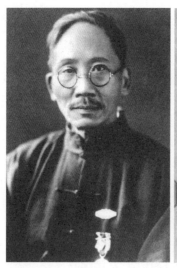
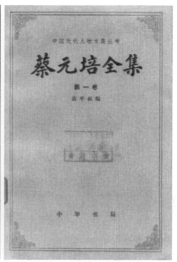

图6-20-6　蔡元培先生（1868—1940年），近代著名教育家，曾任北京大学校长，中国"美学"及"美育"教育的倡导和开拓者之一

蔡元培先生认为，"美育即美感教育"。他借用了德国哲学家康德（Immanuel Kant）的说法，认为美感有四个特点：超脱、普遍、有则、必然。他认为，人类共同之最高目的，不外乎人道主义，而人道主义的最大阻力，是人的专己性。而美感具有超脱和普遍的特性，实为专己性之良药。至此，蔡元培揭示出了美育的最终价值，也表达了他提倡美育的良苦用心。

"美育"在医学生教育中至今仍是第一重要的。医学是以保持和增进人类健康，预防和治疗疾病为主要研究内容的科学。古希腊名医希波克拉底（Hippokrates of Kos，约公元前

460—公元前377年）在他著名的医学"誓言"、及《论医生》《医理》《医律》等著作中，最早阐明了十分动人的医德和美学思想：包括师生、医患、医生与患者家庭间应具有的关系准则。特别是"誓言"深受后世和世界各国医务界的重视，并列入医学道德准则之中，成为学习医学者虔诚遵守的信约。

尽管早期传统医学认为，健康就是没有疾病、体质健壮，并具有良好的功能形态，但从希波克拉底时代，就已开始注意到病人的"本质"及"体格"，以及重视病人的身体，外在环境和生活条件。而现代生物-心理-社会医学模式（biopsychosocial medical model，1977年由美国纽约州罗彻斯特大学精神和内科教授O.L.Engel提出）更强调健康是指躯体上、生理上和社会适应上的一种完美状态，而不仅仅是指没有疾病、疼痛与衰弱现象。按照新的医学模式，要达到健康的标准，解决好某些心因性健康问题，要实现对生命的全面关怀，保障人类的持续健康，单纯依靠传统的医学手段是不可能的，必然要走医学与多门相关学科，如哲学、美学、伦理学、心理学、人类学等相结合的道路，其中包括医学与美学相结合的道路，由此倡导推动了"医学美学"这一应用学科的诞生。

四、医学美学与美容学

人类社会是社交的社会，随着社会的进步和物质文化的发展，人们开始要求医学不仅为自己的疾病和健康服务，也能为实现爱美的愿望服务，用医学手段来实现他们对形体与容貌美的追求；另一方面，由于审美意识的加强，人们也开始用审美学标准来衡量和评价医生、医疗及卫生环境状况，这样就促使医务人员自觉地将美学应用到自己的医学服务实践中去，社会的进步促使了美学与医学联姻。

"医学美学"是一门新兴的交叉学科，它既具有人文学科的性质又具有技术学科的性质，即把美学的原理用到医疗实践和研究中，探索医学中美的规律，并运用美的理念和元素对患者的心理、生理、病理治疗，终以解决人体的健康问题。

"医学美学"（aesthetic medicine）与"美容学"（cosmetology）应有区别，医学美学的医学行为，主要是医学美容手术，有别于生活美容（髪形、化妆、文身、染甲等），尽管两者均涉及美学原理、心理学、社会学、哲学等人文内容，均以改善美观为目的是其共同特点，但"医学美学"主要通过医学手段，不仅涉及人体全身各部"形体"的手术整形、修饰，也涉及"功能"的重建和再造。不仅是头面部（眼、耳、鼻、唇、齿等五官），更包括全身及肢体（皮肤、毛发、四肢、体表器官、躯体形态、关节、乳、臂）等，所涉及人体美的矫形面应更广。

对于"医学美学"及其研究对象，当今大致可以从三方面加以表述。

1. 美化医疗中人与环境、人与人、人自身的关系，提高人的素质，促进医患和谐。

2. 结合美学原理并运用医学手段去维护、修复和塑造人的健康美、形体美，实现对人的生命的全面关怀，以增进人的生活质量和生命活力。

3. 探索医学领域中健康美和审美规律，增进医生的个人修养和医疗手段的审美创新。

在我国，"医学"与"美学"结合的论文，最早见于20世纪80年代，由一批在医科学校从事人文学科（德育和卫生管理）教学的教师最先倡导，并陆续发表了一些探讨医学与美学相关的文章，如发表于《医学与哲学》杂志上的《医学美术与医学科学》（胡长鑫，1981），《医院管理》杂志上的《美与医院管理》（李振铎等，1982），并率先使用了"医学美学"（medical aesthetics）一词为专栏标题。此后，有关人文杂志上还先后发表了《生物化学与美学》（赵登蔚,1983)、《医学对美的追求》(孟宪武,1985)等文。1986年4月,在福州召开的华东地区医学院校德育教学研讨会议上,邱琳枝、彭庆星等编写了《医学美学》一书,并于1989年由天津科学技术出版社出版。这是我国第一部以"医学美学"命题的学术专著。上述人文学者们的研究极大地促进了广大临床医务工作者的参与;此后,有《医学美学》《护理美学》《中医美学》《药学美学》和《口腔医学美学》等10余部专著陆续出版。

1990年中华医学会医学美学及美容学会(Chinese Academy of Aesthetic Medicine)在武汉成立,1993年江西宜春学院开设了"美容医学系"专业;1995年,由张其亮主编,汇集全国54位医学及相关人文科学的专家教授撰写出版了我国第一部《医学美容学》专著,1992年《中国医学美容杂志》(西安,后更名为《中国美容医学》杂志)及1995年《中华医学美学美容杂志》(北京)相继创刊,由此开启了我国医学美学学科研究和发展的序幕。

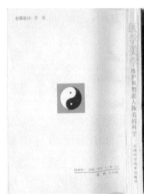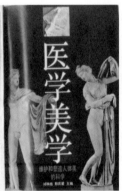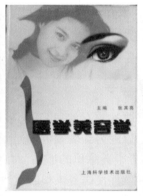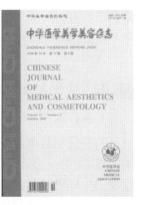

图6-20-7　《医学美学》《医学美容学》及《中华医学美学美容杂志》的封面

目前,国内有关"医学美学"研究的内容,主要涉及:① 医学治疗学:整形外科学、皮肤科学、口腔科学、眼耳鼻喉科学等;② 医学工程学:包括人体(及口、颌、面)软硬组织的三维形态诊断、治疗预测、美容相关治疗药物、仪器、设备等的研究;③ 医学人文学:如医学审美基础、美育、伦理学等的研究。

口腔医学系独立于医学的学科分支,现代口腔医学的专业内容广泛涉及:牙体牙面健康、美齿、牙列修复、种植、正畸、正颌、颜面损伤、唇腭裂整形、牙周、黏膜治疗等,与大医学系统中相关人体美容的医学学科如整形外科、皮肤科、眼耳鼻喉科学等交叉。口腔颌面作为颜面的重要结构,与颜面的审美更加密切相关,由此促进了我国"口腔医学美学"(esthetic dentistry)或有译为牙科美学、美学牙医学、美容牙科学的问世。

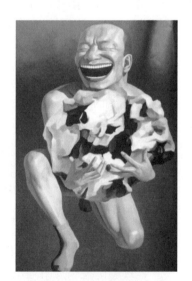

图6-20-8　现代著名画家岳敏君的人物画:大张的嘴占了脸的一半多,几乎可以看到满口整齐的牙齿,双眼紧闭,既不思考,又不睁眼看,一心向着快乐,享受着真正的快乐

五、口腔医学美学

容貌给人以第一印象,而口齿及颌面部是容貌的敏感

区。据研究统计,在颜面审美吸引力中,唇齿仅次于头发和眼睛,占第三位。口腔医学中客观存在着大量的美学现象及其规律,是视觉和表情的重点区,这是建立和研究口腔医学领域中美与审美问题为对象的新学科——口腔医学美学(esthetic dentistry)产生的基础。

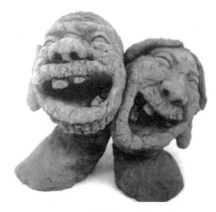

"口腔医学美学"是继"医学美学"问世后逐渐形成的又一门新兴边缘学科。口腔医学美学重点是:维护、修复和塑造牙颌面形态美、健康美,增进人的颜面美观、功能,提高口腔医师素质及病人生命质量。口腔医学美学中有关美学的基本原理、审美法则、审美心理及美育方面的内容是其学科形成的基础,学习口

图6-20-9　现代美术雕塑家于庆成的作品"天伦",口齿突出地显示出主题

腔医学美学正是为了将美学原理和知识运用到口腔医学领域,以指导口腔医疗实践。

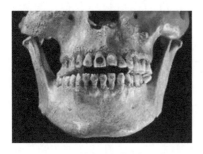

图6-20-10　中国古代以牙齿上贴玉显示美貌与富贵

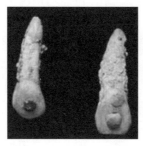

图6-20-11　牙面上贴的黄金和翡翠的古代美

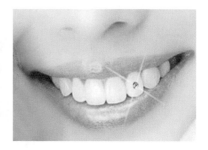

图6-20-12　牙面上贴钻石彰显个性和气质的现代美

在我国,口腔与美的密切关系可以追溯到远古年代。从北京周口店发掘出的距今1.8万年北京周口店山顶洞人的"兽牙项链"装饰品中,已经孕育着朦胧的牙齿与美的联想。我国第一部诗歌总集《诗经·卫风》中已有牙齿与美的记载。诗中,形容美貌的卫庄公夫人"齿如瓠犀",即牙齿长得像葫芦子一样方正洁白,整齐。《庄子·盗跖》篇中有形容丽人"唇如激丹,齿如齐贝"。贝既是古人常用的装饰品,又是一种货币,以贝喻齿,可见古人已懂得牙齿在人体美中的重要性。在我国古代,齿在某种意义上又是年龄、智慧的象征,《礼记·文王世子》曰:古者谓年为"龄",《说文》中释童年为"韶",换牙称"龀",成年称"壮齿"。古代聚会有按年龄大小"序齿"入席的尊老习俗。因此,"齿"字又体现了地位和尊严。

在我国出土的殷商甲骨文中即有齿字,象形了张口上下对称牙齿的健美形象。在中国,古人称口腔前部相对的两排门牙为"齿",称口腔后部交错的牙齿为"牙"。从"齿"的文字写法和演变中,呈现出微妙和谐的形式美规律。

甲骨文:　、　象形了口腔中上下相对的门牙;

早期金文:齿写作　,呈"臼"状,示张开的嘴巴　里露出门牙　;

后期金文:　加声旁"止"　;篆文　将上下两排门牙字成两排　;

古文"齿"写法为　;

现代"齿"的繁体字写法为"齒"。

"齿"字左右对称,格局整齐,形神兼备,充分体现了中国人的创字智慧,是中国人对牙齿

认识的美学思想在人类文化的第二载体——"文字"上的具体表现。

我国文字中,很多以"齿"作为偏旁的词语,如"龋""龇""龅"等都与美丑的描述相关,甲骨文中的"龋"字就形象地表达了"虫"损害"齿"的状态。传达了牙齿在审美中的重要地位。

在文艺绘画中,用"龅牙"(前突的门牙)、用"龇唇历齿"(遮不住门牙的嘴唇,稀疏的牙齿)来形容丑人。而"獠牙"(暴露于外的尖牙)则是常用来标记恶人、厉鬼脸谱的艺术手法。

在我国文学中,"齿"作为偏旁的词语还与人际间美、丑、善、恶关系的描述密切相连。人们用"龃龉"(上下牙齿不齐)比喻嫌厌不合,用"龌龊"描述肮脏不洁,此外,在成语中用唇亡齿寒、唇齿相依形容关系密切;用不齿于人指无信义;用没齿之交寓友谊深厚;用令人齿冷寓无信义、让人耻笑等。

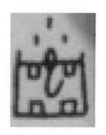

图6-20-13 甲骨文"龋"字,示牙缝间有虫,已啃出许多碎末,殷商人认为:牙齿被虫吃掉而造此字

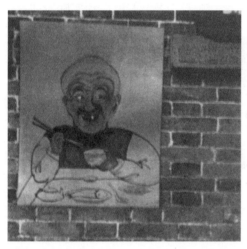

图6-20-14 1919年,在成都牙症诊所墙上贴的宣传画"无齿之徒",形象地把审美与保护牙齿的观念传入民间

在我国成都,民国时期牙医早期的广告画也有巧用汉字齿(耻)同音,进行口腔治疗宣传。这种社会审美意识的影响,流传深广,也说明在面部审美中,牙齿的形态整齐与否的特殊意义。

在日常生活中,常常"我们可以忘记一个人的名字,但难以忘记他的脸",而牙齿是颜面最重要的记录。如孔夫子像之争,据史记载仅有六个字:"口露齿"、"眼露白",这是历代描述孔子像的唯一根据,也决定了各种孔子的"露齿"画(塑)像。

对牙齿的清洁和美白,我国古代就十分注意。公元前1100年的西周时期《礼记·内则》中记载:"鸡初鸣,咸盥漱";在东汉《佛说温室洗浴众僧经》中就有将杨柳枝打扁成刷状,蘸药擦揩牙面的记载;晚唐时期敦煌壁画《劳度叉斗圣变图》上画着一个和尚,蹲在地上,左手拿着漱口的水瓶,用右手中指揩他的前齿;12世纪,用中药美齿也见有记载,如《太平圣惠方》列有揩齿令白净诸方九道等;金元时期的《瑞竹堂

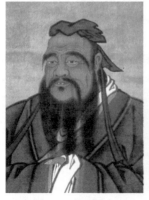
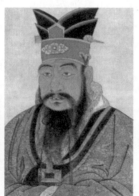
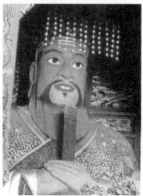

图6-20-15 不同的孔子像,离不了"口露齿"、"眼露白"

经验方》收载了用于唇齿美容的"刷牙药""沉香散""神仙光唇散",《东恒试验方》也载有"白牙散"等。上述记载,反映了古今国人对牙齿健美质朴的追求,不难看出,我国口腔医学在审美观念方面历史悠久,源远流长,这些都奠定了口腔医学美学思想的基础。

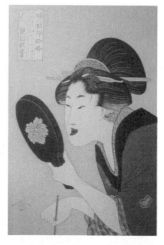

图6-20-16　日本仕女以涂黑牙为美的浮世绘

在国外,美学牙医学(esthetic dentistry)形成并引起牙医学界普遍关注约在20世纪初,应归功于美国著名牙医平考斯(Charles L Pincus)。1928年,好莱坞因塑造人物形象的需要,请Pincus帮助解决增强影星口面部的摄影效果问题,Pincus运用牙科知识和美学手段,在不影响颊舌运动和演技的发挥的前提下,通过在牙齿上作暂时修复体及运用一些矫治器帮助完成了不同角色的造型,取得了惊人的视觉效果,其中最成功的是瓷贴面,被称之为"好莱坞贴面(Hollywood Laminates)"或"好莱坞微笑(Hollywood Smile)"。在与电影界的合作中,Pincus发现了许多牙科美学原理,为了提高美学牙医学的科学和艺术水平,在Pincus的发起和组织下,1975年美国率先成立了美国美学牙医学学会(American Academy of Esthetic Dentistry AAED),定期召开学术年会,至2013年已召开29届。从此,这个从美学美容角度研究牙医学的新学科已日臻成熟,迅速由诞生地向世界各地发展。为纪念Pincus的卓越贡献,美国美学牙医学学会专门成立了"Charles L.Pincus基金会",设立"Charles L.Pincus奖",以资助和鼓励为美容牙科辛勤耕耘的医生。

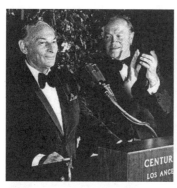
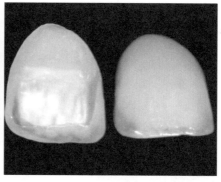

图6-20-17　Dr. Charles Pincus(左1)与好莱坞贴面(Hollywood Laminates)

在国际牙医学美学发展史上,美国乔治亚大学教授戈德斯坦(Ronald E.Goldstein)是继Pincus之后又一位杰出的美学牙医学专家。1976年,他编著了《牙医学美学》(《Esthetics in dentistry》)一书,全面论述了美学牙医学的基本理论,病人的审美心理,牙科美容技艺,牙齿与面部美学的关系和其他学科对美学牙医学的作用等。1981年,Goldstein医生统计发现约50%的人因美学来牙科就诊,即要求通过改善微笑来使自己更具魅力。1984年,Goldstein医生出版了《改变您的微笑》(《Change Your Smile》)一书,该书将牙科医疗中的美学问题与微笑的视觉效应和心理的美感体验结合起来,从理论上加以拓展和升华,并向微观和实用靠拢,从而使美容牙科从影视界走向市场,面向全社会,极大地推动了美容牙科学的发展。Goldstein曾任国际美学牙医学联盟主席,他在牙医学美学领域所作出的杰出贡献为他在西方赢得了"美学牙医学之父"的美誉,并于1992年被美国美学牙医学学会授予首届Charles L.Pincus奖。

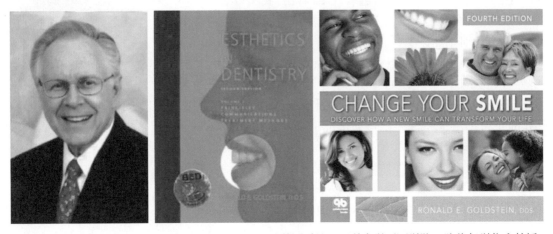

图6-20-18　罗纳多·戈德斯坦(Ronald E Goldstein),美国乔治亚医科大学牙医学院口腔修复学临床教授。编写出版了 *Esthetics In Dentistry*(《牙医学美学》)、*Imaging in Esthetic Dentistry*(《美容牙科影像》)及 *Change Your Smile*(《改变您的微笑》)等牙科美学专著

　　1988年,国际上首部相关学术期刊《美学牙医学杂志》(《Journal of Esthetic Dentistry》)由美国和加拿大共同创办,首任总编辑是加拿大的Ron Jordan教授,Goldstein于1992年继任总编辑。该杂志现更名为《美学及修复牙医学杂志》(《Journal of Esthetic and Restorative Dentistry》, *JERD*)。

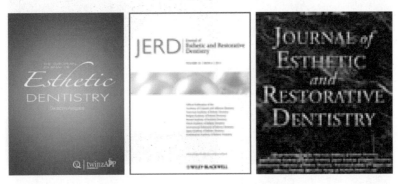

图6-20-19　国际上有代表性的牙科美学杂志 "*Journal of Esthetic Dentistry*" "*Journal of Esthetic and Restorative Dentistry*" 封面

　　以后,美容牙科开始走向世界,意大利、加拿大、日本、新加坡、韩国、法国、巴西、印度、俄罗斯等国家纷纷成立美学牙医学学会。

　　1994年4月29日,在意大利佛罗伦萨召开了第一届国际美学牙医学学术大会,同时成立了国际美学牙医学联盟(The International Federation of Esthetic Dentistry, IFED),首任会长是日本大阪大学齿学部的丸山刚郎。2001年10月,中国被批准正式加入国际美学牙医学联盟。

　　亚洲美学牙医学学会(The Asian Academy of Aesthetic Dentistry, AAAD)于1990年9月8日在新加坡成立,每两年召开一次学术大会,至2012年已连续召开7届。《亚洲美学牙医学杂志》于1993年在马来西亚创刊。

近年来,国外较有影响的牙科美学专著有:英国牙医John H. Lee的《牙齿美学》;瑞士牙医Claude R. Rufenacht的《牙科美学基本原理》(《Principles of Esthetic Integration》);美国牙医Kenneth W.Aschheim和Barry G. Dale合著的《美学牙医学》(《Esthetics Dentistry》);法国牙医Alain Pinault和美国牙医Gerard J. Chiche合著的《前牙固定修复美学》(《Esthetics of anterior fixed prosthodontics》),以及Ravindra Nanda著的《正畸临床中的生物力学及审美学思考》(《Biomechanics and Esthetic Strategies in Clinical Orthodontics》)等。

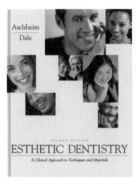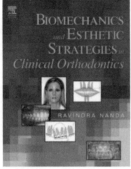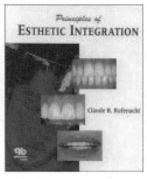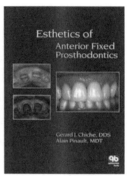

图6-20-20　近年出版的有影响的牙科美学专著

有关"美学"一词的英文文字及表述,至今国外口腔医学界在牙科学范围内使用"美学"这一概念,或论及口腔及颜面美时,大都不约而同而小心翼翼地将"aesthetic"去掉首写字母"a",简写成"esthetic",并将它的范围限制在那些仅仅对于客观分析中,容易处理的颜面美的形态标准上,称之为"facial esthetic"即"颜面审美"。这也许是口腔医学美学更偏重实用和更局限于颜面部的原因。

在我国,口腔医学教育历来重视对学生美学素质的培养。老一代的口腔前辈,如王翰章、孙廉、邓述高、姚恒瑞、邓典智、孙广宣等都有很高的美术、绘画、音乐造诣。此外,在华西协合大学牙学院早期教学中,专门设有美术及口腔素描的学习和训练。

在20世纪50年代,受当年全面学习前苏联的影响,将原牙科学(dentistry)的早期中文译名,更改为口腔医学(stomatology)。从牙医学更名为口腔医学,尽管拓展了牙医学的学科领域,但也给国内目前"口腔医学美学"(esthetic dentistry & stomatologic eEsthetics)的中文译名及定名造成了一些混淆和困惑。故该学科现存有"美学牙医学""牙科美学""美容牙医学""口腔审美学"及"美容牙科学"(后者更为普遍)等中文译法。由于时代的原因,尽管我国一直在引进、消化、纳入口腔各有关学科的最新理论和技术,然而在20世纪60~70年代期间,一门与口腔医学密切相关的"美学"却未能紧密结合。

我国口腔医学美学的探索和形成系在20世纪80年代。随着国内实用美学的应用和普及,随着我国"实用美学"的推广,"医学美学"的形成和发展,一些中国的口腔临床医生越来越意识到口腔医学与美学相互结合的重要性和必要性,并把口腔医学与美学的结合当作一门学问去研究。

在我国,"口腔医学美学"学科的发展历程大致归纳为三个历史阶段。

1. 孕育阶段(1987—1989年)　口腔医学与美学相结合的学术论文开始出现在专业杂志上。1989年,在安徽省医学美学研究会及其口腔美学学组在合肥成立会上首次正式提出了"口腔医学美学(stomatologic esthetics)"的概念。

　　2. 创立阶段(1990—1999年)　1990年,中华医学会医学美学与美容学分会口腔医学美学学组在武汉成立;1994年10月,中华医学会全国第一次口腔医学美学美容学术大会在青岛召开,这是我口腔界首次将口腔医学中的美与审美问题作为一个专题进行研讨。1998年,我国第一位口腔美学硕士研究生(导师潘可风、蔡中)于上海第二医科大学口腔医学院毕业。

　　1991年,中华医学会继续教育部委托北京医科大学孙廉教授编写的我国首部《美学与口腔医学美学》著作,由北京医科大学、协和医科大学联合出版社出版;2年后,安徽医科大学口腔医学院孙少宣教授主编的《口腔医学美学》由1994年安徽科学技术出版社出版;从此,开拓了当代中国口腔医学美学学科的先河。此后,一些口腔医学美学著作相继问世,如:施长溪编著的《美容牙科与口腔黏结技术》(1995)、郭天文主编的《口腔颜面美容医学》(1997),刘侃等编写的《美容医学(颌面部)》(1997),潘可风、蔡中主编的《美容牙医学》(1999),罗亚丹主编的《口腔整形美容手术操作基础》(1999),戎力、杨青岭主编的《牙齿美容学》(1999)等。

　　1996年,国内口腔权威性工具书《中国口腔医学年鉴》从第七卷正式开设《口腔医学美学美容学》专栏,部分高校口腔医学院(系)和中专增设口腔审美课程。

　　在此阶段,我国学者先后赴日本、新加坡、韩国、美国、法国、德国、意大利、澳大利亚、新西兰等数十个国进行学术交流及考察,让世界认识中国并促进了国内口腔医学美学的进一步发展。

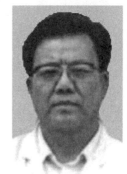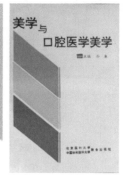

图6-20-21　我国第一本有关口腔医学美学的著作及作者孙廉教授(1923.2.14—1999.1.13)

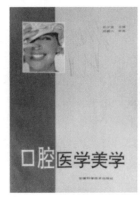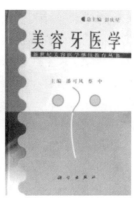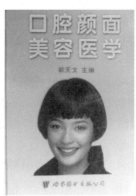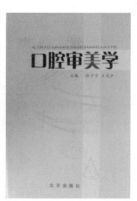

图6-20-22　20世纪80年代以后,在国内出版的具有一定影响的"口腔医学美学"专著

　　3. 发展阶段(2000年以后)　随着中国经济飞速增长,人民生活水平提高和对生命质量及容貌美的追求,自21世纪,医学美容专业在我国如雨后春笋般快速拓展,口腔医学美学也进入了一个更加健全、规范、成熟的发展阶段。

　　2000年,全国第二次口腔医学美学美容学术大会在佛山召开。

　　2001年,中国被批准正式加入国际美学牙医学联盟(IFED)。

2001年代表我国口腔医学大全的专著《中华口腔科学》（王翰章主编）增设《口腔医学美学篇》（陈扬熙为篇主编）。

2002年，由国内8所大专院校12名著名口腔医学专家撰写出版了第一本全国高等医药院校统编教材《美容牙科学》（孙少宣主编）。此后至今，现已陆续有多部以《美容牙科学》命名的教材问世。2002年，IFED"国际美学牙医学突出贡献奖"颁奖仪式在华盛顿举行，我国口腔医师孙少宣作为该奖项创设以来第一位获奖的中国学者赴美领奖。

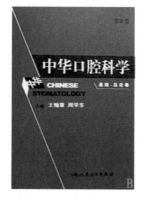
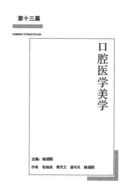

图6-20-23　《中华口腔科学》（王翰章总主编）增设口腔医学美学篇

2003年10月，中国医师协会美容与整形医师分会美容牙科学组在上海成立，标志着美容

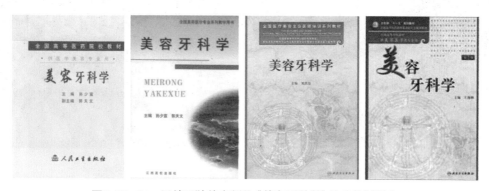

图6-20-24　目前已陆续出版的《美容牙科学》统编教材版本

牙科的建设将走上规范之路；同年，由我国主办的第一届广州国际美容牙科学术大会隆重召开，来自20多个国家和港、澳、台地区的学者就美容牙科临床应用中的前沿课题进行了深入的研讨。

2004年，作为教育部"十五规划重点课题"，由全国十几所高校的专家共同编写出版了《医学审美基础》一书（赵美娟、苏元福主编）；同年，孙少宣、王光护主编出版了《口腔审美学》；国家医师资格考试对口腔科医师增加了美容牙科学的内容；《美容牙科学》正式列入全国高等医药院校美容医学专业五年制本科教学计划，成为卫生部规划教材；规范美容牙科市场和学科定位的《美容牙科技术操作规范》在卫生部的组织下出台。

2004年，安徽医科大学口腔医学美学研究所成立；2009年北京大学医学人文研究院"医学美学研究中心"揭牌；2010年中山大学口腔医学院成立口腔医学美学研究室；此外，我国高等院校口腔医学院（系）研究口腔医学美学的专门机构及研究生教育正陆续发展壮大中。

以上事件标志着在我国，实用美学在口腔医学中已经确立了地位，并与国际学术研究接轨，展示了光明的发展前景。

（陈杨熙　韩向龙）

第二十一节　口腔法医学

口腔法医学（forensic odontology）源于牙科法医学（forensic dentistry）。

牙科法医学是应用牙科学的理论与技术研究解决法医鉴定人身识别的一门应用学科，其研究有两个方面：一是牙齿钙化及萌出的年龄变化以及牙齿形态学上的性别、种族、年龄与饮食习惯所致的差异。此方面的研究可以进行个体的种族、年龄、性别、社会经济地位和疾病的推断。二是牙科学档案记录和咬痕特征进行个体识别。牙齿的结构、排列、治疗记录及义齿的位置形态等，使不同个体具有完全相同牙齿特征的可能性为零，构成牙齿对个体进行身源认定的基础。世界历史上许多名人死后身份的认定，重大灾害事故遇难者的个体识别都是以牙齿的法医学检验为依据。

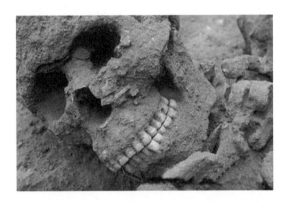

图6-21-1

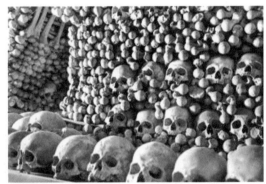

图6-21-2

口腔法医学研究对象从牙齿扩展到整个颅颌面部及毛发系统，更包括了除牙齿、咬痕鉴别认定以外的颅颌骨认定、颅骨面貌复原、颅相重合，颅颌骨医学影像认定，头发检验等。牙科法医学暨口腔法医学是一门文理工医法相互交叉综合的实践性应用性学科，其研究方法综合了医学方法、生物学方法、理化方法及现代科学技术的应用如牙齿、头发、唾液的DNA指纹技术。牙科法医学暨口腔法医学历史及演变与社会的发展、法的出现、医学和其他自然科学的进步密切关系，大致分为萌芽时期、形成时、发展和成熟时期。萌芽时期约在公元10世纪前：法已出现，医学有较大发展，处理人命案件，执法人已知征求医生意见处理案件。

一、国外口腔法医学

1970年Keiser-Nielsen对牙科法医学（forensic dentistry）或称法医齿科学进行了定义，牙科法医学是法医人类学分支学科，指通过合理收集、检测以及评价牙科证据而为司法活动提供科学的、具有法律效力证明资料的一门学科。传统的牙科法医学主要涉及个人尸体身份识别、重大灾害事故人员身份识别、年龄评估以及咬痕评价四大范畴，是日常法医学鉴定的重要一项内容。主要是应用牙科学方法，根据牙齿、颌骨、口唇和腭部等特征而进行个人识别，判断人种、性别、年龄及饮食习惯等。然而，近年来法医牙科学范围大为拓宽，涉及人身鉴定、颜面部创伤、咬痕鉴定、虐待儿童、家庭暴力、性侵害、医疗纠纷、群体性灾害遇难者识别、人权保护以及职业道德等方面。

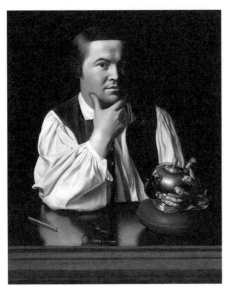

图6-21-3 保罗·李维尔——牙科法医学创始人

牙科法医学的历史虽然可以追溯到很久之前，但是近百年来，特别是近几十年来其发展较快。公元66年，罗马皇帝Hero根据遇害者一颗中切牙变黑的特征，确认被害者为皇后，这一案例可能是西方文献中最早的法医牙科学的文献记载。在1453年，参加卡斯基隆战役的80岁勇士John Telbet的鉴定案例，被认为是西方正式报道的第一例牙科鉴定案例。

美国保罗·李维尔（Paul Revere）是第一个口腔法医学家，1775年保罗·李维尔曾经为他的好朋友约瑟夫·沃伦（Joseph Warren）作了一幅由银丝和象牙制作而成的固定桥义齿，约瑟夫·沃伦在当时是非常有名气的"自由之子"，不幸的是在一次战争中遇害，并被合葬在美国布里德山脚下，战后1776年一些爱国者想为约瑟夫·沃伦单独建立一块墓地以纪念其功绩，却无法确定约瑟夫·沃伦的身份，保罗·李维尔利用当年为其制作的固定桥义齿，从而很容易地确定了瑟夫·沃伦的身份，保罗·李维尔也被认为是美国牙科法医学的创始人。

第一次口腔法医学鉴定结果被法院认可有效发生在1849年美国"韦伯斯特·帕克曼（Webster Parkman）刑事案件"中，通过对烧焦尸体的残留牙齿及假牙确认死者身份。现代牙科法医学的开端是在1897年巴黎慈善展览会发生大火灾，烧死126人，该事件中通过牙科医师对灾难遇害者身份进行了成功的鉴定，其中奥斯卡·阿莫埃多（Oscar Amoedo）就参与了此次鉴定工作，于次年1898年奥斯卡·阿莫埃多所著《L'Art Dentaire en Medicine Legale》发表，这被认为是法医牙医学第一部专著，奥斯卡·阿莫埃多也因此被称为"法医牙医学之父"，从而开创了一个全新的研究领域——牙科法医学。

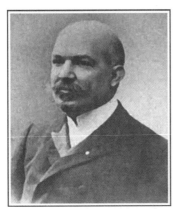
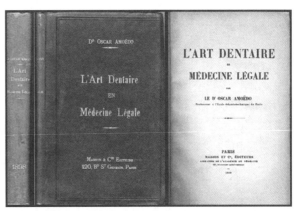

图6-21-4 牙科法医学之父——奥斯卡·阿莫埃多（Oscar Amoedo）及其著作

在牙科法医学史上最早运用牙齿鉴定进行成功侦破的第一例案件是在1942年的伦敦南区，当时警察在该区的一所被德军炸毁的教堂里找到一具被肢解的女尸，因为无从找到死者的个体信息而难以破获，后来通过英国伦敦大学第一个法医学教授、国际大法医辛普逊的帮助，通过检验死者的牙齿而证明了死者的身份，最终破获了这一起碎尸案。

1966年Harmeling等发表了论述处理大规模灾难的方法和计划的论文,该文论述的方法实用而可靠,其中灾难处理机构设置中提到应设有牙科专业的成员,在一次航空事故处理时,57名罹难者中有45名被确定了身份;挪威牙科法医学专家Sognnase根据1968年前苏联公布的可疑希特勒焚毁的尸体的解剖记录,牙科描述资料与希特勒生前的牙病治疗情况,病例和X线片对比,从而确认该尸体即为希特勒本人;在1976年英国Warren Harvey的《牙科法医学》一书得到公认的好评,被认为是这个领域的经典著作。

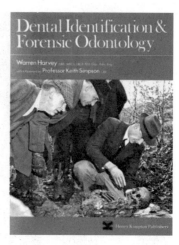

图6-21-5 英国Warren Harvey 所著《牙科法医学》

1961年,世界上成立了第一个法医牙医学组织——斯堪的纳维亚齿学学会,这也标志着现代牙科法医学的形成,随后1969年美国成立了美国法医牙科学协会,1970年美国法庭科学学院建立了法医牙科学机构,目前大多数国家拥有法医牙科学的相关机构。目前一些国家已有法医牙科学学位,由牙学院授位。国外的法医牙科学专业既可以是本科教育,也可以是研究生教育,其主要目的是培养从事法医牙科学行业的技术人员。该专业的主要课程包括基础牙科科学(人体颌面部解剖生理学、牙体形态学、牙体组织病理学等)、法医学相关课程、应用牙科科学(牙科影像学、颌面部损伤、口腔修复学等)以及法律的相关知识。1986年,美国牙齿科协编制一套计算机程序对美国公民的牙齿记录、存档,需要时通过计算机中存档的牙齿与检的牙齿特征,对比识别达到牙齿鉴定人身的目的。

二、中国口腔法医学

我国牙科法医学研究也可谓历史悠久,公元前14世纪,殷代甲骨文卜辞中已有齿、龋齿的记载,为世界最早,且有法、律的概念。到公元前11世纪,西周已有医疗行政组织和医疗考核制度。在《易经》六十四卦第二十一卦中出现人牙咬痕同一认定的描述:震下 离上,噬嗑:亨。利用狱。噬肤灭鼻,无咎,《象》曰:噬肤灭鼻,乘刚也。火雷噬嗑(噬嗑卦),为异卦(离上震下,上离下震)相叠,阴阳相交,咬碎硬物,喻恩威并施,宽严结合,刚柔相济。噬嗑为上下颌咬合,咀嚼。

我国现存较早的一部重要医学文献《内经》(成书于公元前475—公元前221年)中,在牙齿与年龄估计方面描述极为详细。如"女子七岁,肾气盛,齿更发长。……三七,肾气平均,故真牙生而长极"。"丈夫八岁,肾气实,发长齿更。……三八,肾气平均,……真牙生而长极。……五八,肾气衰,发坠齿槁。……八八,则齿发去"。

我国现存最完整、最早的一部封建法典代《唐律》(637年)规定:"折齿,徒一年,折二齿,徒一年半,断舌,流三千里"。《唐律》对于不同程度的损伤提出了明确的牙科法医学鉴定标准,这些说明唐代的牙科法医学活体检查是相当盛行的,并且达到相当高的水平,这在法医牙科学史上是一项重大的贡献。

《洗冤集录》是中外法医学界公认的、现存最早的系统法医学著作。该书为中国古代伟大的法医学家宋慈所撰,出版于南宋理宗淳佑七年(1247年),该书提出"狱事莫重于大辟,大辟莫重于初情,初情莫重于检验",认为检验乃是整个案件"死生出入之权舆,直枉屈伸之机括",并系统地阐述了法医学的尸体检查方法和各种死亡情况下的检查所见,其中20多处描述法医牙科学方面的内容,在"自缢"篇记述缢死的表现有"若勒喉上,即口闭,牙关紧,舌抵齿不出,若勒喉下,则口开,舌尖出齿门二分至三分","口吻、两颊及脚前有涎沫","牙齿赤色"。其他如"若因老病失火烧死,……口眼开,或咬齿及唇","鼠莽草毒,亦类中蛊,加之唇裂,齿龈青黑色"等。

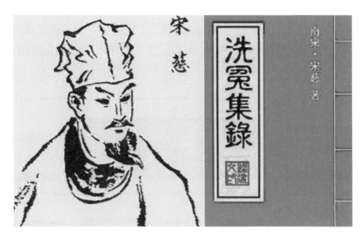

图6-21-6 宋慈及其著作《洗冤集录》

1947年7月杨虎城将军被移押重庆原中美合作所期间,由华西协合大学牙学院1930年毕业生蒋祝华博士为其拔掉两颗牙齿,并安装了义齿。正是蒋祝华博士安装的义齿,为日后确认杨虎城遗体提供了科学依据。1949年重庆解放后,杨虎城将军大儿子杨拯民找到蒋祝华博士,请他辨认父亲的遗体。蒋祝华博士根据杨虎城将军的全口牙数目、形态、缺牙位置和镶牙的工艺操作特征,从数百个死难烈士的尸体中辨认出杨将军的遗体。

1997年华西口腔医学院成立口腔法医学教研室,主任陈新民教授。2001年开始招收以口腔法医学为研究方向的硕士、博士研究生。2002年6月24日成都市发生有咬痕的命案以及2011年8月四川省达州市发生咬痕命案,该院陈新民教授与公安机关通力合作,进行尸检的咬痕比对鉴定,成功地甄别了疑犯,国内多家媒体相互转载,影响重大。2009年8月美国华盛顿大学某教授在我国云南参加国际会议期间失踪,后在金沙江的岸堤上发现一具疑似尸骨,经公安局人员去现场侦查、拍照、取回头骨。发现尸体无任何软组织可提取DNA,剩余骨架凌乱,无法判断性别,身高,年龄。也没有任何衣服,鞋子等身份辨认依据。只能依靠专业牙科比对技术进行鉴定。接到云南省及美国华盛顿大学协助函后,口腔法医学教研室立即组织人员根据某教授原来进行治疗的牙科X光照片,认真取证比对,认为是某教授可能性很小,为后来的搜寻工作提供了强有力的证据。

三、口腔法医学的研究内容

牙科法医学暨口腔法医学所研究的内容包括牙齿的同一认定,所涉及的内容有牙齿形态的鉴定,牙齿充填物及口腔义齿的鉴定,以及乳恒牙和牙齿磨耗等鉴定、咬痕的同一认定、DNA鉴定,主要通过口腔唾液的提取,口腔脱落细胞所包含的信息进行鉴定、颅骨的鉴定,所采用的技术主要是颅骨面貌复原和颅相重合技术。以上鉴定除用一般的测量观测、生物化学方法以外,还采用放射线学、红外光谱分析、扫描电镜以及计算机系统等手段。

(一)牙的同一认定

根据牙齿进行同一认定是口腔法医学的一项重要研究内容,在焚尸、腐败和白骨化案例中应用广泛,尤其是当遗传学技术无法应用时,根据牙齿进行同一认定显得尤为重要。

在身份鉴定中牙齿鉴定可以作为初步鉴定的方法,但是在某些情况下可能却是唯一的鉴定方法,在2004年印度洋海啸中法医牙科鉴定早于指纹及DNA鉴定,在灾难后4个月内进行了第一层次的识别,已经被识别的遇难者当中46.2%的身份鉴定是以牙科鉴定为基本识别手段进行的。

牙科鉴定身份识别工作主要分为3大部分,即尸检信息采集、失踪者生前信息采集和信息比对,采集的信息主要包括牙系情况的记录、相片、X线片等,其中失踪者生前信息主要来自于口腔病例档案。随着放射照影技术发展及记录处理数字化,信息的采集与比对已逐渐合二为一,形成实时一体化的网络系统。

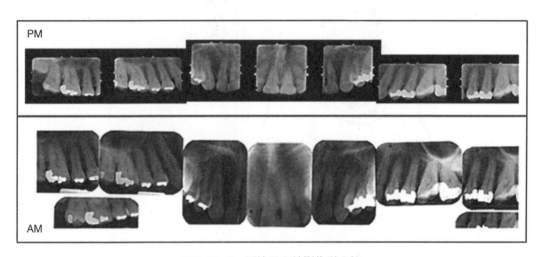

图6-21-7　尸检及生前影像学比较

牙齿的同一认定除了包括个体身份的鉴定外还包括牙齿的种族鉴定、乳恒牙鉴定、性别鉴定、年龄鉴定等。

牙齿的种族特征研究一直是人类学家重视的方面,也是根据牙齿进行个体识别的重要依据,牙齿形态的种族特征主要表现在门牙形态、牙齿的大小、磨牙结节、咬合面沟窝形态等方面,其中铲形门牙具有明显的种族特征,蒙古人种多数具有铲形门牙,高加索人种和尼格罗人种几乎均是片形门牙,其他方面的种族特征并不明显,但是具有频率多少的差异。

乳牙及恒牙在形态和结构上存在显著的差异,鉴定较为容易,亦可根据口内乳恒牙的情况对年龄进行初步判定。

1972年,Ditch和Rose通过观察北美印第安人39具男性和40具女性骨骼的上颌中切牙至第一磨牙的冠宽和冠厚,建立了牙齿判定性别的判别函数式,此外还可以根据牙体测量体征的性别差异以及牙弓大小和形态对性别鉴定,但是这些方法都存在很高的判误率,实际应用困难,现在多倾向于使用分子生物学方法进行检测,如男性和女性的牙釉蛋白的大小和氨基酸序列不同,可以用来判定性别。

年龄评估是法医学的主要任务之一。近年来,年龄评估应用已由提供死者生物学识别轮廓进一步拓展,也为生者涉及年龄相关的法律问题(如领养、养老金纠纷、法律责任承担等)时,提供判定依据。根据牙齿进行年龄判定主要是根据两种规律,根据牙齿的生长发育来判定年龄,适用于未成年人;牙齿发育完成后的增龄性变化规律,如牙齿磨耗、继发性牙本质、牙龈退缩等,其中牙齿磨耗的变化规律性较强,是国内最常用的年龄判断方法,主要适用于成年人。

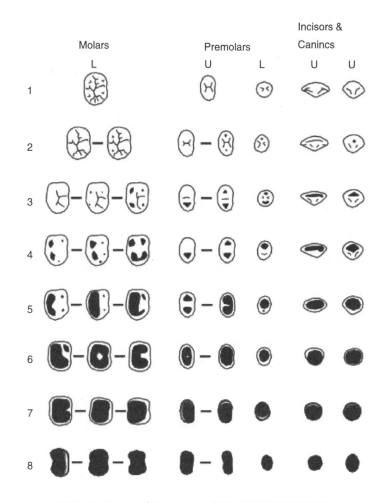

图6-21-8　1984年Smith，B.H.描绘的牙齿磨耗顺序表

1. 咬痕的同一认定　咬痕是牙或牙与口腔其他部分一起作用于物体上（人体、食物和其他物体），造成该物体在形态学上发生改变而留下的痕迹。口腔法医可以通过鉴别咬痕中包含的信息推断咬者的牙系特征及口腔情况、再现咬痕事件、了解罪犯与受害人的关系以及犯罪意图。法医发现并确定是咬痕后，对咬痕现场采取的一般处理程序如下：①对咬痕进行初

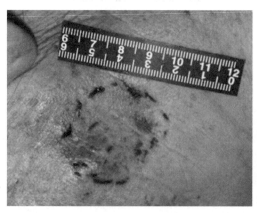

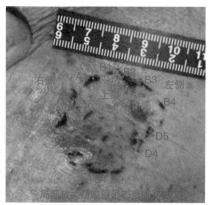

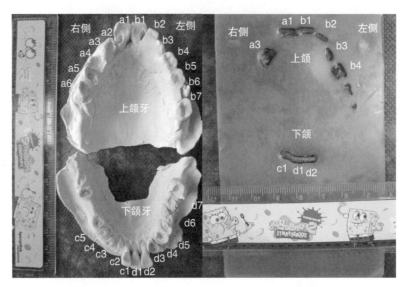

图6-21-9　达州市咬痕命案资料(陈新民教授提供)

步的评估；②用棉签蘸取咬痕残留唾液获得血清标本；③对咬痕拍照，包括整体拍照与特写；④测量、描绘，对咬痕作模；⑤提取咬痕所在部位的软组织；⑥记录受害者牙系，制作模型；⑦记录嫌疑人牙系，制作模型；⑧将咬痕模型进行比对分析。

2. DAN检测　在常规牙科鉴定无效时，口腔内的生物活性成分仍能提供一种高准确性的检测方法——DNA检测技术，伴随着PCR技术的发展，采用DAN检测技术在法医牙医学领域也有了长足的发展，这种检测方法通过提取物体表面存留的口腔唾液，经过一些处理做出最终的DNA比对结果。最近还发现线粒体DAN可以通过冷冻，研磨牙本质而获取，并且经过根管治疗的牙齿仍可以获得线粒体DNA。

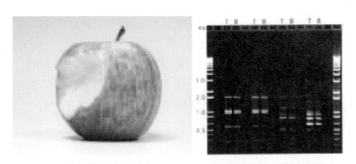

图6-21-10　通过提取物体表面的唾液进行DNA比对

(二)颅骨面貌复原

法医人类学中的颅骨面貌复原是一种以颅骨为基础，以人体头面部解剖学规律为依据，借助造型手段(绘画，雕塑，计算机图像等)，以再现颅骨的生前面貌为目的的技术。主要用于查找高度腐败或白骨化的无名尸，为侦查工作提供线索。

颅骨面貌复原的设想最早由解剖学家Schaffhasen在1877年提出，1883年德国学者Wilker首次对13具男性尸体头面部的软组织厚度进行了测定，最为有名的颅骨复原案例发生在1895年德国莱比锡市对音乐家巴赫的颅骨复原，雕塑家Seffner根据解剖学家His教授研究的24具男性自杀尸体头面部15个定点的软组织厚度的数据，对颅骨进行了面部复原，结果得到了一个与巴赫生前极为相似的塑像,这是世界上第一次尝试用科学的方法复原颅骨的生前面貌。

目前颅骨面貌复原研究已由单纯的软组织厚度研究发展到五官形态和软组织形态之间的相关关系,前苏联学者 Герасимов 的专著《从头骨复原面貌的方法》,对该技术起到了一定的推动作用。近年来国内在颅骨面貌复原方面也取得相当大的进步,2002年中国刑警学院赵成文等复原了曾震惊世界的1972年出土的马王堆汉墓女尸的容貌图像,赵成文等采用警星CCK-3型人像模拟系统,依据女尸颅骨的X线片,出土时拍摄的面部照片,以及相关历史文献,完成了女尸三个年龄阶段的复原图像,引起国内外的强烈关注。在此之后2004年5月,

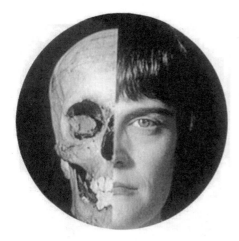

图6-21-11　颅骨面貌复原

赵成文等成功复原了1980年新疆楼兰地区出土的距今已有3800多年古尸容貌图,轰动一时。

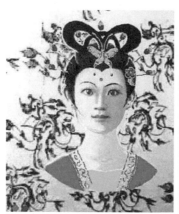
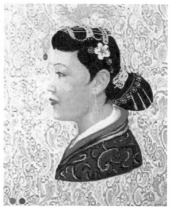

图6-21-12　马王堆女尸颅面复原图像

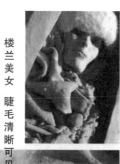
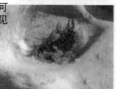
楼兰美女　睫毛清晰可见
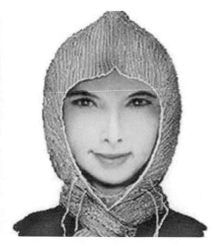

图6-21-13　楼兰古尸复原图

用雕塑法进行颅骨面貌复原是迄今为止较为成熟的一种方法,其基本工作程序如下:①监测颅骨;②翻制石膏颅骨模型;③固定石膏颅骨模型;④在石膏颅骨模型上粘贴软组织厚度标高和塑造面貌复原塑像。

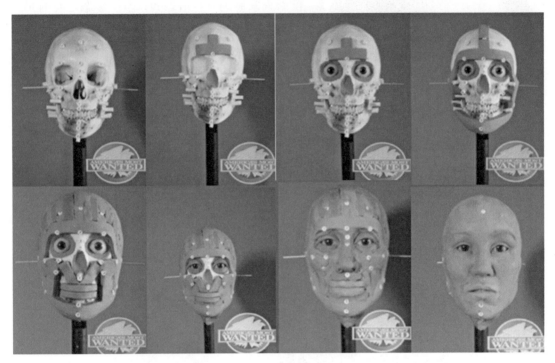

图6-21-14 颅骨面貌复原塑像制作过程

(三)颅相重合技术

颅相重合是一种用可能是出自同一人的颅骨和照片,在一个特殊的装置上使两者的影像按相同的成像条件相互重合,以重合时能否达到解剖关系上的一致来判定颅骨和照片是否出自同一人,以进行个人识别的技术。

19世纪80年代,人们试图根据名人的颅骨和其肖像画进行重合,以确定肖像画的真实性,但是由于肖像画的绘制方位与解剖学上的标准方位(法兰克福平面)不同而难以确定,以

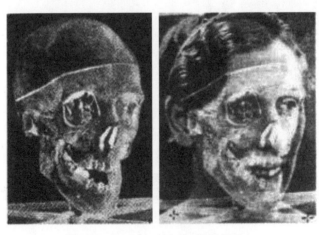

图6-21-15 第一例成功的颅相重合

失败告终,但这些早期的工作却为颅相重合技术提出了一条崭新的思路。1935年Glaister和Brach在对著名的Ruxton夫人案件进行鉴定时,将两具无名颅骨与失踪人Ruxton夫人和女佣人Rogerson在失踪前的照片进行了重叠照相,结果确定了其中一具颅骨属于Ruxton夫人,从而使案件得以破获,这是人类第一次使用颅相重合技术成功鉴定无名颅骨的身源。

各国学者对颅相重合技术进行了不同程度的研究和应用,1941年前苏联法医研究所用颅相重合技术对《伊斯特林斯科真理报》记者契金失踪案进行了身源鉴定。1957年前苏联学者Бчров提出了用标志点鉴定法对颅相重合进行改进。1959年前联邦德国学者Gruner推导出颅骨的最佳拍摄距离,并专门设计了用于颅相重合的光具座。1964年日本学者石桥宏在光具座上加上了连续拍摄的装置。1977年前苏联学者Филипчук设计了一种可以一次拍摄颅相重合照片的二重投影装置。德国学者Helmer和Grüner首次尝试把视频图像技术引入颅相重合。1981年我国学者兰玉文、才东生提出了一套应用颜面解剖投影的平面数据指标对重合照片进行测量的比较方法,这种方法由原来的只靠对外缘轮廓来评价重合结果变为综合考察数据和外缘轮廓,从而使颅相重合更趋于科学。

(陈新民)

第二十二节　残障口腔医学

随着社会的发展,人们生活水平和医疗条件的提高,口腔疾病的预防与治疗已成为人们提高生活质量的新需求。残疾人作为一个特殊群体,与健全人一样,有着自己提高生活质量的需求。而牙齿与口腔健康是残疾人最基本的生存与生活要求之一。基于这个群体中的种种特殊的社会因素、生理和心理因素,以及生存条件、致残原因、伤残类型的差别,使得他们在口腔疾患的发病、治疗、预防上有着和健全人不同的需求。残障牙医学的发展也是随着社会的发展而发展,随着人类文明的进步,社会更加关心残疾人群而进步。

2001年世界卫生组织出版的《国际功能、残疾和健康分类》(《International Classification of Functioning, Disability and Health》, ICF)所述,残疾包括身体结构或功能损伤、身体活动受限或参与的局限性。2007年联合国发布的《残疾人权利公约》,残疾人包括肢体、精神、智力或感官有长期损伤的人。残疾人(the disabled)是指因各种原因造成的身心功能障碍,以致不同程度地丧失正常生活、工作和学习的一种状态,它包括视力残疾、听力语言残疾、肢体残疾、智力残疾及精神残疾几类。残疾人是指那些因为身体、精神或情绪的问题导致日常生活活动受限的人。

我国各有关部门根据其工作要求和需要,各自制定了相关的残疾评定标准,据不完全统计就有十余种之多。中华人民共和国残疾人保障法对残疾人的定义为:残疾人是指在心理、生理、人体结构上,某种组织、功能丧失或者不正常,全部或者部分丧失以正常方式从事某种活动能力的人。目前我国把残疾人分为视力残疾、听力残疾、言语残疾、肢体残疾、智力残疾、精神残疾、多重残疾和其他残疾。

一、残疾人流行病学

从残疾的种类看,以听力语言残疾居首。随着人口的增长和老年人口比例的增加,将使各国残疾问题更为突出。世界各国残疾人口比例各异。我国曾系统进行了两次全国残疾人口的调查。1987年我国进行了首次全国残疾人抽样调查。在29个省、自治区和直辖市中,采用概率比例抽样方法,推算当年我国约有各类残疾人共5164万人。按残疾的种类分,听力言语残疾、智力残疾、视力残疾、肢体残疾和精神残疾的患病率分别为21.81‰、12.68‰、10.08‰、9.16‰、2.47‰。即五类残疾中以听力语言残疾患病率最高。从人群分布来看,我国残疾人分布存在明显的年龄差异,听力、语言残疾和视力残疾的现患率随年龄的增长而明显升高;智力残疾以儿童人群为高发;而肢体残疾和精神残疾在青壮年人群中的现病率较高。2006年我国第二次全国残疾人抽样调查表明,全国各类残疾人的总数为8296万人,残疾人占全国总人口的比例达6.34%。各类残疾人占残疾人总人数的比重分别是:视力残疾14.86%,听力残疾24.16%,言语残疾1.53%,肢体残疾29.07%,智力残疾6.68%,精神残疾7.40%,多重残疾16.30%。与1987年第一次全国残疾人抽样调查比较,我国残疾人口总量增加,残疾人比例上升,残疾类别结构发生变动。60岁及以上的残疾人约占全国残疾人新增总数的75.5%。

二、残障口腔医学的发展

残障口腔医学(disabled stomatology)的发展是随着人类文明的发展而发展的,物质匮乏、经济落后的时代,没有人关心残疾人士的口腔健康,所以残障口腔医学的发展较口腔医学本身的发展晚,而残疾人员的口腔健康与致病因素与正常人口腔的生态环境与致病危险因素基本一致,从口腔疾病的病因分析看,残疾患者和健全人一样,有着许多相同的基本的致病因素,其治疗原则与措施也相同,但因残疾患者伤残类型的差异、自我保健能力的不同,口腔疾病的发生和发病程度也不尽相同。发达国家对残疾人群的口腔卫生状况的关注与研究始于20世纪中叶,第二次世界大战结束以后,残障口腔医学研究的重点主要集中在对残障人群的口腔疾病流行病调查,了解各类残障人员口腔疾病的患病状况、发病规律,以及在对残疾人员进行口腔疾病治疗时的特殊防护与处理等方面。文献复习,世界各国对残疾人群的口腔卫生研究报道主要集中在20世纪60~70年代,开始系统地对不同种类残疾患者的口腔卫生进行了分类及比较研究。

在发达国家,对残疾人的生活、健康有较多的关注,较早成立了为残疾人谋福利的国际性组织,保障残疾人的平等权,提高他们的生活质量等,如:康复国际,创立于1922年,前身为"国际跛足儿童协会",1972年改名为康复国际,第二次世界大战后,协会在美国纽约设立了秘书处;国际智残人联盟(成立于1960年),世界盲人联盟(成立于1984年),前身是国际盲人联合会和世界盲人福利会;残疾人国际,1981年12月在新加坡成立,它在联合国享有咨询地位,旨在使残疾人以平等的权利和机会参与社会生活,分享社会与经济发展成果的国际残疾人组织。20世纪90年代,国外已建立相应的为残疾人服务的口腔健康组织、协会等机构,已将残疾儿童的口腔保健工作列入儿童牙科的日常业务范畴,而当时国内此项工作还处于起步阶段,国外残障人口腔卫生保健服务发展较好,从事相关专业研究的人员也较多。

中国残疾人联合会成立于1988年,1990年正式加入残疾人国际组织,主要解决残障人的基本生活,提高残疾人的生活质量等基础工作。我国人口多,残障人多,残障人口腔疾病发病率高,从事残障人口腔卫生防治的人员极少,关注残障人群的口腔卫生需要,应引起口腔医疗界及社会各界的高度重视,也需要全社会共同努力做好扶残助残工作。

华西协合大学牙学院创建于1917年,是西方教会组织开办的,在开办之初就比较重视对贫穷人员、身体残疾人员的口腔卫生保健与治疗工作,设置社会服务部,负责审核、减免部分贫困病员的门诊治疗费用,特别关注贫困的残障人员的治疗问题;1934年华西协合大学牙学院毕业生戴述古博士,从美国进修牙科公共卫生学回国后,建立牙科公共卫生学系,开始了残障人员的龋病防治工作,但限于当时国内诸多因素的影响、各种条件的限制,对残障人员的口腔疾病防治工作还不系统与完善。

新中国成立以后,特别是改革开放以来,党和政府极为重视残疾人的康复工作,为残疾人过上正常人的生活进行了不懈努力;为提高残疾人员的生活质量,华西口腔医院从关心残疾人员的口腔卫生保健与治疗工作入手积极开展工作,20世纪60年代,在"开门办学"时期,学院师生就深入四川省部分残疾人学校、敬老院、荣军所等地对残疾人士开展了口腔疾病的调查与防治工作;20世纪80年代初在成都市盲哑学校建立了长期的口腔疾病预防保健网点,每年2次定期对全校残疾学生进行口腔健康检查和治疗工作,在残疾人员的口腔疾病防治工作中取得了一定的经验和成绩。1990年组建残障人口腔健康防治研究课题组,开展了残疾人群口腔健康的专门研究,国内同期也开始出现残疾人口腔健康状况的调查报告。2004年在学院新成立的口腔综合治疗科,购进了日本森田公司生产的专门用于残疾人员口腔疾病治疗的"残疾人口腔综合治疗系统",在医院内建立专门残障人员口腔诊疗室,更加有效、方便地为残疾人员进行口腔疾病治疗工作;2005年成立残障口腔医学教研组,在全国率先开展残障人口腔疾病医教研工作,基本建立起残障人口腔医学学科。开设了《残障口腔医学》的专题讲座课程,在国内招收了第一批残障口腔医学专业的研究生(2006年),开始有系统地对残疾人口腔疾病发生影响因素、残疾人口腔疾病防治需求、残疾人口腔异味的防治等方面开展研究工作。长期坚持在成都聋哑学校及武侯、青羊、双流等区县的特教学校、残疾人社区开展口腔疾病防治工作,参与特奥运动员健康微笑计划。

2006年组织完成了"四川省残疾人口腔疾病流行病学调查",初步掌握四川省残疾人群的口腔健康状况,补充、完善我国的口腔流行病学资料,为开展口腔疾病防治工作提供依据。随着经济发展和人民生活水平的不断提高,残疾人员对口腔疾病的防治需求愈来愈大,特别是2008年"5·12"汶川大地震以后,对残疾人员的口腔疾病防治工作引起更多关注,学院领导对此也高度重视,2009年组织专门人员对汶川地震受灾人群口腔卫生状况进行摸底调查并进行口腔健康指导,2010年筹备口腔残疾人专科,希望结合临床、教学、科研等工作全方位对残疾人口腔疾病进行系统研究,切实做好残疾人口腔健康服务工作。进一步推进自强与助残活动广泛深入开展,提高社会文明程度和公民道德水平,给残疾人这个特殊困难的群体以更多关爱。在此过程中也得到四川省残疾人联合会、四川省慈善总会的协助、支持和帮助。为了解四川省少数民族地区残疾人群的口腔健康状况,2012年华西口腔医学院的万呼春教授与四川凉山州第二人民医院季小平主任医师、骆嘉主任医师,凉山州第一人民医院李智医生等对四川省凉山州彝汉民族3439名残疾人口腔健康状况进行了调查,基本掌握了凉山彝汉民族残疾人的口腔健康状况,为在边远地区残疾人群开展口腔预防保健工作提供了科学依据。本次调查工作深入乡村,工作之辛苦,样本量之大,在国内外都是少见的。

有关残疾人口腔健康状况的文献资料国内外都较少,西方发达国家相对多些,但也主要集中在对残疾儿童口腔健康状况的调查报告,有关中老年残疾人群的口腔疾病流行病学调查报告也鲜见。较早报道残疾人口腔健康状况的是1884年Rhodes等对精神病患者龋病与错殆畸形的调查,结果表明,精神病患者的患龋率与正常人一样,因为有严格的饮食控制,龋病患病还低于正常人,但残疾儿童的失牙数较多,充填率低;同时还发现精神障碍者上颌牙过度拥挤,尖牙之间距离较正常人窄。

国外有关残疾人口腔健康的研究,一般报道躯体残疾者的龋病发病率、龋病患病均多高于正常人,龋病的治疗情况差;Gupta DP等(1993)对1042名3~14岁各种类型残疾儿童的调查发现,残疾儿童龋病的患病率要比正常儿童高,其中患龋率由高到低依次是智力迟缓、脑性偏瘫、盲、癫痫、躯体残疾及DOWN综合征和聋哑儿童,其下颌牙的deft/DMFT指数要高于上颌牙;Shyama M等(2001)对832名各种类型残疾儿童和青年(3~29岁)的调查结果表明:3~12岁组中,乳牙列无龋的仅占11.2%,平均dmft、dmfts分别是5.4、15.2,其中DOWN综合征患者最高,盲童最低;5岁以上的被调查者中,恒牙列无龋的占24.2%,无龋率最高的是视力残疾、最低的是听力残疾,平均DMFT、DMFS分别为4.5、8.7,其中DOWN综合征患者最高,盲孩最低。未经治疗的龋坏在听力损害的患者中的比例最高(86%)。在替牙期,口腔卫生不良与龋病的发生密切相关。Maiwald HJ等(1990)发现,智力迟缓儿童的龋病发病率与普通儿童几乎相同,但是低能儿和先天性痴呆患者的龋发病率比较低,而充填率要比其他残疾儿童低。Maclaurin等(1985)和Ulseth等(1991)报告的DOWN综合征儿童无龋率为50%~84%,患龋率低的主要原因可能是医院严格的甜食控制,与疾病本身无关。对于精神障碍患者的龋病发病率认为与饮食控制有关。

世界各国都对残疾人群口腔卫生状况进行了研究,Murray等(1973)对伦敦三个社区较严重低能儿童,Jagerman 等(1973)对希伯来患严重智力迟钝和大脑性瘫痪的残疾儿童,Hamada等(1974)对日本广岛跛足和残疾儿童,德国牙医肯普滕等(1974)对肢体和智力残疾儿童等的口腔卫生及健康状况进行了调查。1977年,Lakovleva等对前苏联二战期间残疾军人的口腔患病情况进行了调查。也有学者对非洲地区残疾人的口腔卫生进行了调查报道。Ohito FA等(1992)对肯尼亚内罗毕正常和残疾儿童创伤性牙齿损伤进行了调查;1993年又对肯尼亚内罗毕残疾儿童口腔龋齿、牙龈炎及牙菌斑进行了调查;2006年Oredugba等对尼日利亚拉各斯两所特殊需要学校的儿童进行问卷和之后的口腔检查,发现特殊需要学校的儿童,因社会经济地位等因素不能很好地利用当地的牙科服务设施;一些研究者还对残奥会的运动员的口腔健康状况进行了调查,Vougiouklakis G等(2008)对参加2004年雅典奥运会和残奥会的运动员口腔进行了调查报道;Bissar A等(2010)对参加德国残奥会12~17岁运动员的口腔健康进行了调查。

发达国家在对残疾人群口腔卫生进行调查的同时,对残疾人群的口腔卫生护理、疾病治疗及口腔卫生保健用品等方面也进行了较为系统的研究。如:1967年Doykos等阐述了残疾人如何进行口腔卫生的维持;1970年Denning等对残疾和慢性病儿童的系统性口腔健康护理进行了研究阐述;1969年Chiono等对美国南加州失聪儿童社团的残疾人的口腔护理进行了调查研究;1972年Joheson R.和Albertson D.对残疾儿童牙菌斑的控制进行了研究介绍;1967年Gertenrich RL和 Lewis MJ对自动牙刷和手动牙刷在智障和残疾患者中使用进行了调查。20世纪80年代,世界发达国家如美国、英国、德国、日本等开始建立专门的残疾人市政口腔健康中心、研究协会,专门就老年人群、残疾人群口腔卫生服务进行相关政策及技术研究。

国内有关残疾人口腔健康的研究报道应该说是在改革开放之后,人民生活水平有了一定提高以后才开始的。戴秀均等1987年对四川成都、重庆、乐山等地的盲哑学校556名8~24岁盲哑学生的错𬌗畸形进行了调查。戴秀钧等对成都市盲哑残疾人的调查结果:患龋率、龋均,9~14岁组分别为43.3%、1.4;15~24岁组为33.3%、0.86。龋充填率为7.4%,未治龋为92.6%。龈炎检出率9~14岁组男女分别为55.1%、77.3%。王海海、傅民魁等(1990)对弱智儿童的研究表明,龋病、牙颌畸形的发病率明显高于普通儿童。其后国内各地对残疾人口腔健康的研究报道逐渐增加,梅预锋等(1993)对南京市聋哑学校328名学生的龋病调查发现,第一恒磨牙的患龋率为50%,龋均1,患者龋均1.99。认为残疾儿童的患龋率高于普通儿童的原因除了地区差别,饮食结构和水氟浓度的差异外,可能与残疾儿童的口腔卫生差有关。苏瑞云、韩永成等(1993)对北京市培智中心学校379名7~14岁弱智儿童进行了龋病、牙周疾病调查,结果显示90%以上儿童知道刷牙漱口,但60%以上刷牙方法不正确,牙龈炎发病率在60%以上。万呼春等(2005)对四川省950名残疾人(男性538人,女性412人,平均年龄为21.9岁)的调查结果表明:恒牙患龋率40.96%,龋均1.14,充填率15.03%;乳牙患龋率38.07%,龋均1.27,充填率1.74%,患龋率女性高于男性。龋患率较正常人高,对残疾人这一特殊社会群体的口腔健康状况应给予更多关爱。

对到医院进行口腔疾病治疗的残疾人,其口腔疾病特点及治疗情况,20世纪末国内有少量研究。贺乃尧1998年对956例住院残疾患者口腔疾病进行了诊治分析,其研究指出,残疾患者口腔治疗中要坚持简单、快速、有效的原则,严格掌握适应证,加强防护措施,防止意外损伤或事故的发生,同时注意对患者心态和病情的把握。1995年,谭铁铮等对158名门诊就诊患儿及聋哑校的患儿进行了龋病调查,残疾患儿乳牙龋的充填率为13.90%,恒牙龋的充填率仅为23.00%;同时还发现残疾患儿刷牙方法不正确,刷牙不认真,菌斑染色控制率在10.00%以下者占多数,说明开展残疾患儿患龋率的口腔卫生保健教育工作极为重要。

三、不同残障人群的口腔卫生状况

21世纪以来,国内外对残疾人的口腔卫生调查研究逐渐系统化,对不同残疾种类的残疾人群口腔健康状况开始有所研究与认识,并有针对性地开展口腔预防保健工作。

（一）视力残疾人群

唐建民等(2000)对济南市两所盲校112名9~17岁在校学生进行了龋病、牙周疾病的调查结果显示:牙龈炎患病率为22.30%,牙结石检出率约为32%,患龋率为64.30%,而龋齿填充率只有20.00%,多数人刷牙方法不正确。盲残学生作为少年儿童学生中的一个特殊群体,在身心、语言表达和交流等许多方面同一般少年儿童相比有很大不同,他们往往不能将自己的牙病及时全面地表述。这就要求对其本人和监护人、学校进行口腔卫生宣教及指导,切实做好残疾学生的口腔保健预防。

（二）聋哑人群

Chiono等(1969)在南加州对美国失聪儿童社团残疾人的口腔健康与护理进行了调查;吴学芳等(2003)对宜昌市聋哑学校8~12岁盲、弱、聋哑儿童患龋情况及口腔卫生状况进行了调查,结果显示乳牙患龋率为66.33%,充填率为0,恒牙患龋率为67.35%,充填率为5.48%。2006年刘小华和何彩风对荆州市106名聋哑儿童口腔疾病进行调查分析,结果显示,聋哑儿童的患龋率为48.98%,龋病充填率为0,舌宽大肥厚占36.79%,错殆畸形多达35.85%,发病率明显高于普通人。冯进(2004)等对中国聋儿康复中心语训部的151名儿童进行的口腔健康状况检查和家长问卷调查分析结果显示,聋哑儿患龋率与普通儿童无明显差异,患龋牙位相同,但聋哑儿童的龋齿治疗率明显低于普通儿童,聋哑儿童错殆畸形发生率明显高于普通儿童。聋哑儿童早期的口腔健康状况与普通儿童差异不大,但治疗和受重视程度有显著性差异。笔者在实际工作中也发现,盲、聋哑儿童多集中在特殊教育学校,易于管理,他们有强烈的融入社会的想法,也有强烈的口腔卫生保健意识,社会应给予盲、聋哑儿童口腔健康更多的关注与服务。

(三)智力残疾人群

Thornton JB等(1989)对居住在不同条件下的智障患者口腔卫生水平与牙周疾病的发病率进行了调查。Maiwald HJ等(1990)对智力迟缓儿童与普通儿童的龋病发病率进行了比较研究;Pope JE等(1991)对脑性麻痹儿童口腔健康状况进行调查;Idaira Y等(2008)在日本通过3年的随访研究对居住疗养院中患严重肢体与智力残疾患者口腔卫生相关因子进行了调查并做了相关性分析;Cumella S等(2000)调查发现社区口腔服务还没涉及智障患者对口腔护理的需求。Waldman HB等(2000)对未进入特殊机构的智障儿童的口腔服务进行了调查描述。国内张学斌和杨文军(年)对500例36~71个月住院治疗的脑瘫患儿进行龋齿的检查,其结果表明,脑瘫患儿的患龋率为77.00%,患龋率随年龄的增高而增加;随着人们生活水平的提高,健康意识日益增强,龋病越来越受到社会及家长重视的时候,脑瘫患儿龋病情况却常常被忽视。宋为真和任丽秀对长春市特殊教育学校的438名弱智残疾儿童龋疾情况的调查结果也表明了弱智儿童患龋率高的特点。

(四)精神障碍人群

最大的残疾儿童组是精神障碍儿童,占接受特殊教育儿童的25%,也是国外研究最多的群体。精神障碍儿童可分三类:接受教育能力轻度逊常、接受教育能力严重逊常以及唐氏综合征儿童(Down's syndrome,先天愚型)。唐氏综合征是一种染色体异常疾病,有三种明显的畸形(三倍体病、易位与镶嵌性,trisomy, translocation, mosaicism),都具有明显的躯体特征,所有患者都有不同程度的精神失常,约600名新生儿中有1人是唐氏综合征。Donnell D等(1988)对精神障碍儿童的口腔健康进行了研究;Kubota A等(1988)对日本精神病入院患者口腔卫生状况及保健措施进行了研究;Barnes GP等(1988)对入院治疗的成年精神病患者,Hede B等(1990)对非入院治疗的精神病患者的口腔健康、口腔治疗需求进行了调查。

龋病患病情况,Orner(1975)对212名唐氏综合征儿童及其同胞的龋病调查研究发现,其患龋率低,只有其同胞的1/3;50%的唐氏综合征儿童无龋,表明龋病发病与此病本身无关。但其口腔健康状况最差。牙周病状况:精神病患者口腔卫生差,牙周病较严重。Ferguson(1975)在Newcastle发现,在接受教育能力严重逊常的儿童中,破坏性牙周病开始的年龄可低至女孩10岁、男孩12岁。牙周病与唐氏综合征儿童有较密切的关联。有研究报告,最早可在下前牙区发现许多牙周问题,如口腔卫生差、牙槽骨丧失、急性溃疡性龈炎、牙石以及这一区段的牙缺失。12~14岁下切牙松动,15~17岁下前牙缺失较常见,龈炎比智力迟钝组多达2倍;50%有牙缺失,而智力迟钝组仅为9.8%;需要复杂牙周治疗为精神失常儿童的2倍。唐氏综合征儿童牙周病患病率增加的原因可能是免疫功能缺乏,并与遗传性疾病有关。③错𬌗畸形:Gulikson(1969)发现67% 3~14岁儿童有错𬌗畸形,安氏Ⅲ类比正常儿童占较大优势。还有研究发现,约一半轻度精神障碍与2/3严重精神障碍儿童有错𬌗畸形。唐氏综合征儿童面部有明显特征,面部中1/3发育不足,倾向于Ⅱ类骨基关系,腭盖高穹,有安氏Ⅲ类错𬌗畸形,同时,有后牙反𬌗关系。

(五)肢体残疾人群

外伤性肢体残疾人群在青壮年人群中的现病率较高,人群较为分散,调查困难,国内外相关调查资料缺少,躯体残疾与口腔疾病关系的研究主要集中在脑麻痹、脊柱裂与肌性营养不良等疾病。有研究表明,龋病患病情况,脑麻痹儿童的龋均与其他组儿童比较,无明显差异,但因龋失牙("M"值)最高,龋齿充填("F"值)又最低,很少接受治疗。脊柱裂儿童龋患较低,6~9岁乳牙龋均为1.8,其他相同年龄组的残疾儿童dmft为2.74;10~14岁脊柱裂儿童恒牙龋均为1.6,其他残疾儿童组DMFT为2.34。但肌性营养不良龋患病率无大变化。牙周病患病情况,研究者发现脑麻痹儿童口腔卫生状况与牙周健康状况均较差。脊柱裂儿童口腔卫生状况比其他残疾儿童差,牙龈健康状况也差。肌性营养不良儿童差别不大。错𬌗畸形情况,脑麻痹儿童错𬌗畸形患病率高。由于面部肌肉高度紧张,舌倾向于伸长,形成Ⅱ类Ⅱ分类错𬌗畸形,常常是反𬌗与拥挤。由于牙弓缩小,还有90%安氏Ⅱ类1分类畸形并常有前牙开𬌗。33例头影测量表明脑麻痹病人的下颌骨与头颅骨的体积与形态均受到影响。肌性营养不良儿童由于颌面肌肉异常,错𬌗畸形患病率有增加。

(六)少数民族残疾人群

季小平、万呼春等(2012)对四川省凉山彝族自治州彝汉民族3439名残疾人口腔健康状况进行了调查,统计结果表明,恒牙龋患率高达64.4%,DMFT2.75,其中龋病患病率、龋均彝、汉民族残疾人分别为:65.5%、2.88;63.7%、2.68,两民族间差异无显著性,龋齿充填率极低,仅为0.2%,2177名汉族人中仅有(西昌市城区的)13人对17颗龋坏牙进行了治疗,而彝族残疾人的龋齿充填牙为0,在受检的1262人彝族残疾人中,1颗充填的牙都没发现。结果表明,边远地区残疾人的口腔健康更差,更应引起全社会的重视与关注。

就残疾人群总体口腔健康状况面言,口腔卫生状况残疾人较正常人群差;龋病(dental caries)患病情况,肢体残疾者的龋病发病率、龋均数均高于正常人,龋齿的治疗率极低;精神障碍患者的龋病发病率与饮食控制有关。Shyam M等对832个残疾儿童和青年的调查研究发现5岁以上的被调查者中,恒牙列无龋的占24.2%,无龋率最高的是视力残疾人,最低的则是听力残疾人。3~12岁残疾人中,乳牙列无龋的仅占11.2%,其中唐氏综合征患者最高,盲童则最低。未治疗龋齿残疾患者较正常人高,听力损害患者,低能儿和先天性痴呆患者的龋齿充填率比其他残疾儿童低。牙周病(periodontics)患病情况,残疾人的口腔卫生状况与牙周健康状况均较差,牙龈炎的发病率也显著高于非残疾人,发病率随着年龄的增加而增加。研究发现精神病患者、脑麻痹儿童和脊柱裂儿童口腔卫生状况与牙周健康状况较差更为明显。Choi NK等(2003)对267个残疾人和128个非残疾人的口腔健康的评估比较表明,残疾人的牙龈炎的发病率显著地高于非残疾人,其发病率随年龄的增加而增加。Kendall NP等(1992)研究认为,精神残疾的患者比躯体残疾的患者的口腔卫生更差,牙周病发病率要高。DOWN综合征儿童牙周病患病率增加的原因可能是免疫功能缺乏,并与遗传性疾病有关。而残疾老人的口腔健康表现更差,集中体现在缺牙,Harrison A等(1992)对老年人、残障人全口修复牙情况进行了调查;杨进友(2002)对30例残疾患者进行缺牙修复过程中也体会到残疾老人缺牙严重,在福利院这个残疾老人相对集中的地方,缺牙表现相当明显,在修复残疾老人缺牙过程中还存在语言交流困难、医患配合困难和义齿正确使用困难等问题。各类残疾人群的口腔健康状况是不同的,因而应有针对性地进行口腔保健,应引起广大医务工作者的广泛关注。

李广文、郭静等(2007)对四川省自贡市包括视力、听力语言、智力、肢体、精神残疾在内的531名残疾人进行了口腔健康调查,结果显示不需要口腔医疗的人员占17.3%,需要按期口腔医疗的人员比率高达79.7%;口腔保健知识和观念情况调查的结果显示:残疾人获取基本口腔保健知识途径少,口腔保健意识差。对牙周病的病因、危害等问题近半数的人不知道。对于更专业的口腔预防问题,如氟防龋、窝沟封闭预防青少年恒牙龋问题,不知道的人数分别达68.40%和51.20%。

（万呼春）

第二十三节　军事口腔医学

　　军事口腔医学的形成和出现,要追溯到17世纪初。欧洲军队采用了枪炮等火器之后,士兵们曾使用自己的牙齿来开启火药管、纸墨盒,所以直到美国内战之前,牙齿健康对于军事人员职责的履行都有着重要的意义。

一、法国军医建立牙外科

　　18世纪初,英美等国军队没有重视牙科保健。法国军医皮尔·福查德(Pierre Fauchard,1678—1761),将口腔科建立发展为一个医学分支学科,而不单单是一项手工技艺,大大提高了牙医师们的专业技能。1728年,他编写出版了世界第一本口腔医学专著《牙外科医生》,被翻译成英文、德文,成为牙科知识的标准。在皮尔·福查德的职业生涯中,他广泛传播自己的知识,鼓励其他牙科医师将口腔护理和口腔手术的经验与创新之处发表出来。在皮尔·福查德的努力下,口腔科的基础知识和操作标准被建立起来,并实行"法国军队的随军医生必须接受口腔医学技能培训"的制度。

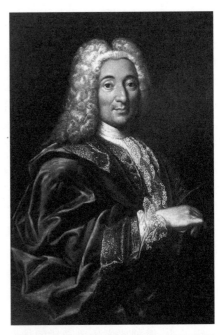

图6-23-1　国外近代牙科的创始人法国军医福查德

　　法国海军医生 James Gardette,是第一位定期为美国军事人员进行牙科诊疗的海军外科医生。1777年10月,作为美国独立战争的支持者,James Gardette与志愿者们一同乘船驶向波士顿,在航程中,Gardette所在的船与两艘英国军舰发生争执,这位21岁的海军外科医生帮助救治了大量的伤病员。

二、美国军医建立牙科教育机构

　　美国牙医霍勒斯·海登(Horace Hayden,1769—1844)建立了世界上第一所牙科教育机构。1769年,他出生在美国康涅狄格州的一个军事家庭。在1812年战争中,牙医霍勒斯·海登成为一位战士,也是一名外科医生助理。1819年,海登为美国马里兰大学的学生们做了关于牙外科学的演讲,这是在美国医学院校中第一次由牙医进行的演讲。1840年3月,海登与查宾·哈里斯一同建立了世界第一所牙学院——巴尔的摩牙学院。

　　美国内战时期,许多预备士兵由于牙齿缺损缺失等口腔疾病而不能征战,这让军队意识到对口腔疾病治疗的重视不足。1861年8月,威廉·罗伯特为美国士兵面临的口腔问题提出了

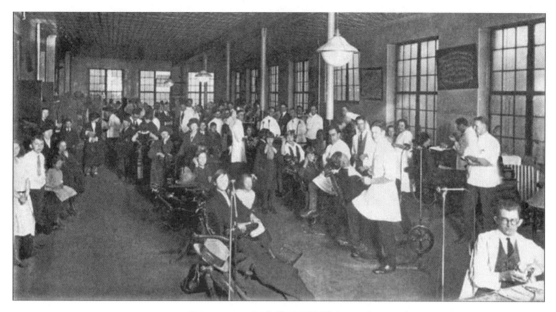

图6-23-2 巴尔的摩牙学院(1905)

周全的解决方法,他在《纽约牙科杂志》中提及:"牙医队伍应该与美国军队紧密联系,如外科部门一般整组,除了履行牙科治疗的职责外,还要加强与外科手术的联系以及成为外科的辅助治疗。"1861年12月,《牙科宇宙》的合编者约翰·休McQuillen提出新的观念:军事口腔医学不单单等于牙医。他预见较差的卫生环境会使口腔医生的手术范围缩小到暴露牙髓神经、牙槽脓肿、牙齿拔除的手术治疗。他强调医疗局应该采取行动来改善外科医疗教育方面的缺陷。

三、军事口腔医学的发展

尽管健康牙齿是如此重要,但是牙医学仍然是军事医学中常被忽视的一方面。直到1901年2月,国会授权美国军事医疗部门按合同制雇佣30位牙科医生,成立了美军牙医大队,军队上才渐渐重视请外科医生来提供必要的口腔治疗。

1901年,雇佣的牙科医生中有一位叫约翰·塞尔马歇尔的人曾说过:"美国国会是世界上第一个正式承认军事口腔医学这一军事医疗实践专业部门的立法机构,认可它带来的价值和需要。在这里,我们有机会将军事口腔医学中的智慧与实践向大家展示出来。"1901—1911年期间,在军队内外的持续努力下,一支由军官牙医组成的兵团成立了。

约翰·塞尔马歇尔无疑被认为是美国陆军牙医兵团之父,与此同时,另一位伟大的口腔外科医生罗伯特·T·奥利佛引领牙医军团在法国战场上度过了一段重要的岁月,在世界第一次大战期间为美国远征军提供最主要的牙科医疗服务。

战后多年,由于多方面的努力,20世纪二三十年代也成为军事口腔医学这一专业成熟与发展的重要时期。迎来了和平年代,牙科队伍人员被整合进入位于宾夕法尼亚州卡莱尔军营的医疗领域服务学校。此外,1922年位于华盛顿的军事牙医学院的建立,使得牙科队伍人员开始发展其专业教育及操作项目,大大提高了军队牙医的操作技能和服务质量。

大萧条时期的艰苦岁月锻造了牙医队伍、普及了牙科技术,以应对未来第二次世界大战带来的挑战。

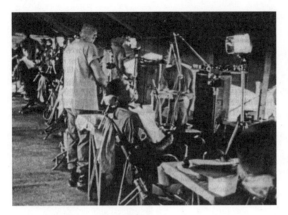

图6-23-3   美军战地牙科诊所（1967）

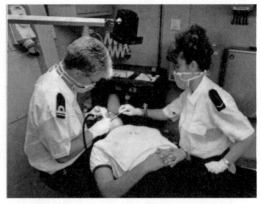

图6-23-4   美军舰船牙医和技士（1990）

从历史资料来看,战争中的口腔疾病对军队战斗力的影响尤为巨大。越南战争期间,为了治疗牙科疾病,美军最多时有超过1/8的士兵被迫撤离。在索马里、伊拉克战争中,美军部队口腔疾病患病率高达18.5%~23.2%。因此,海湾战争中美军牙医与随军牧师直接配到了连。每有一名士兵罹患口腔疾病,就需要3~5名士兵护送及护理,在战斗力损失方面不亚于身体其他部位外伤所造成的损失。现代战争致颌面部缺损增多,使许多官兵失去生活信心,也大大降低了部队战斗力。另外,由于这类口腔疾病史在特殊的情况下造成的,创伤情况较一般情况要更加复杂,治疗难度大,因此,此类颌面创伤对士兵的生命威胁也比普通外伤大得多。

口腔颌面外科是口腔医学的重要组成部分,20世纪上半叶第二次世界大战中,英、美、法等国家一部分外科和口腔外科医师都曾参军对早期颌面部战伤患者进行抢救,战争结束后,又为大量晚期颌面部伤员进行修残补缺的外科治疗工作。据战后统计,在整个战争时期头面部战伤患者占了整个战伤的10%,故此受到了多方面的重视。整形外科(包括口腔颌面外科)被称为是战争中飞出来的一只金凤凰。

美军海军牙科研究所规定的基本任务是军队口腔疾病流行情况监测和野战牙科器材研究,美军《军事医学》杂志设有《军事牙科学》专栏。

四、李得奇医师组建革命根据地牙科

李得奇是中国军事口腔医学第一人。在他的身上体现着一代代优秀共产党人无私奉献和艰苦奋斗的精神。李得奇(1912—1976年),广东省梅州市梅县隆文镇人。1937年抗日战争爆发以后,他主动与海外华侨领袖陈嘉庚联系,前往马来西亚、新加坡等地,发动捐款,支援祖国抗战。1938年,李得奇回国参加抗日战争,在延安八路军卫生部任牙科医生。他在延安宝塔山组建的牙科诊所是中共中央卫生处门诊部内科、外科等八个直属科室之一。

从1939年组建牙科起,延安全面展开了牙科医疗工作,并且对每一位病员都建立了病历表。牙科工作主要包括龋齿银汞合金充填、人工釉质和白垩质、抽髓、根管填充,赤金黄金合金和白合金的镶嵌体,拔牙、齿根切除、除石、脓肿切开、齿瘘通过,全部和局部义齿,赤金黄合金和白合金的齿冠、桥牙、牙齿矫正等。由于当时欠缺后勤保障,医疗设备极其匮乏,加上长期缺乏营养,作战又紧张,士兵没有基本的口腔卫生与牙齿健康的保护措施,患龋士兵龋坏范围普遍较大。1942年,延安的牙科医生奔赴晋察冀地区,为边区战士治疗口腔疾病,张翘等人就是延安牙科医院从当时的白求恩学校众多学员中选拔出来的。在特殊的战时环境培养下，张翘等人经过半年的巡诊和学习，掌握了普通口腔疾病的诊断治疗技术，我军的口腔医疗队伍也随之发展壮大起来。

中央总卫生处门诊部牙科在延安先后举办过四期训练班，每期学员约10名，多数学员是包括高中生的年轻人。医生们自编讲义、亲自讲课、示教和带学员实习。训练结束后，学员立即赶赴各部队开展牙科工作，其中一些人后来成为了各部队医院的牙科前辈，也是我军口腔医疗方面的第一代人才。

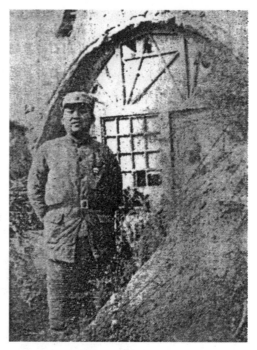

图6-23-5　牙科医生李得奇在陕北公学院（1939）

五、宋儒耀医师创立军阵整形外科

战争时期另一位杰出的口腔医学前辈是宋儒耀教授，我国知名的口腔颌面外科整形专家，是中国整形外科医院的创始人。宋儒耀（1914—2003），辽宁海城县人，出生于医学世家。在苦难的旧中国，他曾是东北一名流亡学生，辗转就读于山东齐鲁大学和四川华西协合大学，获得牙医学博士学位，留校任教。当时，抗日战争战斗激烈，医院外科对于从前线送来的颜面、双手烧伤伤员及颌骨枪伤伤员束手无策，只好把他们送往美国治疗。鉴于此，华西大学决定培养出一位中国人自己的整形外科医生。于是在1942年，宋儒耀被送往美国进修，在美国罗彻斯特大学医学院整形外科当住院医生，同时从事脑外科工作。这段经历，为他回国后处理头脑弹片伤、做三叉神经节后根切断等手术积累了宝贵经验。

进修期间，为了求教于美国整形外科的创始人艾维教授这位名师，1944年宋儒耀放弃了罗彻斯特大学奖学金，来到宾夕法尼亚大学，后来他成为艾维教授的得力助手，并获得了宾州大学的博士学位。在艾维教授留下的自传中，有一节专门提到宋儒耀时这样写道："在宾州大学进修的学员中，宋儒耀是成绩最突出的学生之一……中国出了这样一个人，是幸运的。"

1948年，宋儒耀在获取博士学位的3个月后，放弃了在美国已谋得的高薪职位，怀着一颗报效祖国的赤子之心，和夫人王巧璋抱着刚满月的孩子，毅然回到祖国。那时，他才33岁，成了中国整形外科的第一位教授，在中国整形外科领域起了开拓性的作用。

六、抗美援朝战争口腔颌面整形外科保障

新中国成立以后，南京中央大学医学院更名为第五军医大学。石家庄卫生局举办了一期牙医进修班，教师为中、日、朝学者。在人才方面进一步提高了我军的口腔医疗水平。

1950年抗美援朝战争开始，对大量的战伤残疾进行修复重建手术的重任落在了时任华西协合大学（现华西医科大学）医学院的宋儒耀教授肩上，宋儒耀率领志愿军援朝医疗队奔

赴朝鲜战场，找到了自己的用武之地，医治了大批志愿军战士，对大量的战伤残疾进行了修复重建手术，使他们恢复了容貌，效果很好，中国的整形外科也就从"无"到"有"地逐步发展起来。中国人民志愿军卫生部为了表彰宋教授的功绩，特给他记大功一次。中国的整形外科和口腔颌面外科在此基础上得以迅速发展，目前已成为我国在国际上有相当地位的两个专业。而宋儒耀本人，也因此被调往中国医学科学院组织开展整形外科工作，筹建了整形外科研究所和整形外科医院，而成为我国整形外科的奠基人之一。

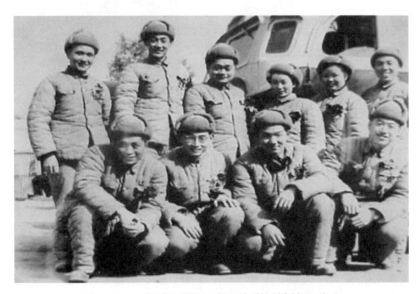

图6-23-6　四川医学院口腔医学系抗美援朝医疗队

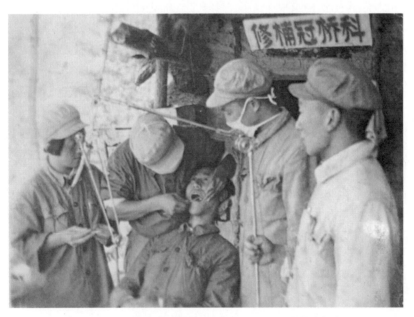

图6-23-7　我国抗美授朝牙科勤务（1952）（史俊南提供）

在朝鲜战争中，我方有大批凝固汽油弹烧伤伤员，伤处多在面颈部和手部，如眼睑外翻、眼球暴露，口鼻周围为肥厚性瘢痕禁锢，胸颈粘连等，当时我国尚无麻醉专科，宋儒耀教授经常自己先给患者做气管插管,然后再做手术,治疗了大批患者。宋儒耀教授发明了全颜面和全手的整张游离植皮术,提高了面部和手部烧伤治疗的功能和外观效果;还发明了不用胶水的"带针"鼓式取皮机,为治疗凝固汽油弹烧伤提出了一套完整方法。宋儒耀教授还发明了"单侧腭裂修复手术",减少了组织损伤,缩短了手术时间。

到1951年,国产口腔器材设备方面已经已经有了初步成就,华西大学牙医学院已能够制作出印模胶、蜡片、粘胶、洁牙器、探针、吹管等。这一年,我国口腔医学工作者还组成了"颌面外科手术队",救治抗美援朝战争中的受伤病员。宋儒耀教授在长春第三军医大学开办短期整形外科训练班,为我国培训了第一代整形外科队伍。

抗美援朝战争中,我军作战英勇,但是伤亡也很重大。由于当时落后的武器装备,士兵作战时缺少钢盔保护,头部及颌面部创伤较多。在整个朝鲜战争中,我志愿军伤亡三十余万人,其中约10%是头面部创伤,面部创伤救治和二期修复医疗任务十分艰巨。为了救治口腔颌面部损伤的伤员,我军在全国各地组织志愿援朝医疗队,前往东北和朝鲜前线,进行救治工作,其中包括口腔医师。上海、成都、南京等地大医院及医学院都派口腔医师前往朝鲜和东北,例如:在入朝的由上海、南京医务人员组成的国际医疗服务队第27、29分队均包括口腔医师。同时,由于秉持人道主义精神,我军口腔医师还要尽力做好战俘的医疗卫生,尤其是口腔医疗卫生的服务。在朝鲜战地,经过一段时间的门诊医疗,医务人员发现这些俘虏军官中以美国人、英国人居多,由于平时嗜甜食,患牙病的人较多,医疗总部专程请来北京协和医院的牙科医师前来治疗。有趣的是,第一天牙科医师几乎无人问津,第二天几个黑人患者前来接受诊治,第三天人们则排成长队等待治疗,经过一连数日的治疗,这些俘虏都对我们的医师连连称赞"very good",后来俘虏营的外语管教这样告诉我们的口腔医师:这些俘虏军官中很多人都在二次世界大战德国俘虏营里待过,在那里他们受尽非人待遇、吃尽苦头,手术、拔牙都没有得到麻醉处理,他们担心在这里也是同样待遇,所以最初不敢前来看病。

战争中的后方治疗基地建立于东北长春、辽阳等地,进行伤员整复治疗,同时也有一部分伤员被送到上海、南京等地医院治疗。由天津医务人员组成的国际医疗服务队第三大队赴东北地区,由牙科医师吴庭椿任队长,由北京、成都医务人员组成的国际医疗服务队第五大队第一队为口腔颌面专科医疗队,由整形外科专家宋儒耀任队长,为了便于进行专科治疗,1950年成立了口腔颌面治疗大队,专门收治中、晚期口腔颌面部损伤的伤员,同时宋儒耀带领一批人员集中进行口腔颌面伤的晚期整形治疗。

1951年1月,上海第一批志愿医疗手术队由同济大学医学院号召组建,奔赴东北。同年8月又派出第二批手术队,其中包括颌面外科张涤生等一批著名专家教授,手术实力强大。在进行救治伤员工作的同时,医生们还协助军医大学培养医学人才,完善外科管理制度,使战伤外科水平极大提升。这些医疗小组的工作成绩卓越,对大量的战伤残疾进行了修复重建手术,并取得了很好的效果,受到志愿军领导的高度赞扬和表彰。

战时,由于治疗工作的需要,口腔科也建立起专用病床。北京军区在北京白求恩国际和平医院收容的口腔颌面损伤伤员为全部战伤伤员的7.2%,经过各种治疗,口腔颌面外科伤员的归队率为54.0%,残疾率为45.2%。

此时,华西医科大学的夏良才教授和宋儒耀教授,西安医学院的董淑芬教授,第四军医大学的丁鸿才教授,北京医科大学的张光炎教授,上海第二医科大学的张锡泽教授和张涤生教授,解放军总医院的洪民教授等人,都得到进修、培养机会,学成后先后在各地开展口腔颌面外科的诊治工作,逐步建立该专业,诊治战争中留下来的许多颌面战伤畸形伤员。此时我军的口腔颌面外科就产生了一个新群体,并与时俱进地获得发展和普及,逐步形成了一个具有中国特色的口腔颌面外科新专业。在抗美援朝战争后期,军委卫生部举办了整形外科训练班,收治晚期以口腔颌面伤为主的伤员,同时,各总医院、各军医大学等单位也相继开展了口腔颌面战伤的治疗,形成了口腔颌面战伤治疗迅速发展的局面。

这次战争中的伤员,尤其是那些面部畸形、肢体残疾、重要器官缺损的年轻战士,需要给予正规治疗,因此在抗美援朝战争时期和停战以后,全国各地就纷纷建立了整形外科。最早成立这一专科的是华西大学整形与颌面外科、中国协和医院整形外科、北京医学院整形外科、北京医学院口腔医学系口腔外科、第四军医大学整形外科、上海第九人民医院整复外科。我国的口腔颌面外科因此得到较快发展,要求牙医师必须具备口腔颌面外科技能,牙医学因此改为口腔医学,牙医师因此变为口腔医师。

1954年中央卫生部与高等教育部共同召开了高等医学会议,在会议上规定了我国口腔医学专业的培养目标是:"培养具有全面系统的现代医学基本理论知识及口腔专业知识,掌握现代口腔医学基本医疗技术,能独立担任常见口腔疾病的预防诊断,治疗以及修复工作,并具有初步研究能力的口腔医师"。这次会议使我军的口腔医疗事业逐渐步入正轨。

■ 七、平时军队人员的口腔健康保障

20世纪80年代末,我军参照北约(NOTA)牙齿健康状况分类标准建立了我军特色的牙科疾病评价标准,分为4类:第1类:口腔健康,不需要任何口腔医疗;第2类:需要择期口腔医疗;第3类:需要及早口腔医疗;第4类:需要紧急口腔医疗。据1992年对陆军某部和1994年对空军某部的调查,需要按期口腔医疗的人员占总人数的79.3%,需要及早口腔医疗的人员也占总人数的39.1%。2003年我军调查结果显示,全军需要按期口腔医疗的人员占48.6%,需要及早口腔医疗的人员占45.63%,其中,空军尤高于其他军兵种,全军需要口腔紧急治疗的人员占总人数的2.1%。

据了解,我国相当多的军人都患有不同程度的口腔常见疾病。特别是军人在执行军事行动、抢险救灾和恐怖袭击等任务的特殊状态下,口腔疾病患病率明显升高。目前,全世界越来越重视军事口腔医学的卫勤保障能力。我军目前口腔医学研究方向是保障军队人员的口腔健康,军队口腔卫生人力、物力、财力所进行的一切活动必须以"为军队服务"为明确目的。

我军历来重视军事口腔医学研究,总后卫生部于1962年成立了全军口腔颌面专业组,于1992年成立了全军牙病防治指导组,组织全军口腔医学研究工作、学术交流以及口腔保健研究工作。纵观国际军事牙科学的发展趋势和我军的实际需求,军事口腔医学研究的基本任务是研究和发展口腔医药科学技术,解决卫勤学术问题以及军队平时与战时需要的口腔保健技术装备问题。

第四军医大学口腔医学院是中国人民解放军唯一一所集教、医、研为一体的高等口腔专业学院,前身系南京国立中央大学牙医专科学校,是中国人创办的第一所牙科学校,始建于1935年。第四军医大学口腔医学院的办学特色是紧密围绕军队的战略使命和任务展开的。口腔医学院实力雄厚,人才济济,技术精湛,在组织工程研究,牙髓、尖周病的治疗,残根残冠的保存修复,颅颌面畸形整复,颌面战创伤救治,颌面缺损赝复,颌面颈部肿瘤治疗,种植义齿,铸钛技术,磁性附着体技术,牙颌畸形矫治,美容齿科等方面形成了明显的特色和优势。

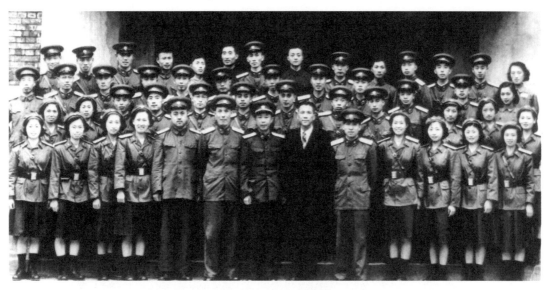

图6-23-8　第四军医大学口腔医学毕业生（1958）

第四军医大学口腔医学院为国内首批博士、硕士学位授权学科和博士后流动站；口腔科学为国家"211工程"重点建设项目；口腔临床医学为国家级重点学科；口腔基础医学和口腔临床医学同为国家"长江学者奖励计划"特聘教授岗位学科。拥有诸多国内外著名的口腔医学专家，特别是陈华、欧阳官、徐君伍、丁鸿才、史俊南、周树夏、王惠芸、刘宝林等一批德高望重的老专家在国内外口腔医学界享有很高声誉。他们像一面面旗帜，引领同仁们奋力发展口腔医学事业。可以毫不夸张地说，他们的奋斗史就是人民解放军口腔医学的发展史，也反映了中国现代口腔医学发展的轨迹。

陈华（1902—1990），口腔医学专家，一级教授，1930年毕业于华西协合大学牙学院，1945年赴美国留学；曾任口腔医学系主任、口腔医学院院长、学校副校长，是我国牙颌畸形矫治方面的创始人之一。

欧阳官（1911—1996），口腔修复学专家，一级教授，1939年毕业于华西协合大学牙学院；曾任修复科主任，在人才培养、科学研究、临床诊疗水平提高等方面作出重要贡献。

徐君伍（1919—2002），口腔修复学专家，一级教授，1942年毕业于中央大学牙医学院；曾任口腔修复科主任，在口腔修复材料与工艺等方面的研究中作出了重要贡献。

周树夏（1923—2007），口腔颌面外科学专家，一级教授，1946年毕业于中央大学牙医学院；曾任颌面外科主任，在颌面部战创伤及正颌外科等方面有重要贡献。

王惠芸（1920—2011）四川荣县人，1945年毕业于华西协合大学牙学院。第四军医大学口腔解剖生理学主任医师，二级教授，博士生导师。1955年，由王惠芸主编的我国第一部反映中国人自己牙齿研究成果的《牙体解剖学》被作为教科书出版。

丁鸿才（1914年—），口腔颌面外科专家，三级教授，1941年毕业于中央大学牙医学院。曾任口腔颌面外科主任，在颌面部肿瘤、颌面部冷冻外科等诸多方面取得了重要的成绩。

史俊南（1919年—），口腔内科学专家，一级教授。1945年毕业于中央大学牙医学院，曾任口腔内科主任，在牙髓生物学、牙髓病治疗学方面作出了重要贡献。

刘宝林（1935年—），出生于北京，1962年毕业于第四军医大学口腔医学系。第四军医大学口腔医学院教授、主任医师、学校专家组成员、博士生导师、一级教授。我国著名口腔颌面外科、口腔种植学专家。现任国际口腔颌面外科医师协会（IAOMS）会员，第五、六届总后勤部医学科学技术委员会委员，全军口腔医学专业学会学术顾问。

2006年9月，经中央军委胡锦涛主席批准，在西安召开了由中国人民解放军总后勤部卫生部主办、第四军医大学口腔医院承办的2006年世界军事齿科大会。这次大会中，我国成为世界国防力量齿科勤务组织（DFDS）执委会7个成员国之一，标志着我军口腔医学技术跻身世界先进行列。

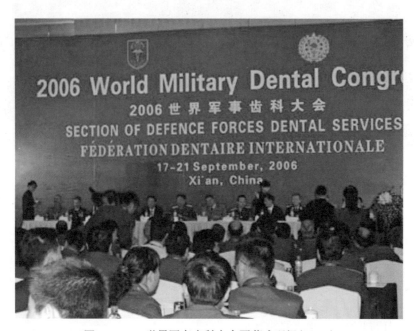

图6-23-9　世界军事齿科大会开幕式现场（2006）

各国与会专家进行了学术交流，会议期间举办军事口腔医学学术报告35场，围绕军事齿科勤务与技术这一主题，交流内容涉及颌面部战创伤救治、军队口腔流行病学调查、战时口腔卫生勤务保障以及口腔卫生勤务发展趋势等诸多领域。国外军队代表交流的关于口腔卫生勤务体系建设和战地口腔疾病防治经验，对我国军事口腔医学的发展具有重要参考意义。国内军队代表的报告集中展示了我军在口腔卫生勤务体系建设、常见口腔疾病防治、颌面部战创伤救治中所取得的成果。与会者们一致认为，中国军队口腔医学工作者为世界军事口腔医学的发展作出了重要贡献。

2009年11月，中国人民解放军第四军医大学口腔医院举行了全军口腔医学研究所学术委员会成立大会。来自全国口腔医学界的知名专家在会议中讨论了口腔医学研究所发展规划，并重点讨论了如何提高我军官兵口腔保健意识、及时有效治疗等问题。目前，一系列适应军事医学领域发展的具有鲜明特点和特色的学科体系正日趋完善。其中，我军口腔医学事业正在多方面力量的关注和推动中欣欣向荣地发展壮大，成为现代军队建设中不可或缺的重要组成部分。

第四军医大学口腔医学院是世界军事齿科学会主席、国际牙科研究中国分会主席、中华口腔医学会副会长、军队口腔医学专委会主任委员及"973"首席科学家所在单位。建院以来为军队和国家培养了近万名口腔医学人才，承担了"863"、"973"等国家、军队重大课题25项，获国家科技进步一等奖1项、国家科技进步二等奖3项、国家技术发明三等奖1项、省部级一等奖12项,科研成果填补了我国口腔医学多项空白。建院以来,多次受到国家、军队领导人的亲切接见与视察。

目前形势下,军医大学所培养出的学员既应该具有高超的军事医学知识,和应对未来信息化条件下局部战争中救治伤病员的技能外,同时还要具备很强的综合军事素质。"博士硕士学士先是战士"这句话就充分体现出了军医大学的使命特色。而战士的岗位在战场,因此哪里有战事、哪里有伤病员,哪里就是军医的阵地。第四军医大学口腔医学院从建立到今天,都始终围绕着军事斗争和我军的使命任务为出发点来建设,始终适应着军队平时建设和战时保障的需求。

(彭 栗 李 钢)

第二十四节 运动口腔医学

运动口腔医学(sports dentistry)是研究体育运动中口腔医学问题的交叉学科。它的内容包括运动中口颌面损伤的发生情况,相应的治疗和预防措施,影响运动员运动成绩的口腔疾病的预防与处理等。运动口腔医学是运动医学的一个分支,是口腔医学在体育实践中的应用,因而也有人将运动口腔医学视为运动损伤学、口腔医学等临床问题的特殊应用科学。

一、国际运动口腔医学的发展

运动口腔医学的出现来源于牙医师对于运动中口颌面损伤,尤其是牙外伤的关注。早在19世纪末英国牙医师就曾发明过简易的护齿器,它的雏形见于20世纪20年代拳击运动员比赛时所戴用的护齿套(mouthguards),随后这种防护器械很快被用到了美式橄榄球的比赛中,早在20世纪50年代美国就有牙医师对此进行了报道。

护齿套的推广使用,促成了运动口腔医学的发展,1983年美国运动口腔医学会(Academy for Sports Dentistry,ASD)在圣安东尼奥成立,标志着这一学科的正式出现。该学会每年举办一次年会,为运动口腔医学的发展作了很大贡献。2001年它通过与国际牙外伤学会(International Association of Dental Traumatology,IADT)的合作,在美国波士顿召开了首届世界运动口腔医学和牙外伤会议,从此,《牙外伤杂志》(《Dental Traumatology》)成为美国运动口腔医学会的官方专业杂志。

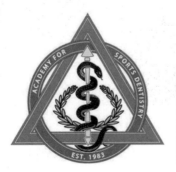

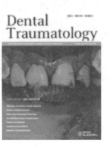

图6-24-1 美国运动口腔医学会(ASD)　　图6-24-2 《牙外伤杂志》

　　目前,美国运动口腔医学会注册会员遍布世界各地,运动口腔医学也从最初对护齿套的研究,扩展到了口颌面运动损伤的流行病学调查、治疗、预防等诸多方面的研究,成为口腔医学中一个新兴的重要交叉学科。

(一)护齿套应用的发展历程

　　运动员在训练和比赛中口颌面损伤的高发率,促成了运动口腔医学的发展。有学者甚至报道了70%以上的运动中口颌面损伤的发生率,其中最常发生的是软组织损伤,其次是牙外伤。拳击比赛因为有对颌面部的直接撞击,所以其口颌面损伤发生的概率很高,拳击比赛也成为最早广泛使用护齿套的运动项目。从20世纪50年代起,许多牙医为护齿套的制作、使用、推广、评价等做了大量开创性的工作,其应用集中在接触类运动项目,如美式橄榄球、冰球等。也正是从护齿套的推广应用开始,运动口腔医学有了它的雏形。

　　在美式橄榄球比赛中,头盔和面罩是最早采用的防护器械,早在20世纪50年代,面罩就已经广泛使用,并认为有预防牙外伤的作用;但是很快就有学者指出,在戴用面罩的情况下,运动员中仍有相当数量的牙外伤,因此护齿套的作用得到重视。1962年美国高中美式橄榄球联赛强制要求运动员戴用护齿套,使得比赛中口颌面损伤发生率大幅下降。但同一时期,大学联赛(NCAA)却不愿推行这一措施,理由是护齿套的戴用妨碍了运动员之间的交流,因而影响队伍的运动成绩;直到12年以后,在大量证据表明适合性良好的护齿套并不影响运动员清晰表达时,大学水平的联赛才强制要求戴用护齿套。

　　两年以后的1976年,美国大学冰球联赛也跟随美式橄榄球联赛的脚步,在比赛中强制要求运动员戴用护齿套。

　　其实,早在1960年,美国牙医学会(American Dental Association, ADA)就通过决议支持护齿套的使用,但当时反响并不大;1983年美国运动口腔医学(ASD)会成立,最初目的就是为了推广护齿套的使用。1985年ADA再次发表声明,支持护齿套在各类存在较大运动损伤风险的项目中的应用,并与ASD一道制作了宣传册《Give your teeth a sporting chance》;到1990年美国各种媒体上均能见到护齿套的宣传资料。

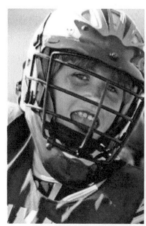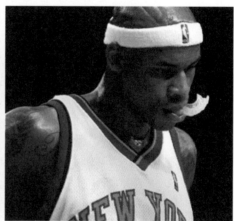

图6-24-3　运动中护齿套的戴用

　　现在美国许多州都在美式橄榄球和冰球以外的项目中,推行护齿套使用项目。在一些非接触类项目中也开始使用护齿套,其中包括自行车、体操、高山滑雪等。有报道称护齿套应用以后,美式橄榄球口颌面损伤发生率已降至1%。而通过专业运动员的带动作用,业余运动员,尤其是最易发生运动损伤的青少年也开始戴用护齿套。

最初学者们所报道的护齿套包含各种类型,没有区分各种类别;随后的研究发现,不少运动员在戴用护齿套的情况下仍然发生了口颌面损伤,这促使学者们对不同类别护齿套的有效性进行研究。目前护齿套共有三种类型,即通用型、热塑形和定制式,其中定制式护齿套因其良好的适合性和舒适感被推荐在各种运动中广泛使用。1995年澳大利亚《星期日邮报》报道了一个17岁高中运动员吞入护齿套的事件,当时他戴用的热塑形护齿套脱落,卡在口咽部,导致他在运动场上跌倒并被送进医院。这一个案的出现促使人们关注不同类型护齿套之间的差别。

通用型护齿套与牙列完全不贴合,使用时必须依靠紧咬才能固定在上下牙列之间,影响运动员说话和呼吸。现在通用型护齿套很多地方依然能够买到,但专业运动员已经基本不使用了。定制式护齿套与热塑形护齿套之间的有效性比较,不同学者的研究结果存在差异;不过关于两者的舒适度,学者们比较一致的观点是前者舒适度更佳。因此定制式护齿套得到了大多数学者的推荐。

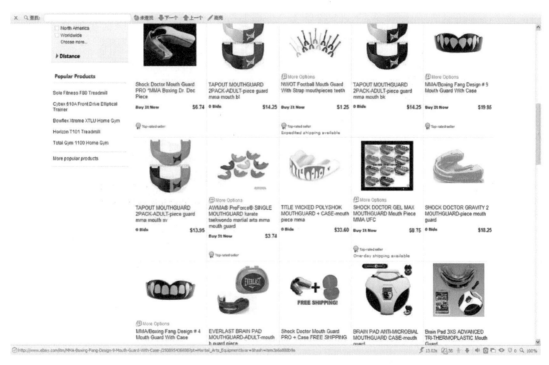

图6-24-4　网上售卖的通用型护齿套

目前,护齿套的研究已经从简单的调查,到深入的实验室模拟的水平。1967年,Hickey与Morris做了一项开创性的工作,他们在尸体上证实护齿套能有效降低撞击下巴后的颅内压力,不过更多的学者发现无论何种类型的护齿套都没有降低运动中脑震荡的发生率。因此护齿套对于头部的保护作用尚存在争议。

现在护齿套已经广泛应用在各种项目、各个水平的比赛与训练中,尤其是定制式护齿套。虽然尚无统一的制作标准,不过其对口颌面防护的有效性已经得到了学者的认可。如今有关护齿套研究领域已经拓展到设计制作、有效性、舒适度和使用的行为学调查。护齿套的发展成为运动口腔医学发展的推动力,护齿套的推广应用则成为运动口腔医学今后的重要责任。

（二）学术机构的成立与发展

运动口腔医学（sports dentistry）发展的标志性事件就是1983年美国运动口腔医学会（Academy for Sports Dentistry，ASD）的成立，其主旨在于预防运动相关的口颌面损伤。国际运动口腔医学会成立的目标主要有以下三个方面：

- ·运动员口颌面运动损伤和相关口腔疾病的治疗与预防
- ·运动员牙科损伤信息的收集与发布
- ·推动运动员牙科损伤预防的研究

该学会成立之初，其必要性饱受质疑，通过近40年的发展，运动口腔医学会（ASD）在护齿套推广使用、高校中相关课程设立、继续教育项目举办，以及运动口颌面损伤报告制度建立等方面做了大量的工作。《牙外伤杂志》（《Dental Traumatology》）作为运动口腔医学会的官方专业杂志，登载了大量运动口腔医学方面的研究成果。

美国运动口腔医学会（ASD）每年都会举行一次年会。2012年的第30届年会于6月21日到23日在明尼苏达波利斯举行。

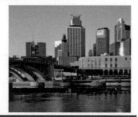

图6-24-5　美国运动口腔医学会（ASD）年会海报

此外,其他国家和地区的运动口腔医学会也陆续成立。日本运动口腔医学会于1990年成立,其官方杂志《运动口腔医学杂志》(《Sports Dentistry》)正在计划出版中。

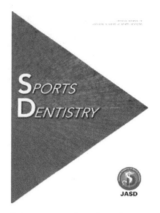

图6-24-6　《运动口腔医学杂志》*Sports Dentistry*(尚未发行)

(三)研究领域的拓展

运动口腔医学的发展来源于护齿套的使用,因此早期的研究主要集中在护齿套上面。最初学者通过单纯的流行病学调查,来验证护齿套的有效性。但是零散的调查,存在着样本量不足、控制因素不严格、护齿套类型未严格区分等诸多问题,循证医学的发展和实验室模型的建立,使得有关护齿套的研究进入到新的阶段。通过不同的体外撞击试验,学者们发现护齿套均能较好地降低撞击能量,而且护齿套的厚度与适合性是影响它防护能力的重要因素。此外,学者们也将研究的焦点放在了影响护齿套戴用的各种行为学因素上,例如戴用时的不适感、教练和父母的观念、经济因素等。

与护齿套研究同时出现的,是运动中口颌面损伤发生率的流行病学调查。早期研究中,美式橄榄球和冰球是调查最多的对象,随着这两个项目中护齿套的强制使用,篮球、曲棍球、足球、棒球等项目中的口颌面损伤日益得到重视,因而也推动了护齿套在这些项目中的应用。

与口颌面损伤的预防相对,运动损伤的现场处理和治疗是运动口腔医学的另一个重要内容,在此特别强调牙外伤现场急救的特殊性。国际牙外伤学会(IADT)已经就牙外伤的现场处理与后续治疗,提供了标准的指导意见。美国运动口腔医学会(ASD)也制作了现场牙外伤处理的指导卡片。指导意见中尤其强调对于全脱位的恒牙应该现场再植或者进行妥善保存后尽快送往医院。

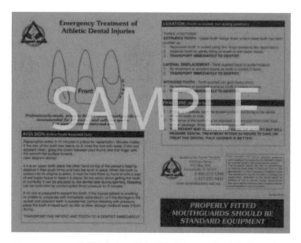

图6-24-7　美国运动口腔医学会(ASD)牙外伤治疗指导卡片

另一方面,运动口腔医学的一个重要任务是对于教练员、运动员、参与运动的青少年及其父母进行口颌面运动损伤预防和现场处理相关知识的宣传工作。同时,各种运动联赛赛季前的体检中,口腔检查也应成为常规项目,以识别出可能对运动员本身或其运动成绩产生影响的口腔疾病。2000年曾有人制作了预测运动中口颌面损伤危险度的软件,借以对损伤风险较高的运动参与者提供意见和防护措施。

二、中国运动口腔医学的发展

早在1995年就有学者开始在国内专业期刊上介绍运动口腔医学,内容涉及口颌面运动损伤的发生情况分析、相关的治疗、防护措施,以及对未来的展望。不过文中几乎全是对国外研究情况的介绍,并没有涉及当时国内该方面的研究现状。

在目前国内文献的回顾中,有关运动口腔医学的研究显得零散,大多数综述都是引用国外学者的研究结果。2008年有学者报道了中国篮球运动员的调查研究结果,结果显示国内篮球运动员对护齿套的认识程度非常高(80.1%),但只有1人(0.4%)使用过定制式护齿套。在另一项针对北京市口腔医生的调查中,超过一半的医生并没有接受过有关牙外伤的相关培训知识。此外,也有学者报道了深圳市运动牙外伤发生率的调查结果。除了调查之外,有学者开始测试不同护齿套的防护效果,在一定程度上拓展了国内的研究内容。

2008年北京奥运会的召开,在一定程度促进了国内运动口腔医学的发展,目前国内各大院校正在计划在本科生中开设专门的运动口腔医学课程,一些单位如四川大学华西口腔医学院也正在从事相关的调查、研究和临床工作,此外,不少口腔医疗单位也在提供护齿套服务。

但是,中国运动口腔医学的发展仍然处在起步阶段。国内尚无相应的运动口腔医学会或学组,许多专业词汇尚无统一名称。以mouthguards为例,文献中就有防牙托、护齿器、护齿套等多种名称。该学科的发展依然任重而道远。

三、运动口腔医学与奥运会

根据国际奥委会医学委员会的规定,口腔医疗服务是奥运会医疗服务的组成部分。根据其指导意见,奥运会期间的口腔医疗服务开始仅针对口腔急症进行处理,后来开始包括牙外伤治疗、龋坏充填、修复体更换,以及有限的口腔手术治疗等。

早在1968年墨西哥奥运会时,就有学者报道了英国奥运代表团运动员糟糕的口腔卫生状况,其中龋坏和牙龈炎是最常见的问题;同时他还提到两个因口腔问题影响运动成绩的个例,其中一位世界纪录保持者因为冠周炎而中途退出比赛,另外两名运动员在牙髓炎急性发作时,服用大量止痛药后参赛,却在预赛即遭淘汰。有鉴于此,大型运动会期间的口腔医疗服务成为必不可少的部分。

奥运会口腔医疗服务最早可以追溯到1932年洛杉矶奥运会,此后无论冬季奥运会还是夏季奥运会都有口腔医生提供专业的服务,到1976年蒙特利尔奥运会时,已经有32名专业口腔医生提供各种预防和治疗服务。1984年同样在洛杉矶,奥运会赛前口腔卫生检查得到重视,带有X线装置的流动口腔医疗服务车为运动员提供治疗和预防服务;而在此之前的1983年,美国运动口腔医学会刚刚成立。

随着奥运会规模的扩大,各运动项目对抗程度的提升,奥运会期间的口腔医疗服务需求在不断增加;口腔医疗服务的范围也在不断扩大。1988年汉城奥运会口腔医疗设施的使用率在各奥运设施中位居前列,此后历届奥运会都有类似的情况。

2008年北京奥运会时,第29届奥运会首席牙医杨晓江带领着由中国口腔医生组成的奥运牙医团队,不仅制定了奥运会历史上第一本奥运口腔医疗服务指南——《奥运会口腔医疗服务指南》,而且在整个赛会期间提供了出色的口腔医疗服务,赢得了国际奥委会官员、各国运动员、教练员和国际同行的高度赞扬,同时也使得护齿套、运动牙外伤处置等知识为国内口腔医生和普通大众所熟悉。

奥运会期间的口腔医疗服务,主要目的是为运动员取得良好的运动成绩提供保障,参与其中的专业人士多以支援服务性质加入,而运动员也可以免费获得这些服务。不少运动员在奥运会以前都很少接受常规的口腔检查,在一定程度上加重了赛会期间的口腔医疗负担。强化赛前的口腔检查应成为各国奥委会的一项重要工作。优秀运动员因为对口腔问题不够重视,导致成绩受影响,甚至中途退赛的情况,使得口腔健康成为运动员全身健康不可忽视的一个部分。

另一方面,奥运会也成为护齿套推广的一个重要平台。通过在一些比赛项目中对护齿套的使用作强制要求,越来越多的人开始了解并接受护齿套。治疗与预防并举,是运动口腔医学的特色,它也通过奥运会得到了良好体现。目前,在夏季和冬季奥运会的许多项目都有护齿套使用的要求。

奥运会对于运动损伤有着良好的报告系统,这为运动口腔医学的研究提供了极为丰富的数据。通过各届奥运会的探索,在大型赛会中提供口腔医疗服务的模型已渐渐成熟;从人员设备配置,到服务的优化,再到费用支付方案,奥运会都积累了许多经验。这些数据和经验都为运动口腔医学的发展提供了新的动力。

未来,运动口腔医学将为奥运会的发展提供良好的保障,而奥运会反过来会对这个学科的发展产生良好的促进作用。

运动口腔医学的出现不到半个世纪,却已经在许多方面产生重要影响;作为一个新兴学科,它同样受到了学术界越来越多的关注。在国际上发展已日渐成熟之后,国内该学科的发展将有一个飞速的进步。当然,挑战与机遇并存,运动口腔医学仍然有许多方面有待深入研究,比如口腔功能与运动成绩的关系。

随着全民健身越来越受到世界各国的关注,运动保健成为人们日益谈论的话题,运动口腔医学的发展必将为运动健康作出更大的贡献。

（杨　征）

第二十五节　循证口腔医学

■ 一、循证医学的定义

循证医学(evidence-based medicine, EBM)的核心思想是任何临床医疗决策的制定都应基于清晰、客观、公正的科学研究依据。临床医生在疾病诊治过程中,应将个人的临床经验与现有的最好临床科学证据结合起来进行综合考虑,为每个患者做出最佳诊治决策。个人临床经验是临床医师通过实践获得的知识、技巧和能力;现有的最好证据是指从基础医学研究、临床研究中产生的科学结论,如诊断试验的准确性和精确性数据、预后指标、治疗和预防措施的效力和安全性等。只有将两者完美结合起来才能不断为困扰人类的疾病推出有效和安全的诊治方法。忽视临床实践经验的医生不可能合理地应用外部证据,因为最好的外部证据并不一定适合于每一个具体的患者,需要医生从临床实践角度进行判断和取舍;而缺乏最好的证据,临床医生会变成经验至上的匠人,固守过时的知识,诊治决策缺乏科学性和效率,甚者可能做出不利于患者的决策。

二、高质量的临床研究证据是实践循证医学的基础

高质量的临床研究证据是循证医学的基础。循证医学的重心在于评价临床证据论断强度,确定诊断和治疗措施的风险和获益的可能性,预测其可能给患者带来多少利益,是否可能造成伤害。

临床证据论断强度就是临床证据的真实性强度,其评价的基本原则是观察研究者如何进行研究设计,如何实施其研究计划。

一般来说,设计在先的优于临时抱佛脚的,因为前者会对科研的可行性作总体考虑,会选择可能得出统计学推断结论的样本,样本过小则不能做出统计学推断,过大则浪费时间和资源,误差还可能更加不好控制;另外,会根据可能遇到的偏倚因素提出针对性的措施,减少其对科研真实性造成的影响,如果随意收集过去的某些资料拼凑成篇,则严重的疏漏错误在所难免。

科研结论可靠性更高的设计方式优于层次低的,因为更高的设计方式对规避偏倚风险有更严格的要求和规范。例如,有对照的试验优于无对照的,因为没有对照就没有比较,否定了安慰剂效应和被观察者知道自己成为被观察对象而改变行为倾向,出现反应误差(霍桑效应)存在的可能性,其研究结果和实际可能发生的效应相差巨大,而更可悲的是没有任何一种手段可以事后估计安慰剂效应和霍桑效应对结局影响的程度,这种研究结论无异于自吹自擂。

随机选择的样本对总体而言有代表性,随意选择的样本则只反映研究者的喜好和偏爱,不能代表总体,既然不能代表总体,其科研的外延性就失去了依据,否定了该科研的必要性,一意孤行只能说是浪费研究者的时间和生命以及宝贵的社会资源而已;在有对照比较干预措施优劣的研究中,如果不同的干预措施不是随机地被分配,只是由研究者随意地确定哪一个被观察者接受哪一种措施,其结果一定是研究者有所偏好的组被分配了容易得出预先结果的对象,不同组的基线失衡,失去了比较的基础;在有的号称"随机"的研究中,如果参加试验的任何一方事先知道随机分配的方案,对哪一个被观察者接受哪一种措施的可能性施加影响,这和随缘分配、随意分配有何区别呢?

再如,一个好的临床科学研究一定会用可靠的指标测量并确定是否产生某种结局,所谓可靠一定是能准确反映效应差异,最简单的例子是毫米级的差异只能用精确到毫米而不能用精确到厘米的尺子去测量,测量指标应该与研究的目的一致。如欲确定干预措施防治口腔颌面部肿瘤的效果,应该使用死亡率、生存率、痊愈率、显效率、有效率等指标;欲观察某种漱口剂防治牙龈炎的效果,应采用牙龈指数、出血指数、菌斑指数以及对菌斑和唾液标本进行细菌培养的结果等,病因学研究应采用相对危险度、危险度比值比等指标。诊断试验研究应采用敏感度、特异度、预测值、似然比等指标。尽管不同的研究方式终点指标不同,共同的规律是尽可能采用可客观测量的量化指标,如实验室指标、影像学检查指标等。对纯属主观感受的某些指标,最好也能采用量化的方法如visual analog scale,其次测量的过程不能受到

主观的、倾向性的、人为的影响,试想期望得到预想结果的研究者对所确知who is who的对象进行某项分级指标的测量时,有很大可能性得出利于其预想结论的级别。对各种测量指标应采用严格的质控手段标准化,保证试验结果的重复性即精确性,在试验开始前应对观察者进行训练,保证不同观察者之间、同一观察者前后两次检查之间结果的一致性。

一个好的临床科学研究一定会对接受试验的人群进行严密的观察随访,观察不细致可能漏掉有重要意义的效应,过多的失访后,仅靠余下的样本得出结论难免有较大的误差,而且这种误差的大小难以精确估计。

一个好的临床科研必有良好的统计学方法相配合。在临床科学研究中,应当根据资料的类型、性质、分布规律等采用合理的统计方法。统计分析方法选择不当,不但可能遗漏重要信息,甚至可能得出完全错误的结论,对读者造成误导。研究中可能同时存在多种影响结局产生的因素,如果不注意收集这些因素,或者在统计分析时没有采用分层分析、多因素分析等方法处理这些因素的影响,其结论的准确性就会受到严重影响。

循证医学不仅重视临床研究中的疾病的生物学方面的变化,对人的精神心理因素、自然及社会环境因素对疾病、临床诊断与治疗的影响也给予同等的重视。在进行临床决策时强调结合患者的喜好和具体要求,而患者的喜好与要求正是患者精神心理状态、其具体所处家庭与社会环境的综合反映。

● 三、循证医学的沿革

在20世纪70年代,英国著名流行病学家Archie Cochrane倡导使用被证明有明显效果的医疗保健措施,指出临床随机对照试验所取得的结果是可靠的证据,首先倡导将特定病种、同种疗法的所有随机对照试验结果合并进行分析,为临床医疗实践提供可靠依据。这一观点立即得到国际医学界的强烈反响。于20世纪80年代出现了跨国合作的对某些常见重要疾病(心血管病、癌症、消化道疾病等)某些疗法的系统评价,对改变临床实践和指导临床研究方向产生了重大影响,被认为是临床医学发展史上的一个重要里程碑。

另一位循证医学的奠基者是临床流行病学家和内科学家David L Sackett,他在提出和发展临床流行病学的过程中建立的临床科研设计与评价的理论体系为创立循证医学提供了深厚的理论基础。他创始的加拿大McMaster大学的临床流行病学组是国际上第一代临床流行病学与生物统计学培训中心,早在1992年成立了循证医学工作组(Evidence Based Medicine Working Group),发表循证医学专著,并在国际著名医学杂志上发表了系列文章论述循证医学的理论和实践,在国际医学界产生了巨大的影响。

在这两位大师理论构建和积极倡导的基础上,若干国家的临床医学专家、方法学家和系统评价的用户们联合起来共同成立了国际性组织Cochrane 协作网(Cochrane Collaboration),同时在有些国家成立了Cochrane中心。这些中心组织、协调本国医务人员收集原始研究资料、进行系统评价或将已有的系统评价翻译为本国语言发表传播,为临床医学实践提供高质量的证据。Cochrane协作网通过电子杂志即《Cochrane Library》将系统评价传播到世界各国,已有52个系统评价协作组活跃在临床各专业领域,14个分中心分布在全球。

中国循证医学中心(Chinese Cochrane Center)于1996年在四川大学华西医院筹建,1997年获卫生部认可,1999年注册成为国际Cochrane协作网的第14个中心。其主要任务是收集、翻译本地区发表的和未发表的临床试验报告,为世界提供中国的临床研究信息;开展系统评

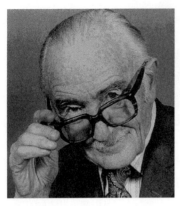

图6-25-1 Archie Cochrane
(1909—1988年)

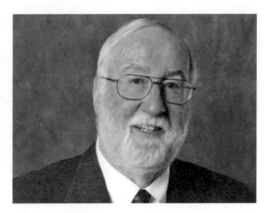

图6-25-2 David L Sackett

价,为临床教学、科研和政府的卫生决策提供依据。

四、meta分析和系统评价是循证医学的工具

meta analysis又称为汇总分析、荟萃分析,针对同种疾病、同种疗法的原始研究进行,将其结果予以综合,增大了样本,提高了结果的精度,使结论更加可靠。Meta分析是系统评价的基本统计学方法,但纳入文献较少不便进行meta分析时,仍然可以进行系统评价。Cochrane系统评价要求其制作者提供系统评价计划,强调尽可能收集全球已经发表或完成而未发表的研究,不但在方法学上有严格要求,更强调过程的透明性、规范性,由方法学组进行编辑审阅,邀请外部本行专家进行评价,并强调更新的必要性。

以下是当前国际公认的对于临床科学研究证据的分级之一,其论证强调由高到低排列:

Ⅰa 以随机对照试验为基础的meta分析或系统评价得出的证据;

Ⅰb 至少从一个足够样本的随机对照试验得出的证据;

Ⅱa 至少从一个足够样本的对照试验(没有施行随机)得出的证据;

Ⅱb 至少从一个足够样本的其他对照试验得出的证据;

Ⅲ 至少从一个足够样本的非试验性对照研究(如队列研究。病例对照研究等得出的证据;

Ⅳ 专家经验。

显然,meta分析和系统评价的研究证据在所有临床研究证据中是最高的。我们欣喜地看到,Cochanrene 系统评价论文的影响因子已经达到6.0以上,其影响力得到国际医学界公认。

Meta-分析和系统评价是一种全新的文献综述形式,较传统的文献综述更全面、系统和准确。在全面地收集文献并严格地评价文献基础上得出干预措施是有利、可能有利或可能有害做出定性或定量的结论。这些不断更新的证据为行政决策者分配卫生资源提供了可靠的基础,为繁忙的临床医师提供了为个体患者制订最佳诊治方案的参考;为创新性医药卫生科学研究提出了新的方向;为各临床亚专业制定危及人类健康的重要疾病的临床治疗指南提供了科学依据;也为作为"证据"消费者的病人寻找适合其具体疾病情况的治疗方案提供了线索,为惠及全社会人群的健康教育提供了可靠的证据,所有这一切都符合卫生事业发展

的方向,有利于充分有效地应用社会资源。

通过实践循证医学,把口腔医务人员紧密地和现代医学科学的最新进展联系在一起,把个人的经验和人类社会的知识积累连接在一起。认真勤奋实践循证口腔医学的医生将会成为口腔医学领域最佳证据的使用者(user),也将是最佳证据的提供者(doer)。

实践循证口腔医学的最终目的在于帮助临床医生为他们诊治的病人制定信息化的决策,提高口腔疾病诊断和治疗水平。病人是最大受益者。人民群众卫生保健水平的提高为四个现代化提供了健康的人力资源,由于卫生资源的合理利用,更多的口腔疾病状况将得到控制,我们的国家是最大受益者。由于医疗决策合理,减少了医疗差错和事故的发生,提高了治疗成功率,也将提高口腔医务人员个人及其医疗机构的学术声望。

(史宗道)

第二十六节 航空航天牙医学

现代飞行技术全面革新后,随着飞行器飞行舒适度和能力的提升,使用飞行器的人群日益扩大,极大地丰富和改变了我们的生活方式。但伴随而来的高空生理和病理现象逐渐被重视,作为影响飞行安全的因素之一,这些疾病应提前发现并及时治疗,以保证飞乘人员的安全。本章旨在介绍航空航天牙医学的由来、现状及展望,也对常见航空性口腔疾病及其预防和治疗进行了概述。

近年来,随着航空航天飞行从业人员与航空乘客的增多,航空环境所导致的疾病的报道也逐渐增多。在高空飞行中,人体许多器官和组织均会受到外界环境因素(如低压、缺氧、宇宙辐射等)及飞行因素(如超重、失重等)的影响而引起相关症状和疾病,其中包括头面部及口腔疾病(如航空性牙痛等)以及由它们所引发的眩晕、失能和休克等。飞行过程中,除一般的乘务人员、乘客外,由于飞行员负责维持飞机良好的飞行状态和成功完成飞行任务,这些疾病可能造成飞行员不适、注意力不集中、永久性器官损伤甚至导致飞行意外。因此,针对这些疾病,一门新型交叉的学科诞生了——航空航天牙医学,该学科结合航空航天科学、口腔医学等相关学科,开展飞行员、乘务员及乘客等飞乘人员进行飞行状态下相应口腔疾病的预防、诊治,并为选拔和训练飞行人员、航空航天工程设计等提供口腔医学依据。

一、历史回顾

19世纪中叶,两位英国科学家Glaisher和Coxwell对乘坐热气球上升到9450m过程中的高空生理变化进行了描述。他们在飞行日记中写道:上升到5640m时,他们的脉搏加快到100次/分;在5850m时,呼吸受到影响并出现心悸、手和嘴唇发青,读气球上的仪表发生困难;到了6510m,Glaisher患了运动病;8700m,两人都感到肌肉极度疲劳。这是人类探索高空时,对生理变化的首次详细记录。

20世纪初,开始出现关于飞行中的涉及面部和口腔的生理学和病理学现象的报道。随着航空相关生理和病理学研究相继展开,头面部及口腔方面的研究也开始进行。

1937年,Dreyfus首次报道了在1800m飞行时发生的牙痛。这是关于航空性口腔疾病的第一篇报道。第二次世界大战期间,有许多飞行中发生牙痛的报道,航空性牙痛(aerodontalgia/

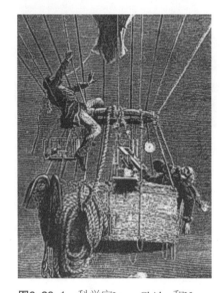

图6-26-1　科学家James Glaisher和Henry Coxwell在8833m高空时几乎丧失知觉,当时Coxwell用牙咬住放气阀操纵索。摘自R.L.Dehart著,陆惠良译,航空航天医学基础,1990

barodontalgia)的概念由此首次被提出。学者们自此开始了对航空性牙痛的研究。诸多学者都提出了相应的发病机制假设,并对其发生率进行了研究。

对航空航天牙医学这一领域的研究由此拉开了序幕。1945年,在美国得克萨斯州的Randolph Field陆空航空医学校设立了牙科研究的职位。

1946年举行的美国空军(USAF)讨论会总结了USAF在“二战”期间的经验,证实高空飞行中修复体损伤确实存在。1950年,开始为飞行员提供口腔护理(Air Force Dental Service)。与牙科出现的早期相比,此时已将预防作为治疗的最佳手段。1957年,最初的太空牙医学准则由太空医学总局提出(《空军手册》160-13)。1960年,航空航天牙科训练项目开始实施。1966年,美国空军指派牙科军官William Frome少校全职负责位于休斯敦的美国国家航空航天局(NASA)的航天员口腔健康维护。1980年,位于圣安东尼奥的得克萨斯大学的Johan Young上校开始研发在零重力环境下的牙科器械、牙科预防和应急操作准则。2000年,美国国家科学学会医学太空医学委员会(The National Academy of Science Institute of Medicine Committee on Space Medicine)就如何保持航天员的口腔健康进行了研讨。

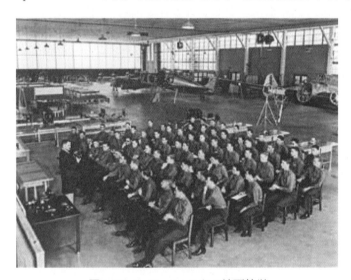

图6-26-2　Randolph Field地面教学　摘自Air force historical research agency, photos AAF in WWII, Vol. VI

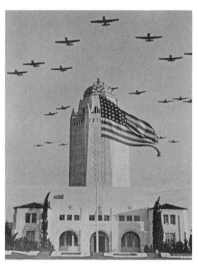

图6-26-3　Randolph Field的行政大楼。摘自Frank P. Lahm, wikipedia

二、学科内涵

航空航天牙医学由航空与航天两大部分组成。这两个领域既相互联系又相互区分:目前航空牙医学的研究对象主要是飞行员,在过去的70年中,对军事飞行员的研究又占绝大多数,危险因素包括低压、缺氧、超重等;而航天牙医学则以微重力条件下的航天员为对象,除上述危险因素外,他们还面临着宇宙射线、失重等特殊的环境因素;由于外界环境的不尽相同,航空与航天所导致的人体疾病也不完全相同。

近年来,以色列学者Yehuda Zadik对航空性口腔疾病进行了深入研究。尤其是航空性牙痛这一航空牙医学中的热点问题。2006年,Zadik报道了一例在7000英尺发生的航空性牙痛。患者为28岁的以色列空军(Israel Air Force, IAF)Bell-AH1-Cobra直升机驾驶员,在飞行的降落阶段发生了下颌前牙区的剧烈牙痛;疼痛为锐痛,进食或碰触下颌前牙及龈缘组织时疼痛明显,持续3天后缓解;1个月后,患者就诊。牙科检查示下颌前牙及周围组织无明显疼痛及症状,且牙痛不能用临床方法再现,X线片示下颌中切牙根尖囊状暗影;诊断为牙周-根尖周联合病变,行根尖切除术。

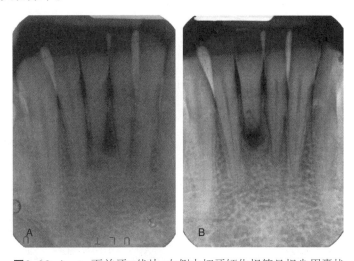

图6-26-4　A. 下前牙X线片,左侧中切牙钙化根管且根尖周囊状暗影; B. 根尖切除术后,囊状暗影范围减小。摘自Yehuda Zadik, Barodontalgia due to odontogenic inflammation in the jawbone. Aviat Space Environ Med 2006;77:864-6

随后,他对两例高空/低压环境下牙齿和充填体折断进行了病例报告。其中一例为一名21岁的军官在进行飞行模拟时发生的。在模拟飞行的下降阶段,她感到左耳疼痛,随着左耳疼痛消失,她感到左侧上颌牙齿钝痛,疼痛持续了1周。第二个病例为一名41岁的IAF驾驶员在18 000英尺高度飞行时,感到上颌右侧后牙区牙齿折断,且此患牙在飞行前后未发生疼痛。两个病例的共同点是,患牙均为银汞合金充填过后的上颌磨牙。Zadik对这两例病例进行了治疗,并认为两者可能由于龋坏组织未去净或产生继发龋而引起;翌年,他采用电子邮件对以色列防卫队(Israel Defense Forces)的飞行员等发放了调查问卷,对其中经历过航空性牙痛的人员进行了检查,并将检查结果与其病史及治疗史综合,发表了病例报告。根据他的研究,以色列防卫队的飞行人员中,航空性牙痛的发生率约为1例每一百飞行年(1 case per 100 flight-years);其病因主要是牙髓炎症、坏死或牙髓-根尖周炎。2009年,他首次对目前航空牙医学(aviation dentistry)所涉及的疾病进行了系统的分类。对于每一类航空性口腔疾病,Zadik都对其发病率、病因、发生机制、治疗和预防等方面进行了详细论述。这一分类填补了航空牙医学相应领域的空白。他对各类疾病的论述也为牙科医生提供了一些诊断和治疗原则。

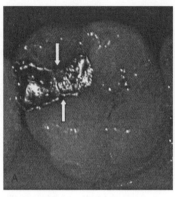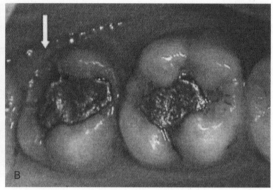

图6-26-5 A. #26近合银汞合金充填体断裂,箭头示其折断线。B. # 17远颊尖折断,箭头示其折断的牙尖。摘自Yehuda Zadik, Shmuel Einy , Dental Fractures on Acute Exposure to High Altitude, Aviation, Space, and Environmental Medicine,2006 ; 77(6)

　　Balwant Rai博士是另一位对航空航天牙医学作出重要贡献的学者。2007年, Rai提出了"航天牙医学"(aeronautic dentistry)。2009年,与Jasdeep Kaur博士一同进行了第一个模拟微重力对口腔影响的研究。并于2010年,在开普勒太空大学(Kepler Space University)进行了第一次航天牙医学讲座。

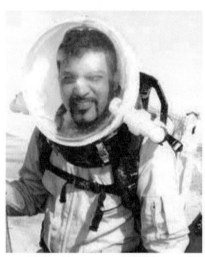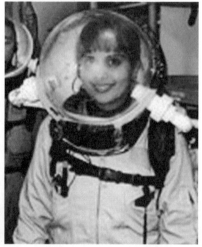

图6-26-6 左为Balwant Rai博士,右为Jasdeep Kaur博士。摘自Journal of Aeronautics & Aerospace Engineering与sikhchic.com

　　他认为,所有的航天任务需要在微重力的条件下完成,而这一环境将对人类的生理状况造成严重影响,因此,微重力对口腔影响的研究是必需的。随后他发表了关于航空航天牙医学全部课程的大纲,并提出了两种航天牙医学人才培养模式。

　　2011年, Rai与Kaur就微重力对口腔影响的效果进行了实验。实验中,10名男性志愿者保持在头部低于脚部6° 的状态(HDT bed rest condition)下6周, Rai对他们的口腔颌面部功能、结构和唾液等进行了实验前后对比。结果显示唾液流速和蛋白质及钙磷硫等矿物元素含量增加、骨吸收加强、结石的风险增加等。他开创性地就模拟微重力对口腔的影响建立了研究,涉及模拟微重力条件下的口腔环境、牙和牙髓状态、牙的敏感度、味蕾、唾液和血清等方面。Rai博士是第一位将微重力模拟应用于口腔疾病研究的学者,他的研究为我们探索太空对人类口腔健康的影响奠定了基础。

三、主要的航空性口腔疾病与防治

(一)航空性口腔疾病的分类与病因

根据Zadik的分类,航空性口腔疾病分为头面部气压伤、牙科气压伤和航空性牙痛三类,其中头面部气压伤还包括气压损伤相关性头痛、外耳道气压伤、气压性鼻窦炎和中耳气压性损伤;牙科气压伤包括飞行中牙折和修复体固位减弱。Zadik对于上述口腔疾病的发生率、发病机制及相关病因进行了阐述。其中,航空性耳炎(barotitis-media)和航空性牙痛是发生率较高、相关研究较多的疾病和症状。

1. 航空性耳炎　航空性耳炎(barotitis-media)是飞行员对高度相关性气压改变最普通的反应,发病率高达9%,于1937年首次报道。航空性耳炎是由于鼓室与外界气压不同而导致的中耳急性或慢性的外伤感染。症状从耳部不适到剧烈疼痛、耳鸣、眩晕伴随呕吐甚至耳聋。

2. 航空性牙痛　航空性牙痛(barodontalgia)是一种由大气压力改变引起的牙科疼痛,又称气压性牙痛,发生于无症状的牙齿,严重者可引起飞行中眩晕、失能、飞行或模拟低压舱训练提前终止。航空性牙痛是一种症状而非一种病理情况。

大多数口腔常见病都可能是航空性牙痛的根源,如龋齿、有缺陷的牙齿修复、牙髓炎、牙髓坏死、根尖周炎(颌骨囊肿或肉芽肿)、牙周袋、阻生牙和黏液潴留囊肿;此外,航空性牙痛也可为气压性鼻窦炎或气压性中耳炎所致的牵涉痛。

20世纪40年代,美国空军(United States Air Force, USAF)模拟低压舱的数据显示,航空性牙痛的发生率为0.7%~2%,在训练员生理学主诉中位居第五、在导致模拟训练提前终止的因素中排第三。"二战"后USAF的回顾研究表示,9.5%的美国机组人员在他们以往的飞行中曾有过一次或多次航空性牙痛。

从20世纪40年代至今,牙髓炎都被认为是引起航空性牙痛最主要的病因。1943年Levy的实验证明不完善的根充可导致患者在25 000英尺高空出现患牙疼痛。许多学者对航空性牙痛的发病机制进行了研究。1945年,Orban和Ritchie提出航空性牙痛是由血液和组织液中释放的气体造成的。Hutchins、Reynolds、Werner and Philbrook认为航空性牙痛是鼻窦(通常为上颌窦)闭塞所导致的牵涉痛,并提出了相应神经机制。

Harvey等则认为牙痛并非由于上颌窦气压伤引起,而是由于周围压力的降低导致血管扩张使髓腔压力升高诱发疼痛。他们对战争飞行状态下的航空性牙痛病例进行了报道,并对其危险因素和机制等进行了分析。一些学者对牙髓炎引起航空性牙痛的机制进行了解释:由感染直接导致的局部缺血,血管扩张和液体扩散进入牙髓组织导致髓腔内压力增高,从而导致的间接性局部缺血;牙髓内气体扩散,这些气体是感染组织中酸、碱或酶的副产物;由于气体溶解性降低,气体通过血管扩散。目前,关于航空性牙痛的发病机制尚未达成共识。先前的研究记录很难做出精确诊断,故截至目前还没有公认的航空性牙痛的诊断标准。

(二)航空性口腔疾病的预防与治疗

目前西方发达国家中因飞行气压改变而引起的牙科症状的发生率较20世纪前期降低,这可能是与目前飞机机舱内的压力增加舒适度提高和发达国家口腔健康水平的整体提升有关。从预防角度来讲,牙科问题的预防和口腔健康的保持应该给予特殊关注。Rayman强调

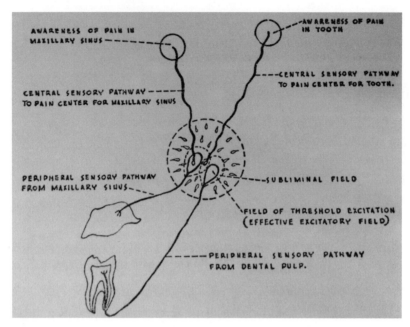

图6-26-7　图中左侧分别为：感到上颌窦疼痛；上颌窦的疼痛中枢中央感觉通路；起于上颌窦的外周感觉通路。右侧分别为：感到牙齿疼痛；牙齿的疼痛中枢中央感觉通路；临界区；有效兴奋区；起于牙髓的外周感觉通路。摘自H.C.Hutchins，O.E.Reynolds，experimental investigation of the referred pain of aerodontalgia，Journal of Dental Research，1947,26(1): 3–8

了机组人员保持健康口腔状态的重要性,以预防由航空性牙痛所导致的飞行员失能、不适、咀嚼困难及其所导致的营养缺乏等。在我国等发展中或落后国家,由于口腔预防水平整体不高,加之飞行人员的工作特点,误餐、时区改变时有发生,因此个人口腔卫生护理效果很难保证,有必要做深入研究。

1. 定期检查　全球上看,飞行员在其工作生涯中须定期体检(periodic medical examinations, PMEs)。通常一位新的飞行员在接受飞行训练之前,首先要进行综合检查,随后飞行员会接受至少每年一次的常规体检。

表6-26-1　2002—2011年度招飞体检耳鼻喉、口腔科初检淘汰率统计表

Year	Stomatology				Nasal cavity					Otology				Total
	Mal-occlusion	Miss of caries	Others	Total	Deviation of nasal septum	Rhino-sinusitis rhinitis	Allergic symptom Polypoid	Others	Total	External ear	Eardrum	Others	Total	
2002	12.40	5.74	0.49	18.63	4.19	3.58	0.69	0.21	8.67	1.43	3.66	0.51	5.60	32.90
2003	13.59	4.73	0.37	18.69	5.25	2.88	1.03	0.41	9.57	1.03	3.42	0.75	5.20	33.46
2004	13.84	4.96	0.45	19.25	5.50	2.14	1.24	0.33	9.21	1.11	3.95	0.68	5.74	34.20
2005	13.11	5.28	0.44	18.83	5.35	2.39	0.64	0.25	8.63	1.24	2.64	0.93	4.81	32.27
2006	12.89	4.62	0.34	17.85	5.20	2.51	0.78	0.31	8.80	0.92	3.25	0.61	4.78	31.43
2007	12.26	3.97	0.38	16.61	6.04	1.93	0.88	0.28	9.13	0.64	2.91	0.36	3.91	29.65
2008	11.19	3.89	0.28	15.36	6.16	1.74	1.20	0.22	9.32	0.29	0.94	0.46	1.69	26.37
2009	10.91	2.82	0.44	14.17	7.19	2.02	1.15	0.31	10.67	0.44	1.63	0.48	2.55	27.39
2010	4.20	2.14	0.43	6.77	6.15	1.49	1.22	0.26	9.12	0.67	0.87	0.29	1.83	17.72

续表

| Year | Stomatology | | | | Nasal cavity | | | | | Otology | | | | Total |
	Mal-occlusion	Miss of caries	Others	Total	Deviation of nasal septum	Rhino-sinusitis rhinitis	Allergic symptom Polypoid	Others	Total	External ear	Eardrum	Others	Total	
2011	3.25	1.59	0.34	5.19	8.09	1.82	1.13	0.30	11.34	0.34	0.67	0.31	1.32	17.85

自左至右依次为口腔科(咬颌畸形、龋缺齿、其他)、鼻腔(鼻中隔偏曲、鼻窦炎鼻炎、过敏体征息肉样变、其他)和耳科(外耳、骨膜中耳病变、其他)。摘自:唐晖,刘伟,等,招飞体检耳鼻喉、口腔科初检十年情况分析. 中华航空航天医学杂志,2011,22(2)

航空环境的潜在危险包括低氧、加速力、定向障碍、气压和温度变化。在这样的环境下,一些疾病可能会加重,禁止患有这些疾病的个体飞行是很重要的。Evans和Rainford指出,飞行员体检的目的"是在检查后,鉴别出具有高失能风险的飞行员",因此相关口腔危险指标的筛选和诊治十分重要。

英国军队是飞行员选拔的早期提倡者,对飞行员的详细检查是从第一次世界大战开始的。检查程序于1951年规定,定义为"可被立即应用的(未知疾病或通过测试发现的疾病的)假设鉴定、检查或其他程序"初期和未知口腔疾病的早期诊断对于空勤人员也是至关重要的。世界范围内,不同国家与地区、不同领域的飞行员,其定期检查的频率、范围与标准存在不一致性。由于航空性口腔疾病发病率低、尚未形成公认的诊断标准等因素,目前还没有关于定期牙科检查有依据的准则或共识。

2. 治疗方法　大多数早先发表的治疗原则认为为了避免在飞行中、孤立地点或舱内出现急性症状的可能,在治疗空勤人员时,应采取比其他群体更具有介入性/非保存性的治疗。表6-26-2概括了飞行人员的牙科保健原则。

表6-26-2　牙科护理原则概要

Table 3 Summary of principles of dental care

Discipline	Principles
Prevention	● Balanced diet with regular meals, avoidance of high-energy snacks ● Timely oral self-care
Periodic examination	● Vitality test to extensively restored teeth ● Special attention to defective restorations, restorations with poor retention, and secondary caries lesions ● Rule out bruxism ● Panoramic radiograph
Restorative treatment	● Removal of all carious tissue and placement of protective cavity liner before restoring
Endodontics	● Avoidance of direct pulp capping ● Reinforced temporary restoration
Prosthodontics	● Enhanced retention ● Clear speech ● Resin cement
Oral surgery	● Rule out oroantral communication
Documentation	● Meticulous documentation

①预防:平衡饮食、规律进餐,避免高热量的甜点;按时自我清洁口腔。②牙周检查:对大面积充填的牙进行活力测试;关注有缺陷的、固位不良或有继发龋损的充填体;排除夜磨牙症;拍摄全景片。③充填治疗:去除全部龋损组织并在充填前垫底。④牙髓病学:避免直接盖髓术;加固的暂时充填。⑤修复学:加强固位;言语清晰;树脂粘接。⑥口腔外科:排除口腔-上颌窦交通。⑦病例管理:谨慎的档案记录。摘自:Y.Zadik.Aviation dentistry: current concepts and practice.British Dental Journal,2009,206(1):11-16

（1）牙体充填（restorative dentistry）：未去净的龋损在日常生活中的潜在危害是很小的，然而这样的病损在气压改变的环境下则是危险的并且应该去除。龋损被去除后，医生应仔细检查洞底并将髓室的渗出物清除，充填前应垫底。此外，不建议对每天暴露于气压变化环境下的空勤人员使用间接盖髓术。

（2）牙髓病学（endodontics）：Rossi不建议对空勤患者使用直接盖髓术，并建议对每个怀疑病损侵及髓室的病例进行牙髓治疗。在进行根管治疗期间，牙医应该细心应用暂封，并训练患者自己留意暂封是否完好无损。

（3）修复学（prosthodontics）：治疗空勤人员时，应该进一切努力保证修复体的固位。从固位和其他因素（例如说话）的来说，固定修复体优于活动修复体。对于多颗切牙需要恢复的病例，应注意患者清晰地发音并可区分/v/和/f/、/s/和/sh/。治疗遭受气压变化的患者时，应该使用树脂粘接。

（4）口腔颌面外科（oral surgery）：当拔除上颌后牙时，医生应排除口腔–上颌窦交通的存在。口腔–上颌窦交通可以导致上颌窦炎，且在气压变化的环境下可导致不利的后果。当确诊为口腔–上颌窦交通后，应及时将其关闭。

3. 飞行限制（flight restriction）　当空勤人员所患疾病有可能影响飞行时，需要对患者进行飞行限制，即停飞。如：拔牙后几个小时或其他口腔/牙周手术后，口内压力改变可致凝血块脱落，并引发口内出血，明显影响行使正常功能（如清晰地讲话）。此外，在气压变化的环境下，发生气肿的风险也会增高。同时拔牙后的面部肿胀可使喷气式飞机和直升机驾驶员戴头盔时感觉不舒服。如果发生口腔–上颌窦交通，由于压力改变会影响伤口愈合，在证明伤口愈合前应该停飞。

为避免飞行中航空性牙痛，Rossi认为：军事飞行员停飞应该包含治疗期间，即从诊断需要行根管治疗起，直到治疗结束为止。尽管常规的牙体充填治疗没有要求停飞，但是各种情况的充填治疗常被认为是航空性牙痛的主要原因。拟定治疗计划时，牙医必须告知他们的飞行员患者（和有飞行计划的患者）术后的飞行影响和限制。

■ 四、国内研究现状

在我国，有一些学者对航空性口腔疾病进行了调查研究。李刚等对军事飞行人员在飞行过程中常见的航空性口腔疾病进行了分类，将其分为航空性牙痛、气压改变性修复体脱落、气压性皮下气肿和颌面部气压性损伤；同时对其防治进行了综述。针对航空性牙痛，有学者对其发病率等方面进行了调查：1979—1983年对11 509名飞行员体检发现航空性牙痛25例，发病率为0.22%。

邹敏等对航空性牙痛分型、发病机制、及治疗方法进行了研究，提出航空性牙痛可以分为：

1. 起飞过程中出现一过性锐痛；有龋坏或修复体、牙髓活力测试阳性、X线检查无病理改变；牙髓状态为可复性牙髓炎。

2. 起飞过程中出现跳痛钝痛；有深龋或修复体、牙髓活力测试阳性、X线检查无病理改变；牙髓状态为不可复性牙髓炎。

3. 降落过程中出现跳痛钝痛；有龋坏或修复体、牙髓活力测试阴性、X线检查可见病理改变；牙髓坏死。

4. 起飞和降落过程中出现剧烈的持续疼痛;有龋坏或修复体;牙髓活力测试阴性、X线检查可见病理改变;牙髓坏死。

其他航空性疾病,如气压性耳炎、气压损伤相关性头痛、气压性鼻窦炎、牙齿气压伤等的研究也可见报道。然而,目前国内还未开设航空航天牙医学这样一门专业学科。

经过多年的发展,目前欧美发达国家空军都将航空性口腔疾病防治研究列入卫勤保障的重要组成,并且逐步建立起军事航空性口腔疾病防治组织与工作管理规范、程序和制度。我国也应根据自身情况与要求,研究和发展航空航天牙医学,科学组织专业口腔医师,合理制定口腔疾病预防和治疗计划,努力促进飞行人员的全身健康。

我国的航空航天牙医学是年轻的新型交叉学科,所涉及的一些疾病,其重要性尚未被完全认识,也缺乏发展的途径和模式,科学还需要我们锲而不舍的研究和探索,学术国际地位不高。2008年四川大学华西口腔医学院设立了航空航天牙医学教研室,并先后与中航集团、中国国际航空公司及深圳航空公司合作,开展多学科、多系统的联合攻关,相信会对该学科的发展起到一定推动作用。

（于海洋　陈　曦）

第二十七节　口腔卫生政策与口腔保险

口腔卫生是总体健康和生活质量的根本所在。世界卫生组织(WHO)对口腔健康的定义是:没有口部和面部疼痛、口腔和咽喉癌症、口腔感染和口疮、牙周(牙龈)病、蛀牙和牙齿脱落及限制咬、咀嚼、微笑、说话和社会心理健康等个人能力的其他疾病与障碍的状态。产生口腔疾病的重要因素有:不健康的饮食、使用烟草、有害使用酒精和口腔卫生不良以及社会决定因素。在社会决定因素中,口腔卫生政策和规划是影响国家或地区提供口腔卫生资源、人群使用口腔卫生资源,保证口腔健康的重要原因。

口腔疾病负担通常影响弱势群体和社会边缘群体,是世界上所有国家和地区一直面对的公共卫生难题。研究表明,对口腔疾病实施预防性措施可以有效地预防口腔疾病的发生,取得较好的成本收益效果。预防性措施有赖于口腔卫生政策、规划的正确指导和有效实施。世界各国尤其是发达国家对口腔疾病的预防都非常重视,制定了一系列的政策和规划,有的政策与规划是独立于总体卫生规划的,有的是总体卫生政策与规划的重要组成部分。本节中,主要探讨与口腔健康相关的卫生政策和卫生规划。

一、卫生政策与卫生规划

(一)卫生政策

政策,顾名思义就是政治上的策略或者谋略。在古汉语中,"政"和"策"是分开使用的,"政"表示政治、政权,"策"表示策略、计谋等。日本明治维新期间引入大量的西方科学术语,用汉语中的"政"和"策"和在一起翻译"policy"一词,后来传入中国,演变成了政策一词。政策泛指政府、机构、组织或者个人为实现一定的目标而制定的计划,包括一连串的规划或者有组织的行动或活动。

政策的目标需要根据组织的需要及背景而订立,所以每个政策都有差异。推行政策的活动包括了解及制定各种可行方案、订立日程或开支,然后考虑其影响来开展相应的活动。广义的政策可以在政治、管理、财经及行政构架上发挥作用以达到各种目的。

制定政策有一定的过程,Peter Bridgman 和Glyn Davis著的《澳州政策手册》(《The Australian Policy Handbook》)详细地展示了政策周期的8个过程:①提出及了解需要进行的事件或者活动;②分析现有政策和评估现阶段发展状况;③制定推行政策手段方法;④咨询(在整个过程中都反复进行);⑤协作;⑥作出决定;⑦实施政策;⑧评估政策效果,检讨改进。政策制定只有遵循了一定的过程,才能更有针对性。

卫生政策,特指在医疗卫生领域的政策,指为了满足人们的健康需要而制定的行动方案和行为依据,其目的是通过法规、条例、规定等使医疗资源合理配置,使人群相对公平、高效地使用医疗卫生服务。

(二)卫生规划

规划,意即进行比较全面的、长远的发展计划,是对未来整体性、长期性、基本性问题的思考、考量和设计未来整套行动方案,给管理者和执行者指明行动方向。

卫生规划是指卫生组织或系统为进行某项卫生活动,根据人口结构、地理环境、经济发展状况等可利用的资源特点,而制定方向、目标、策略、步骤的过程。卫生规划通常是设立长远目标的过程,并且根据所拥有资源的可持续发展情况对未来进行的计划和评估。卫生政策与卫生规划的关系是,卫生规划的实施需要相应卫生政策的支持,卫生规划是卫生政策目标的具体行动体现。

卫生规划都是以提高人群健康状况为中心目标。一般来说,卫生规划分为7个步骤:确定目标、分析环境、分析资源、修正目标、制定策略、实施策略、监测评估。在一个良好的卫生规划中,这几个步骤紧密相扣,如果有了好的目标,而缺乏可行的实施方案,或者实施方案的过程中,没有监测评估,很可能导致目标偏离预计的方向。

口腔卫生规划是整体卫生规划中的一部分,主要针对促进人群的口腔健康,提高人群与口腔有关的生活质量。

(三)卫生项目

卫生项目是指在一定时间内,为了完成某项既定目标,制定的具有针对性的行动方案。它的范围比政策小,时间周期比规划短,通常为了配合规划的实施,将规划划分为若干个项目,在不同地区和不同时间开展,如口腔预防保健项目、西部儿童口腔预防项目、口腔科研计划项目等。

二、世界卫生组织的口腔卫生政策与规划

世界卫生组织(WHO)在《2003年世界卫生报告》中确定了口腔卫生四大战略方向,包括减轻负担、促进健康生活方式、建立公平服务的口腔卫生系统,并将口腔卫生纳入全国和社区项目,将口腔健康促进纳入社会发展政策之中。通过公共卫生途径预防疾病和促进健康,防止非传染性疾病,已开始成为全球范围的一种主要策略。世界卫生组织(WHO)已经采纳了这一途径作为促进口腔健康、减少国家之间不平衡的一个最好手段。WHO考虑各国的差异和具体情况,没有提出统一的口腔疾病防控策略,但为此提出了具体的策略途径,包括控制共同危险因素、促进健康生活方式、循证决策、高危人群重点防护、服务系统、平等提供基本口腔保健服务、建立信息系统。

口腔疾病的公共卫生解决方案在与其他慢性病及国家公共卫生规划相结合时最为有

效。世界卫生组织全球口腔卫生规划工作与慢性病预防和健康促进战略保持一致,重点是促进口腔卫生和预防口腔疾病方面的全球政策的制定工作,包括:①制定有效控制口腔卫生风险的卫生政策;②促进制定和实施以社区为基础的促进口腔卫生和预防口腔疾病项目,并以处境不利和贫困人群为重点;③鼓励国家卫生主管当局实施有效的加氟规划,预防龋齿;④倡导采取共同危险因素方法,同时预防口腔和其他慢性病;⑤为各国提供技术支持,加强其口腔卫生系统,并将口腔卫生纳入公共卫生范畴。

WHO制定的口腔健康促进策略和措施包括:①减少人群的口腔疾病负担和失能,特别针对贫困人群和社会边缘人群;②促进健康的生活方式,减少环境、经济、社会和行为方式带来的口腔疾病危险因素;③发展口腔健康体系,公平促进口腔健康产出,响应人群的合理需求,达到财务平衡;④基于国家和社区的综合口腔健康项目,设计口腔健康政策框架,促使口腔健康作为衡量社会发展政策的有效维度。

三、口腔卫生规划

我国的口腔卫生政策和规划主要由卫生部制定,各级卫生部门负责执行。这些项目和规划的目标由不同的口腔健康项目完成,部分高校、医院、健康公司也开展了一些促进口腔健康的项目。

2007年5月,卫生部下属疾病预防控制司设立专门的口腔卫生处,主要负责制定我国的口腔卫生规划,对口腔卫生进行管理,并且从事牙病防治的协调工作。群众性牙病预防保健技术工作和有关事务性管理工作,则以委托形式交专业社团或机构承担。

口腔卫生政策总是与同时代的总体卫生规划相呼应,是当时总体卫生政策的具体反映。从20世纪90年代开始,我国先后颁布了5个重要的国家层面的与口腔卫生有关的规划或政策,其中有专门针对口腔健康的规划,也有从属于总体卫生规划中与口腔健康有关的规划。

(一)《2000年我国口腔卫生保健规划目标》

1992年10月,中华人民共和国卫生部和中华人民共和国教育委员会颁布了《2000年我国口腔卫生保健规划目标(试行)》。该规划中,我国按照人均年收入分为了贫困地区(人均年收入200元以下)、温饱地区(人均年收入200~500元)、宽裕地区(人均年收入500~800元)和小康地区(人均年收入800元以上),将各个指标按照各个地区进行分类规划,比如3岁以上人口刷牙率在贫困地区到小康地区分别为40%、50%、70%和80%(具体目标见表6-27-1)。

表6-27-1　2000年我国口腔卫生保健规划目标(试行)具体目标

指标	贫困地区	温饱地区	宽裕地区	小康地区
3岁以上人口刷牙率(%)	40	50	70	80
中小学生口腔保健知识知晓率(%)	40	60	70	80
中小学生保健牙刷使用率(%)	40	60	80	90
中小学生龋齿填充率(%)	20	30	40	50
5~6岁年龄组乳牙无龋率(%)	30	30	30	30
12岁年龄组恒牙龋均	<0.9	<0.9	<1.1	<1.1
15岁年龄组有3个以上牙周健康区段百分数(%)	20	40	50	60
65岁以上年龄组无牙比现有水平下降率(%)	5	10	15	20

本次规划中的具体措施主要有在各省、自治区、直辖市、计划单列市成立牙防组,将口腔健康纳入卫生总体规划中,深入开展"爱牙日"活动,推广先进牙防模式,在低氟地区开展氟化水源试点工作等。

牙防组是1988年成立的全国性的口腔疾病防治办公机构,不占用国家编制和经费,多挂靠在专业的口腔机构,由卫生主管部门、专业机构的领导和口腔预防专业的人员在全国范围内提供牙防工作。在国力不强、政府无法提供更多经费给牙病防治的当时,牙防组取得了非常好的成绩,比如确定每年的9月20日为全国爱牙日;组织了全国3次口腔流行病学调查,摸清了我国口腔健康状况,为制定措施打下了基础;启动社区口腔卫生服务示范工作点等工作,受到国际同行的关注与称赞。2007年,牙防组因违规收取认证费、财务管理混乱等被国家叫停,但不可否认的是牙防组在我国口腔疾病防治工作中作出了突出的贡献。

(二)《中国口腔卫生保健工作规划(2004—2010年)》

2004年2月,中国卫生部办公厅发布了卫生部办公厅关于印发《中国口腔卫生保健工作规划(2004—2010年)》(卫办疾控发〔2004〕13号)的通知。

规划指出:要以卫生部门为主导,多部门合作和社会团体共同参与的牙病防治协调机制,加强促进与教育工作,增强全民口腔保健意识与自我口腔保健能力,并提出了建立口腔健康数据库,加强对口腔常见病及其危险因素的监测与控制,为循证决策提供充分证据。

相较于上一个规划,本次规划设置的具体目标没有根据人均年收入对地区进行分类,而是将地区分为了农村和城市;同时对具体目标进行了修订,本次规划中加入"孕妇接受口腔护理培训率"和"35~44岁成人3个区段以上牙周健康人数百分率"这两个指标,减少了"3岁以上人口刷牙率""中小学生保健牙刷使用率""中小学生龋齿填充率"和"12岁年龄组恒牙龋均",充分说明这次的口腔卫生规划逐渐倾向于成年人和全人群,而非重点防治人群,规划涉及面更广泛。

该规划的具体目标是:力争到2010年,中小学生口腔保健知识知晓率农村达到70%,城市达到90%;有效刷牙率农村达到60%,城市达到80%;含氟牙膏使用率农村达到70%,城市达到90%;龋失补充填比率农村达到15%,城市达到30%;15岁青少年牙周健康人数百分比农村达到30%,城市达到50%;12岁儿童恒牙龋均达到1.1以下。

本次规划防治策略和措施包括:将口腔卫生保健工作纳入卫生工作计划,建立和完善社区口腔保健服务网络,深入口腔健康促进工作,坚持预防为主的方针,积极培训口腔卫生人才,加强科学研究和实践,加强国际交流合作等。这些措施较上一版有了更深入和具体的行动指南。

(三)《卫生部办公厅关于加强口腔卫生工作的通知》

2007年11月,中国卫生部发布一个政策性的文件——《卫生部办公厅关于加强口腔卫生工作的通知》(卫办疾发[2007]196号)。发布这个政策是在"我国口腔卫生工作形势依然严峻,各类口腔疾病患病率仍然较高,口腔疾病防治任务十分艰巨,口腔卫生人力资源明显不足,城乡卫生服务水平尚不能满足人民群众日益增长的口腔卫生服务需求的背景下",为了推动口腔卫生工作的进一步开展,加快实现人人享有初级口腔卫生保健的目标而制定的。文件按照《中国口腔卫生保健工作规划(2004—2010年)》的目标,制定了一系列的政策措施来保证规划的实施。

(四)卫生部办公厅印发《中国居民口腔健康指南》

2009年9月,卫生部为更好地贯彻落实《卫生部办公厅关于加强口腔卫生工作的通知》(卫办疾控发〔2007〕196号）精神,规范医疗卫生机构口腔健康教育工作,帮助我国群众掌握正确的口腔卫生保健知识,养成良好的口腔卫生习惯,卫生部组织制定了《中国居民口腔健康指南》。

该指南分为普通人群篇、孕产妇篇、婴幼儿篇、学龄前儿童篇、学龄儿童篇、老年篇和残疾人篇,一共55条内容。每一篇都针对不同人群介绍了口腔的保健知识,比如如何刷牙、如何使用牙线、常见的口腔疾病种类、预防口腔疾病的发生措施等,不仅仅是详尽的口腔保健指南,也是非常好的科普教材,但是可能由于宣传力度不够和人们的口腔保健意识落后,几乎很少有普通民众知道口腔健康指南的存在。

（五）《中国慢性病防治工作规划（2012—2015年）》

2012年5月,卫生部、国家发展改革委员会、教育部等15部委联合制定了《中国慢性病防治工作规划（2012—2015年）》,这是我国政府针对慢性病制定的第一个国家级的综合防治规划,是多部门协作的结果。

世界卫生组织（WHO）认为,口腔疾病的公共卫生解决方案在与其他慢性病及国家公共卫生规划相结合时最为有效,如WHO的全球口腔卫生规划工作与慢性病预防和健康促进的战略就是保持一致的。慢性病防治工作规划是我国与WHO保持接轨的最佳方式,它为我国"十二五"期间慢性病防治工作指明了方向,在慢性病防治历程中具有里程碑式意义。

在这个慢性病防治规划中,将"适龄儿童窝沟封闭覆盖率达到20%以上,12岁儿童患龋率控制在25%以内"作为口腔健康的基本目标列入规划,充分体现了口腔疾病防治以"青少年为主"的思想。在其具体策略和措施中,提出:"在40%的社区卫生服务中心和20%的乡镇卫生院开展口腔预防保健服务。政府机关、企业事业单位积极推行健康体检制度,将慢性病核心指标和口腔检查作为必查项目;基层医疗卫生机构加强高血压、糖尿病、慢性阻塞性肺病等慢性病患者管理服务和口腔保健服务,对癌症患者开展随访和康复指导等工作,积极推广儿童窝沟封闭等口腔疾病预防适宜技术"。在保障措施中,提出:"教育部门将营养、慢性病和口腔卫生知识纳入中小学健康教育教学内容,监督、管理和保证中小学生校园锻炼的时间和质量;加强基层慢性病和口腔疾病防治实用型人才培养,提高基层医疗卫生人员服务能力"。该规划对口腔预防工作的开展具有指导性的意义。

四、我国口腔卫生专项项目

（一）爱牙日活动

1989年,由卫生部、教委等部委联合签署,确定每年的9月20日为全国"爱牙日",其宗旨是通过爱牙日活动,广泛动员社会的力量,在群众中进行牙病预防知识的普及教育,增强口腔健康观念和自我口腔保健的意识,建立口腔保健行为,从而提高全民族的口腔健康水平。中国的龋病、牙周病患者众多,而口腔保健的人力、物力、财力十分有限,因此解决牙病问题的根本出路在于预防。建立爱牙日是加强口腔预防工作,落实预防为主方针的重要举措。

从爱牙日设立初起,每年都会确定一个主题,根据主题做出专项行动部署。这些主题几乎涵盖了牙齿保

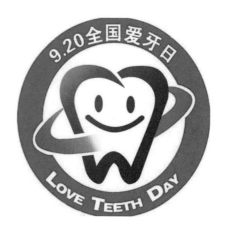

图6-27-1 爱牙日标志

健的各个方面,对倡导我国群众的牙齿健康理念作出了突出的贡献。

1989年: 人人刷牙,早晚刷牙,正确刷牙,用保健牙刷和含氟牙膏刷牙。

1990年: 爱牙健齿强身。

1991年: 爱护牙齿从小做起。

1992年: 爱护牙齿,从小做起,从我做起。

1993年: 天天刷牙,定期检查。

1994年: 健康的生活需要口腔卫生。

1995年: 适量用氟,预防龋齿。

1996年: 少吃含糖食品,有益口腔健康。

1997年: 爱牙健齿强身,预防龋病。牙周疾病,健康的牙齿伴你一生。

1998年: 健康的牙齿,美好的微笑。

1999年: 老年人的口腔保健。

2000年: 善待牙齿。

2001年: 吸烟与口腔健康。

2002年全国爱牙日主题: 预防牙周疾病 维护口腔健康。

2003年全国爱牙日主题: 有效刷牙 预防牙周疾病。

2004年全国爱牙日主题: 口腔健康与生命质量。

2005年全国爱牙日主题: 关注孕妇口腔健康。

2006年全国爱牙日主题: 婴幼儿口腔保健。

2007年全国爱牙日主题: 面向西部,面向儿童。

2008年全国爱牙日主题: 中老年人口腔健康。

2009年全国爱牙日主题: 维护口腔健康,提高生命质量。

2010年全国爱牙日主题: 窝沟封闭,保护孩子

2011年全国爱牙日主题: 健康口腔,幸福家庭 副主题: 呵护孩子,防止龋齿

2012年全国爱牙日主题: "健康口腔,幸福家庭",副主题 "关爱自己,保护牙周"。

(二)中西部地区儿童口腔疾病综合干预项目

2009年初,中央财政安排儿童龋病防治专项经费880万元,开展中西部地区儿童口腔疾病综合干预试点项目。该项目是由中央补助地方公共卫生专项资金拨款,开展儿童口腔疾病的综合防治工作,在河北省、山西省、内蒙古自治区、吉林省、黑龙江省、安徽省、江西省、河南省、湖北省、湖南省、广西壮族自治区、海南省、重庆市、四川省、贵州省、云南省、西藏自治区、陕西省、甘肃省、青海省、宁夏回族自治区、新疆维吾尔自治区,新疆生产建设兵团等中西部地区7~9岁儿童进行免费的口腔健康检查,窝沟封闭和口腔健康教育。通过该项目的实施,目标小学的学生口腔卫生知识知晓率将达到85%以上,正确刷牙率达到70%以上,适龄儿童口腔检查率达到90%以上,窝沟封闭率达到90%以上。

(三)城乡居民牙病综合防治模式推广应用研究

2011年4月10日,由中国5所著名口腔医学院校联合申报的"城乡居民牙病综合防治模式推广应用研究"项目在广西医科大学口腔医学院启动。该项目由北京大学口腔医学院、四川大学华西口腔医学院、武汉大学口腔医学院、首都医科大学口腔医学院、广西医科大学口腔医学院联合申报,共获得国家资助金额2375万元人民币,是目前卫生部投入和规模最大的口腔公益性科研专项重大项目。

该项目提出预防、监控、治疗、修复一体化的综合防治模式,整合口腔医学多学科技术,以患者为中心,以龋病为主线,通过技术规范、媒介推广和基地示范三个层面的协同研究,实施早期预防、疾病控制、规范治疗和效益监控。这个覆盖全国的公益性口腔医学科研项目将通过3年努力,形成一套可行有效、便于在全国推广的口腔健康保障体系。

五、国外口腔卫生政策与规划

国外一些发达国家的卫生体制与我国不同,他们的口腔卫生规划有很多来自于疾病控制中心和一些专门的项目组织,通过开展不同形式的项目来促进口腔健康。

(一)美国

美国没有全国性的卫生行政管理部门,其口腔政策和项目由美国疾病预防控制中心(Centers of Disease Control and Prevention)和各个州立政府制定。CDC下属有专门的口腔健康部(Division of Oral Health, DOH)。

口腔健康部的愿景是让人们可以享受良好的口腔健康带来的身心健康和满意的生活,它主要的任务是通过建立知识体系、工具和网络来倡导健康的生活方式和提高公共卫生项目的效率,达到预防和控制口腔疾病的目的。

CDC口腔健康部主要目的是"预防和控制龋齿、牙周疾病、口腔癌症及其相关因素,消除口腔卫生服务的差异性"等。主要的工作是帮助各个州开展他们自己的口腔健康项目,扩大口腔疾病

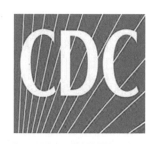

图6-27-2　美国CDC口腔健康部标志

预防计划,监测口腔疾病的发生,为口腔疾病相关科学研究服务,控制口腔感染等。同时他们也为部分州提供口腔项目和研究的经费,并且开展口腔公共卫生住院医师项目来提高口腔医生的执业水平。

值得一提的是,口腔健康部在各个州开展了"以学校为基础的窝沟封闭项目",该项目是针对学校范围内的目标人群进行窝沟封闭控制龋齿,改变窝沟封闭利用的差异性,改善儿童口腔健康。20世纪70年代早期,美国第一个"以学校为基础的口腔项目"在田纳西州开始,20世纪80年代后此类项目在"国家预防牙科示范项目(National Preventive Dentistry Demonstration Program)"报告出台之后开展的地区越来越多。1994年,口腔健康部以及州和地方的牙科领导协会(Association of State and Territorial Dental Directors)对120个"以学校为基础的窝沟封闭项目"进行了调查,随后大量的研究和政策评估也表明,这个项目对儿童口腔健康改善发挥了很大的作用。

(二)欧盟

在许多欧盟国家,口腔卫生项目的管理和财政是独立于一般卫生系统的,口腔卫生服务一般由私立机构和非政府提供,这些机构也开展促进口腔健康的项目。口腔卫生政策和规划一般由口腔卫生项目来体现。

"更好口腔健康平台(Better Oral Health European Platform)"是一个多成员机构,由欧洲口腔公共卫生协会(EADPH)、欧洲牙科教育协会(ADEE)、箭牌公司口腔健康项目、葛兰素史克消费者口腔健康部门和欧洲首席牙科委员会(CECDO)共同创办,这个平台的主要任务就是促进欧洲的口腔健康和开展有成本效益的口腔预防项目。2010年,这个平台提出"欧盟口腔健康行动计划(EU Action Plan on Oral Health)"来促进欧洲口腔健康,呼吁欧洲委员会

制定更详细的口腔预防项目计划;保证口腔疾病治疗的优先权;在社区健康行动项目中促进口腔预防措施的使用和口腔健康数据的收集,降低影响口腔健康的危险因素;调查现行的口腔政策的不公平性;为未来的口腔预防项目和开展更有效的口腔预防策略提供资金支持。

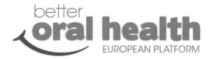

图6-27-3 Better Oral Health European Platform标志

欧盟国开展了许多成功的以社区为基础的公共口腔卫生项目,这些项目主要关注预防性治疗的开展,提高病人的教育程度,鼓励健康的生活方式和自我管理。

在欧盟国家,以人群为基础的预防项目广泛开展,比如饮水氟化项目(爱尔兰、波兰、塞尔维亚、西班牙、英国),食用盐氟化项目(瑞士、斯洛伐克、法国、德国、捷克共和国)和儿童牛奶氟化项目(保加利亚、英国)。

在学校开展口腔健康教育项目也对儿童的口腔健康发挥了很大的作用,尤其是这些项目有了家庭的支持和社区干预,取得了更好的效果(法国、德国、爱尔兰、英国)。

英国卫生部开展了"口腔预防循证工具包"的制定工作,这个工具包可以为牙医和公众提供更准确和有效的信息。

在丹麦,一项针对性、前瞻性的预防口腔疾病项目在公共口腔卫生机构开展后取得了显著的成果,使丹麦儿童的口腔健康状况相较于40多年前有了很大改善。据丹麦公共牙医协会的报道称,从1974年到2000年间,78%的丹麦儿童平均DMFT从4.5降低到0.98,到1997年,99%的丹麦儿童每年都接受口腔卫生服务。丹麦政府的义务即是建立口腔基础设施,为从出生到18岁的公民提供免费和有效的口腔卫生服务,包括健康教育和预防,为了使用方便,这些口腔诊所一般都修建在学校里或者学校附近。

在瑞典,口腔健康促进项目针对有学龄前儿童的移民家庭,通过可获得的社区中心来开展口腔卫生服务取得了比较好的成效。这个项目包括了家长教育、介绍刷牙方法、饮食建议以及为低社会阶层家庭的儿童提供免费的每日0.25mg的氟片剂。

德国和爱尔兰在欠发达地区开展了以学校为基础的榜样(peers)项目,在德国科隆地区,4年级同学为1年级同学示范如何刷牙,可以让1年级同学增加他们的刷牙技能。在爱尔兰的Belfast地区,训练11岁的孩子教5岁的孩子如何吃饭和零食,与对照组比较后发现,含糖零食消耗减少了,并且小孩子更容易通过年龄较长的小孩获得口腔健康知识。

相较于其他发达国家,我国口腔卫生政策和规划的时间要晚许多,开展的程度也因为经济发展水平和人民群众意识受到限制。如何利用政策导向、经济调节手段来改进人群的口腔健康,尤其是青少年的口腔健康,是我国口腔工作者、行政管理者、口腔经济学研究者需要进一步探讨和发掘的问题之一。

六、口腔专业保险

建立了现代社会保障制度的国家,其核心就是为劳动者提供社会保险。社会保险体系中一般包括了医疗保险、失业保险和养老保险等制度。医疗保险的作用主要是在劳动者患病时,向其提供治疗疾病的部分或者全部的费用,使劳动者尽快恢复健康和劳动能力。口腔保险(在一些国家也称作牙科保险)通常包含在国家医疗保险体系中,如德国、英国、中国等。但在商业保险发达的国家,如美国,口腔保险则主要由牙科保险公司、商业牙科保险提供。

所以口腔保险的发展既得益于口腔医疗的发展和治疗技术的进步,同时也和不同国家的社会保障体系、医疗保险的发展密不可分。

(一)国家医疗保险中的口腔保险

1. 德国口腔保险　19世纪70年代的第二次工业革命,推动了德国工业迅猛发展。但现代化的社会大生产引发了严重的社会问题:大机器生产和资本的快速流动,造成社会迅速分化,贫富差距加大。产业工人超长时间工作、工资菲薄、生活条件恶劣,导致了严重的社会矛盾。为了稳定社会,巩固在1871年才完成统一的德意志政权,宰相俾斯麦通过了一系列的经济社会改革政策和三项著名的社会保险法令:《疾病保险法》(1883年)、《工伤事故保险法》(1884年)、《老年与残障保险法》(1889年)来保障工人的基本权益。这也标志着现代社会保障制度首次在德国建立了。

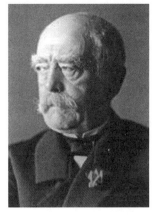

图6-27-4　奥托·冯·俾斯麦(Otto von Bismarck,1815—1898年),普鲁士宰相兼外交大臣,被称为"铁血首相"。奥托·冯·俾斯麦是德国近代史上一位举足轻重的人物,是普鲁士德国容克资产阶级的最著名的政治家和外交家。1862年上任时提出"铁血政策",并于1866年统一德国,1870年击败法国使德意志帝国称霸欧洲大陆。俾斯麦结束了德国的分裂,完成了德意志的统一

社会保险费用由雇主和工人双方共同负担:雇主负担1/3,雇员负担2/3。国家主要负责保险制度的制定和监督医保机构——疾病基金(Sickness Fund)。疾病基金实行自主管理,能够自主同医师协会签订医疗服务协议,为参加基金的会员提供相应的医疗服务。

在实行《疾病保险法》后,法律还没有明文规定疾病基金必须向成员提供牙科医疗服务,但是允许他们同牙医签订协议。一些有实力的疾病基金就同牙医签订协议,向成员提供牙科医疗服务。牙科医疗服务项目主要是拔牙、补牙等。

据统计,在1910年,莱比锡地区疾病基金当年签约400名医生中,就有130名专科医生和24名口腔外科医生。而当年总支出745 31马克的医疗费用中,牙科手术费用为4861马克。向119 419位成员提供医疗保险服务的德累斯顿地区疾病基金当年签约的口腔专科医生有13名。而柯尼斯堡疾病基金在1910年支出的牙科手术费用为509马克。

一些疾病基金也通过建立牙科诊所来满足成员的牙科医疗需求。20世纪初,杜塞尔多夫地区的一个疾病基金招聘牙医建立了牙科诊所,为疾病基金的成员免费治疗普通牙科疾病。但是特殊的牙科治疗项目,如用黄金材料补牙,就需要根据规定支付额外的费用。汉堡也为当地公务员参加的疾病基金提供了牙科诊所。该牙科诊所主要是治疗基金成员的牙科疾病,而不包括改善外观的牙科矫治。就算牙齿畸形可能会导致疾病,也不能包括在内。一直到1917年,牙科治疗才正式纳入到德国国家法定保险中。

2. 英国口腔保险　19世纪70年代,约翰·托姆斯爵士(Sir John Tomes)和埃德温·桑德斯爵士(Sir Edwin Saunders)建立了牙科改革委员会(Dental Reform Committee)。该委员会首次制定了牙科规范条例。牙科改革委员会于1879年更名为英国牙科协会,并由约翰·托姆斯爵士担当第一任主席。协会早期主要负责起诉违反牙科法的牙医。1921年后,转为牙科咨询和牙科专业机构。

因为贫困和失业问题严重,英国民众的健康状况也不断恶化。1911年《国民保险法》(National Insurance Act)出台,年收入低于160英镑的工人可以参加国家医疗保险来保障自

已的健康。政府批准由注册互助会（Approved Society）来管理参保工人。保险费由工人、雇主、国家税收三方支付：工人每周支付4便士，雇主支付3便士，国家税收支付2便士。工人可以免费治疗结核病和签约的保险医生能够治疗的疾病。

虽然政府已经意识到国民牙齿健康存在着问题，但因为牙科疾病治疗费用相对更昂贵，所以并没有在当时把牙科疾病作为需要优先解决的医疗问题，只是授权注册互助会在有"剩余资金"的时候，才能为参保者支付普通牙科医疗和配眼镜的费用。到1913年，英国牙科协会不仅向参保的民众提供牙科治疗服务，更积极地探索如何在现行的国家医疗保险中建立可行的牙科保险方案。1920年，当大多数注册互助会都有了大量的"剩余资金"，这些注册互助会在第八届全国工业大会上表示，这些"剩余资金"将用来向参保人员提供更多的医疗服务，这其中就包括了牙科医疗服务。1922年，牙科医疗服务正式纳入了英国国家医疗保险中。牙科保险监管体系也应运而生，提供保险服务的牙医不能再按自己的标准来收取治疗费用，取而代之的是通过保险机构定期、并有保障的直接向他们支付费用。

到了20世纪30年代，政府制定了不同类型的注册互助会支付牙科治疗费用的标准。怀孕和哺乳期的妇女本来不属于1911年颁布的《国民保险法》规定的参保对象，但1918年《产妇和儿童福利法》（Maternity and Child Welfare Act）颁布后，怀孕和哺乳期妇女被纳入了国家医疗保险范畴。孕妇和5岁以下小孩都可以在特定的诊所享受到免费的牙科医疗服务。

（二）牙科保险公司

三角洲牙科保险（Dental Dental Plans，也称作牙科预付制保险）始于20世纪50年代的美国：1954年6月，西雅图牙科协会（Seattle District Dental Society）收到了国际码头工人和仓库管理人联会–太平洋海事协会（International Longshoreman's and Warehouseman's Union–Pacific Maritime Association）的申请，希望西雅图牙科协会能给其工会成员的14岁以下儿童制订详细的牙科医疗计划，来作为对其成员的福利。这份计划详细到包括管理制度、费用、运行方案、提供的牙科医疗服务和质量控制。西雅图牙科协会据此制定和提供了相应的牙科医疗计划，也是现代牙科保险的雏形。不久后，第一个牙科保险公司：

图6-27-5　三角洲牙科保险公司是美国最大的牙科保险公司，旗下有39个独立的会员公司。其业务遍布美国50个州。为超过1.65亿的美国民众提供牙科保险服务

三角洲牙科保险公司成立。最初几年在俄勒冈州和加利福尼亚州建立了三角洲牙科保险公司，然后逐步发展至全美国。这家非营利性的牙科保险公司不同于后来开展牙科保险的蓝十字/蓝盾（Blue Cross/Blue Shield）——蓝十字/蓝盾开始主要开展住院和医疗保险计划，在20世纪70年代中期才开展牙科保险计划。三角洲牙科保险公司更加专注于牙科保险的发展，牙科保险是其在各州的会员保险公司提供的主要甚至是唯一的保险。

在看到牙科保险计划占领了医疗保险市场中的重要部分，营利性的商业保险公司也开始进入了牙科保险市场。商业的牙科保险因为营利性的需求，会比一般非营利性牙科保险公司收取的保费更高。

牙科保险在美国的快速发展是在20世纪70年代中后期。到了1981年，约有30%的美国民众拥有不同形式的牙科保险。到1999年，这一比例就已经上升到了近50%。近年来，这一比例维持在55%左右。

(三)中国口腔保险

1. 国民政府时期的口腔保险　中国古代并没有真正的全国性的国家医疗保险制度。到了国民政府时期,提出了公医制度。这是一个在20世纪30~40年代兴起而又很快悄声无息的医疗卫生保障制度。它参照了前苏联的公医制度,在国民党五届八中全会通过了《实施公医制度以保证全民健康案》。议案认为"全民健康完全由政府负责","医疗卫生事业完全由国家经营,所需经费均由国库或地方自治经费项下支给,全国民众都有无条件享受之权利"。但最终因为当时社会萧条,持久的抗日战争和内战带给国民政府沉重的经济包袱,免费医疗只在部分地区和某些方面实施,离完全实施公医制度的目标还相差甚远。

国民政府无法向公医提供足够的医疗经费支持,医生人数也远远未达到国民健康的需求。据国民政府卫生署统计:到1946年年底,历年等级给证的医务人员中,计有医师13 447人,护士6000人,药剂师952人,牙医师372人。医务人员分布地点也主要集中在上海、南京、广州等几个大城市。

免费的牙科医疗少之又少,仅有少部分经济发达的大城市的部分地区能够勉力为之。1932年后,广州市社会局设立了三处赠医施药处,由社会局拨经费、聘医生,主要针对贫民实施医疗救助。在外科赠医中,就以皮肤病、眼病、牙病居多,患者群体多为蛋民、工人和小商人。教会医院也在这段时期实施不同程度的慈善医疗。1919年,广州博济医院专门制定了赠医门诊规则。赠医门诊包括内外妇儿等,其中牙科赠医的时间在每周二、周四下午3~5时。所有病人诊费免收,药费从廉酌收。

2. 新中国的口腔保险

(1)公费医疗和劳动保险:我国的国家医疗保险建于20世纪50年代初,包括公费医疗和劳保医疗制度。

1952年,中央人民政府政务院《关于全国各级人民政府、党派、团体及所属事业单位的国家工作人员实行公费医疗预防的指示》,享受范围包括各级政府、党派、人民团体及文化、教育、科研、卫生等事业单位职工,二等乙级以上伤残人员,高等学校在校生及研究所研究人员。全国享受公费医疗的职工由1952年的400万人左右扩展到1957年的740万人。公费医疗的经费主要来源于各级财政,属于国家或政府保险型的保险制度。

病人享受公费医疗门诊、住院医药费、手术、化验、材料、输血、补牙、拔牙等项目,医药费用全部或大部分由公费医疗经费支付。而镶牙、配眼镜等整容、矫形费用则由个人支付。

政务院在1951年和1953年分别颁布了《中华人民共和国劳动保险条例》《关于中华人民共和国劳动保险条例若干修正的决定》。保障对象主要是全民所有制企业和城镇集体所有制企业的职工及离退休人员。劳动保险的各项费用,1953年规定企业按工资总额的3%提取,1969年规定把企业奖励基金、医疗费、福利费合并按工资总额11%提取,其中医药卫生费为工资总额的5.5%,1993年提高到按工资总额的14%提取。工人与职工因疾病在企业医疗所、医院、特约医院医师处治疗的诊费、手术费、住院费及普通药费均由企业行政方面或资方负担。劳保医疗的口腔保险项目和待遇标准与公费医疗基本相同。除此之外,《关于中华人民共和国劳动保险条例若干修正的决定》第四章第十五条还规定:工人职员因公负伤在企业医疗所、医院、特约医院、特约中西医师或转送之医院医疗终结后,必须安装假腿、假手、镶牙、补眼者,其所需费用,完全由企业行政方面或资方负担。也就是特殊情况下职工镶牙可以报销。

(2)城镇职工、居民基本医疗保险和新型农村合作医疗保险:为了增加医保资金覆盖面,提高医保资金使用效率,国家逐步取消了公费医疗。1998年《国务院关于建立城镇职工基本医疗保险制度的决定》规定,城镇所有用人单位,包括企业(国有企业、集体企业、外商投资企业、私营企业等)、机关、事业单位、社会团体、民办非企业单位及其职工,都要参加基本医疗保险。基本医疗保险费由用人单位和个人共同缴纳,用人单位缴费率控制在职工工资总额的6%左右,职工缴费率一般为本人工资收入的2%。设立定点医疗机构。基本医疗保险基金由社会统筹使用的统筹基金和个人专项使用的个人账户基金组成。个人缴费全部划入个人账户,单位缴费按30%左右划入个人账户,其余部分建立统筹基金。个人账户专项用于本人医疗费用支出。统筹基金和个人账户确定各自的支付范围,统筹基金主要支付住院(大额)医疗费用,个人账户主要支付门诊(小额)医疗费用。基本医疗保险设立诊疗项目目录、药品目录、医疗服务设施标准。三大目录随着社会的发展和人民生活水平日益提高而调整提高。

2002年,《中共中央、国务院关于进一步加强农村卫生工作的决定》明确指出:要"逐步建立以大病统筹为主的新型农村合作医疗制度"。从2003年起,中央财政对中西部地区除市区以外的参加新型合作医疗的农民每年按人均10元安排合作医疗补助资金,地方财政对参加新型合作医疗的农民补助每年不低于人均10元。2010年新农合补助标准提至每人每年120元。到2011年,各级财政对新农合的补助标准提高到了200元。农村户口每人每年缴纳费用基础也从最初的不低于10元增加到不低于20元。新型农村合作医疗主要以大病统筹为主,实行门诊家庭账户和住院统筹相结合的模式,设立定点医疗机构。

2007年国务院在有条件的省选择2~3个城市启动试点城镇居民基本医疗保险,2008年扩大试点,2010年在全国全面推开,保险逐步覆盖全体城镇非从业居民。城镇居民基本医疗保险基金重点用于参保居民的住院和门诊大病医疗支出,有条件的地区正在逐步开展门诊医疗费用统筹。城镇居民基本医疗保险以家庭缴费为主,政府给予适当补助。首先解决城镇居民的大病医疗费用问题。城镇居民医疗保险设立定点医疗机构。

城镇职工、居民基本医疗保险和新型农村合作医疗首先解决的是医疗保险的覆盖率问题,让更广大的人民群众享受到国家基本医疗保险。截至2011年年底,城镇职工医保、城镇居民医保、新农合"三项医保"的城乡居民参保人数超过13亿人,参加率达到95%左右。而预防性的、非疾病性的治疗项目还未纳入三大医疗保险。因为各地区的经济水平和健康问题的不同,三种医疗保险的缴费水平、基本的诊疗项目目录和报销费用都会有一定的差异。总体来说城镇职工医疗保险收取的保费较高,保险支付的费用也相对更高。

城镇职工医保在口腔诊疗项目中,普通治疗项目如根管充填、窝沟封闭、拔牙可以使用职工个人账户内资金支付。因治疗口腔良性病变、肿瘤等口腔疾病住院,可以使用统筹基金来支付医保目录范围内的医药费用。洁牙、牙齿正畸、烤瓷牙、种植牙等口腔诊疗项目基本保险都不予支付。而城镇居民保险和新型农村合作医疗保险都主要针对大病住院保险,所以因治疗口腔良性病变、肿瘤等口腔疾病住院,可以报销部分费用。但门诊治疗的基本口腔疾病,如补牙,能够由保险支付的费用则很少。洁牙、牙齿正畸、烤瓷牙、种植牙等口腔诊疗项目同样也不予支付。

(3)商业口腔保险:随着口腔健康需求的增加,我国已经有保险公司开始对商业口腔保险进行探索,但我国的商业口腔保险还处于起步阶段。2010年9月中国人民保险公司(People Insurance Company of China, PICC)在北京、上海两地推出国内首款主险形态的牙科管理式医疗保险产品——守护专家牙科医疗保险。该款产品主要包含3项保险责任:一是常规牙科护理保险金,客户在指定的口腔医疗机构免费享受约定次数内的超声波洁牙、抛光、喷砂3项常规牙科护理;二是牙科预防诊断治疗优惠,在指定口腔医疗机构进行口腔疾病预防、诊断和治疗项目可享受约定的折扣优惠;三是医疗事故保险金,该产品提供涵盖5万元的医疗事故保险金,在指定口腔医疗机构接受诊疗过程中遭受的一级医疗事故给予补偿。

（瞿星　王萌）

第二十八节　口腔设备的发展

现代口腔医学是由古老牙医学逐渐发展起来的。18世纪中叶,在第一次产业革命以前,由于科学和技术水平的局限,人们对口腔疾病的认识还比较肤浅,因此治疗口腔疾病的设备和方法处于比较原始的状态,所用的治疗工具都只是一些最简单的器械。随着自然科学技术的进步和社会工业化水平的不断提高,口腔医学理论与技术不断发展,逐渐产生了现代的口腔医疗设备。

一、牙椅

口腔治疗椅又称口腔手术椅、牙椅,在口腔疾病的治疗过程中起着重要的作用。其发展大体分为初始阶段、发展阶段和现代阶段。

（一）初始阶段

在口腔医学刚刚起步的早期,牙医们并没有专业的牙科椅,患者接受牙科治疗的方式多种多样——站着,躺着,坐在地上,或者跟别人背靠背,总之是在多找一些方便的支点,增加患者的依靠,形式五花八门。

19世纪70年代,西班牙一个叫Iberian的镇上,一名牙医骑在马背上,头戴高帽,身穿夹克,让病人背靠马腹,张开嘴,然后进行拔牙的操作。

而在更早些时候的意大利,病人躺在一张低矮的长桌上,牙医可以几乎完全压在病人身上来拔牙。一副来自1800年的罗马的油画就描绘了这一场景,这个自称教授的人还威胁患者说如果不缴费,他将拔除患者所有牙齿。同样地,15世纪中期的宗教绘画中也出现了患者平躺拔牙的情况,稍微不同的是为了固定患者,他们毫不客气地使用了绳子。在崇尚中医的古代和近代中国,口腔事业的发展相对滞后,直到20世纪中叶,中国牙医都还一直使用最简易的小板凳为患者服务,走街串巷的民间牙科郎中可以骑驴看牙,吆喝买卖。

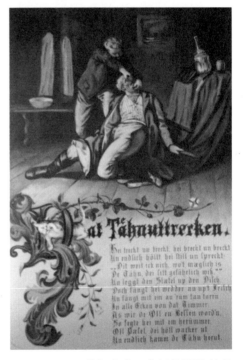

图6-28-1　19世纪末或20世纪早期荷兰艺术家设计的海报,海报出版在柏林,标题为《拔牙》。海报主旨是描述牙齿的重要性以及拔除牙齿的痛苦(摘自马文·林格.牙齿的故事.陈铭助,译.台北:边城出版社,2005)

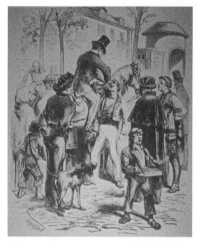

图6-28-2　19世纪,西班牙马背上的牙医(摘自马文·林格.牙齿的故事.陈铭助,译.台北:边城出版社,2005)

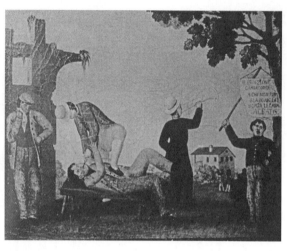

图6-28-3　1800年意大利牙医的操作(摘自马文·林格.牙齿的故事.陈铭助,译.台北:边城出版社,2005)

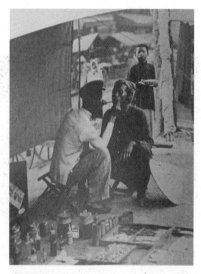

图6-28-4　20世纪30年代,牙医在街头给病人检查

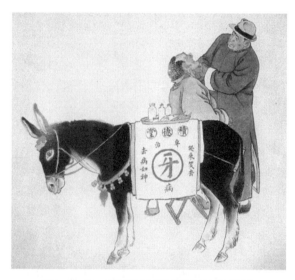

图6-28-5　中国民俗年画街头的牙医郎中

　　1790年出现了稍加改造的牙科椅,其功能主要是稳定患者的体位,方便医生操作。Josiah Flagg拿一把普通的Windsor椅子,然后增加了简单可调式的头托、放置器械的扶手和可以转动方向的脚轮,使它成为一个实用的装置。

(二)发展阶段

　　1832年 James Snell发明了第一台倾斜式牙椅,这台牙椅配有软垫、酒精灯,镜子可以巧妙地将光线反射到病人嘴里。之后,1847年 Jones在此基础上引入头托,White公司还为它

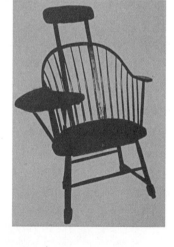

图6-28-6　具有可调头托、扩大面积的扶手和旋转脚轮的改良牙椅,Josiah Flagg发明

做了一个很有创意的广告:"坐着舒服的牙椅去牙医那儿旅行!"

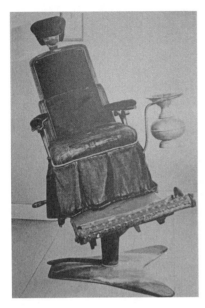

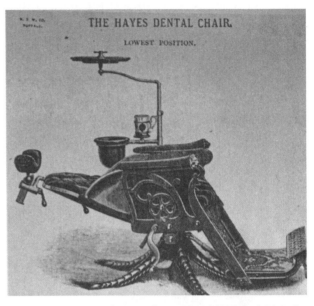

图6-28-7　1868年,James Beall Morrison 的牙椅,它独一无二的功能就是允许牙科医生将它向任何方向倾斜。尽管有着明显的优势,但是当时只生产了4把样椅,现收藏于哥本哈根大学医药学史博物馆(摘自马文·林格.牙齿的故事.陈铭助,译.台北:边城出版社,2005)

图6-28-8　Hayes牙椅,1875年 Buffalo牙科设备公司生产,它也能够将靠背充分放倒,使医生可以坐着看牙。但是直到1950年之前,绝大多数的牙科医生都还是站着开展工作的(摘自马文·林格.牙齿的故事.陈铭助,译.台北:边城出版社,2005)

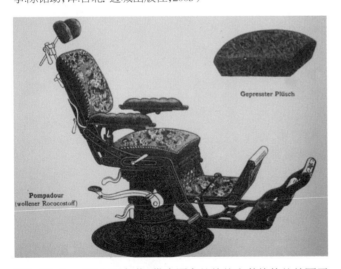

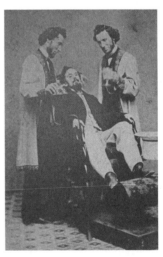

图6-28-9　19世纪90年代,带有漂亮的软垫和装饰物的德国牙椅,可以通过脚踏来升高和降低位置。现为宾夕法尼亚大学牙科学校收藏(摘自马文·林格.牙齿的故事.陈铭助,译.台北:边城出版社,2005)

图6-28-10　图中是两双胞胎牙医正在使用拔除器械为患者拔牙,病人坐在"天鹅椅"上,准备舒服地接受治疗,图片藏于罗切斯特大学牙学院(摘自马文·林格.牙齿的故事.陈铭助,译.台北:边城出版社,2005)

在随后的19世纪50年代到60年代,很多公司制作了各式各样的牙科椅,制作材料包括:核桃木、玫瑰木、桃花心木等,很多都带有各种华丽的装饰物和舒适的配置。其中有一款最著名的牙椅叫做"天鹅椅",它的扶手雕刻如同天鹅的脖子,功能性和艺术感都华丽非常。

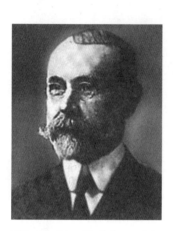

图6-28-11 巴希尔·威尔克森

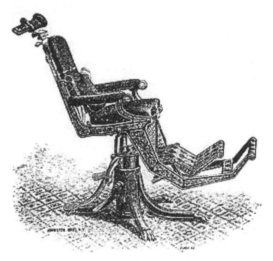

图6-28-12 威尔克森牙椅,1877年(摘自马文·林格.牙齿的故事.陈铭助,译.台北: 边城出版社,2005)

1871年,S.S White 公司发明了第一台全金属牙椅,可以通过曲柄连接升降螺丝来升高或降低椅位。1875年出现手摇牙科椅,椅位右侧的摇把可以调节椅子高低;靠背、头托都可以通过把手调节。

1877年,第一台液压泵式牙椅由巴希尔·威尔克森(Basil Manly Wilkerson)发明(威尔克森牙椅),威尔克森博士(1842—1910)出生在美国阿拉巴马州塔斯卡卢萨县,美国内战期间曾在军队服役。战争结束后,他进入巴尔的摩大学口腔外科学习,1873年获得牙科学博士学位,并留校任教。他是一位非凡的牙科发明家,1877年,他为自己设计的第一台液压式牙椅申请专利,售价175美元。在随后的数年,他不断改进以他名字命名的威尔克森牙椅,改变他们的动力系统和机械设计,甚至还为牙椅配上漱水系统和痰盂,使它最大限度地为医生和患者服务。除了发明这项国际闻名的牙科椅,他还是涡轮钻、牙科引擎和麻醉吸入器的发明者。

19世纪80年代之前,大部分牙椅都缺乏电和泵。患者漱口水吐在连接在牙椅扶手上的老式桶里,痰盂装在柜子里,需要手动清洁。第一款自动清洁痰盂发明于1867年,要求有泵驱动,这款Whitcomb漱水痰盂的饮用水从水池边站着的

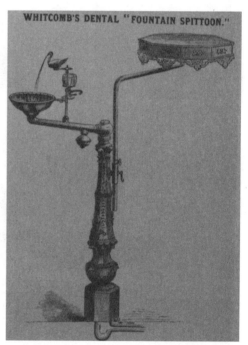

图6-28-13 Whitcomb漱水痰盂,1867年SS.White公司发明(摘自马文·林格.牙齿的故事.陈铭助,译.台北: 边城出版社,2005)

一只天鹅的嘴里缓缓流出,艺术设计上也令人叹为观止。

　　1900年的欧洲和美国,牙科行业已经成为一个发展成熟、受人尊重的行业。教育和临床实践系统发展规范,牙科组织空前繁荣,牙科设备有了前所未有的革新,在巨大的礼堂摆满几十上百把崭新而整齐的牙椅不是什么稀奇事。显示了大工业时期受工业化思路影响的牙科治疗设备的集约化布局。自"二战"以后,牙科诊所才有了越来越小型化的趋势。

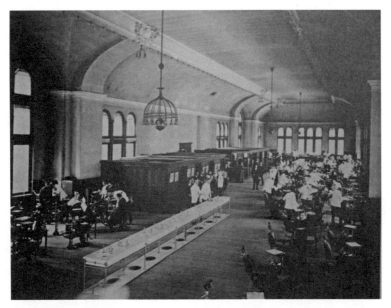

图6-28-14　1904年宾夕法尼亚大学牙科学院的临床操作(摘自马文·林格.牙齿的故事.陈铭助,译.台北: 边城出版社,2005)

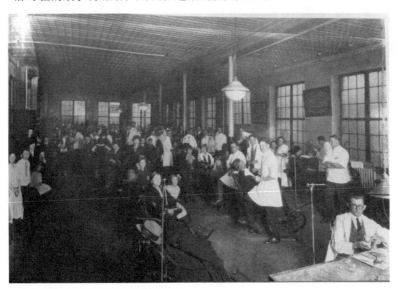

图6-28-15　Baltimore牙学院脚踏式牙钻的临床操作(摘自马文·林格.牙齿的故事.陈铭助,译.台北: 边城出版社,2005)

　　在当时,所有牙科医生还面临着另外一个令人尴尬的困扰——如何避开唾液,使牙面保持干燥。之前有很多设备都做过这样的尝试:比如说唾液腺开口夹具;用棉卷塞满口腔;用吸水纸；制作蜡围堰……甚至由患者自己操作吸唾管，它可以吸出患者的唾液，流到地面上的储留池里。1864年，出现了一个巨大的飞跃式的进步，因为唾液的干扰使得Dr Sanford C Barnum实在难以正常工作，他生活在纽约的卡茨基尔山地区，随后发明了享誉世界的牙医辅助工具——橡皮障。几年以后，他回忆说"在1864年3月15号，一个患者下颌磨牙有龋洞，唾液从各个导管开口源源不断地涌出，已经塞满了吸水纸，在磨牙上还是解决不了问题，我已经处于半绝望状态"，Barnum于是在一块薄的油布上开了个孔，把它盖在吸水纸上。然后把一个橡胶环放在牙齿颈部。令他感到无比兴奋和惊喜的是"当它放到牙面上，我发现橡胶环和布结合得很好，形成了一个坚固的橡胶屏障"。2个月后，Barnum在纽约牙医学会宣布了他的发明，到1867年，Barnum的发明已经在美国和海外广泛应用。

诊室内储藏柜的设计也经历了很多的变化，有一些设计可以称得上巧夺天工。这些柜子标志性地设计了很多小的抽屉，用来盛放牙医们各式各样的工具。一个制作精美的橡木或者红桃木柜子售价可能高达100美元。它们被制作成各种各样的尺寸以满足不同诊室的需求。设计精巧的八角形柜子安放在固定的底座上，可以占用最小的空间，并且提供足够的抽屉来存放各种材料、设备和药品。

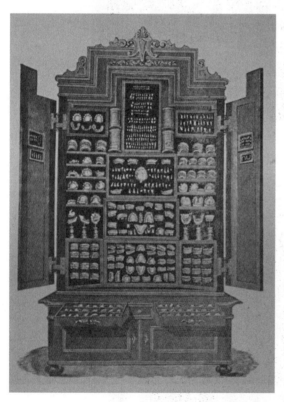

图6-28-16 1867年意大利人设计的牙科橱窗柜，里面装满了牙齿、义齿以及给学生示教的模型，现收藏于哈佛医学院/波士顿医学图书馆

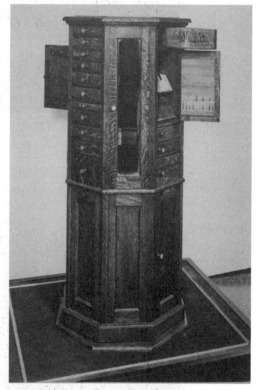

图6-28-17 1905年可旋转式储物柜获得专利，它有12个抽屉，2个药箱，6个摆动抽屉和2把医用镊子，现收藏于华盛顿美国国家历史博物馆

在没有牙科综合治疗装置前，19世纪的牙医们使用固定在墙上的托架台，它带有一个伸展臂，也经常配合一些装牙钻或者其他设备的小抽屉。在电普遍使用之前，牙科治疗的病人都必须面对窗户而坐，通过自然光来照明。

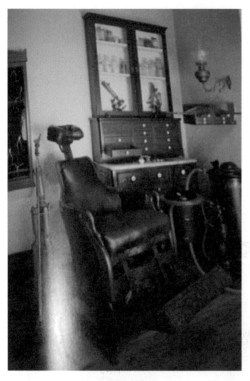 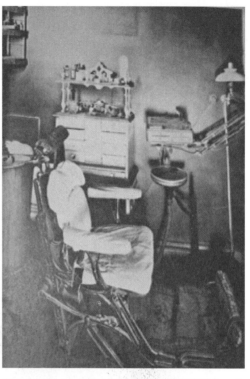

图6-28-18　1885年，Dr. G. V. Black在Jacksonville诊室全貌的复制，中国口腔医学博物馆

图6-28-19　1900年马里兰Baltimore的牙科诊室。全金属的牙椅是由James Beall Morrison设计。整个诊室的照明是由挂在墙上的煤油灯提供(摘自马文·林格.牙齿的故事.陈铭助，译.台北：边城出版社,2005)

(三) 现代阶段

现代牙科综合治疗台又称为电动牙椅。其椅位的升降、俯仰甚至头靠角度的调整都用电动调节，患者的治疗体位从坐位变为卧位，既可以使患者感到舒适，又使医生克服了强迫体位，方便操作的同时也减轻了劳动强度。

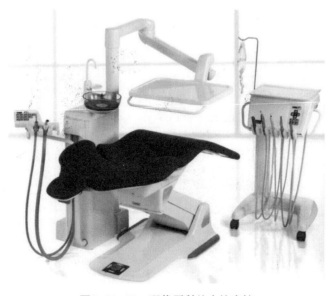

图6-28-20　现代牙科综合治疗椅

　　20世纪30年代末期,诞生了口腔综合治疗机,将电动牙钻、牙科手机、三用喷枪、器械盘、照明灯、痰盂、吸唾器等组成一个完整单位。20世纪40年代被引进中国。20世纪60年代国内开始生产,称为简易综合治疗机。该设备操作方便、技术性能稳定、便于维修,于油泵牙科椅配套,逐步在全国各大口腔专科医院推广应用。20世纪80年代初,国内开发出以压缩空气为动力源的综合治疗机,含高速手机和低速气动马达。此综合治疗机和牙科椅联动就构成了口腔综合治疗台。

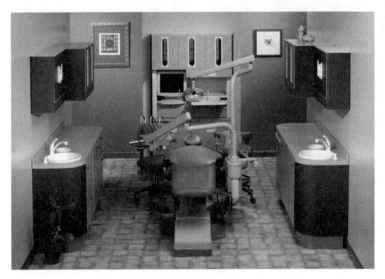

图6-28-21   现代口腔综合治疗台

　　国外带气动手机的口腔综合治疗台于20世纪50年代末60年代初问世,我国在20世纪80年代初开始生产。1999年华西医科大学刘福祥教授带领技术小组开始了中国数字化口腔综合治疗台的研究探索,提出为口腔综合治疗台建立以系统总线为核心的数字技术平台,以采集、管理、应用口腔综合治疗台机载设备、器材、患者及医疗行为信息,测控口腔综合治疗台机载设备,并可通过局域网与数字口腔医学影像、数字义齿加工、数字导航、多牙椅级联,构

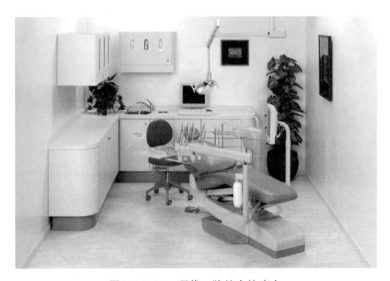

图6-28-22   现代口腔综合治疗台

成数字化口腔医疗诊室、医院甚至跨城医疗网络。2000年获得中国国家卫生部重点科技基金支持,同年研制成功以CAN总线为核心的口腔综合治疗台数字技术平台。该数字化牙椅采用先进数字技术和口腔诊疗平台的系统方法,采用局域网技术、逆向工程技术、数字影像技术、物联网技术、网络技术、远程医疗技术和先进制造技术,构成数字化牙椅及其数字医疗环境设备与软件。

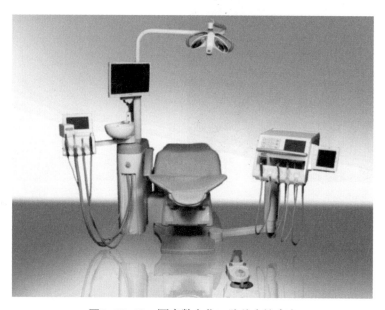

图6-28-23　国产数字化口腔综合治疗台

这项综合治疗台采用多种机载设备构成数字化牙椅设备局域网,实现多模式人机交互与控制(语音、手势、牙钻),实现机载设备测控、患者生命体征监控,电子病历,设备工况远程监测等基本功能,超越国际前沿高端牙椅的技术内涵。在应用上,以数字化牙椅为网络节点构成诊疗中心和口腔医疗网络。广泛互联高端医疗中心、一般医疗机构和社区口腔卫生站,构成社会口腔健康保障网络。核心数字技术系统的建立和标准化诊疗组件设计可以实现模块化、数字化、柔性低成本制造。实现以数字化口腔医疗设备先进制造系统为核心的产业集成。

口腔综合治疗台是口腔医学最基本的设备,被称为"口腔医生的工作伙伴"。经过半个多世纪的发展,已经综合应用了当代各项高新技术,围绕美观舒适、高效多能、安全卫生等需求,在设计、结构、选材、工艺等方面不断创新,目前已达到外形、技术、质量、功能和环境的统一,综合体现了精细切削、自动控制、人机工程、机电一体化等20世纪末期的科技水平。

二、牙钻

牙钻的发展根据动力源不同也可以分为初始阶段、发展阶段和现代阶段。

(一)初始阶段

初始阶段的牙钻主要以人力为动力源,在公元前2500年的玛雅社会,除了掌握农耕的技巧,玛雅人还具有高度发展的算术和令人叹为观止的时间历法,尤其在石器时代,他们使用锋利边缘的木头和火石制作出各种工具,还制作出最简易的牙钻。这种简易牙钻是在木棍

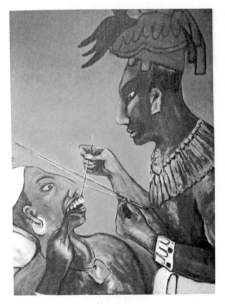

图6-28-24 玛雅人发明的牙钻（摘自马文·林格.牙齿的故事.陈铭助,译.台北:边城出版社,2005）

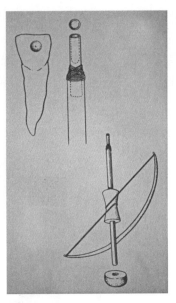

图6-28-25 早期的弓钻可以用于牙齿的备洞（摘自马文·林格.牙齿的故事.陈铭助,译.台北:边城出版社,2005）

上缠绕一根麻绳,通过拉动麻绳,使木棍产生旋转力,从而将木棍的尖端旋转进牙齿,达到切割钻入的目的。当然,除了牙钻,神奇的玛雅人还发明过石头嵌体,用来充填上下牙齿的龋洞,有些嵌体一直在原来的位置和他们的主人一起保存千年。不少考古学证据还证明玛雅人曾经最早进行种植牙齿的操作。

第一次产业革命前后,瓦特虽然发明了蒸汽机,但当时的新技术用于发展社会化生产的

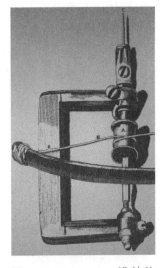

图6-28-26 Fauchard设计的弓钻,用于切割天然牙釉质（摘自马文·林格.牙齿的故事.陈铭助,译.台北:边城出版社,2005）

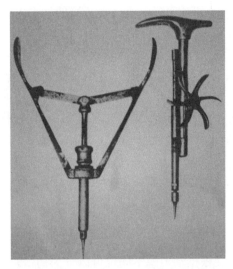

图6-28-27 20世纪初,很多具有创新性和实用性的牙科器械出现,并且迅速得到普及。1915年Wilcox Jewett公司展示了两款压力麻醉注射器（摘自马文·林格.牙齿的故事.陈铭助,译.台北:边城出版社,2005）

主要工业,没有带来牙科器械的变革,这一时期的牙钻还是主要为弓钻。

随着麻醉的发明和应用,拔除牙齿已经不是牙医们唯一的工作。患者预防牙病和修复缺损牙齿的要求,急需新设备的发展,使操作者可以精确地切割牙齿。不同类型的牙钻相继发明,从简单的Amos Westcott钻,可以在拇指和示指之间做最基本的旋转。

19世纪60年代英国出现了笨拙的发条式牙钻,又称"森马伊式"牙钻,其原理像发条驱动时钟一样,上一次发条能够转动2分钟。当时,引起人们注意的是手机部分与动力机体成为可更换的组合结构,并配置了直手机和弯手机。弯手机的传动靠伞形齿轮来完成,而且增加了车针的变速位置,为牙钻的发展奠定了基础。

Isaac Singer 踏板驱动的纺织机给了医生们灵感: 1858年 Charles Merry发明了简单的手用钻,它由短的螺旋电缆线来旋转钻头,通过脚踏板和一系列皮带轮来驱动多种多样的电缆,这项发明可以使钻头达到足够的钻速(约700r/min)并延长了转动时间,还可以均匀切削牙釉质和牙本质。因为这项发明,1871年James Beall Morrison赢得了脚踏板式驱动牙钻的专利。后来根据临床需要又出现了易弯式和软轴式传动,其手机和现在的牙科手机相似,转动臂和人的手臂和手腕相仿,称之为脚踏式牙钻。这种牙钻使用了近百年,三弯臂延续至今。

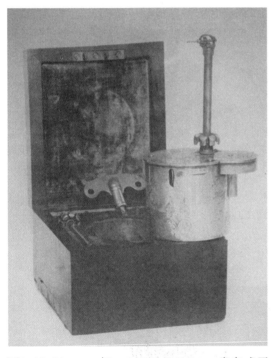

图6-28-28　1864年 George F. Harrington发条式牙钻获得专利(摘自马文·林格.牙齿的故事.陈铭助,译.台北: 边城出版社,2005)

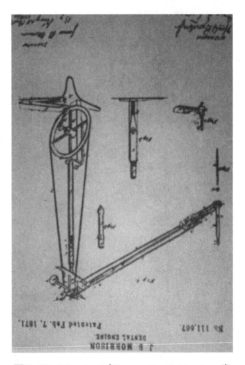

图6-28-29　1870年James Beall Morrison发明脚踏式牙钻,引起牙科技术发展革命性的变化(摘自马文·林格.牙齿的故事.陈铭助,译.台北: 边城出版社,2005)

(二)发展阶段

牙钻的发展阶段是主要以电力为动力源的电钻时期。19世纪中后叶,经过两次工业革命,电的发明和应用极大地推动了社会工业化的进程,电器引擎的迅速发展,产生了以电池作为动力的牙钻,称为电池式牙钻。电动牙钻的产生提高了牙钻的切割速度,提高了牙科手机操作的稳定性、精确度和治疗效率,称为牙科钻机发展中的第一次革命。

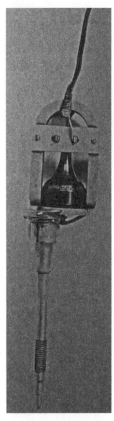

图6-28-30　Jeorge F.Green是S.S White 公司的机械师，1868 年他发明第一款电动 牙钻，现收藏于贝塞 斯达国家医学图书馆

20世纪初期，出现了壁挂式牙钻和台式牙钻，其转速达4000r/min，弯臂、平衡臂和滑轮组与现在的牙钻结构很相似。脚踏调速开关的应用再次提高了牙钻的速度。牙钻手机配备了空气冷却装置，以解决牙科手机转速快引起的产热问题。从此牙钻得到了广泛应用。

其后，日本出现了转速为1800~4000r/min的牙钻。欧洲出现了转速为6000r/min的牙钻，均采用串激式结构的电动机，这种电动机具有切割速度快、使用安全和方便等特点，与目前一些不发达地区使用的立式、台式及综合治疗台的电动机的工作原理相同。为保证牙科手机在口腔内转动安全，电动机内设置了制动装置，并将风冷装置改为喷水冷却系统，同时增加了吸水排唾等辅助设施。

（三）现代阶段

牙钻的现代阶段是以流体动力为动力源的高速涡轮牙钻时期。20世纪中叶以来，在英国、美国和日本相继出现了以气压、水压和油压为动力源的牙钻。1957年，美国发明涡轮牙钻，其转速高达30万~45万r/min，被称之为牙钻史上第二次革命。其后，又相继研制出了低速气动马达和相配套的直手机和弯手机，并且牙科手机的设计、选材及内部结构等方面都做了进一步的改进。

三、CBCT

1972年英国科学家Housefield研制成功了世界上第一台头颅CT机，并应用于临床，由于这种图像质量好、诊断价值高且无损伤性，极大地促进了医学影像诊断学的发展。CT的出现因此被称为20世纪医学影像领域最伟大的发明之一。Godfrey N.Housefield1920年出生，1979年获得诺贝尔生理学或医学奖，他终身未婚，无子，人生的最后几年是在养老院度过的。2004年去世前他将所有积蓄贡献给工程研究，建立奖学金。他被称为"计算机断层扫描之父"。自CT问世以后，CT技术扫描部位由单一的头部检查拓展到体部，扫描速度由横断CT演变为连续扫描，速度突破亚秒。20世

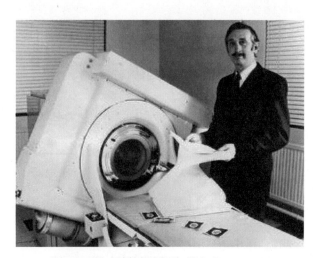

图6-28-31　计算机断层扫描之父Housefield

纪90年代末,意大利工程师Mozzo研发出了CBCT(锥形束CT)(NewTomDTV9000, Verona)并将其应用到口腔颌面成像领域。几乎与此同时,日本口腔颌面放射学家Arai教授也进行了相关研究,并于1998年报道其命名为"Ortho-CT"的口腔颌面锥形束CT机。随后,经过试验及检验性应用,Arai等于2000年进一步研发出三维成像显微型CT(3DX multi-image micro CT),极大地推动了CT技术的应用和发展。

四、种植体

牙种植技术的产生已有几千年的历史,早在4000年前的中国、2000年前的埃及和1500年前的印加帝国就已经有试图将同种或异种材料制成的人工牙植入颌骨修复缺失牙的记录。种植体的材料有黄金、铅、铁、铱、银等金属及瓷、橡胶、宝石、象牙等。但真正意义上的现代的口腔种植技术始于20世纪。1952年,瑞典科学家Branemark在研究骨微循环的实验中采用纯钛的显微镜观察窗,意外地发现钛与骨组织结合牢固,遂进行大量系统的实验研究,证实纯钛具有良好的生物相容性,提出了种植体的骨结合理论,同时规范了严格的种植手术步骤和种植体实现骨结合的必要条件,进行了长期临床随访观察,从而开启了现代口腔种植学的新篇章。Branemark出生于1929年5月,是瑞典口腔整形外科医师和研究学者。他毕业于瑞典隆德大学,1969年成为哥特堡大学解剖系教授,由于其提出的"骨整合"理论和对现代口腔种植学发展的巨大贡献,1992,他获得了有"小诺贝尔奖"之称的"瑞典社会医学Soederberg奖",也赢得了"现代口腔种植学之父"的美誉。

五、口腔显微镜

1604年荷兰人詹森把两块磨好的透镜同轴间隔一定距离装在铜管子里,用它来看书本上的字,字被放得很大。在当时的条件下,这是一件十分了不起的发明,所以轰动一时。受此启发,詹森也制成了有史以来第一架被称为显微镜的复式放大镜,虽然仅能放大约20倍,詹森也因此成为显微镜的奠基人。不久后,荷兰微生物学家安东尼·范·列文虎克(1632—1723年)学会了琢磨玻璃镜片制造透镜的技术,他用自己制造的透镜观察各种物体,使它成为真正意义上的显微镜。列文虎克1648年到阿姆斯特丹一家布店当学徒,因为自幼喜爱磨透镜工作,并用之观察自然界的细微物体,后也成为显微镜学家和微生物学的开拓者,不少学者主张把荷兰人列文虎克作为显微镜的首创者。1978年,美国的Apotheker和Jako博士设计了牙科手术显微镜的雏形,1981年第一台口腔手术显微镜——Dentiscope诞生,并于翌年在哈佛牙学院举办了牙科手术显微镜的临床操作课程。国际上口腔显微镜真正用于临床是在1995年,宾夕法尼亚大学牙学院举办了首次显微牙髓外科研讨会,从那时候起口腔显微镜普及率迅速提高。口腔手术显微镜的实用价值在国际口腔领域中得到广泛承认。

六、CAD/CAM

CAD/CAM技术(计算机辅助设计与制作)是融合了光学、电子技术、计算机图像识别与处理、自动控制与自动化加工等多学科的知识与技术。自1946年, MIT研制出世界上第一台电子计算机,人们就不断试图把计算机引入到设计制造领域。20世纪60年代,美国的计算机公司、汽车制造公司、航空航运公司极大地推动了CAD/CAM技术的发展,使其在工业领域取得瞩目的成绩。20世纪80年代前后,CAD/CAM技术发展趋于成熟,并进入迅速发展期,应用领域更加广泛。

　　1971年法国牙科医生Frances Duret首次将CAD/CAM的概念引入口腔修复医学领域,1983年第一台采用CAD/CAM技术制作修复体的样机在法国问世。1985年,Duret报道用该设备制作出第一个全瓷牙冠。1988年CAD/CAM系统制造设备商品化,引入到口腔固定修复的设计与制作中,引发了口腔修复学界一场重大的技术革命,并带动了材料学的飞速发展。CAD/CAM技术使得传统口腔修复工艺,继19世纪的锤造工艺、20世纪的铸造工艺之后再一次产生飞跃。

（刘福祥）

第七章

中国现代口腔医学教育体系

第一节 1949年以前的牙医学教育

1949年新中国成立以前,中国高等口腔医学教育发展十分缓慢,口腔医学人才奇缺。1914年7月1日在广州举行的中国第一次牙科大会报告,全国牙医约400人,分析当时的牙科医师主要由两类人组成:一类是由海外学习回国的少数牙科医师;另一类是师傅带徒弟式学成的牙科医师,这一类占多数。1917年,华西协合大学牙学院是中国第一所面向国人的高等口腔医学院。留日归国学者司徒博1926年在上海开办齿科讲习所,不久因学员日众扩建为中国齿科医学专门学校,1946年又在上海成立四年制私立上海牙医专科学校,1952年初,上海牙医学校并入震旦医学院牙医学系;1932年初,在上海创建震旦大学牙医学系,后发展为上海交通大学口腔医学院,自1932年建系起至1936年首届学生毕业,到1945年第10届毕业生;1935年在南京建立南京国立牙医专科学校,由国民政府创办,1937年7月学校迁址成都,1938年由专科升格为本科,改为国立中央大学医学院牙本科,1954年随第五军医大学与西安的第四军医大学合并,口腔医院随校由南京迁至西安,后发展为第四军医大学口腔医学院,1945年年底第一期牙科学生毕业,1947年第二期学生毕业,第三期延迟毕业学员于1948年随校迁台;1941年在北京建立北平大学医学院齿学系,后发展为北京大学口腔医学院,1949年有6名学生毕业,授予医学学士学位;此外,在中国办的第一牙科专门学校是俄侨第一齿科学校,自1911年建校至1931年20年间只招收俄侨学生,1932年才开始招收中国学生。学校于1938年停办,后被哈尔滨医科大学收编,改为齿科医学部;其他还有贵州安顺军医学校牙医学系、南京军医学校等,培养学生数量非常有限。根据1952年首次正式统计,全国牙医师仅656人,占医师总数的1.3%,新中国成立以前进行口腔医学教育的院校仅8所。

一、华西协合大学牙学院

1907年林则博士创办华西口腔。1912年,林则博士招收邓真明和刘仲儒两名中国人在牙症医院学习牙科修复工艺学,作为他的助手,这是中国现代牙医教育的雏形。1913年,林则博士又招收了6名学生,这是中国第一期正式的口腔修复工艺学技师班,为两年制的口腔修复工艺学培训班。1910年,私立华西协合大学成立。1917年,林则博士等人利用当时华西协合大学赫斐院(现为四川大学华西校区第四教学楼)的一部分建立起牙科系,由林则博士任系主任。1919年后,华西协合大学牙科系扩建为华西协合大学牙学院,牙学院当时学制为6年,加上1年预科,实为7年制教育。1918年,黄天启博士从华西协合大学医学本科三年级

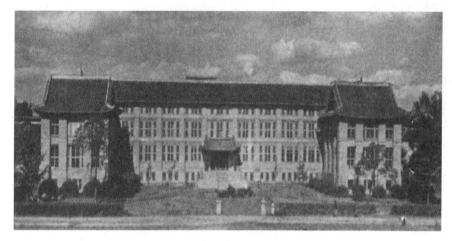

图7-1-1　华西协合大学赫斐院

转入牙科系学习,1921年毕业成为中国第一位牙医学博士。1936年,林则博士创建华西协合大学医牙研究室,1946年更名为华西协合大学口腔病研究室,开展口腔医学的临床和基础研究,这是中国第一个口腔医学实验室。1946年主编出版第一本口腔医学英文杂志《华大牙医学》,后更名为《华大牙医》及《中华口腔医学杂志》。

二、震旦大学牙医学系

震旦大学牙医学系是上海交通大学口腔医学院前身。1932年初,震旦大学校长才尔孟(Germany G.S.J.)认为中国地大物博,只有华西协合大学牙医学院一家是不够的,决定开办牙医系。同年秋,法国牙医博士勒乔爱(Dr.Le Goaer)来沪主持工作,在震旦大学筹建和主持牙医学系,学制4年。在广慈医院开设牙医系附设的门诊部。牙医系不拘一格聘请有真才实学者来任教。聘请了留学英、美、加拿大、法、日第一流大学毕业的颜遂良、叶景甫、卢佳、

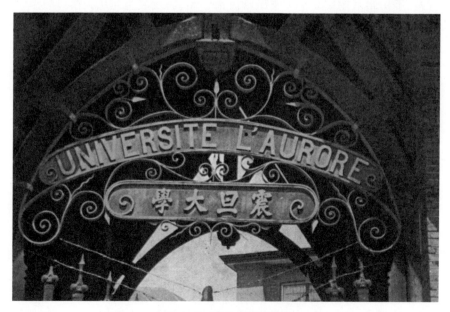

图7-1-2　震旦大学医学院

方连珍、梁北和、贾维霖、徐少明等教授,基本上达到各分科有专门教师。以后又陆续聘请到席应忠、陈绍周、沈鹤臣、周继林、桑德斯、培福特、昆德奈、朱学灵、司徒学等教授。解放初期,又有张锡泽、张涤生任教。牙医系在1948年春将学制由4年改为6年,名称改为牙医学院。1950年春,学制又改为4年。1952年初,上海牙医学校并入震旦医学院牙医系。

三、南京国立牙医专科学校

南京国立牙医专科学校是第四军医大学口腔医学院前身。1935年7月,中国国家创办的第一所牙医专科学校——南京国立牙医专科学校成立,当时委托南京中央大学代办,校址在国立中央大学内。第一任校长由中央大学校长罗家伦兼任,学制为4年。1937年7月学校迁址成都。1938年由专科升格为本科,改为国立中央大学医学院牙本科,学制6年,由陈华主持。1941年夏,第一期9名6年制牙本科学生毕业,这是中国人自己培养的第一批牙科医师。

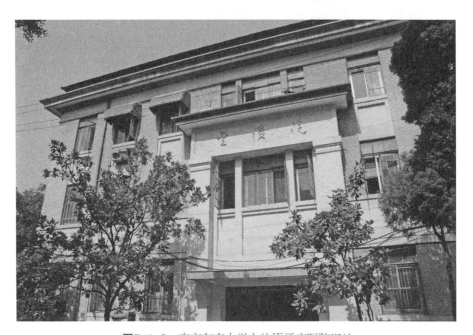

图7-1-3 南京东南大学内的原牙症医院旧址

四、北平大学医学院齿学系

北平大学医学院齿学系是北京大学口腔医学院前身,始建于1941年。1941年北平(京)大学医学院在北平(京)西单背阴胡同附属医院开设了齿科诊疗室。1943年在北平大学医学院附属医院齿科诊疗所基础上扩展成立了北大医学院齿学系,开始口腔医学专业本科教育,当时系主任为东京齿科大学教授小林一郎。1945年抗战胜利后齿学系更名为牙医学系,系主任由毛燮均教授担任。1945年起,国立北京大学医学院加强了牙科学系的师资建设。当时的教授有来自北京协和医院的毛燮均、张乐天、王洁泉;又有来自华西协合大学牙学院的胡郁斌、张光炎、朱希涛;还有原北京大学医学院的钟之琦、郑麟蕃和中央大学的邹兆菊等。1948年,学校由西单背阴胡同迁至西什库。

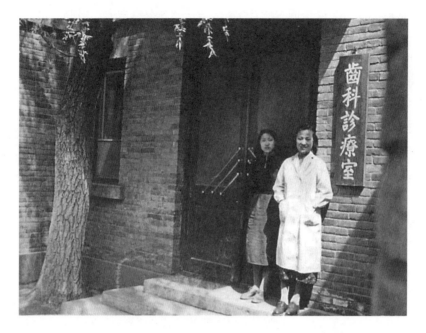

图7-1-4　北平大学医学院齿学系1941年齿科诊室

第二节　牙医学向口腔医学的转变

1949年10月新中国成立,百废待兴,急需大批实用型人才。党和政府高度重视教育和人才培养,在此期间,根据国家的统一部署,仅保留了包括四川医学院口腔医学系、北京医学院口腔医学系、第四军医大学口腔系、上海第二医学院口腔系(1952年初,上海牙医学校并入震旦医学院牙医系组建而成)在内的4所院系,陆续将牙医系学制调整为2~5年,牙科学更名为口腔医学。

一、林则博士的现代口腔医学教育思想

中国现代口腔医学创始人加拿大牙医学林则博士提出,西方牙医学教育存在局限性,尤其将牙医学与整个医学体系割离开来是极不合理的制度。他所创办的华西协合大学牙学院,在办学的理念与学科思想上强调口腔疾病与全身疾病的紧密关系,力图扩展专业学科内容,将牙医学扩展为口腔医学。

在20世纪40年代,林则博士撰写文章指出:中国高等牙医学教育方针和课程设置站在西方牙医学教育的前面,这里要求学生学习与医学院学生相等的基础生物学和医学课程,如牙学院学生学化学,与化学系学生一起上课,学内科学等医学临床课程也要与医学院学生一起上课,课时相同,考试要求亦相同。要求学生在接受与医学院学生相等的基础训练后,再进行牙科学各专业课程。不像西方一般牙医学院偏重技术,而我们这里是要学生认识口腔卫生的重要及其与全身的关系。这个新的教育计划奠定了一个高的标准。用当时最新的科学技术不断提高学生的医学基础理论和专业技能,培养的学生首先是医学家,然后才是专科医生,而不是匠人。

林则博士在阐述专业学科思想时反复指出：口腔医学并非单纯的牙医学，而是关于牙齿与口腔其他相关组织之间关系的大医学的一部分。1917年华西协合大学牙学院成立后，1928年林则博士将成都市区内的牙症医院迁入华西坝华西协合大学校区内，更名为华西协合大学口腔病院，英文STOMATOLOGICAL CLINIC WCUU，这是中国现代口腔医学史中首次使用"口腔"一词命名于医疗机构。1942年将华西协合大学牙医学研究室更名为口腔病研究室，林则博士和邹海帆博士先后任主任。

林则博士在与国际先进牙医学教育接轨的同时，创造性地建立了华西口腔病院、口腔病研究室等，使华西协合大学牙医学的医疗、教学、科学研究一开始就有别于欧美的牙科学教育体系，主要是加大了基础课程、基础医学课程与医学临床课程的范围，形成全新的口腔医学教育体系，为培养高素质口腔临床医生打下坚实的学科基础。至于为什么林则博士没有将华西协合大学牙学院称为口腔医学院，可能与能便捷地同欧美牙医学教育交流有关，这方面值得深入研究。

为扩展学科内容和建立新的学科，林则博士坚持选送优秀毕业生赴国外进修。他为募集进修经费，曾多次往返于加拿大和美国。

选送1921年毕业生黄天启先后两次赴加拿大多伦多大学研修烤瓷学，后成为国内培养的第一个中国口腔医学教育家。选送1932年毕业生肖卓然赴美国哥伦比亚大学研修牙周病学，成为我国牙周病学创始人之一。选送1934年毕业生戴述古赴美国学习口腔公共卫生学，创建了我国口腔预防医学。选送1937年毕业生廖韫玉赴美国密歇根大学、1938年毕业生魏治统赴美国塔弗茨大学、1939年毕业生徐乐全赴加拿大多伦多大学学习口腔修复学，他们回国后创建和发展了我国的口腔修复学。选送1937年毕业生夏良才赴美国密歇根大学学习口腔颌面外科，成为我国口腔颌面外科创建者之一。1939年毕业生宋儒耀赴美国罗彻斯特大学学习脑外科和整形外科，后转入宾夕法尼亚大学进修学院，师从国际上著名的整形外科泰斗艾伟博士（Dr.Robert Henry Ivy）。他学习成绩出色，5年后得到了美国医学科学博士学位（Doctor of Medical Sciences）。回国后，开创了中国口腔颌面外科和整形外科，成为中国整形外科的主要开拓者之一。选送1937年毕业生邹海帆博士于1948—1949年赴美国和加拿大研修，师从国际牙周病学泰斗们。邹海帆博士用钢丝录音机把上课时所有的讲演都录了下来。回国后，他创建了牙周病学研究室，并开设了牙周病学专题讲座，配合国际著名专家课堂讲课原声录音，使讲座内容丰富而生动，此Research Department后发展为华西口腔医学研究部。他是我国牙周病学主要开拓者之一，并曾任华西协合大学牙医学院第二任院长。选送1944年毕业生胡永承博士赴美国哥伦比亚大学进修口腔外科后留任该校教授。1947年毕业生严开仁博士赴美国进修，后留任美国哈佛大学正畸学教授。协助1930年毕业生陈华博士赴美国哥伦比亚大学、毛燮均博士赴美国哈佛大学、席应忠博士赴美国哈佛大学研修口腔正畸学，他们回国后创建和发展了我国口腔正畸学。协助1939年毕业生张锡泽博士、1941年毕业生吴廷椿博士赴美国哥伦比亚大学学习口腔颌面外科，回国后参与创建我国口腔颌面外科。选送1938年毕业生周肇梧博士、1942年毕业生罗宗赉博士、1943年毕业生邓述高博士先后赴美国学习口腔解剖生理学及口腔正畸学。回国后参与创建我国口腔生理学及口腔正畸学。选送1942毕业生朱希涛博士赴英国曼彻斯特大学研修口腔修复学。选送1940年毕业生王巧璋博士赴美国波士顿、纽约儿童牙病研究所研修儿童牙病学，回国后创建了我国儿童口腔医学。这些杰出专家，为发展我国现代口腔医学教育作出了重大贡献，无愧为中国口腔医学的栋梁，将永被中国口腔医学人所铭记。

林则博士扩展牙医学成为口腔医学的人才培养理念影响着他的学生们,正如他所说的:"这项工作站在西方牙医学教育的前沿,提示了一个全新的教育计划,成为一个示范中心……"。

二、毛燮均博士《中国今后的牙医教育》

1949年,毛燮均博士在《中华医学杂志》第35卷第7期撰文《中国今后的牙医教育》提出"革新牙医教育是发展牙科为口腔医学专门",进一步深化了林则博士创建口腔医学的理念,传承其办学思想。

毛燮均在文中指出:"约在百年以前,牙科开始成为一种专门学术。……直到现在仍然是一种修补牙齿的专门。他训练了千千万万修补牙齿的良工巧匠(牙科医师),发明了许多巧妙的方法为人修补牙齿、做假牙。但是……,(一)学术地位不满人意,……。(二)牙科学校招生困难,……。(三)口腔疾病无法遏止,……。(四)……许多全身性的疾病都在口腔内有表现症状。……在他们还未在身体别部显现症状之前,口腔内早已表现了它们的症状。……"。在中国"……还有她本身的问题,如教员缺乏、设备缺乏、经费缺乏等,在这种种缺乏上,当然困难很多。希望我们立即把思想准备起来……一、中国今后之牙医教育应该走革新的途径,……。二、应该扩大教学目标,努力开发新知识以衔接牙科与医科中间的断环。将来牙科医师们要负担起两重任务。第一为他们共同的基本,就是'诊断全身性的疾病在口腔内所显现的症状',各个牙医师必须具有担负这个任务的学力。第二为他们各别的专门任务,就是'诊断并防治关于口腔医学范围内的疾病'。……"。革新中国的牙医学教育就是"发展牙科为口腔医学专门"。

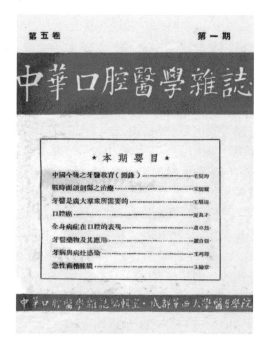

图7-2-1　《中华口腔医学杂志》创刊号

三、中国现代高等口腔医学教育

1949年10月新中国成立,百废待兴。中央人民政府高度重视教育和新中国的人才培养,1949年12月召开了新中国第一次教育会议,提出"建设新教育……特别要借助苏联教育建设的先进经验"。根据国家现实需要并借鉴当时前苏联的经验,在东北地区开展学习前苏联教育经验的活动,大量翻译前苏联教育工作的文献和教材。

1950年6月国家教育部门召开了教育工作会议,制定了改造高等教育的方针,明确提出新中国高等教育建设的方向:"以理论与实际一致的方法","培养具有高文化水平的、掌握现代科学和技术成就的,全心全意为人民服务的、高级国家建设人才"的培养目标。1950年8月7~19日中央人民政府卫生部和军事委员会卫生部在北京联合召开新中国第一届全国卫生工作会议。会议正式代表421人，列席代表161人，其中有中央及华北、东北、西北、华东、中南、西南各大行政区与军队系统和特聘的代表，包括医药、公共卫生、卫生教育、助产士及护士、卫生行政、中医等各部门卫生工作者。会议的主要任务是讨论和具体落实1949年9月和10月期间军委卫生部召集的全国卫生行政会议所确定的方针的实施情况，并总结经验，制定1950年全国卫生工作的总方针和任务。会议提出和通过了以"面向工农兵"、"预防为主"、"团结中西医"为新中国卫生工作的三大方针。

根据中央人民政府的要求，会议决定按照前苏联模式，确定医疗部门将牙科改为口腔科，医学教育部门将牙医学系、院改为口腔医学系、院，英文由Dentistry更名为 Stomatology。参加此次大会的有北京医学院毛燮均教授、华西大学邹海帆教授和王顺靖教授等。会议期间毛燮均教授对邹海帆教授、王顺靖教授谈此决定与导师林则博士的办学理念不谋而合，可否联名申请政府表彰林则博士创建中国高等口腔医学教育的卓越贡献，王顺靖教授以当时正拟屏蔽英美教育影响，提此建议"时机不宜"，劝阻了毛燮均教授的这个建议。返校会后，邹海帆教授和王顺靖教授传达了此次会议详细情况、具体要求和时间表，并与王翰章等教授交谈会下代表们与毛燮均教授交换倡议的情况。

随着社会主义建设大干快上，全国各行各业掀起了学习前苏联的高潮。在医学教育方面开展大学习、大辩论，改革教育中不符合新社会要求的内容，缩短了学制，摒弃了英美的教学体制。在教育思想上，学习凯勒夫教育学、米秋林学说和巴夫洛夫学说。在课程设置方面取消了英语课，改学习俄语。将口腔医学教学原有的十余门课程改为口腔内科学、口腔矫形学、口腔颌面外科学三个学科。华西大学口腔医学院由八个学系调整为口腔内科学、口腔矫形学、口腔颌面外科学三个教研室。如此既体现出执行了国家的政策，又使中国现代口腔医学教育在整顿、调整、改造中不断发展起来。

回顾中国现代口腔医学的发展史，从20世纪初林则博士在华西协合大学创办不同于欧美全新的中国牙医学模式，到新中国全面学习前苏联高等教育办学模式的历史背景，几代中国口腔人为此做出的努力，使我国口腔医学学科与医学有机结合，内涵不断扩大，形成了具有特色的中国现代口腔医学教育模式，成为中国现代医学中的一个重要组成部分。

第三节　中国现代口腔医学事业的发展

一、口腔医学院(系)

中国高等学校现代口腔医学教育从华西协合大学牙学院溯源以来，经历了一个世纪的风雨。横贯百年，由最初全国仅有几所口腔医学院、系，到今天全国进行本科以上教育的口腔医学院、系近百所，可谓风雨之后已见彩虹。

表7-3-1　中国口腔医学高等院校一览表

建院(系)时间	院系名称
1917	四川大学华西口腔医学院(原华西协合大学牙学院)
1923	上海牙科专科学校(原上海司徒博齿科医学专门学校)
1932	上海交通大学口腔医学院(原震旦大学牙医系)

建院(系)时间	院系名称
1935	中国人民解放军第四军医大学口腔医学院(原南京国立中央大学牙医专科学校)
1938	哈尔滨大学附属齿科医学院
1940	南京军医学校(原安顺军医学校)
1941	北京大学口腔医学院(原北京大学医学院附属医院齿科诊疗室)
1941	同仁医院牙科专科学校
1950	中国医科大学口腔医学院
1958	哈尔滨医科大学口腔医学院(原哈尔滨医科大学口腔医学系)
1960	武汉大学口腔医学院(原湖北医学院口腔医学院)
1974	佳木斯大学口腔医学院(原佳木斯医学院口腔医学系)
1974	南京医科大学口腔医学院(原南京医学院口腔系)
1974	天津医科大学口腔医学院(原天津医学院口腔系)
1974	中山大学光华口腔医学院(原中山医学院口腔系)
1975	西安交通大学口腔医学院(原西安医学院口腔医学系)
1976	浙江大学口腔医学院(原浙江医科大学口腔医学系)
1977	山东大学口腔医学院(原山东医学院口腔医学系)
1978	昆明医学院口腔医学院(原昆明医学院口腔医学系)
1978	河北医科大学口腔医学院(原河北医科大学口腔医学系)
1978	遵义医学院口腔学院(原遵义医学院口腔学系)
1978	南京大学口腔医学院(原南京医学院专科班)
1980	南昌大学口腔医学院(原江西医学院口腔医学系)
1982	暨南大学医学院口腔医学系
1982	首都医科大学口腔医学院(原首都医科大学口腔医学系)
1983	广西医科大学口腔医学院(原广西医科大学口腔医学系)
1984	安徽医科大学口腔医学院(原安徽医科大学口腔医学系)
1984	福建医科大学口腔医学院(原福建医科大学口腔医学系)
1984	同济大学口腔医学院(原同济大学口腔医学系)
1985	吉林大学口腔医学院(原白求恩医科大学口腔医学系)
1985	大连医科大学口腔医学院(原大连医科大学口腔医学系)
1985	兰州大学口腔医学院(原兰州大学口腔医学系)
1985	郑州大学口腔医学院(原河南医科大学口腔系)
1985	山西医科大学口腔医学系
1986	泸州医学院口腔医学院(原泸州医学院口腔医学部)
1986	中南大学湘雅口腔医学院(原湖南医科大学口腔医学系)
1987	辽宁医学院口腔医学院(原锦州医学院口腔医学系)
1989	北华大学口腔医学院(原吉林医学院口腔医学专业)
1994	滨州医学院口腔医学院(原滨州医学院口腔医学专业)

建院(系)时间	院系名称
1995	华北煤炭医学院口腔医学系
1997	皖南医学院口腔医学院(皖南医学院医学三系口腔医学专业)
2000	贵阳医学院口腔医学系(原贵阳医学院口腔医学教研室)
2000	温州医学院口腔医学院(原温州医学院口腔医学系)
2000	青岛大学医学院口腔医学系
2000	海南医学院口腔医学系
2000	延边大学医学部口腔医学专业
2000	内蒙古医学院临床医学部口腔医学专业
2000	广东医学院口腔医学专业
2000	河南大学口腔医学专业(原开封医学高等专科学校口腔系)
2000	潍坊医学院口腔医学院
2001	重庆医科大学口腔医学院(原重庆医科大学口腔医学系)
2001	大连大学医学院口腔医学系
2001	长治医学院口腔医学系
2001	湖北科技学院五官医学院口腔医学系
2002	河北北方学院口腔医学系
2002	川北医学院口腔医学系
2002	右江民族医学院口腔医学系
2002	南通大学医学院口腔医学专业
2002	西北民族大学医学院口腔医学专业
2003	华中科技大学同济医学院口腔系
2003	宁夏医科大学口腔系
2003	昆明医学院海源学院口腔医学专业
2004	新疆医科大学口腔医学系
2004	广州医学院第一临床学院口腔医学系
2004	齐齐哈尔医学院口腔医学系
2004	郧阳医学院第二临床学院口腔医学系
2004	包头医学院口腔医学系
2005	佛山科学技术学院医学院口腔医学系(原佛山卫生学校口腔学科)
2005	西安医学院口腔医学系
2005	济宁医学院口腔医学院
2005	沈阳医学院口腔医学院
2006	浙江中医药大学第二临床医学院口腔医学系
2006	湖南中医药大学医学院口腔医学专业
2006	湖州师范学院医学院口腔医学系
2006	徐州医学院口腔医学系

续表

建院(系)时间	院系名称
2006	长沙医学院口腔医学专业
2006	泰山医学院口腔医学院
2007	牡丹江医学院口腔医学系
2007	石河子大学医学院口腔医学系
2008	南方医科大学口腔医学院(原第一军医大学南方医院口腔科)
2009	南开大学医学院口腔医学系
2010	井冈山大学医学院口腔医学系
2011	蚌埠医学院口腔医学系
2011	新乡医学院口腔医学院
2012	荆楚理工学院医学院口腔医学专业

二、口腔医疗机构

口腔医疗机构见表7-3-2。

表7-3-2   中国口腔医院一览表

成立时间	医院名称
1907	华西口腔医院
1920	上海交通大学医学院附属第九人民医院
1921	北京协和医院
1934	中南大学湘雅口腔医学院
1935	秦都口腔医院
1938	贵阳医学院口腔医院
1941	北京大学口腔医院
1943	台中市中山大学口腔医院
1945	首都医科大学附属北京口腔医院
1946	重庆市口腔医院
1947	南京市口腔医院
1947	天津市口腔医院(南开大学附属口腔医院)
1948	中国医科大学口腔医院
1950	广州医学院口腔医院
1950s	泸州医学院口腔医院
1950s	华中科技大学口腔医院——同济医院口腔医学中心
1951	大连市口腔医院
1952	安徽医科大学口腔医院
1953	中国人民解放军总医院全军口腔医学研究所暨解放军总医院口腔医学中心
1957	高雄市口腔医院

成立时间	医院名称
1958	西宁市口腔医院
1958	成都市口腔医院
1958	哈尔滨医科大学口腔医院
1962	南方医科大学口腔医院(广东省口腔医院)
1962	武汉大学口腔医院
1974	光华口腔医院
1974	佳木斯大学口腔医院
1974	天津医科大学口腔医院
1977	江苏省口腔医院
1978	遵义医学院口腔医院
1978	广西医科大学口腔医院
1979	昆明医学院口腔医院
1980s	浙江大学附属口腔医院(浙江省口腔医院)
1982	香港大学口腔医院(香港大学牙医学院)
1982	贵阳市口腔医院
1984	兰州大学口腔医院
1985	乌鲁木齐市口腔医院
1985	吉林大学口腔医院
1985	大连医科大学口腔医院
1986	福建医科大学口腔医院
1987	同济大学附属口腔医院
1989	银川市口腔医院
1991	辽宁医学院附属口腔医院
1992	暨南大学口腔医院(暨南大学医学院附属惠州口腔医院)
1992	山东大学口腔医院
1993	河南省口腔医院(郑州大学口腔医学院)
1997	山西医科大学口腔医院
2003	宁夏医科大学口腔医院

三、口腔医学研究机构

(一)口腔疾病研究国家重点实验室

口腔疾病研究国家重点实验室(四川大学)前身是华西协合大学医牙研究室,创立于1936年,1958年批准为口腔医学研究所,1991年被卫生部批准为卫生部口腔生物医学工程重点实验室,2002年被教育部批准为口腔生物医学工程教育部重点实验室,2007年通过科技部评审,批准建设口腔疾病研究国家重点实验室。经教育部推荐,科技部批准,依托四川大学和华西口腔医院的科研优势和鼎力支持,经过3年的建设期,达到了预期的建设目标,取得了良好的成效,通过科技部专家组评估验收。2011年11月16日,口腔疾病研究国家重点实验室在四川大学正式挂牌,标志着实验室正式成为代表中国口腔医学科学研究最高水平的国家级科研机构。

按照国家2020年科学技术发展总体目标中人口与健康优先研究重点领域,结合国内外口腔医学的发展趋势和最新前沿以及我国口腔疾病的发病特点和分布情况,口腔疾病研究重点实验室确定了以严重危害人类健康和生存质量的重要口腔疾病为研究主线,组织多学科研究团队联合攻关和协同创新,推动我国口腔医学的科学发展和人才培养,提升中国口腔医学学科水平。经过努力,将重点实验室建设成为代表中国水平、国际知名的科学研究、人才培养、防治新技术、对外交流的重要基地和桥梁,为中国口腔医学的发展提供高层次的知识、技术和人才支撑。实验室已成为中国口腔医学科学研究和高层次人才培养的重要基地,成为在国内外有重要影响的口腔医学科学研究中心。

(二)口腔数字化医疗技术和材料国家工程实验室

2011年,经国家发改委批准,北京大学口腔医学院建设"口腔数字化医疗技术和材料国家工程实验室",该实验室从口腔临床医疗实际需求出发,采用最新的科学与工程技术手段及材料,研究和开发以"精细、准确、高效、自动"为目标的口腔数字化临床医疗技术、装备与材料,以高技术手段提高临床医疗质量和水平,提高医疗效率,从而尽可能地满足社会上日益增加的口腔医疗保健需求。实验室力争建成对国内外开放的,环境、设备和能力水平一流的,集口腔医疗数字化技术与材料的应用研究、工程化开发、临床验证、标准研究、人才培养、国际交流和技术服务推广等多功能于一体的研究与开发平台,成为推动我国口腔数字化医疗技术和材料成果产业化的中间纽带与桥梁。

(三)口腔生物医学教育部重点实验室

口腔生物医学教育部重点实验室(武汉大学)是部省共建国家重点实验室培育基地,实验室主任边专教授。1986年获世界银行支持,成立口腔医学实验中心,1998年改名为湖北省口腔医学重点实验室,2000年并入武汉大学,为口腔医学博士后流动站站点单位,2002年成立口腔生物医学工程教育部重点实验室(与四川大学联合),2007年成立省部共建国家重点实验室培育基地(湖北省口腔基础医学重点实验室),2009年更名为口腔生物医学教育部重点实验室(武汉大学)。

经过20多年的建设和积累,口腔生物医学工程教育部重点实验室具有从事现代口腔医学基础及临床学科各专业基础和应用研究的技术力量和先进的设备条件,是科学研究及研究生培养的重要基地。实验室设有口腔微生态学,口腔生化与分子生物学,组织与细胞工程,口腔生物材料学、口腔生物力学、口腔免疫学、口腔医学信息学七个专业实验室,已经具备先进的仪器设备和优越的科研技术平台。

(四)第四军医大学组织工程中心

第四军医大学组织工程中心是国内最早开展组织工程研究单位之一,是全军口腔医学重点实验室,实验室主任金岩教授。该实验室于1986年开始从事平战时组织修复再生研究,于1999年在国内较早组建了发育和组织再生实验室,2002年成立了组织工程研发中心,2003年成立第四军医大学组织工程中心。该中心已成为国内一流的、有较大影响的组织工程与再生医学研究中心,在人才建设、科研实力与平台建设等方面已经在国内奠定了一流的水平,是国内著名的组织工程研究中心之一。中心占地约1500m²,包含万级、十万级净化实验室、局部百级和发育生物学实验室,承担了"863计划"重大专项、军队专项、国科金及省级科技攻关项目等多项课题,科研力量雄厚,基础设备完善,是一家具有国内领先水平的科研基地。

在组织工程与再生医学研究领域居国内领先水平,以组织工程批复、黏膜为拳头产品,在组织工程牙、角膜、神经、骨、软骨、血管、器官等组织器官及多种成体干细胞等方面开展了卓有成效的研究,已成为高水平的组织工程技术平台与人才培养基地,是组织工程皮肤专项的首席科学家单位。尤其在组织工程化皮肤、骨和软骨、神经、角膜、牙齿和牙周组织等方面的发育以及组织再生的基因调控和材料修复等方面的研究已有深入的了解,特别是近年来结合我军军事斗争的需要,开展了战伤组织工程产品的研制工作并已取得了初步的成果。

(五)口腔再生医学国家地方联合工程实验室

口腔再生医学国家地方联合工程实验室创建于2012年,由国家发改委批准设立,是我国口腔医学领域第一个国家地方联合工程实验室,实验室主任田卫东教授。实验室依托四川大学和华西口腔医院,围绕我国生物医药产业发展过程中所面临的口腔疾病发病率高、牙齿缺失情况严重等问题,针对牙再生组织工程技术、干细胞治疗等技术的迫切需求,开展牙组织工程、干细胞技术及口腔新型材料的研究,提升其研发和生产方面的自主创新能力和国际竞争力,赶超世界先进水平。工程实验室在牙组织工程及牙再生、干细胞在口腔临床的应用与新型口腔材料的研发等领域拥有一批具有国际先进水平的创新成果和一支技术力量雄厚的研究开发队伍,在现有的基础上,建设口腔再生医学国家地方联合工程实验室,进一步提升创新基础能力,为我国口腔再生医学产业解决关键技术问题和共性技术问题,取得具有自主知识产权的研发成果。同时,将工程实验室建设成为产品中试放大基地、人才培养基地、国际合作窗口以及开展国家和行业相关标准的研究制定。

(六)口腔医学国家民委重点实验室

口腔医学国家民委重点实验室创建于2002年,其前身为隶属于西北民族大学医学院的口腔医学综合实验室,功能集教学和科研于一体,是西北民族大学重点发展与建设的专业实验室之一。实验室于2002年7月通过验收获批国家民委重点实验室称号。2008年12月,口腔医学重点实验室与口腔医学教学实验室分开建设,走上了以科研为主的发展道路。

重点实验室由口腔功能学实验室、口腔生物学实验室和口腔微生物学实验室三个分室构成。实验室主要开展西北地区少数民族口腔流行病学研究和口腔常见疾病病因与防治的研究。具体包括:少数民族龋病与牙周病的流行病学研究,口腔微生物群落结构与口腔疾病关系研究,少数民族颅颌面发育特征及错殆畸形的研究,口腔颌面部肿瘤的基础与临床研究,颞下颌关节疾病的基础与临床研究等。其中研究对象具有西北地域性特点和少数民族人群特点,结合口腔医学研究领域热点和盲点问题,运用现代化科研手段展开工作,经过多年的探索与实践逐步形成一系列组织方法、技术措施与标志性成果。

四、专业学术刊物

(一)SCI收录期刊

1.《International Journal of Oral Science》(《国际口腔科学杂志》英文版,IJOS),是教育部主管,四川大学主办的口腔医学专业英文版学术期刊,2009年3月创刊。国内统一刊号:CN

51-1707/R; 国际标准连续出版物号: ISSN 1674-2818 ; 电子版国际标准连续出版物号eISSN 2049-3169。IJOS为季刊,A4开本,每年3、6、9、12月出版。国内邮发代号62-324,国外发行代号Q8901。

IJOS是中国口腔科学领域唯一有国内统一连续出版物(CN号)的英文期刊。主要报道口腔医学的最新研究成果,其面向全球的口腔医学工作者,搭建一个促进全球口腔医学工作者交流研究成果的平台。接受稿件类型包括: 原创科学论文、综述、临床研究、病例报告、会议报道和致编辑信等。

IJOS由四川大学华西口腔医学院周学东教授担任主编,由美国科学院院士王存玉教授担任特邀主编,四川大学华西口腔医学院陈谦明教授担任常务副主编,聘请了来自12个国家和地区,具有不同学科和专业背景的45名著名学者组成编委会,其中超过2/3为国际编委。杂志进行严格的国际同行专家审稿。在较短的时间内就取得了重大突破,创刊1年即被Science Citation Index Expanded(SCIE)、MEDLINE/PubMed/Index Medicus和Scopus等国际知名数据库收录。在SCI数据库中,2011年的影响因子为1.411,进入相关学科专业分类的Q2方阵,位于亚洲前列。2012年,《IJOS》又与世界知名的自然出版集团进行海外发行的合作,采用开放获取(Open Access)模式,利用Nuture平台进一步提升国际影响力。

编辑部地址: 四川省成都市人民南路三段14号,邮政编码: 610041,电话: 028-85502414,传真: 028-85503479, E-mail: ijos@scu.edu.cn, http: //www.nature.com/ijos, http: //www.ijos.org.cn。

2.《Journal of Dental Sciences》(《中华牙医学杂志》英文版),是中国台湾牙医学会主办杂志,2006年创刊,季刊。《Journal of Dental Sciences》被Science Citation Index Expanded(SCIE)、ScienceDirect、Scopus、SⅡC、EMCare等数据库收录,主要报道口腔医学基础和临床研究及相关学科的研究成果。出版商为台湾Elsevier有限公司,主编Chun-Pin Lin教授。通信地址: 台北10449,台北市中山北路二段96号嘉新大楼后栋4F N-412室(Rm.N-412,4F, Chia Hsin Building Ⅱ , NO.96, Zhong Shan N.Road, Sec.2, Taipei, 10449 Taiwan)。网址: http: //ees.elsevier.com/jds。

(二)MEDLINE收录期刊

1.《中华口腔医学杂志》(《Chinese Journal of Stomatology》) 是由中国科学技术协会主管、中华医学会主办、中华口腔医学会协办、中华口腔医学杂志编辑委员会编辑、中华医学会杂志社出版的口腔医学专业期刊,创刊于1953年8月。国内统一刊号: CN 11-2144/R; 国际标准连续出版物号: ISSN 1002-0098。现任总编辑为王兴教授。月刊,国内外公开发行。该刊以及时刊出我国口腔医学研究的新成果,介绍国内外口腔医学发展的最新信息,促进基础研究和临床水平的提高,促进国际学术交流为主要任务,已成为我国口腔医学界代表国家水平的刊物。

该刊主要报道内容为国内外口腔医学基础研究、临床研究的新成果和新进展,口腔医学领域各种常见病、多发病的临床防治经验以及相关学科的新技术、新动态。主要栏目有述评、进展、论著、专家笔谈、专题研讨会纪要、讲座、综述、新技术新工艺、国际学术动态等,还有按每期重点号内容编排的学术性栏目。该刊为确有创新价值、在国内居领先水平的成果提供尽快发表的条件,自2000年起设立了"快速通道"的发表方式。

该刊是中国生物医学核心期刊,被美国《医学索引》(MEDLINE)、《化学文摘》(CA)、俄罗斯《文摘杂志》(AJ)、中国生物医学期刊数据库等国内外20余个重要生物医学数据库、检索系统和文摘期刊收录。目前该刊的影响因子、被引频次居国内同专业杂志之首。该刊按国际标准编排,并印有英文版权页、目次、摘要。

《中华口腔医学杂志》是中国科协和中华医学会的优秀期刊,2001年入选国家新闻出版总署的"中国期刊方阵(双效期刊)",连续5次获得中国科协精品科技期刊工程项目资助,连续10次获得"百种中国杰出学术期刊"奖。

国内订阅:全国各地邮电局,邮发代号:2-64。邮购:中华医学会杂志社出版发行部。海外发行:中国国际图书贸易总公司(北京399信箱,100044),代号:BM94。编辑部地址:北京市东四西大街42号;邮政编码:100710;电话/传真:010-85158254;E-mail: cjst@cma.org.cn;网址:www.medline.org.cn。

2.《华西口腔医学杂志》(《West China Journal of Stomatology》)　是由教育部主管、四川大学主办的口腔医学专业性学术期刊。1983年创刊,国内统一刊号:CN 51-1169/R;国际标准连续出版物号:ISSN 1000-1182。主编陈谦明教授,常务副主编王晴编审。

《华西口腔医学杂志》主要报道我国口腔医学工作者在防病治病、科学研究、教学等工作中取得的经验、科研成果、技术革新、学术动态等。设有专家论坛、临床研究、专栏论著、基础研究、病例报告、方法介绍、消息等栏目。每期约24万字,A4开本,双月刊。《华西口腔医学杂志》是中国科技论文统计源期刊、中文核心期刊要目总览第一至第六版核心期刊;被美国国家医学图书馆的MEDLINE/PubMed/Index Medicus、美国《化学文摘》(CA)、美国《乌利希国际期刊指南》、俄罗斯《文摘杂志》(AJ)、波兰《哥白尼索引》、日本科学技术信息中心数据库、美国《剑桥科学文摘(CSA)》、世界卫生组织西太平洋地区医学索引(WPRIM)、美国EBSCO数据库等收录;被中文科技期刊数据库、中国科学引文数据库、中国科技期刊精品数据库、中文生物医学期刊文献数据库、中国期刊全文数据库、中国核心期刊数据库等收录。该刊先后被评为第二届国家期刊奖百种重点期刊、全国优秀科技期刊、中国期刊方阵双百期刊、中国高校精品科技期刊、中国精品科技期刊、全国高校科技期刊优秀编辑质量奖、四川省十佳期刊、四川出版期刊奖一等奖。在中国科学文献计量评价研究中心和清华大学图书馆研制《中国学术期刊(光盘版)》电子杂志社出版的《中国学术期刊影响因子年报(自然科学与工程技术)》2011年发布的影响因子中,《华西口腔医学杂志》位居口腔科学类期刊首位。2011年华西口腔医学院编辑部荣获教育部优秀团队。

《华西口腔医学杂志》为双月刊,通过全国各地邮局公开发行,邮发代号:62-162。编辑部地址:四川省成都市人民南路三段14号,邮政编码:610041。电话:028-85502414;传真:028-85503479;E-mail: hxkqyxzz@vip.163.com;网址:www.hxkqyxzz.net。

3.《上海口腔医学》(《Shanghai Journal of Stomatology》)　是由上海交通大学主管、上海交通大学医学院附属第九人民医院主办、上海交通大学口腔医学院和上海市口腔医学会承办的口腔医学综合性学术期刊。张志愿教授担任主编,郑家伟教授担任常务副主编。期刊于1992年创刊,1998年加入CNKI《中国学术期刊光盘版(CAJ-CD)》,1999年被选入科技部中国科技论文统计源期刊,并全文上网;2000年被美国《化学文摘》(CA)收录,2003年成为中国科技核心期刊,并被Index Medicus和MEDLINE收录;2007年被美国EBSCO数据库收录。该刊主要栏目有基础研究、临床研究、专栏论著、临床总结、综述、学术讲座等,适宜于从事口腔医学的各级临床医师、科研和教学人员参阅。该刊为双月刊,每双月末出版,标准大16开,采用铜版纸彩色(插图)印刷,无线装订,由邮局公开发行。国内统一刊号:CN 31-1705/R;国际标准连续出版物号:ISSN 1006-7248;邮发代号:4-561。

《上海口腔医学》始终把贯彻党的"双百"方针,繁荣我国口腔医学界的学术争鸣,反映国内外口腔医学研究的最新成果,推动我国口腔医学研究工作的开展,为四个现代化服务作为办刊宗旨;并把不断提高质量,努力扩大影响,坚持立足国内,争创世界一流作为奋斗的目标;不断进取,努力实践,为实施"科教兴国"和"可持续发展"战略,推动口腔医学的不断进步服务。

2009年1月1日开始,正式启用网上投稿审稿系统,所有稿件均通过网上投寄和评审,既方便了读者和审稿人,又节约了成本,提高了工作效率、管理水平和办公自动化水平,为不断提升期刊的影响力和质量,提供了强有力的技术支撑。《上海口腔医学》入编《中文核心期刊要目总览》2011年第6版临床医学/特种医学类的核心期刊。

编辑部地址:上海市制造局路639号,邮政编码: 200011。电话: 021-33183312,63121780 ;传真: 021-63121780 ; E-mail: sjs@omschina.org.cn; 网址: www.omschina.org.cn/sjs.

(三)中文核心期刊

中文核心期刊要目总览(2011年版)共收录5种口腔医学期刊,分别为:《中华口腔医学杂志》《华西口腔医学杂志》《上海口腔医学》《实用口腔医学杂志》《牙体牙髓牙周病学杂志》。

1.《实用口腔医学杂志》(《Journal of Practical Stomatology》)由第四军医大学主管、第四军医大学口腔医学院主办,创刊于1985年10月,双月刊,主编是赵铱民教授。国内统一刊号: CN 61-1062/R; 国际标准连续出版物号: ISSN 1001-3733。

杂志从创刊起就立志于为中国的口腔医学事业服务,为从事口腔医学科研、教学、临床的广大医务工作者服务。杂志编委会由国内各大专院校口腔医学相关专业的81位专家组成,确保了一支高水平、高效率、知识结构新的审稿队伍,杂志的学术水平得到最有效的保证。

《实用口腔医学杂志》先后被国际著名的检索系统美国化学文摘(CA)及俄罗斯文摘(AJ),西太平洋地区医学索引(WPRIM)、乌利希国际期刊指南(Ulrich's)收录,在国内被收录为科技部信息所指定的统计分析源期刊和入选《中文核心期刊要目总览》,入选中国科学引文数据库源期刊。

编辑部地址: 西安市长乐西路145号第四军医大学口腔医学院内; 邮政编码: 710032。电话/传真: 029-83224470 ; E-mail: j-pr-s@fmmu.edu.cn; 网址: www.sykqyxzz.com。

2.《牙体牙髓牙周病学杂志》(《Chinese Journal of Conservative Dentistry》)创办于1991年9月,由第四军医大学主管,第四军医大学口腔医学院主办。现为月刊,大16开本。国内统一刊号: CN 61-1254/R; 国际标准连续出版物号: ISSN 1005-2593 ; CODEN YYYZAH; 邮发代号: 52-128。现任主编为倪龙兴教授,常务副主编为唐荣银教授。编委均为国内外知名的口腔医学专家、教授、学者。

《牙体牙髓牙周病学杂志》以促进和提高中国龋病学、牙体修复学、牙髓病学、牙周病学的基础理论和临床技术水平为宗旨,设有口腔基础研究与临床研究论著、研究生学位论文、临床经验总结、短篇报道、病案报道、综述、讲座、医学与哲学、技术革新等栏目,内容包括龋病学、牙体修复学、牙髓病学、牙周病学以及儿童牙医学、老年牙医学、牙病预防学等许多领域。

该刊为中国科技核心期刊。被国际著名的检索系统美国《化学文摘》(CA)、《剑桥科学文摘(自然科学版)》(CSA)、波兰《哥白尼索引》(IC)、英国《国际农业与生物科学研究中心》(CABI)、乌利希国际期刊指南(Ulrich's)等收录,在国内为中国科学院文献情报中心《中国科学引文数据库》、中国科学技术信息研究所《中国科技核心期刊》指定的统计分析源期刊,被北京大学《中文核心期刊要目总览》、清华大学《中国学术期刊综合评价数据》源期刊以及其他各大检索系统收录。

自创刊以来共发表口腔专业学术论文3000余篇,各类基金资助项目论文占每期刊出论著的45%左右,单篇文献最高被引80余次。机构用户分布在10个国家和地区,个人读者分布在20个国家和地区,影响范围广泛。

该刊20多年来坚持办刊宗旨,杂志质量逐步提高。先后获得中国军队医学期刊质量评比优秀编辑奖、医学期刊质量评比Ⅰ类优秀期刊、陕西省优秀科技期刊一等奖等奖项。

通信地址:西安市长乐西路145号第四军医大学口腔医学院《牙体牙髓牙周病学杂志》编辑部,邮政编码:710032。电话:029-84776082;传真:029-83224432;E-mail: kqytbk@fmmu.edu.cn;网址:www.ytysyzb.com。

(四)中国科技论文统计源期刊

中国科技论文统计源期刊(中国科技核心期刊)收录的期刊有:《中华口腔医学杂志》《华西口腔医学杂志》《实用口腔医学杂志》《上海口腔医学》《牙体牙髓牙周病学杂志》《北京口腔医学杂志》《国际口腔医学杂志》《口腔颌面外科杂志》《口腔颌面修复学杂志》《口腔医学》《口腔医学研究》《临床口腔医学杂志》《现代口腔医学杂志》《中国口腔颌面外科杂志》《中华口腔正畸学杂志》《中华老年口腔医学杂志》《广东牙病防治》《中华口腔医学研究杂志(电子版)》《口腔材料器械杂志》。

1.《北京口腔医学》(《Beijing Journal of Stomatology》) 是1993年经国家新闻出版总署批准、由北京市卫生局主管,首都医科大学附属北京口腔医院主办,国内外公开发行的大型口腔专业学术期刊,是中国科技论文统计源期刊(中国科技核心期刊),目前为双月刊,双月28日在北京出版。国内统一刊号CN 11-3639/R;国际标准连续出版物号: ISSN 1006-673X;邮发代号82-708。编委会由全国口腔医学院校知名专家组成,目前已经历5次换届更替。现任主编为孙正教授。主要读者对象为从事口腔基础、临床医学、教学、科研、预防等专业人员及研究生、大学生等。《北京口腔医学》创刊初期为季刊,2007年起变更为双月刊,现为64页,大16开,彩色印刷,是中国期刊网、《美国化学文摘》、中国数字化期刊群(万方数据)、中文科技期刊数据库、中国学术期刊(光盘版)全文收录期刊,中国学术期刊综合评价数据库来源期刊,中国核心期刊(遴选)数据库收录期刊。杂志主要栏目有:专家笔谈、基础研究、临床研究、临床报道、病例讨论、文献综述、国内外动态等。在各级领导关心和编辑部人员不懈努力下,《北京口腔医学》已经成为全国具有一定影响力的专业学术期刊,期刊影响因子逐年提高。为加快稿件处理速度,更好地为作者、读者服务,2010年《北京口腔医学》已开通在线投稿系统。网址为:www.bjkqyx.com。作者可以通过该系统投稿、查稿、上传修改稿,审稿专家可以进行网上审稿。

目前,该刊读者遍及全国31个省市自治区。据中国知网统计,网络使用用户总计3198个,分布在10个国家和地区;个人读者分布在13个国家和地区。全国各地邮局订阅,邮发代码82-708。未能在邮局订阅者,可向编辑部联系邮购。

编辑部联系地址:北京市天坛西里4号《北京口腔医学》编辑部,邮政编码:100050。电话:010-67099045,67013675;E-mail: bjkqyx@yahoo.com.cn;网址:www.bjkqyx.com。

2.《国际口腔医学杂志》(《International Journal of Stomatology》) 原刊名为《国外医学口腔医学分册》,创刊于1974年,由中华人民共和国教育部主管,四川大学主办。国内统一刊号: CN 51-1698/R;国际标准连续出版物号: ISSN 1673-5749。现任主编为石冰教授,常务副主编为王晴编审。

《国际口腔医学杂志》及时、准确地报道国内外口腔医学最新研究成果及临床经验(包括新理论、新技术、新方法及发展动态等),供我国口腔医学及相关学科工作者在防病治病、科学研究、教学等工作中参考。主要报道形式为专家论坛、论著、综述、病例报告、文摘等。每期28万余字,A4开本,双月刊。该刊为中国科技核心期刊、中国科技论文统计源期刊、RCCSE中国核心学术期刊,被美国《化学文摘》(CA)、美国《乌利希国际期刊指南》、波兰《哥白尼索引》、美国《剑桥科学文摘(CSA)》收录;被中国学术期刊综合评价数据库、中国核心期刊(遴选)数据库、中文科技期刊数据库、中文生物医学期刊文献/会议论文数据库(CMCC/CMAC)等收录。2006年、2008年、2010年、2012年蝉联四届中国高校特色科技期刊奖,2008年荣获高校科技期刊先进集体,2009年荣获全国高校科技期刊优秀编辑质量奖,2011年编辑部获教育部中国高校科技期刊优秀团队。

《国际口腔医学杂志》为双月刊,通过全国各地邮局公开发行,邮发代号: 62-19。编辑部地址: 四川省成都市人民南路三段14号,邮政编码: 610041。电话: 028-85502414 ; 传真: 028-85503479 ; E-mail: gwyxkqyxfc@vip.163.com; 网址: www.gjkqyxzz.cn。

3.《口腔颌面外科杂志》(《Journal of Oral and Maxillofacial Surgery》) 是由教育部主管、同济大学主办、同济大学口腔医学院承办的口腔医学专业杂志。国内统一刊号: CN 31-1671/R; 国际标准连续出版物号: ISSN 1005-4979。现任主编为王佐林教授。该刊是口腔颌面外科学方面最早的一本专业性杂志。

《口腔颌面外科杂志》已被美国《化学文摘》(CA)列为来源期刊; 被美国《乌利希期刊指南》收录; 同时被中国学术期刊综合评价数据库、中国核心期刊数据库、中国期刊全文数据库、中国科学引文数据库等多种数据库收录。

该刊坚持理论与实践相结合,主要刊登中国口腔颌面外科及相关学科(包括病理、放射、麻醉、头颈外科、整形美容外科等)的基础研究和临床研究新成果、新技术,以及临床经验、教学等文章。稿件来自全国25个省、直辖市和自治区的各口腔医学院校、口腔医院。邀请来自国内各口腔医学院的中国知名专家撰写学术论文。设有专家论坛、基础研究、临床研究、临床总结、口腔种植学研究、口腔医学教育、综述、病例报道等栏目。内容丰富、信息量大、读者面广,深受口腔医学院师生、口腔颌面外科和相关学科的医务人员及科技工作者的欢迎。

《口腔颌面外科杂志》在国内外公开发行,国内通过中国邮政局订购(邮发代号4-532),国外通过中国国际图书贸易公司订购(国外代号BM3205)。

编辑部地址: 上海市延长中路399号(同济大学附属口腔医院内),邮政编码: 200072。电话/传真: 021-66527963 ; E-mail: omsj399@hotmail.com; 网址: www.kqhmwkzz.com。

4.《口腔颌面修复学杂志》(《Chinese Journal of Prosthodontics》) 1999年12月创刊,是由北京市卫生局主管、首都医科大学附属北京口腔医院和解放军总医院联合主办的国内第一本关于口腔修复的专业杂志。现任主编由王邦康和刘洪臣教授担任。

《口腔颌面修复学杂志》以全国各地的口腔医师、科研人员和医技人员为主要读者对象。栏目涵盖口腔修复专业及相关学科的内容,包括: ①口腔功能与脑功能研究; ②咬合与全身关系的研究; ③咬合病研究; ④牙体缺损修复; ⑤固定义齿修复; ⑥可摘局部义齿修复; ⑦全口义齿修复; ⑧颌骨缺损修复; ⑨面部缺损修复; ⑩修复前外科; ⑪修复前正畸; ⑫人工种植修复; ⑬颞下颌关节病的修复治疗; ⑭𬌗学研究; ⑮口腔修复的材料研究; ⑯口腔修复心理; ⑰口腔生物力学研究; ⑱相关的口腔基础研究等。

《口腔颌面修复学杂志》被列入中国科技论文统计源期刊(中国科技核心期刊),并为中文科技期刊数据库(SWIC)源期刊、中国学术期刊综合评价数据库源期刊、中国核心期刊(遴选)数据库期刊。

《口腔颌面修复学杂志》为双月刊,国内统一刊号:CN 11-4424/R;国际标准连续出版物号:ISSN 1009-3761;邮发代号:2-424。联系地址:北京市复兴路28号;邮政编码:100853。电话/传真:010-66936254;E-mail:cnkqxf@301hospital.com.cn。网址:www.301dent.com。

5.《口腔医学》(《Stomatology》)　由南京医科大学主管,南京医科大学口腔医学院主办。现任主编为王林教授。

《口腔医学》贯彻国家卫生工作方针政策,注重普及与提高结合、理论基础与临床实践并重,具有较高的学术地位和知名度,为科技部中国科技论文统计源期刊、中国科技核心期刊,被美国《化学文摘》(CA)、俄罗斯《文摘杂志》(AJ)、中文科技期刊全文数据库、中国科学引文数据库、万方数据库等国内外10多家检索系统收录。

《口腔医学》特色:①创刊早。1981年创刊。②发行量大。每期约5000份左右。③读者群广。读者群覆盖全国各省市自治区,并向海外发行。④知名院校联办。南京医科大学口腔医学院主办,山东大学口腔医学院、同济大学口腔医学院、江苏省常州市口腔医院、浙江大学医学院口腔医院、浙江省口腔医学会等共同联办。⑤期刊质量高。被国内外10多家检索系统收录,为国内口腔医学期刊中第4本被CA收录的专业期刊。2003年《口腔医学》被评为《中国学术期刊(光盘版)规范》执行优秀期刊。2004年《口腔医学》被评为江苏省1级期刊、优秀期刊,进入第2届江苏期刊方阵。⑥信息量大。《口腔医学》稿件来自全国各地,全面反映国内外口腔医学各学科科研成果,开设的栏目有基础研究、临床研究、研究生专栏论著、调查研究、口腔预防研究、诊所论坛、综述、经验介绍、短篇报道、消息等。其中研究生专栏论著为我刊特色栏目,主要刊登研究生科研成果。⑦时效快。月刊,从文章投稿到发表周期短,对基金资助项目、创新研究、有独特见解的文章开辟绿色通道,第一时间发表。

《口腔医学》国内统一刊号:CN 32-1255/R;国际标准连续出版物号:ISSN 1003-9872。目前为月刊,正文64页,采用铜版纸,图片彩色印刷。通过邮局发行,邮发代号:28-78。通信地址:江苏省南京市汉中路136号;邮政编码:210029。电话/传真:025-86658322;E-mail:kqyx@njmu.edu.cn;网址:www.stomatology.cn。

6.《口腔医学研究》(《Journal of Oral Science Research》)　原名《口腔医学纵横》,为教育部主管、武汉大学口腔医学院主办、国内外公开发行的口腔医学专业学术期刊,是中国科技论文统计源期刊(中国科技核心期刊)、《中文核心期刊要目总览》、美国《化学文摘》、俄罗斯《文摘杂志》收录期刊。

《口腔医学研究》创刊于1985年6月,主编为樊明文教授,常务副主编为边专教授,编委会由全国各大口腔医学院校各学科专家组成。《口腔医学研究》有10所合办院、系,分别为吉林大学口腔医学院、南京大学医学院附属口腔医院、中国医学科学院北京协和医院、中南大学口腔医学院、大连医科大学口腔医学院、福建医科大学口腔医学院、温州医学院口腔系、海南医学院口腔系、遵义医学院口腔系、兰州大学口腔医学院。

《口腔医学研究》创刊20多年来,始终坚持刊物的科学性、实用性,面向院、系和基层,以普及、提高、服务为宗旨。最快捷地报道国内外口腔医学的新进展、新技术,为口腔医学临床和科研及教学服务,为读者服务。辟有焦点论著(附评论)、临床研究论著、综述、讲座、临床经验交流、专业英语、病例报道、学术动态、会务消息等栏目,读者对象为全国各地口腔医疗、教学、科研人员、口腔专业学生、护理、医技人员等。

《口腔医学研究》也可为国内外各医疗器械、材料、药品和保健牙膏生产商或经营商刊登广告,是国家认定的处方药广告的宣传媒体。

《口腔医学研究》为双月刊,双月28日出版。国内统一刊号: CN 42-1682/R;国际标准连续出版物号: ISSN 1671-7651。国内总发行: 湖北省邮政报刊发行局,邮发代号38-119。国外总发行: 中国国际图书贸易总公司(北京399信箱),国外代号6427BM。广告经营许可证号: 4201004000419。

编辑部地址: 武汉市洪山区珞瑜路237号武汉大学口腔医学院内,邮政编码: 430079。电话: 027-87883851 ; 传真: 027-87873260 ; E-mail: kqyxyj@163.com; 网址: www.kqyxyj.com。

7.《临床口腔医学杂志》(《Journal of Clinical Stomatology》) 创刊于1985年,主管单位为湖北省科学技术学会,主办单位为中华医学会武汉分会、华中科技大学同济医学院附属同济医院、中华口腔医学会口腔黏膜病专业委员会。现任主编为陈卫民教授。

《临床口腔医学杂志》是面向国内公开发行的口腔医学学术刊物,被列为中国科技核心期刊、中国期刊全文数据库收录期刊、中国核心期刊数据库收录期刊、科技部中国科技论文统计源期刊、中国学术期刊综合评价数据库统计源期刊。该刊以面向临床,为临床口腔医学服务为宗旨,强调理论密切结合临床实际。开辟有基础研究、临床研究、口腔黏膜病研究、口腔护理研究等论著栏目,还有综述、述评、病例报告、病案讨论、流行病学、预防医学、基层临床论坛、书刊评价、新器材、新技术、专题讲座、学术信息等栏目,报道口腔医学各专业领域的研究成果和临床经验总结。

《临床口腔医学杂志》为月刊,每月20日出版。国内统一刊号: CN 42-1182/R;国际标准连续出版物号: ISSN 1003-1634 ; 邮发代号: 38-117。联系地址: 湖北省武汉市解放大道1095号同济医院内; 邮政编码: 430030。电话: 027-83663149 ; E-mail: lckqyx@yahoo.com.cn。

8.《现代口腔医学杂志》(《Journal of Modern Stomatology》) 1987年创刊,为面向全国公开发行的口腔医学专业期刊,为口腔医学临床、科研、教学服务。该刊主管单位为河北省卫生厅,主办单位为河北医科大学口腔医学院、北京大学口医学院、首都医科大学口腔医学院、天津医科大学口腔医院、天津市口腔医院、中国医科大学口腔医学院、哈尔滨医科大学口腔医学院、山西医科大学口腔医学院。现任主编为俞光岩教授,常务副主编为董福生教授。该刊为《美国化学文摘》(CA)源期刊、科技部中国科技论文统计源期刊、中国生物医学核心期刊、中国科学引文数据库源期刊、中国学术期刊综合评价数据库来源期刊。该刊1996年、2004年被《中文核心期刊要目总览》收录。开辟栏目: 专家论坛、基础研究、临床研究、述评·讲座·综述、论著摘要·临床经验、流行病学·调查报告、儿童口腔医学等专栏。

该刊为双月刊,大16开本,80页进口铜版纸印刷,国内外公开发行。国内统一刊号: CN 13-1070/R; 国际标准连续出版物号: ISSN 1003-7632 ; 邮发代号: 18-59。通信地址: 石家庄市中山东路361号河北医科大学院内,邮政编码: 050017。电话: 0311-86064410 ; E-mail: xdkqyxzz@sohu.com。

9.《中国口腔颌面外科杂志》(《China Journal of Oral and Maxillofacial Surgery》) 为中华口腔医学会口腔颌面外科专业委员会的会刊,国内外公开发行,主要介绍口腔颌面外科及相关医学领域的新成果和新经验,供口腔颌面外科及相关学科的中高级临床医师、教学及科研人员参阅。2002年11月8日创刊,主管单位为中华人民共和国卫生部,中华口腔医学会主办,中华口腔医学会口腔颌面外科专业委员会承办。国内统一刊号: CN 11-4980/R; 国际标准连续出版物号: ISSN 1672-3244 ; 邮发代号4-759。双月刊,单月25日出版。

《中国口腔颌面外科杂志》由中国口腔医学界第一位工程院院士邱蔚六教授担任主编,郑家伟教授任常务副主编。杂志创办之初即坚持高起点、高标准、严要求,力求向世界反映中国口腔颌面外科事业的发展水平。杂志的特色是编委及论文的国际化程度高,重要论文后附评述、争鸣,及时刊登专业委员会及学组信息、会议纪要,介绍国内外知名人物,开展循证医学教育和研究。主要栏目有临床及基础研究论著、综述、讲座、学术争鸣、临床总结、短篇报道等。在排版和印刷方面,力求版面整洁、美观; 彩图随文印刷,图、表说明中英文对照。杂志一经出版,即被美国化学文摘(CA)收录,同时被中国期刊网、重庆维普(天元数据网)收录。

2003年12月1日,中国口腔颌面外科网开通运行,专辟《中国口腔颌面外科杂志》栏目,杂志实现全文上网,允许口腔颌面外科专业委员会会员登录网站,浏览、下载全文,实现信息的最快传播和最大利用。2005年年初,经中国科学技术信息研究所组织专家严格评审,批准《中国口腔颌面外科杂志》从2004年第1期开始,进入中国科技论文统计源期刊。2007年8月,与美国EBSCO出版社签署协议,杂志全文被EBSCO数据库收录。

2009年1月1日起,正式启用网上投稿审稿系统,所有稿件均通过网上投寄和评审,既方便了读者和审稿人,又节约了成本,提高了工作效率、管理水平和办公自动化水平,为不断提升杂志的影响力和质量提供了强有力的技术支撑。

2010年1月25日,经上级主管部门批准,同意成立《中国口腔颌面外科杂志》杂志社(期刊出版-R8823),杂志社拥有法人资格,成功实现转制,走向企业化运营之路。

编辑部地址: 上海市制造局路639号; 邮政编码: 200011。电话: 021-33183312,63121780 ; 传真: 021-63121780 ; E-mail: cjoms@omschina.org.cn; 网址: www.omschina.org.cn。

10.《中华口腔正畸学杂志》(《Chinese Journal of Orthodontics》) 是国内口腔正畸学专业最高级学术期刊。1994年创刊时刊名为《口腔正畸学》杂志,2009年加入中华医学会系列杂志并正式更名为现刊名。《中华口腔正畸学杂志》由中华医学会主办,中华口腔医学会协办。国内统一刊号: CN 11-5797/R; 国际标准连续出版物号: ISSN 1674-5760。现任总编辑为傅民魁教授。该刊的主要读者对象是从事口腔正畸临床工作的广大医学工作者,十余年来该刊始终坚持贯彻党和国家的科技政策,坚持百花齐放、百家争鸣的方针,坚持为人民健康服务,为社会主义建设服务的方向,始终以报道我国口腔正畸领域的新成果和国内外口腔正畸学发展的最新信息,促进国内正畸临床水平和应用基础研究的提高,促进国内外学术交流为主要任务。该刊已成为我国口腔正畸学界代表国家水平的学术刊物。

该刊的办刊方针为"坚持临床与基础、普及与提高相结合",主要报道内容为国内外口腔正畸学临床研究、应用基础研究的新成果和新进展,并重视口腔正畸学临床矫治技术和诊疗经验的报道。主要栏目有: 专家论坛、论著、临床技术、讲座、综述、病例报告和国际之窗等。

该刊每期必有临床实用性文章,努力满足不同层次读者的需要。作为"中华"系列杂志的一员,该刊将在不断提升学术水平的基础上,进一步增强其科学性和可读性,使杂志真正成为"读者的杂志"。

编辑部地址: 北京市中关村南大街22号; 邮政编码:100081。邮发代号:2-744。电话/传真:

010-82195350；E-mail: cjobjb@gmail.com；网址: www.medline.org.cn。

11.《中华老年口腔医学杂志》(《Chinese Journal of Geriatric Dentistry》) 于2002年创刊,解放军总医院主管,解放军总医院口腔医学教研室主办,国内外公开发行,刘洪臣教授任主编。国内统一刊号: CN 11-5010/R; 国际标准连续出版物号: ISSN 1672-2973。《中华老年口腔医学杂志》为双月刊,单月出刊,是国内第一本关于老年口腔医学的专业杂志。编辑部设在解放军总医院,是从事口腔专业医务人员进行学术交流,了解国内外老年口腔医学进展的工具。现任主编为刘洪臣教授。

《中华老年口腔医学杂志》于2005年被列入中国科技论文统计源期刊(中国科技核心期刊),并为中文科技期刊数据库(SWIS)源期刊、中国学术期刊综合评价数据库源期刊、中国核心期刊(遴选)数据库源期刊,还被万方数据资源系统数字化期刊群、中国期刊网、中国学术期刊(光盘版)、中文科技期刊数据库等收录。

自2009年杂志已由季刊改为双月刊,并改进为铜版纸印刷。杂志栏目不断在更新和增加,而且在刊物的内容和形式上进行着种种创新的尝试,目的是为了更加活泼多变,突出重点,增强可读性。

杂志创刊以来,坚持将临床放在重要位置,以突出临床实用性为主要目标,并力求达到临床与基础研究的协调。根据老年口腔医学的特点和杂志办刊宗旨,始终贯彻了理论与实践相结合,基础与临床相结合的方针;从实际出发,促进了老年口腔医学理论和技能的研究;扩大了老年口腔医学的学术、技术交流和信息传递。

杂志涵盖老年口腔医学及相关学科的内容,包括: ①老年口腔解剖生理; ②老年人龋病; ③老年人牙髓及根尖周病; ④老年人非龋性牙体硬组织病; ⑤老年牙周疾病; ⑥老年口腔黏膜病; ⑦老年人口腔修复; ⑧老年人种植修复; ⑨老年人颞下颌关节疾病; ⑩老年口腔颌面感染; ⑪老年口腔颌面损伤; ⑫老年口腔颌面肿瘤; ⑬老年口腔病的预防; ⑭老年口腔病的护理等。

该刊由北京市报刊发行总局代理发行,全国各地邮电局均可以订购,邮发代号: 82-633。通信地址: 北京市复兴路28号解放军总医院口腔科《中华老年口腔医学杂志》编辑部; 邮政编码: 100853。电话/传真: 010-66936254；E-mail: cjgd@301dent.com；网址: www.301dent.com。

12.《广东牙病防治》 1993年8月10日,广东省新闻出版局签发《牙病防治杂志》刊号。1993年9月,华南地区第一本口腔医学类学术杂志,国内唯一一本以"口腔疾病预防"为特色的专业杂志。《牙病防治杂志》在广东省口腔医院问世,这就是《广东牙病防治》的前身。杂志出版1年后,就获得国家科委批准,成为全国公开发行的杂志,并于1995年2月更名为《广东牙病防治》(《Journal of Dental Prevention and Treatment》)。《广东牙病防治》由广东省卫生厅主管,广东省口腔医院和广东省牙病防治指导组主办。国内统一刊号: CN 44-1407/R; 国际标准连续出版物号:ISSN 1006-5245。现任主编为章锦才教授。经过历届杂志人的共同努力,《广东牙病防治》是中华预防医学会系列杂志优秀期刊编辑奖的获奖期刊和中国科技核心期刊。影响力逐年提升,国内外个人和机构订户逐年增长。

2009年杂志经过多项学术指标综合评定及同行专家评议推荐,被中国科学技术信息研究所收录为"中国科技论文统计源期刊"(中国科技核心期刊)。此外,该刊还被中文科技期刊数据库、中国学术期刊综合评价数据库等多家数据库收录。

栏目介绍 求新求变,推陈出新,为杂志注入新意。《专家论坛》栏目,汇集专家智慧,促进经验交流,在口腔医学专家中颇具知名度。《医案精萃》栏目,发表图文并茂的临床类文章,展现精彩案例,深受临床医生喜爱。《百花齐放》栏目,报道临床有争议的做法,供大家讨论,活跃了学术气氛,社会效益良好。《硕博专栏》和《教学园地》栏目为在校师生开辟了一个学术交流的园地。此外,杂志还设有《基础与应用研究》《预防与社会医学》《防治实践》《口腔颌面外科》《修复与正畸》《护理》《综述》等栏目。

排版特色 该刊编排细致,全彩色铜版纸印刷,图随文走,印刷精美。提出"功能阅读"的概念,突出摘要和图表,方便阅读。

2007年起《广东牙病防治》从季刊改为月刊。编辑部通信地址: 广州市江南大道南366号,邮政编码: 510280。电话: 020-84403311 ; 传真: 020-84445386 ; E-mail: gdybfz@126.com, bjb1993@21cn.com。

13.《中华口腔医学研究杂志(电子版)》 经中华人民共和国新闻出版总署音像电子和网络出版管理司批准,《中华口腔医学研究杂志(电子版)》(《Chinese Journal of Stomatological Research(Electronic Edition)》)于2007年2月创刊。该刊由中华人民共和国卫生部主管,中华医学会主办,中山大学光华口腔医学院承办,中华医学电子音像出版社出版。国内统一刊号: CN 11-9285/R; 国际标准连续出版物号: ISSN 1674-1366,面向国内外公开发行。现任总编辑为黄洪章教授。

《中华口腔医学研究杂志(电子版)》运用影视语言和多媒体技术登载有关口腔医学的专业论著、专家视频讲座等,其可视性强,是广大口腔医疗工作者了解当前学科前沿、掌握最新技术的有效工具。该刊为双月刊,以多媒体光盘(CD-ROM)附纸质导读形式面向国内外公开发行,目前已被中国科技论文统计源期刊(中国科技核心期刊)、美国化学文摘(CA)、中国学术期刊网络出版总库、中文科技期刊数据库(全文版)、中国核心期刊(遴选)数据库收录。

通信地址: 广州市中山二路74号; 邮政编码: 510080。电话/传真: 020-87330582 ; E-mail: zhkqyxyj@163.com; 网址: www.zhkqyxyj.com。

14.《口腔材料器械杂志》(《Chinese Journal of Dental Materials and Devices》) 创刊于1992年7月,系中华口腔医学会口腔材料专业委员会会刊,由浙江省卫生厅主管,浙江省人民医院和上海生物材料研究测试中心共同主办,薛淼教授担任主编,孙皎和曹之强担任常务副主编。该刊是科技部中国科技论文统计源期刊、中国科技核心期刊,已被中国学术期刊综合评价数据库、万方数据-数字化期刊群、中文科技期刊数据库等收录。

《口腔材料器械杂志》是一本口腔医学综合性学术期刊,它面向全国,以普及与提高、理论与实践、基础与临床、生产与应用相结合,作为沟通科研单位、生产企业、医疗单位之间的桥梁,通过介绍口腔材料、器械、设备、药物的研发、评价与临床应用,及时报道这些领域的科研成果、临床经验和国内外动态,从而促进口腔医学事业的发展,加强与国外的学术交流,为从事口腔专业的医疗、教学、科研工作者和生产企业提供发表学术论著和交流经验的园地。杂志设有《述评》《专家笔谈》《基础研究》《临床研究》《专题研究》《器械研究》《口修工艺》《口腔护理》《综述》《临床报道》《讲座》《经验交流》《教学园地》《器械维修》《技术革新》《争鸣》《消息》等栏目,适宜于口腔医学的各级临床医师、科研和教学人员参阅,也为口腔材料与器械的生产企业提供多方面的资讯。自办刊以来,杂志已被全国包括香港特别行政区、澳门特别行政区、台湾省及国外的医疗、科研、出版等机构使用,目前机构用户总数达到2028

个,分布10个国家和地区,个人读者分布在16个国家和地区,成为获取最新口腔材料、器械医学信息必不可少的工具,促进了医疗及科研水平的提高。

《口腔材料器械杂志》为季刊,每年2、5、8、11月份出版,标准A4开本。国内统一刊号: CN 33-1153/TH; 国际标准连续出版物号: ISSN 1004-7565。邮局公开发行,邮发代号32-56。编辑部地址: 上海市局门路427号2-201 ; 邮政编码: 200023。电话: 021-63034903 ; 传真: 021-63011943 ; E-mail: jdmd001@hotmail.com。

(五)其他期刊

1.《口腔生物医学》(《Oral Biomedicine》) 前身是《中国医学文摘·口腔医学》,2010年3月变更为《口腔生物医学》。主管单位为江苏省教育厅,主办单位为南京医科大学,承办单位为南京医科大学口腔医学院,协办单位为中华口腔医学会口腔生物医学专业委员会。编辑部设在南京医科大学口腔医学院,现任社长为王林教授,主编为陈宁、王松灵教授。国内公开发行,季刊,每期于季末25日出版。国内统一刊号: CN 32-1813/R; 国际标准连续出版物号: ISSN 1674-8603 ; 邮发代号: 28-64。

针对当今口腔医学学科交叉多、新兴研究方向多的口腔生物医学学科领域,《口腔生物医学》跟踪生物医学前沿与发展趋势,介绍国内外口腔生物医学的最新研究进展,刊登国内外相关的科研成果,为从事口腔医学专业的科研、教学、临床人员以及研究生和导师们提供一个高水平的学术和技术交流平台,大推动口腔医学特别是口腔基础研究的发展,为我国口腔医学跨入世界先进水平发挥重要的作用。

主要内容涵盖: 运用先进方法手段如细胞生物学、分子生物学、干细胞与组织工程、蛋白质组学、基因转导、分子遗传学等从事颅颌生长发育、口腔颌面组织再生及功能重建、基因诊断及治疗、肿瘤生物学、骨生物学及炎症等研究。尤其是我国学者在防龋疫苗、牙齿发育与基于干细胞牙齿牙周再生、肿瘤生物学、唾液腺基因转导及基因治疗、家族性遗传病致病基因等方面所取得的卓越成就。投稿范围: 以口腔基础医学为主的论著和综述,也包括涉及口腔生物医学内容的口腔临床医学类文章。目前设置论著、综述、专家述评、译文(即英文文摘)、中文文摘等栏目。读者群主要是全国口腔医学专业和生物医学相关领域的教师、研究学者和临床医生、口腔医学院校的研究生、大学生、实验技术人员以及有兴趣的其他人员。变更刊名当年,《口腔生物医学》杂志即被《万方数据库》(即中国核心期刊数据库)、维普《中文科技期刊数据库》《中国知网》中国期刊全文数据库(即中国学术期刊网络出版总库)全文收录。

2011年,中华口腔医学会口腔生物医学专业委员会所有委员全部成为《口腔生物医学》的编委,为杂志提供了强大的学术支持,充分担当审稿把关工作,积极提供高质量的稿源,例如专家论坛、述评、讲座等优质稿件,促进该刊物发展成为国内一流的学术刊物。《口腔生物医学》杂志作为口腔生物医学交流和展示的平台,将以共同举办或协办的形式,为专委会组织各类学术活动提供支持。包括组织专委会会议,举办口腔生物医学学习班,发布宣传信息,刊登广告等,扩大专委会影响。

《口腔生物医学》杂志社地址: 南京市汉中路136号江苏省口腔医院9楼,邮政编码: 210029。 电话/传真: 025-85031861 ; E-mail: kqswyx@126.com, 网址: kqswyx.njmu.edu.cn。作者的投稿、查稿、专家的审稿均依托网站上的投稿审稿系统在线完成。

2.《中国口腔医学继续教育杂志》(《Chinese Journal of Stomatological Continuing Education》)

曾用名《精粹中国口腔医学继续教育杂志》,2000年正式在国内外公开出版发行,由中华人民共和国卫生部主管,中华口腔医学会主办。现任总编为王兴教授。

《中国口腔医学继续教育杂志》的宗旨是配合卫生部医学教育改革,引进国外先进的口腔医学理论与技术,对在岗各级医师、尤其是基层口腔全科临床医师实施继续教育,帮助我国广大临床工作者了解口腔医学发展前沿和最新进展,从而不断拓展业务视野,提升实际工作能力和业务水平。该刊着力介绍刊登在《Quintessence International》等系列期刊上的新理论、新知识、新技术、新方法以及世界著名专家的系统讲座的综述性文章等,采用全文翻译和原版图书。实用性和指导性是该刊的显著特点。

该刊为双月刊,国内统一刊号: CN 11–4430/R; 国际标准连续出版物号: ISSN 1009–2900 ; 邮发代号:82–211。通信地址: 北京市复兴路22号甲3号人民军医出版社国际口腔医学出版中心《中国口腔医学继续教育杂志》编辑部。邮政编码: 100842。电话: 010–51927300转8735 ; 传真: 010–51927260。

3.《中国口腔种植学杂志》(《Chinese Journal of Oral Implantology》) 是经国家科学技术委员会于1995年批准创办,国内统一刊号CN 51–1493/R; 国际标准连续出版物号ISSN 1007–3957。杂志由卫生部口腔种植科技中心主办,1996年4月创刊,季刊,在国内外公开发行。主编为王模堂教授。

口腔种植学是口腔医学领域中一支新兴分支,专业性强,自20世纪80年代以来,其基础研究、临床应用、种植体的研制等均在国内、外蓬勃发展。在此基础上,《中国口腔种植学杂志》这一口腔种植学专业唯一一本国家级刊物,及时向全国口腔及相关医务人员、科学研究工作者、失牙患者,广泛介绍其研究动态、成果、经验总结、国内外相关新疗法及新技术的开展,弥补原口腔医学治疗与修复失牙患者的不足,从而达到广大失牙患者受益的目的,促进口腔种植学的发展。

编辑部地址: 四川省成都市簧门街4号二楼; 邮政编码: 610041。电话: 028–85559219 ; 传真: 028–85590811。

4.《中国实用口腔科杂志》(《Chinese Journal of Practical Stomatology》) 2008年1月创刊,是经中华人民共和国新闻出版总署批准,由中华人民共和国卫生部主管,中国医师协会、中国实用医学杂志社、中国医科大学附属口腔医院联合主办的口腔技术类科技期刊。《中国实用口腔科杂志》为月刊,国内外公开发行。现任社长兼总编辑为马凤毛教授,主编为路振富教授。目前杂志已经被美国《化学文摘》(CA)、波兰《哥白尼索引》(IC)、美国《乌利希期刊指南》(Ulrich PD)等国际著名数据库收录。

《中国实用口腔科杂志》的办刊宗旨为"面向临床,突出实用,注重理论联系实际,提高口腔科临床医生诊治疾病的水平"。读者定位: 全国各级医院、诊所的口腔临床医生、口腔技术工艺人员。办刊方针: 该刊属于技术类期刊,为全国各级医院、诊所的口腔科临床医生服务,提供技术指导。以发表口腔医学方面的经验和成果,传载口腔医学新经验、新技术、新方法、新成果为主,开展临床医生、口腔技师的继续医学教育,以促进口腔临床医学的进步和发展。主要栏目: 专题笔谈、专家经验谈、论著、短篇论著、综述、经验交流、病例报告等。稿件来源: ①邀请全国知名专家撰写文稿; ②面向全国各级口腔专科医院、综合性医院口腔科以及广大口腔诊所的医生征稿。质量保证机制: 该刊稿件实行以编委专家审稿为基础的三审制,同时严格执行期刊质量保障管理体系中的各项规章制度,保证刊物出版质量。

《中国实用口腔科杂志》的国内统一刊号为：CN 21-1561/R；国际标准连续出版物号为：ISSN 1674-1595。月刊，大16开，64页，每月15日出版。公开发行，邮发代号：8-156。《中国实用口腔科杂志》编辑部通信地址：沈阳市和平区南京南街9号，邮政编码：110001。电话：024-23866510；传真：024-23866522；E-mail：zgsykq@163.com。《中国实用口腔科杂志》只受理网上来稿，登录http://www.zgsyz.com点击"中国实用口腔科杂志"，点击"作者投稿"按提示进行操作。

（六）《中国口腔医学年鉴》

《中国口腔医学年鉴》是我国口腔医学界唯一的一部史记性、综合性和资料密集型的连续出版物，1984年创刊。该书全面、客观、翔实和准确地记载了中国口腔医学近百年的发展历程，是了解和研究中国口腔医学发展史的珍贵资料，也是中国口腔医学界与国际口腔医学界交流的重要平台。

《中国口腔医学年鉴》主要设回顾、论坛、文选·述评、优秀博士学位论文摘要、口腔医学文献题录索引、教育、人物、口腔医学组织机构、记事、文献法规、特载和索引等栏目。《中国口腔医学年鉴》第一卷至第十卷每两年出版一卷，为了充分体现年鉴的时效性和连续性，及时准确地记载每年我国口腔医学发展的动态。从2004年起《中国口腔医学年鉴》改为每年一卷，实现真正意义上的年鉴。

《中国口腔医学年鉴》第一届至第七届编辑委员会主任委员及第一卷（1984年卷）至第七卷主编为王翰章教授；第八届至第十一届编辑委员会主任委员为周学东教授，第八卷至2011年卷主编为周学东教授，副主编为俞光岩、张志愿、赵铱民、边专、王松灵、凌均棨、夏刚。《中国口腔医学年鉴》编委队伍不断壮大，从第一届的33人，至今已发展到了109人，包括国内口腔医学界知名专家、教授，编委单位共50个，几乎涵盖全国所有口腔医学院校和大型口腔医院，遍及全国29个省自治区直辖市及香港、澳门特别行政区。

《中国口腔医学年鉴》为中国出版工作者协会年鉴研究会会员单位，已被中国知识资源总库《中国年鉴全文数据库》收录，并已加入中国年鉴网。

（柳茜　项涛　唐洁　沈颉飞　谭理军　杨征　洪潇　王晴　孙建勋）

附　　录

世界牙学院一览表

国别	院系名称	建立时间
美　洲		
美国	University of Maryland Baltimore School of Dentistry	1840
美国	Temple University Maurice H.Kornberg School of Dentistry	1863
美国	New York University College of Dentistry, New York City	1865
美国	Harvard School of Dental Medicine, Boston	1867
美国	Tufts University School of Dental Medicine, Boston	1868
美国	University of Michigan School of Dentistry, Ann Arbor	1875
美国	University of Pennsylvania School of Dental Medicine, Philadelphia	1878
美国	University of Tennessee College of Dentistry, Memphis	1878
美国	Indiana University School of Dentistry, Indianapolis	1879
美国	University of California at San Francisco School of Dentistry	1881
美国	Howard University College of Dentistry	1881
美国	University of Missouri – Kansas City School of Dentistry, Kansas City	1881
美国	University of Nebraska Medical Center College of Dentistry, Lincoln, Nebraska	1881
美国	University of Iowa College of Dentistry, Iowa City	1882
美国	Meharry Medical College School of Dentistry, Nashville	1886
美国	University of Louisville School of Dentistry, Louisville	1887
美国	University of Minnesota School of Dentistry, Minneapolis	1888
美国	University of Illinois at Chicago College of Dentistry, Chicago	1891
美国	State University of New York at Buffalo School of Dental Medicine, Buffalo, NY	1892

续表

国别	院系名称	建立时间
美国	Case School of Dental Medicine of the Case Western Reserve University, Cleveland	1892
美国	Virginia Commonwealth University School of Dentistry, Richmond	1893
美国	University of the Pacific Arthur A.Dugoni School of Dentistry, San Francisco	1896
美国	University of Pittsburgh School of Dental Medicine, Pittsburgh	1896
美国	University of Southern California the Herman Ostrow School of Dentistry, Los Angeles	1897
美国	Oregon Health & Science University School of Dentistry, Portland	1899
美国	Baylor College of Dentistry, Texas A&M Health Science Center, Dallas	1905
美国	Marquette University School of Dentistry, Milwaukee	1907
美国	Ohio State University College of Dentistry, Columbus	1914
美国	Columbia University College of Dental Medicine, New York City	1916
美国	University of Colorado Denver School of Dental Medicine, Aurora	1922
美国	University of Detroit Mercy School of Dentistry, Detroit	1932
美国	University of Washington School of Dentistry, Seattle	1945
美国	University of Alabama School of Dentistry, Birmingham	1948
美国	University of North Carolina School of Dentistry, Chapel Hill, N.C.	1950
美国	Loma Linda University School of Dentistry	1953
美国	Medical University of South Carolina College of Dental Medicine, Charleston	1953
美国	University of Medicine and Dentistry of New Jersey – New Jersey Dental School, Newark	1956
美国	University of Puerto Rico School of Dentistry, San Juan	1956
美国	West Virginia University School of Dentistry, Morgantown and Charleston	1957
美国	Boston University Goldman School of Dental Medicine	1958
美国	University of Kentucky College of Dentistry, Lexington	1962
美国	UCLA School of Dentistry, Los Angeles, California	1964
美国	University of Connecticut Health Center School of Dental Medicine, Farmington, Connecticut	1968
美国	Louisiana State University School of Dentistry, New Orleans	1968
美国	Georgia Health Sciences University College of Dental Medicine, Augusta, Georgia	1969

续表

国别	院系名称	建立时间
美国	The Dental School at The University of Texas Health Science Center at San Antonio, San Antonio	1970
美国	University of Oklahoma College of Dentistry, Oklahoma City	1971
美国	University of Florida College of Dentistry, Gainesville	1972
美国	Southern Illinois University School of Dental Medicine, Alton	1972
美国	University of Texas Health Science Center at Houston, Houston	1972
美国	University of Mississippi Medical Center School of Dentistry, Jackson	1973
美国	State University of New York at Stony Brook School of Dental Medicine, Stony Brook, NY	1973
美国	Nova Southeastern University College of Dental Medicine	1997
美国	Arizona School of Dentistry and Oral Health	2003
美国	Midwestern University College of Dental Medicine–Arizona	2006
美国	Midwestern University College of Dental Medicine, Downers Grove	2006
美国	East Carolina University School of Dental Medicine, Greenville, N.C.	2006
美国	Roseman University of Health Sciences College of Dental Medicine, South Jordan, Utah	2007
美国	Western University of Health Sciences College of Dental Medicine, Pomona	2009
美国	LECOM School of Dental Medicine, Bradenton	2012
美国	Creighton University School of Dentistry, Omaha	
美国	University of Utah School of Dentistry, Salt Lake City, Utah	
加拿大	Faculty of Dentistry, University of Toronto	1875
加拿大	Faculté de médecine dentaire, Université de Montréal	1904
加拿大	Faculty of Dentistry, Dalhousie University	1908
加拿大	Faculty of Dentistry, McGill University	1920
加拿大	Department of Dentistry, University of Alberta	1930
加拿大	Faculty of Dentistry, University of Manitoba	1957
加拿大	Faculty of Dentistry, University of British Columbia	1962
加拿大	Schulich School of Medicine & Dentistry, The University of Western Ontario	1964
加拿大	College of Dentistry, University of Saskatchewan	1968
加拿大	Faculté de médecine dentaire, Université Laval	1971

续表

国别	院系名称	建立时间
墨西哥	National Autonomous University of Mexico	1904
墨西哥	Autonomous University of Yucatan	1923
墨西哥	Autonomous University of San Luis Potosi	1946
墨西哥	Autonomous University of Tamaulipas	1954
墨西哥	Autonomous University of Nayarit	1969
墨西哥	Technological University	1970
墨西哥	Autonomous University Metroploitana	1974
墨西哥	Autonomous "Benito Juárez" University of Oaxaca	1974
墨西哥	University of La Salle Bajìo	1975
墨西哥	Autonomous University of Baja California	1976
墨西哥	Latin American University	1976
墨西哥	State Autonomous Popular University of Puebla	1981
墨西哥	Interdisciplinary Center of Health Sciences	2000
墨西哥	Autonomous University of Hidalgo State	
墨西哥	Autonomous University of Coahuila	
墨西哥	Autonomous University of Guadalajara	
墨西哥	University of Guadalajara	
墨西哥	Autonomous University of Nuevo Leon	
墨西哥	University of San Nicolas Michoacana	
墨西哥	Cuauhtemoc University	
墨西哥	Autonomous University of Mexico State	
墨西哥	Autonomous University of Aguascalientes	
墨西哥	Institute of Sciences and Arts of Chiapas	
墨西哥	Autonomous University of Ciudad Juarez	
墨西哥	Army and Air Force University	
墨西哥	International University of Catalonia	
墨西哥	Southeast Regional University	
巴拿马	University of Panama Faculty of Dentistry	1972
巴拿马	School of Dentistry, Latin University of Panama	-

续表

国别	院系名称	建立时间
尼加拉瓜	Faculty of Dentistry, National Autonomous University of Nicaragua	1954
尼加拉瓜	Dental School, American University	–
洪都拉斯	Faculty of Dentistry, National Autonomous University of Honduras	1949
危地马拉	Faculty of Dentistry, University of San Carlos of Guatemala	1940
危地马拉	Faculty of Dentistry, University of Francisco Marroquín	1982
危地马拉	Faculty of Dentistry, University of Mariano Gálvez	1989
危地马拉	Department of Dentistry, University of Mesoamerican Quetzaltenango	
萨尔瓦多	Faculty of Dentistry, University of El Salvador University	1900
萨尔瓦多	Faculty of Dental Surgery, University of Salvadoran "Alberto Masferrer"	–
萨尔瓦多	Faculty of Dentistry, University of San Salvador Evangelica	–
萨尔瓦多	School of Dentistry, Autonomous University of Santa Ana	–
萨尔瓦多	Faculty of Dentistry, University of Nueva San Salvador	–
哥斯达黎加	Faculty of Dentistry, University of Costa Rica	1940
哥斯达黎加	Faculty of Dentistry, Latin University of Costa Rica	–
哥斯达黎加	Faculty of Dentistry, University of Latin American of Science and Technology	–
古巴	Faculty of Stomatology, Raúl González Sánchez	1900
古巴	Faculty of Dentistry of Villa Clara	–
古巴	Faculty of Dentistry of Camagüey	–
古巴	Faculty of Dentistry, Santiago of Cuba	–
古巴	National Department of Stomatology	–
多米尼加	School of Dentistry, East Central University	1976
多米尼加	Department of Stomatology, Mother and Teacher Pontifical Catholic University	1978
多米尼加	Faculty of Health Sciences, School of Dentistry, Autonomous University of Santo Domingo	–
多米尼加	School of Dentistry, National University of Pedro Henríquez Ureña	–
多米尼加	Faculty of Dentistry, Iberoamericana University	–
多米尼加	Dominican Dental University	–

续表

国别	院系名称	建立时间
海地	Faculty of Dentistry, Haiti State University	1928
牙买加	School of Dental Sciences, College of Health Sciences, University of Technology	–
特立尼达和多巴哥	School of Dentistry, Faculty of Medical Science, University of the West Indies	–
巴西	Federal University of Do Rio Grande Do Sul	1898
巴西	Paulista Julio State University of Mesquita Filho	1923
巴西	University of Ribeirao Preto	1924
巴西	Methodist Institute of Higher Education /now: Methodist University of Sao Paulo	1938
巴西	Federal University of Goias	1945
巴西	Federal University of Rio Grande Do Norte	1947
巴西	University of Paraiba State	1951
巴西	Paulista Julio State University of Mesquita Filho	1955
巴西	University of Ponta Grossa State	1956
巴西	University of Londrina State	1962
巴西	University of Marilia	1981
巴西	Central University of the Educational Foundation of Barretos	1984
巴西	University of Brasilia	1985
巴西	University of Vale Do Itajai	1990
巴西	University of Maringa State	1992
巴西	University of Uberlandia	1999
巴西	Central University of Maranhao	1999
巴西	University of Camilo Castelo Branco	2000
巴西	University of West Paulista	2008
巴西	Federal University of Espirito Santo	
巴西	Federal University of Do Rio De Janeiro	
巴西	Federal University of Santa Catarina	
巴西	Federal University of Maranhao	
巴西	Federal University of Amazonas	

续表

国别	院系名称	建立时间
巴西	Federal University of Pelotas	
巴西	University of Guarulhos	
巴西	Federal University of Fluminense	
巴西	University of Paranaense	
巴西	University of Sao Francisco	
巴西	University of Taubate	
巴西	Higher Institute of Arts, Sciences Lyrics	
巴西	University of Sacred Heart	
巴西	University of Passo Fundo	
巴西	University of Tuiuti Karnataka	
巴西	University of Itauna	
巴西	Faculty of Empress	
巴西	Pontifical University of Rio Grande do Sul	
巴西	University of Fotaleza	
巴西	University of Mogi Das Cruzes	
巴西	Federal University of Bahia	
巴西	Federal University of Juiz De Fora	
巴西	Federal University of Pernambuco	
巴西	Federal University of Santa Maria	
巴西	Federal University of Sergipe	
巴西	Federal University of Ceara	
巴西	Federal University of Parana	
巴西	Federal University of Fluminense	
巴西	University of Gama Filho	
巴西	University of Santa Cecilia Dos Bandeirantes	
阿根廷	National University of Cordoba	1916
阿根廷	National University of Tucuman	1956
阿根廷	National University of La Plata	1961
阿根廷	University of National Northeastern	1964

续表

国别	院系名称	建立时间
阿根廷	University of Buenos Aires	1946
阿根廷	National University of Rosario	
玻利维亚	San Andres Major university	1911
玻利维亚	San Simon Major university	1932
玻利维亚	University of San Francisco Xavier	1936
玻利维亚	Autonomous University of Juan Misael Saracho	1956
智利	University of Conception	1919
智利	University of Valparaiso	1986
智利	University of Devemopment	2003
哥伦比亚	National University of Colombia	1932
哥伦比亚	University of Pontificia Javeriana	1950
哥伦比亚	University of Del Valle, Health Division	1965
哥伦比亚	University of Metropolitan	1977
哥伦比亚	Colombian School of Medicine	1981
哥伦比亚	Autonomous Corporation of Manizales	
哥伦比亚	foundation University of "San Martin"	
哥伦比亚	University of Cartagena	
哥伦比亚	University of Antioch	
厄瓜多尔	University of Cuenca	1936
厄瓜多尔	University of "Eloy Alfaro" Lay	1983
厄瓜多尔	University of Guayaquil	
厄瓜多尔	Central University of Ecuador	
巴拉圭	Autonomous University of Paraguay	1953
巴拉圭	National University of Asuncion	
巴拉圭	North University	
秘鲁	National University of San Marcos	1868
秘鲁	University of Arequipa Catolica Santa Maria	
秘鲁	National University of "Federico Villarreal"	
秘鲁	University of Peruana Cayetano Heredia	1969

续表

国别	院系名称	建立时间
秘鲁	Private University of San Martin De Porres	1989
秘鲁	National University of Ica San Luis Gonzaga	
秘鲁	National University of Trujillo	
乌拉圭	University of the Republic	1877
委内瑞拉	University of Carabobo	1973
欧　洲		
安道尔	Dental School, University of the Valleys	2012
葡萄牙	School of Dental Medicine of Porto	
葡萄牙	School of Dental Medicine University of Lisbon City	
葡萄牙	Faculty of Medicine, University of Coimbra Bachelor of Dental Medicine	
葡萄牙	Institute of Health Sciences North	
葡萄牙	Institute of Health Sciences Egas Moniz	
葡萄牙	University Fernando Pessoa	
葡萄牙	Portuguese Catholic University	
西班牙	Universidad Alfonso X El Sabio, Faculty of Health Sciences	
西班牙	European University of Madrid, Faculty of Health Sciences	
西班牙	International University of Catalonia, Faculty of Dentistry	
西班牙	CEU Cardenal Herrera University, Faculty of Experimental Sciences and Health	
西班牙	San Pablo CEU Madrid.	
意大利	Institute of Stomatology, Polytechnic University of Marche – Ancona	
意大利	Department of Dentistry And Surgery, University of Bari	
意大利	Department of Dentistry, University of Bologna	
意大利	Department of Chir Sp Sc Radiol Medical And Forensic Dentistry, University of Brescia	
意大利	Dentistry And Dental Prosthesis, University of Cagliari	
意大利	Dentistry And Dental Prosthesis, University of Catanzaro – "Magna Grecia"	
意大利	Specialty Medical Surgical Department, University of Bristol	
意大利	Department of Stomatology, University of Chieti	

续表

国别	院系名称	建立时间
意大利	Sports Medical Surgical Department of Communication And Behavior And Behavior, The University of Ferrara	
意大利	Department of Dentistry, University of Florence	
意大利	Department of Surgical Sciences, University of Bari	
意大利	Bachelor In Dentistry And Dental Prosthesis, University of Genoa	
意大利	Master of Science In Dentistry, University of Insubria	
意大利	Degree Course In Dentistry And Dental Prosthesis, University of L'aquila	
意大利	Degree Course In Dentistry And Dental Prosthesis, University of Messina	
意大利	Bachelor In Dentistry And Dental Prosthesis, University of Milan	
意大利	Department of Neuroscience And Biomedical Technologies Clinical Dentistry, University of Milan – Bicocca	
意大利	Institute of Clinical Dentistry, University of Modena And Reggio Emilia	
意大利	Department of Stomatology And Maxillo–Facial, University of Naples	
意大利	Degree Course In Dentistry And Dental Prosthesis, University of Naples – Iia Faculty	
意大利	Integrated Department Intercompany of Dentistry, University of Padua	
意大利	Department of Computer Science Stomatologic "G.Messina" Degree In Dentistry, University of Palermo	
意大利	Department of Otolaryngology–Odonto–Ophthalmological Sciences And Cervical–Facial Section of Dentistry, University of Parma	
意大利	Department of Discipline Dentistry "Silvio Palaces" Bachelor In Dentistry And Dental Prosthesis, University of Pavia	
意大利	Bachelor In Dentistry And Dental Prosthesis, University of Perugia	
意大利	A.Avogadro Scdu Dentistry And Stomatology, University of Eastern Piedmont	
意大利	Bachelor In Dentistry And Dental Prosthesis, University of Pisa	
意大利	Faculty of Medicine And Surgery I ^ Polyclinic, University of Rome "La Sapienza"	
意大利	Bachelor In Dentistry And Dental Prosthesis, The University of Rome "Tor Vergata"	
意大利	Institute of Clinical Dentistry, University of The Sacred Heart Catholic	
意大利	Institute of Policattedra Clinical Practice, University of Sassari	

续表

国别	院系名称	建立时间
意大利	Dip.Science Dentistry, University of Siena	
意大利	Master of Science In Dentistry, University of Turin	
意大利	U.C.O.of Dentistry And Stomatologica, University of Trieste	
意大利	Department of Surgical Sciences, University of Udine	
意大利	Department of Morphological–Biomedical Sciences Section of Maxillofacial Surgery And Dentistry, University of Verona	
阿尔巴尼亚	Orthodontic Department, University Stomatological Clinic, University of Tirana	
阿尔巴尼亚	The Professional College of Dental Technicians	2003
波黑共和国	Faculty of Dentistry, University of Sarajevo	1960
保加利亚	Faculty of Dental Medicine, Medical University–Sofia	1942
保加利亚	Faculty of Dental Medicine, Medical University–Plovdiv	–
保加利亚	Faculty of Dental Medicine, Medical University–Varna	2005
希腊	Faculty of Dentistry, National & Kapodestrian University of Athens	
希腊	Faculty of Dentistry, Aristotle University of Thessaloniki	
克罗地亚	Dental School, University of Zagreb	
克罗地亚	School of Dental Medicine, University of Rijeka	
克罗地亚	School of Dental Medicine, Split	
塞尔维亚	Faculty of Stomatology, University of Belgrade	
塞尔维亚	Clinic of Stomatology, University of Niš	
塞尔维亚	Clinic of Stomatology, University of Novi Sad	
塞尔维亚	Clinic of Stomatology, University of Kosovska Mitrovica	
塞尔维亚	Faculty For Stomatology – Pancevo	
罗马尼亚	"G.T.Popa" – Faculty of Dental Medicine, University of Medicine And Pharmacy	
罗马尼亚	《Victor Babes》Faculty of Dental Medicine, University of Medicine And Pharmacy	
罗马尼亚	Faculty of Dental Medicine, University of Medicine And Pharmacy	

续表

国别	院系名称	建立时间
罗马尼亚	《I.Hatieganu》Faculty of Dental Medicine, University of Medicine And Pharmacy	
罗马尼亚	Faculty of Dental Medicine, University "Ovidius"	
罗马尼亚	Faculty of Dental Medicine, University of Medicine And Pharmacy	
罗马尼亚	《Carol Davila》Faculty of Dental Medicine, University of Medicine And Pharmacy	
罗马尼亚	Faculty of Dental Medicine, University of Sibiu	
罗马尼亚	Faculty of Medicine And Pharmacy	
罗马尼亚	《Titu Maiorescu》Faculty of Dental Medicine, University of Medicine And Pharmacy	
罗马尼亚	Faculty of Dental Medicine, University《Apollonia》	
罗马尼亚	Faculty of Dental Medicine, Western University《Vasile Goldis》	
斯洛文尼亚	Faculty of Health Sciences, University Alfonso X(The Wise)	
斯洛文尼亚	Faculty of Health Sciences, Universidad Europea de Madrid	
斯洛文尼亚	Faculty of Health Sciences, International University of Catalonia	
斯洛文尼亚	Faculty of Experimental Sciences and Health, University CEU Cardenal Herrera	
斯洛文尼亚	San Pablo CEU Madrid	
土耳其	University of Hacettepe, Faculty of Dentistry	
土耳其	University of Gazi, Faculty of Dentistry	
土耳其	University of Ankara, Faculty of Dentistry	
土耳其	University of Istanbul, Faculty of Dentistry	
土耳其	University of Marmara, Faculty of Dentistry	
土耳其	University of Ege, Faculty of Dentistry	
土耳其	University of Atatürk, Faculty of Dentistry	
土耳其	University of Dicle, Faculty of Dentistry	
土耳其	University of Selçuk, faculty of dentistry	

国别	院系名称	建立时间
土耳其	University of Ondokuzmayis, faculty of dentistry	
土耳其	University of Çukurova, Faculty of Dentistry	
土耳其	University of Cumhuriyet, Faculty of Dentistry	
土耳其	University of Süleyman Demirel, faculty of dentistry	
土耳其	University of Yeditepe, faculty of dentistry	
土耳其	Karadeniz Technical University, Faculty of Dentistry	
土耳其	University of Erciyes, faculty of dentistry	
土耳其	University of Kirikkale, faculty of dentistry	
塞浦路斯	Pilsen Medical Faculty, Charles University, Prague	
塞浦路斯	Medical Faculty of Charles University	
塞浦路斯	Medical Faculty, Charles University, Hradec Kralove	
塞浦路斯	Medical Faculty of Palacky University	
塞浦路斯	Medical Faculty of Masaryk University	
马耳他	Faculty of Dental Surgery, University of Malta	
比利时	Département de science dentaire, Université de Liege	
比利时	Department of Oral Health Sciences, Katholieke Universiteit Leuven	
比利时	VAKGROEP TANDHEELKUNDE, University of Ghent	1905
比利时	Doctor in Dentistry, Faculty of Medicine and Pharmacy, Vrije Universiteit Brussel	
比利时	Faculty of Medicine and Dentistry	1910
比利时		
法国	Faculty of dentistry	
法国	Faculty of dentistry	1901
法国	Faculty of dentistry,	1958
法国	Faculty of dentistry	1989
法国	Faculty of Dental Surgery	1976
法国	Faculty of Dental Surgery	
法国	Faculty of dentistry	
法国	Unité de Formation et de Recherche d'Odontologie Université de Reims Champagne-Ardenne	1930

续表

国别	院系名称	建立时间
法国	Faculty of dentistry, Paris Descartes University	
法国	Unité de Formation et de Recherche d'Odontologie Université de Reims Champagne-Ardenne	
法国	Faculty of Dentistry	
法国	Département d'O.D.F.Faculté d'Odontologie Université LILLE 2	
法国	Faculté d'Odontologie Université de Bretagne Occidentale	1978
法国	Département d'O.D.F.Université d'Auvergne	
爱尔兰	The Dublin Dental Hospital	1899
爱尔兰	Depatment of Oral Health and Development, University Dental School and Hospital	
荷兰	Academisch Centrum Tandheelkunde Amsterdam(ACTA)	
荷兰	Orthodontic Department University MedIcal Centre Groningenh	1797
荷兰	Faculty of Medical Science, Radboud University Nijmegen	
英国	School of Medicine, Dentistry and Biomedical Sciences, Queen's University of Belfast	1821
英国	Dental Institute, King's College London	1828
英国	School of Dental Sciences, Newcastle University	1834
英国	Dental School, University of Glasgow	1879
英国	School of Dentistry, University of Manchester	1883
英国	School of Oral and Dental Sciences University of Bristol	1906
英国	Institute of Dentistry Barts and the London, Queen Mary School of Medicine and Dentistry	1911
英国	School of dentistry, University of Dundee	1916
英国	Edinburgh Postgraduate Dental Institute	1999
英国	School of Medicine and Dentistry, University of Aberdeen	2008
英国	The School of Clinical Dentistry, University of Sheffield	
英国	School of Dentistry, Cardiff University	
英国	UCL Eastman Dental Institute, University College London	
英国	Peninsula Dental School, Peninsula College of Medicine and Dentistry	
英国	School of Dentistry, University of Central Lancashire	

续表

国别	院系名称	建立时间
英国	Leeds Dental Institute, University of Leeds	
英国	The School of Dentistry, University of Birmingham	
英国	School of Dental Sciences, Liverpool University	
白俄罗斯	Department of Dentistry, Belarusian state medical university	1960
爱沙尼亚	Department of Stomatology, Faculty of Medicine, University of Tartu	
拉脱维亚	Faculty of Dentistry, Riga Stradiņš University(formerly Medical Academy of Latvia)	1921
立陶宛	Faculty of Odontology, Kaunus Medical Academy	1922
立陶宛	Clinic of Orthodontics, Kaunas University of Medicine	1940
摩尔多瓦	Faculty of Dentistry, STATE UNIVERSITY OF MEDICINE AND PHARMACY "NICOLAE TESTEMITANU" OF THE REPUBLIC OF MOLDOVA	1969
乌克兰	Department of orthodontics, Donetsk National medical University	1978
乌克兰	The stomatological faculty, State Institution, Crimea State Medical University	1978
乌克兰	Faculty of Dentistry, I.Ya.Horbachevsky Ternopil State Medical University	
乌克兰	Department of pediatric dentistry, Lviv National Medical University	
俄罗斯	I.M.Sechenov First Moscow State Medical University, Stomatology(Dentistry) Faculty	1885
俄罗斯	Dentistry Department, Tver State Medical Academy	1902
俄罗斯	Orthodontic Department at the Chair of Children Dentistry, Kazanskiy Medical University	1921
俄罗斯	Moscow State University of Medicine and Dentistry	1922
俄罗斯	Department of Dentistry, Kuban's State Medical Academy	1963
俄罗斯	Stomatological Institute Samarskiy State Medical University Самарскийгосударственный медицинский университет	1980
俄罗斯	Department of denstistry, St.Peterburgskiy State Medical University named after Pavlov	2002
俄罗斯	Department of Dentistry, Vladivostok State Medical University	2011
俄罗斯	Faculty of Dentistry, Saratovskiy State Medical University	
俄罗斯	Orthognathic Dentistry Department, State Medical Academy for Postgraduate Education	

续表

国别	院系名称	建立时间
俄罗斯	Orthodontic Department, Central Scientific Research Dental Institute	
俄罗斯	Orthodontic Department, St.Petersburg Medical Academy of postgraduate studies	
俄罗斯	Children's Dentistry Department, Smolenskiy Medical Institute	
俄罗斯	Children's Dentistry Department, Dagestanskaya State Medical Academy	
俄罗斯	Children's Dentistry Department, Permskaya Medical Academy	
俄罗斯	Dentistry Department, Chuvash State University	
俄罗斯	Orthodontic Department at the Chair of Children Dentistry, Ural's State Medical Institute	
俄罗斯	Dental Department, Rostovskiy State Medical University	
俄罗斯	Children's Dentistry, Voronezskaya State Medical Academy named after Burdenko	
俄罗斯	Orthodontic Department	
俄罗斯	Orthodontic Department, Russian Medical Academy for Postgraduate Education	
俄罗斯	Prosthetic Dentistry Department, Bashkirskiy State Medical University	
大洋洲		
澳大利亚	Melbourne Dental School, The University of Melbourne	1884
澳大利亚	Faculty of Dentistry, The University of Sydney	1901
澳大利亚	School of Dentistry, University of Adelaide	1920
澳大利亚	The University of Western Australia	1946
澳大利亚	School of Dentistry, University of Queensland	1970
澳大利亚	School of Dentistry and Oral Health, Centre for Medicine and Oral Health, Griffith University	2004
澳大利亚	La Trobe University	2006
澳大利亚	School of Medicine and Dentistry, James Cook University	2008
澳大利亚	Charles Sturt University	2009
斐济	College of Medicine, Nursing and Health Sciences, Fiji National University (University of South Pacific)	1993
新西兰	Faculty of Dentistry, University of Otago	1907
巴布亚新几内亚	University of Papua New Guinea	

续表

国别	院系名称	建立时间
非　洲		
阿尔及利亚	University of Algiers, Department of Dental Surgery, Faculty of Medicine	1879
阿尔及利亚	University of Mokhtar-Annaba, Department of Dental Surgery, Faculty of Medicine, Institute of Medical Sciences Annaba	1980
阿尔及利亚	University of Sétif	1980
阿尔及利亚	University of Blida, Department of Dental Surgery, Faculty of Medicine	1981
阿尔及利亚	University of Djillali Liabes, Department of Dental Surgery, Faculty of Medicine	1981
阿尔及利亚	Centre University de Bordj Bou-Arréridj	
阿尔及利亚	Dr.Yahia Fares University of Médéa	
阿尔及利亚	UniversityAbou Bekr Belkaid Tlemcen, Departement of Dental Surgery, Faculty de Medecine	
阿尔及利亚	Institute of Medical Sciences Oran	
阿尔及利亚	University of Mentouri	
埃及	Faculty of Oral and Dental Medicine	1925
埃及	Faculty of Dentistry	1945
埃及	Tanta Dental Faculty	1973
埃及	School of dentistry, Ainshams university	1994
埃及	School of Dentistry, Misr International University(MIU)	1996
埃及	school of dentistry, suez canal university	1996
埃及	Faculty of Dentistry	
埃及	Faculty of Dentistry	
埃及	School of Dentistry Misr university for science and technology(MUST)	
埃及	school of dentistry, Alminia university	
摩洛哥	Faculty of Dentistry, Mohammed V University at Souissi, Rabat	1971

续表

国别	院系名称	建立时间
摩洛哥	Hassan II Ain Chok University, Casablanca	1981
摩洛哥	Faculty of Medicine and Pharmacy, Cadi Ayyad University, Marrakech	
苏丹	University of Khartoums	
突尼斯	Faculty of Dental Medicine, Monastir	1975
尼日利亚	Department of Restorative Dentistry	1975
尼日利亚	University of Benin, The School of Dentistry	1976
尼日利亚	University of Ibadan Dental School	1981
尼日利亚	School of Dental Sciences	
贝宁	National University of Bénin	
冈比亚	AMERICAN INTERNATIONAL UNIVERSITY WEST AFRICA	1998
塞内加尔	School of Dental Surgery	
塞内加尔	University El Hadj Ibrahima Niasse	
刚果	Departement of Odonto-Stomatology	
马达加斯加	Rakatovao	1983
南非	Faculty of Health Sciences	1962
南非	Faculty of Dentistry	1976
南非	Faculty of Dentistry	
南非	Faculty of Dentistry	
南非	Oral Health Centre	
南非	Faculty of Health Sciences	
坦桑尼亚	Faculty of Dentistry, MUCHS	
埃塞俄比亚	Addis Ababa College of Dental Sciences	
肯尼亚	Nairobi Dental School	1974
卢旺达	Kigali Health Institute	1998
亚　洲		
日本	Tokyo Dental College	1890
日本	The Nippon Dental University	1907
日本	Osaka Dental University	1911

国别	院系名称	建立时间
日本	Kyushu Dental College	1914
日本	Nihon University	1921
日本	Tokyo Medical Dental University	1928
日本	Osaka University	1951
日本	Aichi Gakuin University	1961
日本	Kanagawa Dental College	1964
日本	Tohoku University	1965
日本	Niigata University	1965
日本	Hiroshima University	1965
日本	Iwate Medical University	1965
日本	Kyushu University	1967
日本	Hokkaido University	1967
日本	Meikai University	1970
日本	Tsurumi University	1970
日本	Nihon University, School of Dentistry at Matsudo	1971
日本	Asahi University	1971
日本	Ohu University	1972
日本	The Nippon Dental University School of Life Dentistry at Niigata	1972
日本	Matsumoto Dental University	1972
日本	Fukuoka Dental College	1973
日本	Tokushima University	1976
日本	Kagoshima University	1977
日本	Showa University	1977
日本	Health Sciences University of Hokkaido	1978
日本	Okayama University	1979
日本	Nagasaki University	1979
韩国	Yonsei University	1915
韩国	Seoul National University	1922
韩国	Kyung Hee University	1949

续表

国别	院系名称	建立时间
韩国	Chosun University	1973
韩国	Kyungpook National University	1974
韩国	Chonbuk National University	1980
韩国	Wonkwang University	1980
韩国	Pusan National University	1981
韩国	Dankook University	1982
韩国	Chonnam National University	1987
韩国	Gangneung–Wonju National University	1997
蒙古	Health Sciences University of Mongolia	1961
朝鲜	Pyongyang Medical University	1933
越南	Hanoi Medical University	
越南	University of Medical Sciences in Ho Chi Minh	
缅甸	University of Dental Medicine, Yangon	1964
缅甸	University of Dental Medicine, Mandalay	1998
柬埔寨	University of Health Sciences of Cambodia	1991
柬埔寨	International University	2003
新加坡	National University of Singapore	1929
马来西亚	Universiti Malaysia	1971
马来西亚	Universiti Kebangsaan Malaysia	1996
马来西亚	Universiti Sains Malaysia	1998
马来西亚	Aimst University	2001
马来西亚	Universiti Teknologi MARA	2002
印度尼西亚	Universitas Indonesia	1950
印度尼西亚	Airlangga University	1954
印度尼西亚	Universitas Padjadjaran	1959
印度尼西亚	Universitas Trisakti	1965

续表

国别	院系名称	建立时间
伊拉克	University of Baghdad	1953
伊拉克	University of Mosul	1982
老挝	National University of Laos	1996
泰国	Chulalongkorn University	1940
泰国	Mahidol University	1968
泰国	Chiang Mai University	1972
泰国	Khon Kaen University	1982
泰国	Songklanakarin University	1983
泰国	Srinakharinwirot University	1995
泰国	Naraesuan University	1996
泰国	Thammasat University	1996
泰国	Rangsit University	2005
孟加拉国	Dental unit, Chittagong Medical College	1957
孟加拉国	Sapporo Dental College	1983
孟加拉国	Udayan Dental College	2009
孟加拉国	Dhaka Dental College	
孟加拉国	Dental unit, Rajshahi Medical College	
孟加拉国	Bangladesh Dental College	
孟加拉国	Marks Dental College	
孟加拉国	Update Dental College	
孟加拉国	Pioneer Dental College, Dhaka University	
孟加拉国	City Dental College, Dhaka University	
孟加拉国	International Dental College, Chittagong University	
孟加拉国	Rangpur Dental College, Rajshahi University	
孟加拉国	University Dental College, Dhaka University	
尼泊尔	College of Dental Surgery, B.P.Koirala Institute of Health Sciences	1999
尼泊尔	Kantipur Dental College, Teaching Hospital & Research Centre	2007
尼泊尔	M.B.Kedia Dental College & Teaching Hospital	
巴基斯坦	de'Montmorency College of Dentistry, Lahore	1929

续表

国别	院系名称	建立时间
巴基斯坦	Nishtar Institute of Dentistry, Nishitar Medical College, Multan	1945
巴基斯坦	Dr.Ishratul Ebad Institute of Oral Health Sciences, Dow University of Health Sciences, Karachi	1945
巴基斯坦	Bolan Medical College(Institute of Dentistry), Quetta	1952
巴基斯坦	Liaquat University of Medical and Health Sciences, Jamshoro	1963
巴基斯坦	Khyber Dental College, Peshawar	1988
巴基斯坦	Karachi Medical and Dental College, Karachi	1991
巴基斯坦	Frontier Dental College, Abbottabad	1994
巴基斯坦	Sardar Begum Dental College, Peshawar, Gandhara University	1995
巴基斯坦	Ayub Dental College, Ayub Medical College(Abbottabad)	1998
巴基斯坦	Jinnah Medical & Dental University	1998
斯里兰卡	Faculty of Dental Sciences University of Peradeniya	1943
哈萨克斯坦	Orthopaedic stomatology with orthodontics, Kazakh National Medical University named after S.D.Asfendiyarov	1959
塔吉克斯坦	Stomatology Faculty, Tajik State Medical Institute after name of Avicenna	1962
土库曼斯坦	Turkmen State Medical Institute, Stomatological Center of the Ministry of Healthcare and Medical Industry of Turkmenistan.	
乌兹别克斯坦	Faculty of Stomatology, Tashkent Medical Institute	
阿富汗	Field of Dentistry, Kabul Medical University	1980
亚美尼亚	Faculty of Stomatology , Yerevan State Medical University	1961
阿塞拜疆	Department of Stomatology Azerbaijan Medical University	1930
塞浦路斯	Faculty of Dentistry of the Near East University	2007
格鲁吉亚	College of Dental Medicine Georgia Health Sciences University	1828
伊朗	Isfahan Dental School, Isfahan University of Medical Sciences	
伊朗	School of Dental Medicine, Shiraz University of Medical Sciences	
伊朗	Tehran University of Medical Sciences and Health Services	
菲律宾	National University	1922
菲律宾	Manila Central University	1929

国别	院系名称	建立时间
菲律宾	University of the East – Manila	1946
菲律宾	Southwestern University	1946
菲律宾	Our Lady of Fatima University	1967
菲律宾	Lyceum Northwestern University	1969
菲律宾	Dipolog Medical Center College Foundation	1977
菲律宾	University of the Visayas	1994
菲律宾	Adventist University of the Philippines	
菲律宾	University of Perpetual Help System DALTA in Las Piñas City	
菲律宾	Centro Escolar University	
菲律宾	University of the Philippines Manila	
菲律宾	Misamis University	
以色列	The Hebrew University Hadassah School of Dental Medicine	1953
以色列	The Dental School at the Tel Aviv University	1972
约旦	Faculty of Dentistry, Jordan University of Science and Technology	1983
约旦	Faculty of Dentistry, University of Jordan	1984
科威特	Kuwait University, Faculty of Dentistry	1996
黎巴嫩	Dental College of Lebanese Ministry of Education	
阿曼苏丹	Oman Dental College	2006
沙特阿拉伯	Faculty of Dentistry, King Abdul–Aziz University	1967
沙特阿拉伯	Riyadh Colleges Dentistry & Pharmacy	2004
沙特阿拉伯	College of Dentistry, Qassim University	2007
沙特阿拉伯	Faculty of Dentistry, Jazan University	2010
叙利亚	Faculty of Dentistry, Damascus University	1923
叙利亚	College of Dentistry at the International University for Science and Technology	2005
土耳其	Faculty of Dental Medicine, Ankara University	1977
土耳其	Faculty of Dentistry, Yeditepe University	1996

续表

国别	院系名称	建立时间
土耳其	Faculy of Dentistry, hacettepe university	
阿拉伯联合酋长国	College of Dentistry, Ajman University of Science & Technology	1988
阿拉伯联合酋长国	NICOLAS & ASP UNIVERSITY COLLEGE	2006
阿拉伯联合酋长国	Dubai School of Dental Medicine(The Boston University Dubai Institute for Dental Research and Education has ended its operation, will be replaced by Dubai School of Dental Medicine)	
印度	Dr.R.Ahmed Dental College and Hospital, affiliated to West Bengal University of Health Science	1920
印度	Nair Hospital Dental College	1933
印度	Tamilnadu GOVT.Dental College, dental wing of madras medical college	1935
印度	Government Dental College And Hospital, Mumbai	1938
印度	Faculty of Dental Sciences, Lucknow(Chhatrapati Shahuji Maharaj Medical University)	1949
印度	Siddhartha Medical and Dental College, Sri Siddhartha University	1956
印度	Government Dental College, Bangalore	1958
印度	Govt.Dental College & Hospital in Punjab	1958
印度	Government Dental College, Thiruvananthapuram	1959
印度	Govt.Dental College, Srinagar, Kashmir University	1959
印度	Govt.Dental College & Hosp, Ahmedabad, Gujarat University	1963
印度	Manipal College of Dental Sciences, Manipal University	1965
印度	Government Dental College Kozhikode/Calicut, Calicut Medical College	1969
印度	J.K.K.Natrajan Dental College	1969
印度	Christian Dental College in Ludhiana	1972
印度	Bapuji Dental College & Hospital	1979
印度	RAJAH MUTHIAH DENTAL COLLEGE, ANNAMALAI UNIVERSITY	1980
印度	Goa Dental College & Hospital, affiliated to the University of Goa	1980
印度	Dental Wing, Sriram Chandra Bhanj Medical College	1980
印度	Government Dental College, Pt.B.D.Sharma PGIMS Campus, Rohtak	1981
印度	Regional Dental College, Guwahati, Guwahati University	1982

续表

国别	院系名称	建立时间
印度	Maulana Azad Dental College and Hospital	1983
印度	A B Shetty Memorial Institute of Dental Sciences, Nitte University	1985
印度	Budha Institute of Dental Sciences	1985
印度	Institute of Dental Sciences, KLE University	1985
印度	Jagadguru Sri Shivarathreeswara Dental College, affiliated to the Jagadguru Sri Shivarathreeshwara University	1986
印度	S.D.M.College of Dental Sciences	1986
印度	S.J.M.Dental College & Hospital, affiliated to Rajiv Gandhi University of Health Sciences	1986
印度	S.Nijalingappa Institute of Dental Sciences & Research, Gulbarga, affiliated to Rajiv Gandhi University of Health Sciences	1986
印度	V.S.Dental College	1986
印度	Chhatrapati Shahu Maharaj Shikshan Sanstha Dental College & Hospital	1986
印度	College of Dentistry, SRM University	1987
印度	Rajas Dental College, affiliated to the Tamilnadu Dr.M.G.R.Medical University, Chennai	1987
印度	Bharati Vidyapeeth Dental College and Hospital, Pune, Bharati Vidyapeeth University	1989
印度	Vidarbha Youth Welfare Society's Dental College	1989
印度	Vasantdada Patil Dental College and Hospital	1989
印度	Jamanlal Goenka Dental College & Hospital	1989
印度	Meenakshi Ammal Dental College	1990
印度	College of Dental Sciences, Davengere	1991
印度	North Bengal Dental College, Siliguri, affiliated to West Bengal University of Health Science	1991
印度	The North Bengal Dental College, west Bengal university of health science	1991
印度	K.V.G.Dental College	1991
印度	Bangalore Institute of Dental Sciences and Hospital	1991
印度	Dasmesh Institute of Research & Dental Sciences	1992
印度	Yenepoya Dental College, Yenepoya University	1992
印度	Guru Nanak Dev Dental College & Research Institute	1997

续表

国别	院系名称	建立时间
印度	Baba Jaswant Singh Dental College	1998
印度	Government Dental College & Hospital, affiliated to Maharashtra University of Health Sciences	1998
印度	Sarjug Dental College, affiliated to Lalit Narayan Mithila University	1998
印度	National Dental College & Hospital in Punjab	1999
印度	Desh Bhagat Dental College & Hospital affiliated to the Baba Farid University of Health Sciences, Faridkot	2000
印度	Gurunanak Institute of Dental College & Research, Panihati, affiliated to West Bengal University of Health Science	2000
印度	Luxmi Bai Institute of Dental Sciences & Hospital	2001
印度	Mahatma Gandhi Dental College	2002
印度	Amrita School of Dentistry	2003
印度	Rural Dental College, Pravara Institute of Medical Sciences	2003
印度	Dr.D.Y.Patil Dental college and Hospital, Padmashree Dr.D.Y.Patil University, Navi Mumbai	2003
印度	Sharad Pawar Dental College, Datta Meghe Institute of Medical Science University	2005
印度	Haldia Institute of Dental Sciences and Research, affiliated to West Bengal University of Health Science	2007
印度	Dayananda Sagar College of Dental Sciences	
印度	Saveetha Dental College(Saveetha University)	
印度	Genesis Institute of Dental Sciences & Research(Dental College & Hospital)	
印度	Govt.Dental College & Hosp, Afzalganj, Hyderabad	
印度	Patna Dental College & Hosp., affiliated to Patna University	
印度	Dental Wing, Sawai ManSingh Medical College, Jaipur	
印度	J.N. KAPOOR D.A.V.Centenary Dental College,	
印度	Ragas Dental College, affiliated to THE TAMILNADU Dr.MGR MEDICAL UNIVERSITY	
印度	Shree Balaji Dental College and Hospital	
印度	Mahatma Gandhi Vidya Mandir's Dental Collge and Hospital	

续表

国别	院系名称	建立时间
中国		
中国	四川大学华西口腔医学院（原华西协合大学牙学院）	1917
中国	上海牙科专科学校（原上海司徒博齿科医学专门学校）	1923
中国	上海交通大学口腔医学院（原震旦大学牙医系）	1932
中国	中国人民解放军第四军医大学口腔医学院（原南京国立中央大学牙医专科学校）	1935
中国	哈尔滨大学附属齿科医学院	1938
中国	南京军医学校（原安顺军医学校）	1940
中国	北京大学口腔医学院（原北京大学医学院附属医院齿科诊疗室）	1941
中国	同仁医院牙科专科学校	1941
中国	国际医学院	1941
中国	中国医科大学口腔医学院（原中国医科大学附属第一医院口腔科）	1950
中国	台湾大学	1953
中国	高雄医学大学	1957
中国	哈尔滨医科大学口腔医学院（原哈尔滨医科大学口腔医学系）	1958
中国	武汉大学口腔医学院（原湖北医学院口腔医学院）	1960
中国	中山医学大学	1960
中国	台北医学大学	1960
中国	佳木斯大学口腔医学院（原佳木斯医学院口腔医学系）	1974
中国	南京医科大学口腔医学院（原南京医学院口腔系）	1974
中国	天津医科大学口腔医学院（原天津医学院口腔系）	1974
中国	中山大学光华口腔医学院（原中山医学院口腔系）	1974
中国	西安交通大学口腔医学院（原西安医学院口腔医学系）	1975
中国	浙江大学口腔医学院（原浙江医科大学口腔医学系）	1976
中国	阳明大学	1976
中国	山东大学口腔医学院（原山东医学院口腔医学系）	1977
中国	昆明医学院口腔医学院（原昆明医学院口腔医学系）	1978
中国	河北医科大学口腔医学院（原河北医科大学口腔医学系）	1978
中国	遵义医学院口腔学院（原遵义医学院口腔学系）	1978

续表

国别	院系名称	建立时间
中国	南京大学口腔医学院(原南京医学院专科班)	1978
中国	南昌大学口腔医学院(原江西医学院口腔医学系)	1980
中国	暨南大学医学院口腔医学系	1982
中国	首都医科大学口腔医学院(原首都医科大学口腔医学系)	1982
中国	香港大学(The University of Hong Kong)	1982
中国	广西医科大学口腔医学院(原广西医科大学口腔医学系)	1983
中国	安徽医科大学口腔医学院(原安徽医科大学口腔医学系)	1984
中国	福建医科大学口腔医学院(原福建医科大学口腔医学系)	1984
中国	同济大学口腔医学院(原同济大学口腔医学系)	1984
中国	吉林大学白求恩口腔医院(原白求恩医科大学口腔医学系)	1985
中国	大连医科大学口腔医学院(原大连医学院口腔医学系)	1985
中国	兰州大学口腔医学院(原兰州大学口腔医学系)	1985
中国	郑州大学口腔医学院(原河南医科大学口腔系)	1985
中国	山西医科大学口腔医学院(原山西医学院口腔系)	1985
中国	泸州医学院口腔医学院(原泸州医学院口腔医学部)	1986
中国	中南大学口腔医学院(原湖南医科大学口腔医学系)	1986
中国	辽宁医学院口腔医学院(原锦州医学院口腔医学系)	1987
中国	北华大学口腔医学院(原吉林医学院口腔医学专业)	1989
中国	滨州医学院口腔学院(原滨州医学院口腔医学专业)	1994
中国	河北联合大学口腔医学院(原华北煤炭医学院口腔医学专业)	1995
中国	贵阳医学院口腔医学系(原贵阳医学院口腔医学教研室)	2000
中国	温州医学院口腔医学院(原温州医学院口腔医学系)	2000
中国	青岛大学医学院口腔医学系	2000
中国	海南医学院口腔医学院(原海南医学院口腔医学系)	2000
中国	延边大学医学部口腔医学专业(原延边大学医学院口腔医学专业)	2000
中国	内蒙古医科大学临床医学部口腔医学专业(原内蒙古医学院临床医学部口腔医学专业)	2000
中国	广东医学院口腔医学专业	2000
中国	河南大学医学院口腔医学专业(原开封医学高等专科学校口腔系)	2000

国别	院系名称	建立时间
中国	重庆医科大学口腔医学院(原重庆医科大学口腔医学系)	2001
中国	大连大学医学院口腔医学系	2001
中国	长治医学院口腔医学系	2001
中国	河北北方学院口腔医学系(原张家口医学院口腔医学系)	2002
中国	川北医学院口腔医学系	2002
中国	右江民族医学院口腔医学系	2002
中国	南通大学医学院口腔医学系(原南通医学院口腔医学专业)	2002
中国	西北民族大学医学院口腔医学专业	2002
中国	华中科技大学同济医学院口腔系	2003
中国	宁夏医科大学口腔医学院(原宁夏医学院口腔医学系)	2003
中国	昆明医学院海源学院口腔医学专业(系)	2003
中国	新疆医科大学口腔医学系	2004
中国	广州医学院口腔医学院(原广州医学院第一临床学院口腔医学系)	2004
中国	齐齐哈尔医学院口腔医学系	2004
中国	湖北医药学院口腔医学院(原郧阳医学院第二临床学院口腔医学系)	2004
中国	包头医学院口腔学院	2004
中国	佛山科学技术学院医学院口腔医学系	2005
中国	西安医学院口腔医学系(原陕西医学高等专科学校口腔医学系)	2005
中国	浙江中医药大学口腔医学院(原浙江中医药大学第二临床医学院口腔医学系)	2006
中国	湖州师范学院医学院口腔医学系	2006
中国	徐州医学院口腔医学系	2006
中国	长沙医学院口腔医学系(院)(原长沙医学院口腔医学专业)	2006
中国	牡丹江医学院口腔医学院(原牡丹江医学院口腔医学系)	2007
中国	石河子大学医学院口腔医学系	2007
中国	皖南医学院医学三系口腔医学专业	2007
中国	济宁医学院口腔医学系(原济宁医学院口腔医学专业)	2007
中国	南方医科大学口腔医学院(原第一军医大学口腔专科班)	2008
中国	南开大学医学院口腔医学系	2009

续表

国别	院系名称	建立时间
中国	井冈山大学医学院口腔医学系	2010
中国	蚌埠医学院口腔医学系	2011
中国	新乡医学院口腔医学院	2011
中国	荆楚理工学院医学院口腔医学专业	2012

参 考 文 献

外　文

1. William Harbutt Dawson. Social Iusurance in Germany 1883–1911 : Its History, Operation, Results and a Comparison with the National Insurance ACT. 1911. With Ten Illustratims New York: Scribner.1912 : 56.

2. Ioan Gwilym Gibbon. Medical benefit,a study of the experience of Germany and Denmark .New Your : P.S. King & son ,1912: 36–71.

3. Dreyfus H. Les dents des aviators. L' odontologie,1937,75 : 612.

4. Levy B M. Aviation dentistry. Am J Orthodont Oral Surg,1943,29 : 92–95.

5. Orban B, Ritchey B T. Toothache under conditions stimulating high altitude flight. J Am Dent Assoc,1945,32 : 145–180.

6. Kennebeck R, Knudtzon K F, Goldhush A A. Symposium on problems of aviation dentistry. J Am Dent Assoc, 1946,33 : 827–844.

7. H. C. Hutchins, O. E. Reynolds. Experimental investigation of the referred pain of aerodontalgia. Journal of Dental Research,1947,26(1): 3–8.

8. Harvey w. Dental pain while flying or during decompression tests. Br Dent J,1947,82 : 113–118.

9. Guttorm Toverud. A survey of the literature of dental caries. National academy of sciences –national research council. Washington DC: 1952.

10. Commission on Chronic Illness. Chronic Illness in the United States: Vol. 1. Prevention of Chronic Illness. Cambridge, MA: Harvard University Press,1957.

11. Cohen A, Borish A. Mouth protector project for football players in Philadelphia high schools. Journal of the American Dental Association,1958,56 : 863–864.

12. Ellis Jones. The life and works of Guilelmus Fabricius Hildanus(1560–1634): PART I". Med Hist,1960,4(2): 112–134.

13. Hickey J, Morris A. The relation of mouth protectors to cranial pressure and deformation. Journal of the American Dental Association,1967,74 : 735–740.

14. Brånemark PI, Hansson BO, Adell R, et al. Osseointegrated implants in the treatment of the edentulous jaw. Experience from a 10–year period. Scand J Plast Reconstr Surg Suppl,1977,16 : 1–132.

15. Stewart T W Jr. Common otolaryngologic problems of fl ying. Am Fam Physician,1979,19 : 113–119.

16. William P. Cruse and R. Bellizzi. A historic review of endodontics,1689–1963, part 1. J Endodon. 1980,6(3): 495–499.

17. William P. Cruse and R. Bellizzi. A historic review of endodontics,1689–1963, part 2. J Endodon,1980,6(3): 532–535.

18. Eidelman D. Vertigo of dental origin: case reports. Aviat Space Environ Med. 1981,52 : 122–124.

19. Wilson G A, Galle S, Greene C. Subcutaneous emphysema after extraction of maxillary teeth: report of a case. J Am Dent Assoc,1983,106 : 836–837.

20. Malvin E. Ring, D. D. S., M. L. S., F. A. C. D. Dentistry(An Illustrated History). NEW YORK : Harry N.

Abrams, INC., Publishers, 1985.

21. Hanna H H, Thomas-Yarington C. Otolaryngology in aerospace medicine. //DeHart R L. Fundamentals of aerospace medicine. Philadelphia: Lea and Febiger, 1985 : 525-536.

22. Burt B. The Development of Dental Prepayment in the United States. Supplement to Community Health Studies, 1985,9(1): 11-17.

23. Maiwald HJ. The oral health status and the tasks of pediatric dental care for mentally handicapped children and adolescents. Zahn Mund Kieferheilkd Zentralbl, 1990,78(1): 11-17.

24. Johnsen DC, Winters JE. Prevention of Intraoral Trauma in Sports David, Dental Clinics of North America, 1991,35(4): 657-666.

25. Nielsen J N. A comparison of the routine medical examination of pilots in 12 air forces. Aviat Space Environ Med, 1991,62 : 1090-1095.

26. Kendall NP. Differences in dental health observed within a group of non-institutionalised mentally handicapped adults attending day centres. Community Dent Health, 1992,9(1): 31-38.

27. A. Norman Cranin. Atlas of Oral Implantology. New York: Thieme Medical Publisher, INC, 1993.

28. Gupta DP, Chowdhury R, Sarkar S. Prevalence of dental caries in handicapped children of Calcutta. J Indian Soc Pedod Prev Dent, 1993,11(1): 23-27.

29. Burtner AP, Dicks JL. Providing oral health care to individuals with severe disabilities residing in the community Alternative care delivery systemsJ. Special Care in Dentistry, 1994,14(5): 188-193.

30. Reed R. Origin and early history of the dental mouthpiece. British Dental Journal, 1994,77 : 478-490.

31. Rossi D G. Health Policy Directive no. 411 : Aviation and diving – dental considerations. Surgeon General, Australian Defence Force. 1995.

32. Andre Schroeder, Franz Sutter, Daniel Buser, et al. Oral Implantology: Basics–ITI Hollow Cylinder System. New York: Thieme Medical Publisher, Inc, 1996.

33. Chalmers JM, Levy SM, Buckwalter KC. Factors influencing nurses' aides' provision of oral care for nursing facility residentsJ. Special Care in Dentistry. 1996,16(2): 71-79.

34. Lyons K M, Rodda J C, Hood J A. The effect of environmental pressure changes during diving on the retentive strength of different luting agents for full cast crowns. J Prosthet Dent, 1997,78 : 522-527.

35. Boggia R. The ups and downs of barodontalgia. Br Dent J, 1998,184 : 99.

36. Joy M. Cardiovascular disease. //Ernsting J, Nicholson AN, Rainford DJ. Aviation Medicine. 3rd edn. Oxford: Butterworth Heinemann. 1999 : 243-270.

37. Kumamoto DP, Winters JE. Private Practce and community activities in Sports Dentistry. Dental Clinics of North America. 2000,44(1): 209-219.

38. Fos PJ, Pinkham JR, Ranalli DN. Prediction of Sports-related Dental Traumatic Injuries. Dental Clinics of North America. 2000,44(1): 19-33.

39. Shyama M. Dental caries experience of disabled children and young adults in Kuwait. Community Dent health, 2001,18(3): 181-186.

40. Craig RG, Powers JM. Restorative dental materials. 11th ed. Missouri: Mosby, 2002.

41. Dos Santos MT. Risk factors for dental caries in children with cerebral palsy. Spec Care Dentist, 2002,22(3): 103-107.

42. Mertz E, Neil E. The growing challenge of providing oral health care services to all Americans. J. Health Care Workforce, 2002,21(5): 65-77.

43. Stiefel DJ. Dental Care Considerations for Disabled Adults J. Special Care Dentist, 2002,22(3): 26S-39S.

44. Stiefel DJ. Dental Care Considerations for Disabled Adults J. Special Care Dentist, 2002,22(3): 26S-39S.

45. Waldman HB, Perlman SP. Preparing to Meet the Dental Needs of Individuals with Disabilities J. Journal of

Dental Education, 2002, 66(1): 82–85.

46. McCauley HB. The first dental college: emergence of dentistry as an autonomous profession. J Hist Dent. 2003, 51(1): 41–45.

47. Ebersole JL. Humoral immune responses in gingival crevice fluid: local and systemic implications. Periodontol, 2000 2003. 31 : 135–166.

48. Shklar G, Carranza FA. History of PeriodontologyM. Surrey: Quintessence, 2003.

49. Anusavice KJ. Phillips' science of dental materials. 11th ed. Missouri: Saunders Elsevier, 2003.

50. Charles A. Babbush. As Good As New: A Consumer's Guide to Dental Implants. Lyndhurst: The Dental Implant Center Press, 2003.

51. Anthony G. Sclar. Soft Tissue and Esthetic Considerations in Implant Therapy. Chicago: Quintessence Publishing Co, INC, 2003.

52. Martin Hobdell Houston, USA, Leader of FDI Joint Working Group, Poul Erik Petersen World Health Organisation, Geneva, Switzerland, John Clarkson International Association for Dental Research, Alexandria, USA, Newell Johnson FDI Science Commission, Ferney-Voltaire, France. Global goals for oral health 2020J. International Dental Journal, 2003, 53 : 285–288.

53. Petersen P. E. The World Oral Health Report–Continuous improvement of oral health in the 21st century–the approach of the WHO Global Oral Health Programme. WHO, 2003.

54. Choi   NK. A study on the dental disease of the handicapped. Journal of dentistry for children. J Dent Child (Chic), 2003, 70(2): 153–158.

55. Glassman P, Miller C. Dental Disease Prevention and People with Special Needs. Journal of the California Dental Association, 2003, 31(2): 149–160.

56. Rayman R B. Aircrew health care maintenance. //DeHart R L. Fundamentals of aerospace medicine. Philadelphia: Lea and Febiger, 1985 : 407.

57. D. C. Mcloughlin and D. I. T. Jenkins. Aircrew periodic medical examinations. Occupational Medicine, 2003, 53 : 11–14.

58. Gibbons A J. In-flight oral-facial pain. Br Dent J, 2003, 194 : 5.

59. Eeva Widström. Oral healthcare systems in the extended European Union. Oral Health and Preventive Dentistry. 2004, 2(3): 155–194.

60. Glassman P, Miller C, Ingraham R. The extraordinary vulnerability of people with disabilities: guidelines for oral health professionals J. Special Needs. 2004, 32(5): 379–386.

61. Takeda T, Ishigami K, Shintaro K, et al. The influence of impact objective characteristics on impact force and force absorption by mouthguard materials, Dental Traumatology, 2004, 20 : 12–20.

62. Peter Bridgman and Glyn Davis. The Australian Policy Handbook. 3rd edition. Allen & Unwin, Australian 2004.

63. Patrick DG, Noort R, Found MS. Scale of protection and the various types of sports mouthguards. British Journal of Sports Medicine, 2005, 39 : 278–281.

64. Hobkirk JA. Prosthodontics: a past with a future. J Can Dent Assoc, 2005, 71(5): 326.

65. Ring ME. Founders of a profession: the original subscribers to the first dental journal in the world. J Am Coll Dent. 2005, 72(2): 20–25.

66. Waldman HB, Fenton SJ, Perlman SP. Preparing Dental Graduates to Provide Care to Individuals with Special Needs, 2005, 69(2): 249–254.

67. Pezzementi ML, Fisher MA. Oral health status of people with intellectual disabilities in the southeastern United States J. American Dental Association, 2005, 136 : 903–912.

68. Piccininni PM, Fasel R. Sports dentistry and the Olympic Games, Journal of the California Dental Association, 2005, 33(6): 471–483.

69. Brian A. Burt, Steven A. Eklund. Dentistry, Dental Practice, and the Community. Elsevier Science Health Science div, Amsterdam,Holland. 2005.

70. Gelbier. S 125 years of developments in dentistry,1880–2005 Part 6 : General and specialist practice. British Dental Journal,2005,199 : 746 – 750.

71. Glover, Barbara(Summer/Fall 1998). "George Washington—A Dental Victim".

72. The Riversdale Letter. 2006–06–30. http: //www. americanrevolution. org/dental. html.

73. Ring M. J Hist Dent,2006,54(2): 64–68.

74. The micro–organisms of the human mouth: The local and general diseases which are caused by them. Book by W. D. Miller on Amazon. com. (Submitted on November 11,2006).

75. Fiske J. Special Care Dentistry J. Annals of the Royal College of Surgeons of England,2006,88 : 97.

76. Yehuda Zadik, Barodontalgia due to odontogenic inflammation in the jawbone. Aviat Space Environ Med,2006, 77 : 864–866.

77. Yehuda Zadik, Shmuel Einy . Dental Fractures on Acute Exposure to High Altitude, Aviation, Space, and Environmental Medicine. 2006,77(6).

78. Yehuda Zadik, Lea Chapnik, and Liav Goldstein. In–Flight Barodontalgia: Analysis of 29 Cases in Military Aircrew, Aviation, Space, and Environmental Medicine. 2007,78(6).

79. Wang QT, Wu ZF, Wu YF et al. Epidemiology and preventive direction of periodontology in China. Journal of Clinical periodontology,2007,34 : 946–951.

80. Fouad Khoury, Hadi Antoun, and Patrick Missika. Bone Augmentation in Oral Implantology. Chicago: Quintessence Publishing Co, INC,2007.

81. Bedal T, Jerolimvo V, Panduric J. Dental/Orofacial Trauma in Contact Sports and Intraoral Mouthguard Programmes. Kinesiology,2007,39(1): 97–105.

82. Hennequin M, Moysan V, Jourdan D. Inequalities in Oral Health for Children with Disabilities: A French National Survey in Special Schools. PLOS One,2008,3(6): 4–11.

83. Glassman P, Subar P. Improving and Maintaining Oral Health for People with Special NeedsJ. Dental Clinics of North America,2008,52 : 447–461.

84. Cruz GGD, Knapik JJ, Birk MG. Evaluation of mouthguards for the prevention of orofacial injuries during United States Army basic military training. Dental Traumatology,2008,24(1): 86–90.

85. Ma W. Basketball players' experience of dental injury and awareness about mouthguard in China. Dental Traumatology,2008,24 : 430–434.

86. Y. Zadik. Aviation dentistry: current concepts and practice. British Dental Journal,2009,206(1): 11–16.

87. Maeda Y, Kumamoto D, Yagi K, et al. Effectiveness and fabrication of mouthguards. Dental Traumatology, 2009,25 : 556–564.

88. Haumschildhows MS, Haumschild RJ. The Importance of Oral Health in Long–Term CareJ. Clinical practice in long–team care, PLoS One. 2009 : 667–671.

89. Robbins M. Dental management of special needs patients who have epilepsy. Dent Clinics of North America, 2009,53(2): 295–309.

90. Norman O. Harris, Friankin Garcia–Godoy, Christine Nielsen Nathe. Primary Preventive Dentistry. Seventh Edition. LONDON:Prentice Hall,2008:212–238.

91. Jeng WL, Wang TM, Cher TL, et al. Strategies for oral health care for people with disabilities in TaiwanJ. Journal Dental Science,2009,4(4): 165–172.

92. Glassman P, Subar P. Planning Dental Treatment for People with Special NeedsJ. Dental Clinics of North America,2009,53(2): 195–205.

93. Jeng WL, Wang TM, Cher TL, et al. Strategies for oral health care for people with disabilities in TaiwanJ.

Journal Dental Science,2009,4(4): 165-172.

94. Haumschildhows MS, Haumschild RJ. The Importance of Oral Health in Long-Term Care J. Journal of the American Medical,2009,10(9): 667-671.

95. Davis MJ. Issues in Access to Oral Health Care for Special Care PatientsJ. Dental Clinics of North America, 2009,53 : 169-181.

96. Frederick A. Rueggeberg, DDS, MS. From vulcanite to vinyl, a history of resins in restorative dentistry. The journal of prosthetic dentistry,2010,86(4): 464-379.

97. Newman MG., Takei HH., Carranza FA. Carranza's Clinical Periodontology. 10th edM. Philadelphia: WB Saunders,2010.

98. Directorate-General for Communication Survey Report, Eurobarometer on Oral Health(February 2010)http: // ec. europa. eu/public_opinion/archives/ebs/ebs_330_en. pdf

99. Lloyd John, Mitchinson John. The Book of General Ignorance. New York: Harmony Books,2011 : 97.

100. "The Portrait—George Washington: A National Treasure". Smithsonian National Portrait Gallery. http: //www. georgewashington. si. edu/portrait/face. html. Retrieved January 21,2011.

101. Newsome PRH, Tran DC, Cook MS. The role of the mouthguard in the prevention of sports-related dental injuries: a review. International Journal of Paediatric Dentistry,2011,11 : 396-404.

102. Rai B, Kaur J. The history and importance of aeronautic dentistry. Journal of Oral Science,2011,53(2): 143-146.

103. Rai B, Kaur J. Evaluation by an Aeronautic Dentist on the Adverse Effects of a Six-Week Period of Microgravity on the Oral Cavity. International Journal of Dentistry Volume,2011, Article ID 548068,5 pages.

104. What Was the Condition of People's Dental Health in the Early 20th Century？ BDA Dental Musem . 2011.

105. William V. Giannobile, Maurizio S. Tonetti. Sigmund S. Socransky, D. D. S. ,1934-2011.Journal of periodontology,2012, 39(5): 415-416.

106. Jeremy J Mao, Sahng G Kim, Jian Zhou, et al. Regenerative Endodontics: Barriers and Strategies for Clinical Translation. Dent Clin N Am,2012,56 : 639-649.

107. Thomas Jensen, Søren Schou, Andreas Stavropoulos. Maxillary sinus floor augmentation with Bio-Oss or Bio-Oss mixed with autogenous bone as graft: a systematic review. Clin Oral Implants Res,2012,23 : 263-273.

108. Finne K, Rompen E, Toljanic J. Three-year prospective multicenter study evaluating marginal bone levels and soft tissue health around a one-piece implant system. Int J Oral Maxillofac Implants,2012,27 : 458-466.

109. Ranalli DN. Sports dentistry and dental traumatology. Dental Traumatology,2012,18 : 231-236.

110. BoffanoP, Boffano M, Gallesio C, et al. Rugby athletes' awareness and compliance in the use of mouthguards in the North West of Italy. Dental Traumatology,2012,28(3): 210-213.

111. DiAngelis AJ, Andreasen JO, Ebeleseder KA, et al. International Association of Dental Traumatology guidelines for the management of traumatic dental injuries: 1. Fractures andluxations of permanent teeth. Dental Traumatology,2012,28 : 2-12.

112. DiAngelis AJ, Andreasen JO, Day P, et al. International Association of Dental Traumatology guidelines for the management of traumatic dental injuries: 2. Avulsion of permanent teeth. Dental Traumatology,2012,28 : 88-96.

113. Dr.Reena Patel. The state of Oral Health in Europe. Better oral Health Europen Plat form . 2012,9.

114. Molecular Expressions Microscopy Primer: Museum of Microscopy – The Janssen Microscope.

115. National Research Council(U. S.). Committee on Dental Health, Guttorm Toverud. A survey of the literature of dental caries,National Academies ,1952.

116. Arnaldo Castellucci ,M.D.,D.D.S.A Brief History of Endodontics.Endodontics Volume I,Il Tridente (Firenze), 2004:2-5.

117. S. Bordin, A. S Narayanan, and P. B. Robertson　Roy. C. Page: Leader in Collaborative and multidisciplinary

research in periodontology. J Dent Res,87(4): 293–295.

118. Rai B, Kaur J, Jain R. Salivary and serum 8–hydroxydeoxyguanosine level in simulated microgravity. Macedonian J Med Sci,3 : 364–367.

119. Rai B, Kaur J, Catalina M. Bone mineral density, bone mineral content, gingival crevicular fluid(matrix metalloproteinases, cathepsin K, osteocalcin), and salivary and serum osteocalcin levels in human mandible and alveolar bone under conditions of simulated microgravity. J Oral Sci,52 : 385–390.

120. Rai B. Effect of simulated microgravity: a dentist on Mars. Indian J Dent Edu,1, 12–16.

中 文

专著:

1. 全国牙病防治指导组. 第一次全国口腔健康流行病学调查. 北京: 人民卫生出版社,1986.

2. 李刚,滕洪安,张冶. 中国口腔医学史(年表). 天津: 天津科学技术出版社,1989.

3. R. L. Dehart. 航空航天医学基础. 航空航天医学基础翻译组,译. 北京: 解放军出版社,1990.

4. 史全生. 中华民国文化史. 吉林: 吉林文史出版社,1990.

5. 周大成. 中国口腔医学史考. 北京: 人民卫生出版社,1991.

6. 陈安玉. 口腔种植学. 成都: 四川科学技术出版社,1991.

7. 郑麟蕃,吴少鹏,李辉菶. 中国口腔医学发展史. 北京: 北京医科大学、中国协和医科大学联合出版社, 1998.

8. 巢永烈,梁星. 种植义齿学. 北京: 北京医科大学、中国协和医科大学联合出版社,1999.

9. 樊明文. 牙体牙髓病学. 北京: 人民卫生出版社,2001.

10. 刘洪臣. 老年口腔医学. 北京: 人民卫生出版社,2002.

11. 卞金友. 口腔预防医学. 第4版,北京: 人民卫生出版社,2003.

12. 张震康. 现代口腔医学. 北京: 科学出版社,2003.

13. 梁万年. 卫生事业管理学. 北京: 人民卫生出版社,2003.

14. 赵铱民. 颌面赝复学. 西安: 世界图书出版公司,2004.

15. 宫苹. 种植义齿修复设计. 成都: 四川大学出版社,2004.

16. 王贻宁. 口腔固定修复学. 武汉: 湖北科学技术出版社,2004.

17. 马文·林格. 牙齿的故事. 陈铭助,译. 台北: 边城出版社,2005.

18. 联合国. 残疾人权利公约. 2007.

19. 全国牙病防治指导组. 第三次全国口腔健康流行病学抽样调查. 北京: 人民卫生出版社,2008.

20. Jacquelyn G. Blackk. 微生物学: 原理与探索. 蔡谨,译. 第6版. 北京: 北京化工出版社,2008.

21. 孟焕新. 牙周病学. 第3版. 北京: 人民卫生出版社,2008.

22. 岳松龄. 岳松龄现代龋病学. 北京: 科学技术文献出版社,2009.

23. 沈彦民,冉炜. 氟防龋的公共卫生及临床应用. 北京: 人民卫生出版社,2009.

24. 周学东,吴亚菲. 华西口腔百年史话. 第2版,北京: 人民卫生出版社,2010.

25. 周学东. 中国现代高等口腔医学教育发展史. 北京: 高等教育出版社,2011.

26. 傅民魁,李世俊. 牙科博览. 北京: 人民卫生出版社,2011.

27. 巢永烈. 口腔修复学. 北京: 人民卫生出版社,2011.

28. 宫苹,梁星. 陈安玉口腔种植学. 北京: 科技文献出版社,2011.

29. 于海洋. 口腔生物力学. 北京: 人民卫生出版社,2012.

30. 胡德渝. 口腔预防医学. 第6版. 北京: 人民卫生出版社,2012.

论文:

1. 周大成. 河南成皋广武新石器时代人骨的口腔情况. 中华口腔科杂志,1959,7 : 285–291.

2. 毛燮均,颜訚.安阳辉县殷代人牙的研究报告.古脊椎动物及古人类,1959,1：81–84.

3. 吴汝康.陕西蓝田发现的猿人下颌骨.古脊椎动物及古人类,1964,8：2.

4. 李立明.中国残疾人的分布现状.中华医学杂志,1990,70(7)：379–381.

5. 戴秀钧,张杰,陈娥,等.盲哑青少年口腔卫生状况调查分析.临床口腔医学杂志,1990,25(3)：186.

6. 田文茜.174名聋哑青少年口腔流行病学调查.现代口腔医学杂志,1993,7(1)：39–40.

7. 苏瑞英,李新球,韩永成,等.北京579名弱智儿童龋病和牙周疾病的调查.现代口腔医学杂志,1993,7(1)：37–38.

8. 冯海兰.固定-活动联合修复体.国外医学口腔医学分册,1994,21(1)：9–13.

9. 梅预锋.南京市聋哑学校学生患龋情况调查.南京医科大学学报,1994,14(3)：102.

10. 张宁宁,潘可凤等.运动口腔医学的现状和展望.国外医学口腔医学分册,1995,22(5)：269–273.

11. 陈海宏."医学之父"希波克拉底.春秋,1996(2).

12. 史俊南.建国40年来我国牙髓病学的发展概况.临床口腔医学杂志,1997,7(4)：245–248.

13. 王小平,吴少鹏,郑光榕,等.明朝金属全冠及其粘接剂之成分分析.中华口腔医学杂志,1998,33(3)：186–187.

14. 贺乃尧.残疾患者口腔疾病的防治特点分析.现代康复,1998,2(10)：1048–1049.

15. 贾萍.特定人群口腔保健.实用乡村医生杂志,2000,7(3)：9–10.

16. 李刚.我国口腔预防医学的创始人——姜元川教授.中国口腔医学信息,2001,10(1)：31–32.

17. 胡德渝.21世纪中国口腔保健科学发展趋势及目标与策略.华西口腔医学杂志,2001,19(4)：260–261.

18. 马轩祥.我国口腔修复学历史的回顾、思考与世纪展望.第七次全国口腔医学学术会议论文汇编,2001:38–42.

19. 曹采方.21世纪对我国牙周病学的挑战.牙体牙髓牙周病学杂志,2002.11：581.

20. 赵颖煊,高家琪.航空性牙痛的防治.中国社区医师,2002,24(18)：13–14.

21. 李刚.中国口腔保健用品的古代史.牙膏工业,2004,(1)：42–43.

22. 王巍,曾祥龙.中国古代人类的牙齿与牙病.口腔正畸学,2004,11：41–43.

23. 丁伯坦.我国主要残疾评定标准分析.中国康复理论与实践,2004,10(6)：326–327.

24. 岳松龄.微生物与龋病(一)龋病学研究百年回顾与展望之二(一).牙体牙髓牙周病学杂志,2005,15(11)：597–600.

25. 黄庆林.国民政府时期的公医制度.南都学坛(人文社会科学学报),2005,24(1)：30–33.

26. 辛蔚妮,凌均棨.口腔健康影响程度量表的验证研究.中华口腔医学杂志,2006,41(4)：242–245.

27. 王巍,曾祥龙,刘武.中国夏代人的牙周疾病状况分析.北京大学学报：医学版,2007,39：511–514.

28. 田宝,张扬,邱卓英.两次全国残疾人抽样调查主要数据的比较与分析.中国特殊教育,2007,8：54–56.

29. 李维.德意志帝国时期的"社会保险政策"(1871—1914年).中国与世界观察,2007,1：21–24.

30. 郭静,李广文,李刚.自贡市残疾人口腔健康调查.中国康复理论与实践,2008,14(8)：797–798.

31. 李文广,郭静,付道芳.自贡市531名残疾人口腔医疗需要调查.现代预防医学,2008,35(24)：4806–4809.

32. 李刚.古代玛雅遗址的种植牙.中国实用口腔科杂志,2009,7：414.

33. 李刚.古代罗马人牙科发展的历史记录.中国实用口腔科杂志,2009,6：358.

34. 赵玮,赵琪.中国古代牙病防治概述.中华医史杂志,2009,39：90–92.

35. 吴婷,文平,付天星.林则博士口腔医学学科思想解析.国际口腔医学杂志,2009,36(6)：741–743.

36. 章锦才.口腔健康的日常维护.广东牙病防治,2009,17(2)：51–55.

37. 李鹏,隋磊,李蕊.全颌运动护齿器的制作及临床应用效果观察.中国口腔医学研究杂志(电子版),2009,3(5)：35–39.

38. 王丁,王亮.Ⅱ型航空性牙痛1例探讨.首都医药,2009/08.

39. 刘桂奇.民国时期广州社会的医疗救济.中山大学学报：社会科学版,2009,4：86–94.

40. 徐道稳.新中国建立后中国医疗保障制度调整和改革.华股财经.[2009-09-07].http://stock.huagu.com/

hkstock/2009-09-07/0000028373s. html.

41. 张富强. 我国口腔修复学基础与临床研究发展现状. 中华口腔医学杂志,2010 ; 45(8): 453-455.

42. 吴婷,陈谦明,李德勇. 中美高等口腔医学教育研究. 复旦教育论坛,2010,8(6): 93-96.

43. 庞渤,赵燕翔,张昕. 北京市口腔医生对防护牙托认知水平的调查. 中国健康教育,2010,26(9): 700-702.

44. 郝艳红,董长安,彭一存. 运动致牙外伤945例调查分析. 中国实用口腔医学杂志,2011,4(1): 50-52.

45. 王军,李广文,赵增强. 外军航空性口腔疾病及防治方法初步研究. 西南国防医药,2011,21(7).

46. 李晨霜,邹敏. 航空性牙痛的发病机制及防治. 口腔医学,2011,31(2).

47. 陶红,周伟,吴振刚. 我国牙防模式总结概述. 中国初级卫生保健,2012,26 : 12-16.

48. 李广文,王军,李刚. 近30年我国残疾人口腔疾病调查及卫生服务研究状况. 中国初级卫生保健,2012,26(1): 15-16.

08检